MELLEM SUNDHED OG SYGDOM

Birgitte Rørbye

MELLEM SUNDHED OG SYGDOM

Om fortid, fremskridt og virkelige læger

En narrativ kulturanalyse

Museum Tusculanums Forlag
Københavns Universitet
2002

© 2002 Museum Tusculanums Forlag
Omslag: Veronique van der Neut
Redaktion: Anne Leonora Blaakilde
Forlagsredaktion: Steffen Jørgensen og Kirsten Zeuthen
Sats & layout: Ole Klitgaard
sat med Minion
Trykt hos Narayana Press, Gylling
ISBN 87 7289 764 3

Omslagsillustrationen:
Foto fra 40-års kandidatjubilæet for 1865-årgangen af uddannede medicinere,
Kbh. Universitet. Middag på Skydebanen, 1905.
Medicinsk-Historisk Museum

Udgivet med støtte fra
Statens Humanistiske Forskningsråd
og
Det Humanistiske Fakultet, Københavns Universitet

Denne afhandling er af Det Humanistiske Fakultetsråd ved Københavns Universitet antaget til offentligt at forsvares for den filosofiske doktorgrad.
København, den 21. jan. 1997 *John Kuhlmann Madsen*
dekan

Museum Tusculanums Forlag
Njalsgade 92
DK-2300 København S
www.mtp.dk

INDHOLD

En note fra redaktøren 9

Förord 11

HOVEDDEL I : UDGANGSPUNKTER 13

PROLOG 13

KAPITEL 1
FORMÅL, VIDENSKABSTEORI, KILDER OG PROBLEMSTILLINGER .. 18
   1.0. Oversigt over afhandlingen (Introduktion til kap. 1-8) 18
   1.1. Målsætning og afgrænsninger 19
   1.2. Videnskabsteoretisk udgangspunkt: Introduktion til hoveddel II 23
   1.3. Kilder og problemstillinger i den empiriske hoveddel: Introduktion til hoveddel III 33
      1.3.0. Indledning 33
      1.3.1. Kilder og problemstillinger i første empiriske del (Kap. 5) 33
      1.3.2. Kilder og problemstillinger i anden empiriske del (Kap. 6) 34
      1.3.3. Kilder og problemstillinger i tredje empiriske del (Kap. 7) 38
   1.4. Primære referencer 40

HOVEDDEL II : FORSKNINGSFELTER I BEVÆGELSE 45
Forskningshistorie, teorier, metoder

KAPITEL 2
HISTORISKE FORSKNINGSFELTER 45
   2.0. Indledning 45
   2.1. Klassiske historiske videnskaber 46
      2.1.0. Indledning 46
      2.1.1. Historie 51
      2.1.2. Medicinhistorie 56
      2.1.3. Kulturhistorie 63
   2.2. Opbrud i de klassiske historiske forskningsfelter 72
      2.2.0. Indledning 72
      2.2.1. Opbruddets forskningsfelter 77
      2.2.2. Sammenfatning 83

KAPITEL 3
FOLKLORISTISKE FORSKNINGSFELTER 84
   3.0. Indledning 84
   3.1. Klassiske kulturvidenskaber 85
   3.2. Klassisk folkloristik 102
   3.3. Opbrud i de klassiske kulturvidenskaber 116
      3.3.0. Indledning 116
      3.3.1. Folkloristikken i bevægelse 123
      3.3.2. Opbruddets rødder 136
      3.3.3. En folkloristisk horisont 142

KAPITEL 4
EN NARRATIV KULTURANALYSE 148
   4.0. Indledning 148
   4.1. Narrativitet 149
   4.2. Den tredje vej 151
   4.3. Udgangspunkter og indfaldsvinkler 161
   4.4. Faglitterære traditioner i dansk medicinhistorie 169
   4.5. Sammenfatning på hoveddel II 174

HOVEDDEL III : AT FORTÆLLE FORTIDEN 175
Indkredsning af en fortalt virkelighed – en narrativ kulturanalyse af opfattelsen af perioden før etableringen af en offentlig dansk forvaltning på sundhedsområdet

KAPITEL 5
VIRKELIGE LÆGER – *første indkredsning: De lange linier* 175
   5.0. Indledning 175
   5.1. Mærkeår og nøgleord 176
   5.2. Virkelige læger – kontinuitet eller diskontinuitet? 207
   5.3. Virkelige læger – på et sidespor eller i en nøgleposition? 216
   5.4. Konklusioner og nye spørgsmål 229

KAPITEL 6
MELLEM FORTID OG FREMSKRIDT – *anden indkredsning: Den store fortælling om fortiden i medicinhistoriske oversigtsværker* 231
   6.0. Indledning 231
   6.1. Fortællingen om udviklingen af en *virkelig* dansk lægestand 232
   6.2. Fortællingen om udviklingen af en naturvidenskabelig lægevidenskab 246
   6.3. Fortællingen om udviklingen af en offentlig sundhedsforvaltning 262
   6.4. Konklusioner og nye spørgsmål 292
      6.4.0. Indledning 292
      6.4.1. De store fortællinger om fremskridt, kaos og forfald 293
      6.4.2. Når røde tråde krydser hinanden 300
      6.4.3. Kan fortiden fortælles anderledes? 302
      6.4.4. En foreløbig konklusion og nye spørgsmål 307

KAPITEL 7
I SMITSOMME SYGERS TID – *tredje indkredsning: I etikaliseringens spor* 310
   7.0. Indledning 310
   7.1. I en pestmærket verden 311
       7.1.1. Sommeren 1625 311
       7.1.2. Pestforordningen 1625 314
       7.1.3. Medikalisering og etikalisering 325
   7.2. Sygdom og sundhed i etikaliseringens spor 329
       7.2.1. Reformationstiden 329
       7.2.2. Præsternes arbejdsområde 331
       7.2.3. En modvillig befolkning? 340
       7.2.4. Sammenvævede forestillinger om sygdom og sundhed 353
   7.3. Kriminalisering og institutionalisering på sundhedsområdet 369
   7.4. De virkelige læger og udviklingen af en offentlig forvaltning på sundhedsområdet 376
   7.5. Konklusioner og nye spørgsmål 384

HOVEDDEL IV: NARRATIV KULTURANALYSE
Mellem store fortællinger og sammenvævede billeddannelser 386

KAPITEL 8
FOLKLORIST I TEKSTENS RUM 386
   8.1. Narrativ kulturanalyse – et redskab i folkloristens hånd? 386
   8.2. Tekstens rum 390

LITTERATUR 393

En note fra redaktøren

Birgitte Rørbye indleverede i 1996 sin afhandling Mellem sundhed og sygdom til Københavns Universitet til bedømmelse for den filosofiske doktorgrad. Afhandlingen blev i 1997 af Det Humanistiske Fakultetsråd antaget til forsvar for doktorgraden på grundlag af en indstilling fra et bedømmelsesudvalg, bestående af bestående af professor emeritus Bjarne Stoklund, daværende professor på Medicinsk-Historisk Museum Bengt Lindskog og professor i folkloristik ved Åbo Akademi Ulrika Wolf-Knuts.

Birgitte Rørbye døde pludseligt af sygdom i 1998, kun 53 år gammel. Hun nåede ikke at forsvare sit arbejde, og hun nåede heller ikke at foretage de nødvendige sproglige korrektioner og redaktionelle justeringer.

Det var et stærkt ønske fra flere fagmiljøer og især det folkloristiske, både nationalt og nordisk, at Birgitte Rørbyes store arbejde skulle komme til offentliggørelse. Der blev taget initiativ fra flere hold, og professor Bente Gullveig Alver, Universitetet i Bergen, og dr.med. Henning Kirk, tidligere leder af Gerontologisk Institut, Hellerup, søgte kontakt både med Københavns Universitet, Statens Humanistiske Forskningsråd og en række fagfæller om, hvorledes arbejdet med en færdiggørelse af manuskriptet og en udgivelse kunne komme i stand. Under denne proces var jeg som folklorist glad for at kunne tilbyde min hjælp med at bearbejde dette manuskript, som er en milepæl inden for dansk folkloristik. Jeg så også her en mulighed for at vise min taknemmelighed for det, Birgitte Rørbye har lært mig.

Det redaktionelle arbejde har bestået i en nænsom gennemskrivning, samt en forholdsvis grundig gennemgang af referencer og citater, der er blevet korrigeret og indføjet, hvor de manglede. Næsten alle referencer i litteraturlisten har fået tilføjet data omkring forlag og trykkested. Den sproglige bearbejdning er også gjort med henblik på at få teksten til at fremstå klarere visse steder, såvidt muligt uden at meningsindholdet er blevet forandret. I enkelte tilfælde har det ikke været muligt at finde oprindelsen til et citat eller værk. Da er referencen enten bibeholdt i sin oprindelige form eller udeladt, hvis citatet ikke er blevet anset for at være væsentligt for argumentationen. Der tages altså forbehold for enkelte tilbageværende fejlciteringer eller mangelfulde referencer. Referencer eller tekstblokke er udeladt, hvis deres indhold skønnes at være en form for ekskurs eller understregning af Rørbyes tidligere arbejder. Afhandlingen skal først og fremmest stå som et forskningsmæssigt produkt, med en tematisk forskningshistorie, og mindre som en redegørelse for forfatterens personlige forskningsforløb. Således er der taget enkelte egenreferencer ud, mens de, der bidrager til argumentationens forløb, er bibeholdt.

Redaktionsarbejdet har også inkluderet en søgning i efterladte disketter efter den endelige version af disputatsen, der er skrevet i forskellige udgaver. Ved sammenligning med de tilgængelige elektroniske udgaver og den papirudgave, som bedømmelsesudvalget har godkendt, var der enkelte småretteler, som Birgitte Rørbye tilsyneladende må have tilføjet i den elektroniske tekst efterfølgende. I nærværende udgivelse er teksten bibeholdt i original form fra den tekst-version, som er godkendt af bedømmelsesudvalget. Der er dog enkelte steder, f.eks. i kapitel 4, hvor den elektroniske udgave stemmer bedre overens med det konkluderende og afsluttende afsnit i papirudgaven, der hedder "Tekstens rum". Det har jeg tolket således, at Birgitte Rørbye ved en fejltagelse har fået printet og sendt den næstsidste version af kapitel 4 ind til bedømmelse, frem for den endelige, eller at hun efterfølgende har bearbejdet teksten. På grund af overensstemmelsen med det endelige kapitel 8 har jeg i dette – og udelukkende i dette – tilfælde valgt at lade de små rettelser, der forekommer i den elektroniske udgave af indledningen til kapitel fire, blive trykt i den endelige udgave af disputatsen. I kapitel 6 viste der sig på den elektroniske version at ligge en side, som ikke er kommet med i den indleverede version. Ud fra sammenhængen ses at den har manglet, så derfor er den nu indføjet. Det oprindelige stikordsregister er udeladt, da det var forholdsvis upræcist.

Birgitte Rørbyes arbejdsplads, Institut for Folkloristik ved Københavns Universitet, fik af universitetsledelsen nyt navn i 1999: Center for Folkloristik. Dette center blev endeligt nedlagt 1.2. 2002. Når Birgitte Rørbye visse steder i denne tekst skriver om "fagets studieordning", er der således tale om en studieordning fra et fag i 1996, som ikke eksisterer ved denne bogs udgivelse.

En række mennesker har været til stor hjælp med at færdiggøre redigeringen af Birgitte Rørbyes disputats. Jeg vil gerne takke ph.d.-studerende Lars Ole Andersen, Medicinsk-Historisk Museum, for arbejdet med at finde referencer og kontrollere citater i mange af de gamle, lægevidenskabelige værker, samt cand. mag. Anders Christensen, Dansk Folkemindesamling, for hans hjælp med at finde de korrekte Olrik-citater. Derudover har jeg fået hjælp til at finde referencer og/eller personlige kontakter af cand. mag. Lone Ree Milkær, lektor Signe Mellemgaard, Etnologisk Institut, Københavns Universitet, lektor Signild Vallgårda, Institut for Folkesundhedstjeneste, Københavns Universitet, cand.mag. Bjørg Kjær, cand.mag. Else Marie Kofod, Dansk Folkemindesamling, FK Bengt af Klintberg, Sverige, og cand.mag. Vibe Ødegaard, Nationalmuseet.

Cand.mag. Helle Mathiasen skal have tak for tilladelsen til at anvende det fremragende foto af Birgitte Rørbye.

Endelig vil jeg gerne takke Professor Bente Gullveig Alver, Universitetet i Bergen, og dr.med. Henning Kirk, Værløse, for det vellykkede initiativ til at søge penge til redigering og udgivelse af Birgitte Rørbyes disputats, samt ikke mindst bevillingsgiverne, Statens Humanistiske Forskningsråd og Det Humanistiske Fakultet ved Københavns Universitet for finansiering af udgifter ved trykning.

Anne Leonora Blaakilde
Helsinge d. 8. januar 2002

Denne bog tilegnes
Birgitte Rørbyes datter,
Iben Rørbye

Förord

Det var på en föreläsning på Landsmåls- och folkminnesarkivet i Uppsala år 1994 som jag för första gången hörde Birgitte Rørbye berätta om sin idé att se medicinhistorikerna som ett "folk" med en egen tradition. Föreläsningen var inspirerande, inte minst ur metodologisk synvinkel.

Redan då hade Birgitte Rørbye arbetat en tid på ett manuskript som hon ville lägga fram som doktorsavhandling. Påverkad av franska sociologer och kulturforskare hade hon för länge sedan lämnat bakom sig tanken på att de som uppbär folkloren skulle tillhöra bara vissa speciella samhällsklasser, främst bönderna. I stället ville hon visa att också akademiskt utbildade vetenskapsmän var skapare och bärare av en tradition. Hon valde att undersöka några danska medicinhistorikers sätt att beskriva sitt forskningsfält och kunde påvisa att de var bundna till en återkommande uppsättning av narrativa element som de vävde in i sina skildringar av den danska skolmedicinens historia. Så kunde hon se att medicinhistorikerna hade sin egen tradition att följa när de berättade sin historia.

Birgitte Rørbyes metodologiskt intressanta grepp bestod av att hon på ett tryckt historiskt material, nämligen medicinhistorikernas skildringar, anpassade vad hon kallade en narrativ kulturanalys. Den metoden byggde till största delen på komponenter hämtade från folkloristernas sätt att analysera samtida intervjumaterial där deras egen roll som medskapare av materialet beaktades. Birgitte Rørbye analyserade följaktligen texterna, historiska källor, med en metod som var utarbetad och lämpad för internt, samtida material.

Samtidigt gav hon en koncentrerad översikt över en del av den danska medicinhistorien. Men hon nöjde sig inte med att visa var medicinhistorikernas traditionella narrativa element fanns, utan hon ställde sig också frågan, vad som hade undgått medicinhistorikernas blickar då de förblivit sin traditionella fåra trogna. Hennes manuskript avslutas med en beskrivning av hur den danska medicinhistorien också hade kunnat se ut om man hade närmat sig temat från en annan synvinkel.

Birgitte Rørbyes avhandlingsmanuskript kan ses som ett utslag av det vaknande intresset för historiskt material och forskningshistoria som både den nordiska folkloristiken och etnologin har uppvisat under senare år. Arbetet med den sammanföll också med att Europas politiska historia måste skrivas om efter förändringarna i Sovjetunionen. Det historiska intresset kombinerat med att forskarsamfundet dels började ifrågasätta vedertagna sätt att beskriva omvärlden, dels i allt större utsträckning accepterade hermeneutiskt tolkande forskningsmetoder gav Birgitte Rørbyes avhandlingsmanuskript relevans och aktualitet. På grund av sin plötsliga och alltför tidiga bortgång fick hon aldrig själv försvara sina idéer och sin text. När Humanistiska fakulteten vid Köpenhamns Universitet nu åtagit sig att trycka och publicera manuskriptet postumt blir det konkreta resultatet av Birgitte Rørbyes arbete med sin doktorsavhandling kvar som ett vittnesbörd om hennes sätt att tänka på folkloristiska teman.

Åbo den 21 december 1999

Ulrika Wolf-Knuts

HOVEDDEL I

UDGANGSPUNKTER

PROLOG

Præstø havde i et Par Aar af denne Periode en virkelig Læge, idet Jens Kofod practiserede her fra 1792 til 1794, da han blev Physicus i Viborg, og Præstø maatte derpaa atter nøjes med en Chirurg, som hidtil (Ingerslev 1873 II, 578).

Ordene er hentet fra et af dansk medicinhistories hovedværker: *Danmarks Læger og Lægevæsen fra de ældste Tider indtil Aar 1800* skrevet af lægen og medicinhistorikeren J.V.C. Ingerslev. Værket udkom i København 1873.

I 1873 var Ingerslev læge i Præstø, men var han også en virkelig læge? Selv var Ingerslev ikke i tvivl. De virkelige læger var jo uddannet på Universitetet i København som han selv. Ingerslevs grundsyn er utvetydigt dette, at Universitetets medicinere er de rigtige læger. Synspunktet kommer frem i adskillige sammenhænge i det omfattende tobindsværk. Selv om Ingerslev medtager både kirurger og operatører i sin oversigt over læger og lægevæsen, lægges vægten altid på medicinerne, hvis livshistorier er gjort så fyldige og nuancerede som muligt. Også for Julius Petersen, den første medicinhistoriske professor i Danmark, der publicerer sine forelæsninger i de sidste tiår af 1800-tallet, er de virkelige læger et begreb, der giver god mening. Klart nok. Det er universitetslægerne.

Universitetslægernes nøgleposition
I dag indtager universitetslægerne en så central nøgleposition inden for sundhedsområdet, at de er med til at profilere grænserne for den såkaldte alternative virksomhed. Udviklingen af denne nøgleposition kædes af medicinhistorikerne ofte sammen med 1) udviklingen af et dansk sundhedsvæsen og en offentlig dansk sundhedssektor og 2) en lægevidenskab funderet på positivisme og naturvidenskabelig tænkning.

Men hvad menes egentlig med betegnelsen "en *virkelig* læge"? Har betegnelsen nogen gyldighed, når det drejer sig om skiftende tider og samfund? Hvad er "en virkelig læge" i år 1494, 1594, 1694, 1794, 1894, 1994? Svaret afhænger både af historien, og hvem der fortæller historien. Af virkeligheden og øjnene der ser den.

Hvem er forfædrene?

Nyere tids universitetslæger er sjældent i tvivl, når de skal tegne et billede af deres faglige forudsætninger. Så ridser de først universitetssporet op. Måske nævnes i anden række lægerne fra Kirurgisk Akademi, selv om denne akademiske læreanstalt ikke blev nedlagt, men formelt set blev smeltet sammen med det medicinske fakultet til et nyt lægevidenskabeligt fakultet, hvor både det kirurgiske akademi og det medicinske fakultet forsvandt.

Her standser sporet, der går bagud. For nutidens universitetslæger står billedet af forfædrene på "halvandet ben". De opridser en del af det kirurgiske spor, men går nødigt langt tilbage i tiden. Det er sjældent, de beskriver bartskærerne, og navnlig inddrager de ikke perioden, før barbererne blev organiseret i laug. Det var dengang, hvor det at skære med kniv betød, at sygdomsbehandleren, ligesom bøddel, natmand og rakker, stod uden for samfundet som *uærlig*.

"De andre"

Med begrebet *virkelige læger* trækker Ingerslev og Petersen en skarp grænse mellem virkelige læger og "de andre". Inden for kulturforskningen beskrives "de andre" også som de fremmede – det vil sige dem, man selv er fremmed for. Begrebsdannelsen angiver således en position eller måske ligefrem et centrum, som sætter grænsedragningen i relief.

I tidens løb er lægeverdenens "andre" blevet tildelt forskellige navne, som kunne være beskrivende, nedladende eller afstandstagende. Lige fra bartskærere, landefarere og stensnidere til kvaksalvere, kloge folk og uautoriserede behandlere. Blandt disse "andre" sygdomsbehandlere har nogle haft en lovlig praksis og været autoriseret til den behandling, de gav sig af med – andre ikke. Ofte er det eneste "de andre" har til fælles dette, at de *ikke* er blevet uddannet til deres lægelige virksomhed på universitetet.

Akademiske læger år 1794

I *Prologens* åbningscitat repræsenteres "de andre" ved en chirurg, og Ingerslev skriver uden mange omsvøb, at Præstø måtte nøjes med en chirurg. Med sit vurderende og malende sprog frembringer Ingerslev her med ganske få penselstrøg et billede af kirurgen som en andenrangslæge anno 1794.

Historien kan fortælle noget andet. I 1790ernes Danmark havde læger uddannet ved Kirurgisk Akademi ifølge dansk lovgivning nøjagtig samme rettigheder som Universitetets læger. De blev uddannet og autoriseret til enhver form for lægelig praksis med ret til at foretage såvel indvortes som udvortes sygdomsbehandling. Akademiets kirurger kunne ansættes overalt inden for den fremvoksende sundhedssektor. Uddannelserne foregik dog på to forskellige akademiske læreanstalter. Efter 1787 gik grænserne således ikke længere mellem kirurger og medicinere indbyrdes, men mellem de akademisk uddannede kirurger og læger på den ene side og alle de andre sygdomsbehandlere på den anden side. En ny grænse var trukket, som skulle vokse sig stadig stærkere i de kommende år ikke alene i Danmark, men overalt i den vestlige verden i takt med udviklingen af en naturvidenskabelig lægevidenskab.

Langt de fleste akademiske læger blev i tiårene omkring 1800 uddannet på

Kirurgisk Akademi. Her sigtede uddannelsen på en praktisk lægegerning. Derfor var det lettere at få en offentlig ansættelse bagefter, f.eks. som distrikts- eller militærlæge. Også på Universitetet forsøgte man at imødekomme behovet for akademisk uddannede sygdomsbehandlere ved indførelsen af den medicinske embedseksamen 1788. Den videnskabelige doktorgrad var Universitetet som hidtil ene om, men nu stod den åben for både Akademiets kirurger og lægerne med den medicinske embedseksamen. Professorerne ved de to akademiske læreanstalter fik også tildelt samme rang i det enevældige samfund. Akademiets og universitetets læger havde således formelt set samme status og muligheder i 1790ernes Danmark.

Fortællinger om fortiden
Men hvorfor skriver Ingerslev da, som han gør? Er han en dårlig historiker? Nej, egentlig ikke. Ingerslev er læge, uddannet på Universitetet og forfatter af sin tid i 1870erne. Ingerslev har noget på hjerte, og han skriver sin historie til kollegerne inden for den danske lægestand ud fra en medicinhistorisk position, uden at have utrykte kildeskrifter til sin rådighed, og før Kristian Erslev i Danmark lancerede en historisk kildekritisk bevidsthed.

Når Ingerslev og andre historikere skal fortælle om fortiden, må rummet, tiden, hændelserne og personerne i historien først bringes på bane. Fortiden må tilrettelægges. Selv om vi ofte synes, at kilderne til fortiden er alt for sporadiske, er der stadig tale om uendelige mængder af usammenhængende informationer og fragmenter, som spejler virkeligheden. At bringe orden i noget af dette materiale er en del af den videnskabelige proces. Dette videnskabelige ordensprojekt kaster nyt lys over fortiden. Gennem den historiske fremstilling bliver hændelser til begivenheder, personer til handlende og reflekterende mennesker. Tiden får karakter af et forløb, hvor særlige perioder og mærkeår træder frem. Således tildeles historien betydning, og denne betydning er igen med til at forme vores billede af historien. Det, vi ikke venter at se, har vi tværtimod meget svært ved at få øje på, selv om det er der. Ja, *de interne videnskabelige mytebilleder* kan være så stærke, at forskerne lukker øjnene for fakta, hvis de ikke passer ind i billedet. Det er denne bevægelige betydningsdannelse der i sproglig form fremtræder som *sammenhængende og sammenvævede billeddannelser*, jeg har gjort til genstand for min analyse.

Ingen har udtrykt sig mere tydeligt om dette end Ingerslev selv i forordet til sit livsværk. I *Fortalen* understreger han ønsket om at udforme "et anskueligt Billede" og "en sammenhængende Fremstilling" (Ingerslev 1873 I, IV). En sammenhængende fremstilling, som udformer et anskueligt billede, er i min sprogbrug en *fortælling*: En historie der bruger de historiske oplysninger som byggesten.

Historieskrivningen gengiver således ikke blot det, der skete. Den giver også det, der skete betydning – en betydning jeg som folklorist kan studere ud fra et kulturvidenskabeligt perspektiv.

Virkeligheden fortælles
Som folklorist er mit speciale inden for kulturforskningen studiet af tekster. Tekster opfattes her i bredeste forstand som sproglige udsagn. Også det, der

sker, bliver til tekster, når de omtales ved hjælp af sproget. Jeg har formuleret dette således, at *virkeligheden fortælles* (telling reality) (Rørbye 1993c).

Mit ærinde er ikke historisk eller kildekritisk at undersøge, om det, der fortælles i mine kilder, er sandt eller vederhæftigt. Som kulturforsker interesserer jeg mig for, hvordan billeddannelser ser ud. Når jeg her beskæftiger mig med et medicinhistorisk emne, undersøger jeg, *hvordan* forfatterne fortæller den medicinhistoriske fortid, og *hvad* de som fortællere har på hjerte.

En kulturanalyse kan beskæftige sig med betydningsdannelser i en hvilken som helst tekst fortalt af mennesker i skriftlig og mundtlig form. Ofte har folkloristikken studeret mundtlige erfaringsdannelser blandt enkeltpersoner eller marginale grupper. Men historier fortælles allevegne. Også blandt akademikere og i faglitteraturen.

Det vil næppe virke særlig overraskende, at et så åbenlyst engageret værk som Ingerslevs kan gøres til genstand for en kulturanalyse. Her udgør det malende sprog, de mange anekdotiske historier og andre billedrige kommunikationsformer et iøjnefaldende udgangspunkt for en analyse af betydningdannelser.

Det vækker måske større undren, at et så neutralt, udramatisk og personlig uengageret opslagsværk som *Den danske Lægestand 1479-1900* ligeledes kan gøres til genstand for en kulturanalyse. Men også i værker inspireret af naturvidenskabelig tænkning og kvantitativ analyse kan vi studere det skelet og den ramme, værket bygger op. Også her fortælles fortiden.

I enhver form for historieskrivning kan vi undersøge hvilke oplysninger, der opfattes som dele af en sammenhæng. Formes der et eller flere forløb præget af mærkeår, intensive perioder eller stilstand? Har disse forløb fået et dramatisk forløb, præget af kulminationer, op- og nedgange? Opdeles forløbet i afsnit afgrænset af markante begivenheder, og tildeles bestemte mennesker særlige roller som helte og skurke? Kan vi bestemme, hvem der tildeles hovedroller og biroller, placeres i en nøgleposition eller optræder som rene statister? Og sidst men ikke mindst: Hvad betyder det, at visse oplysninger kun omtales overfladisk eller slet ikke medtages?

Brudstykker til en stor fortælling?

Som kulturforsker og humanistisk sundhedsforsker sætter jeg fokus på oversigtsværker inden for dansk medicinhistorie og deres fortællinger om perioden før etableringen af en offentlig dansk forvaltning på sundhedsområdet. Min undersøgelse udgør dog ikke en medicinhistorisk undersøgelse i klassisk forstand. Alene dette, at jeg ikke er læge, gør en forskel. På Ingerslevs tid blev medicinhistorien i almindelighed skrevet af læger til læger, og Ingerslev lægger ikke skjul på, at hans historie er skrevet til fagfællerne.

Der er gået mere end 100 år, siden Ingerslev skrev sin historie. I vore dage kan andre fagfolk også beskæftige sig videnskabeligt med historiske perspektiver inden for sundhedsforskningen. Også jeg forsker ud fra en faglig position og vil fortælle en historie til mine fæller – humanister, sundhedsforskere og andre der interesserer sig for, hvordan fortiden kan fortælles og genfortælles, så den bliver en del af nutiden og fremtiden.

Målet for min analyse har været at undersøge, hvordan den virkelige fortid bliver til en fortælling, og hvordan denne fortælling er med til at forme et billede af virkeligheden for Ingerslev og de andre faglitterære forfattere. I mine studier har jeg interesseret mig for dem som fortællere. Har disse fortællere – trods betydelige forskelle – hver på deres måde fortalt brudstykker af den "samme" historie? Har den enkelte forfatters historie været med til at udvikle en mere sammenhængende og sammenvævet mytedannelse om et fremskridt, som gør nutidens læger til arvtagere af *store fortællinger*? Hvad handler disse fortællinger om?

Og kunne historien være blevet fortalt anderledes?

KAPITEL 1

FORMÅL, VIDENSKABSTEORI, KILDER OG PROBLEMSTILLINGER

1.0. OVERSIGT OVER AFHANDLINGEN

I det foreliggende arbejde beskæftiger jeg mig med spørgsmål af kulturvidenskabelig og sundhedsvidenskabelig interesse. Undersøgelsen består af otte kapitler fordelt på fire hoveddele.

Første hoveddel omfatter oversigter og introduktioner til hele afhandlingen. Hertil hører både mere grundlæggende redegørelser for målsætning, problemstillinger og videnskabsteoretisk udgangspunkt (kap. 1.1 og kap. 1.2). Mere specifikke afgrænsninger og bestemmelser af problemstillinger må findes i de enkelte kapitlers indledninger og konklusioner. I introduktionskapitlet medtages dog for overblikkets skyld korte oversigter over kilder og problemstillinger til afhandlingens empiriske del (kap. 1.3), samt en oversigt over primære referencer (1.4).

Anden hoveddel består af en forskningshistorisk del (kap. 2 og kap. 3), samt en metodeudviklende del (kap. 4). I den forskningshistoriske del lægges vægten på danske forhold. Efter en præsentation af fremvæksten af de klassiske historiske videnskaber og deres forskningstraditioner, drøftes i kap. 2 den nyere forskning og det opbrud der har fundet sted inden for disse forskningsfelter. Samme model følges i kap. 3. Også her drøftes den nyere forskning og de opbrud der har fundet sted efter en præsentation af fremvæksten af de klassiske kulturvidenskaber og deres forskningstraditioner. I dette kapitel lægges vægten speciclt på folkloristikken. Anden hoveddel afsluttes med en metodeudvikling (kap. 4). Her udformes systematisk de foreløbige rammer for den narrative kulturanalyse. Metoden afprøves og videreudvikles herefter via den empiriske analyse.

Afhandlingens mest omfattende hoveddel er den empiriske del. I hoveddel III foretages tre indkredsninger, der vedrører samme periode. Først bestemmes billederne[1] inden for den historiske forskning (kap. 5). Særlig vægt lægges der på billederne i den faghistoriske og den kulturhistoriske forskning. Hvordan ser denne forskning på de lange linier i udviklingen og de virkelige lægers position? Herefter følger analyse af kilder *om* perioden (kap. 6). Her lægges vægten på billeddannelserne i medicinhistoriske oversigtsværker. I tredje og sidste empiriske kapitel arbejdes der med kilder *fra* perioden (kap. 7). Her bestemmes nye kilder og nye billeder, specielt om *den gamle tid*.[2]

---

[1] Begrebet "billede" anvendes i udstrakt grad af BR som udtryk for meningsbærende symbolske ekstrakter med indbyggede implikationer af kompleksitet. Disse "billeder" og "billeddannelser" forekommer i hverdagslivets erfaringssprog såvel som inden for videnskabelige discipliners grundantagelser [red. ALB].
[2] 1479-1672, (jvf. kap. 6 og 7).

De enkelte kapitler afsluttes med afrundinger og konklusioner. Særlig omfattende er disse afsnit i kap. 4, som udgør overgangen mellem hoveddel II og III, kap. 6, som udgør overgangen fra kap. 5 og 6 til kap. 7, samt kap. 7, hvor den empiriske hoveddel III afsluttes.

I hoveddel IV (kap. 8) samles de sundhedsvidenskabelige og kulturvidenskabelige tråde. Nogle spørgsmål er blevet besvaret, nye trænger sig på.

1.1. MÅLSÆTNING OG AFGRÆNSNINGER

Historisk og *geografisk* sætter undersøgelsen fokus på perioden før etableringen af en offentlig dansk forvaltning på sundhedsområdet. Vel at mærke på *opfattelsen* af denne periode.

I overensstemmelse med dansk medicinhistorisk forskningstradition ligger grænsen for etableringen af en offentlig dansk forvaltning på sundhedsområdet før 1800 og efter 1479. Hvordan perioden nærmere skal bestemmes, og hvilken betydning de "virkelige læger" skal tillægges, udgør en af afhandlingens sundhedsvidenskabelige problemstillinger.

Som kilder studeres *tekster*, der foreligger som *eksterne kilder*.[3] De tekster, der studeres som kilder falder i to grupper. Den første gruppe tekster spejler perioden som fortid, mens den anden gruppe tekster udgør en del af samtiden. Til den første gruppe hører kilder udformet af læger uddannet på Universitetet i *den lægevidenskabelige periode*.[4] Til den anden gruppe hører kilder udformet i første del af *den medicinske periode*.[5] I denne periode, der nærmere bestemmes som *den gamle tid*,[6] studeres kilder, der vedrører et af samtidens vigtigste sundhedsanliggender: *De smitsomme sygers tid* er et begreb, der er hentet fra Christian d. IV, 1625, i "Forordning om, hvorledes der skal forholdes under pest, blodsot og sådanne smitsomme sygers tid" (Secher 1887-1918, bd. 4, nr 137). Denne periode studeres ligeledes som en samtidens kilde (se kap. 7.1.2).

Jeg beskæftiger mig således med emner, der traditionelt er blevet henregnet til dansk medicinhistorie eller (kultur)historie. Selv om der i denne forbindelse fremlægges mange informationer og diskussioner, der vil være særlig relevante for disse videnskabelige arbejdsområder, er afhandlingens primære formål dog ikke en fordybelse i en historisk problemstilling, hverken en medicinhistorisk eller en kulturhistorisk. Undersøgelsen udgør ikke et medicinhistorisk, kulturhistorisk endsige et historisk studium.

Afhandlingen kan bedst beskrives som *et kulturvidenskabeligt arbejde*, hvor jeg foretager en tolkning af tekster. På linje med folkloristikkens første danske professor, Axel Olrik, ønsker jeg at forstå meddelelser, der fremstiller noget som

---

[3] Begreberne interne og eksterne kilder præciseres i overensstemmelse med Alver & Selberg 1992 i kap. 3.3. Eksterne kilder kendetegnes ved at forskeren ikke direkte og aktivt har været med til at forme kilden f.eks. via samhandling og dialog mellem forsker og informant. Tekstbegrebet præciseres ligeledes nærmere i kap. 3 samt kap. 4. og diskuteres derefter løbende i forbindelse med den empiriske analyse.
[4] 1842-1991, jvf. kap. 5.
[5] 1479-1842, jvf. kap. 5.
[6] 1479-1672, jvf. kap. 6 og 7.

en sket begivenhed, som en del af menneskelig kultur.[7] Specielt ønsker jeg at udvikle og afprøve en *metode,* som sætter mig i stand til at studere meddelelser, hvortil der er knyttet et fortidsperspektiv. Hvor folklorister de seneste år har udviklet og forfinet analysen af interne kilder, der er blevet til via det kvalitative forskningsinterview, ønsker jeg at udvikle analysen af eksterne kilder.[8] Som kulturforsker er det således mit mål at udforme en *kulturanalyse,* der kan beskæftige sig med narrativitet (betydningsdannelse via sproget) i forbindelse med eksterne kilder. Denne form for kulturanalyse omtales som *narrativ kulturanalyse.*[9]

Den kulturvidenskabelige indfaldsvinkel udspringer af en inspiration, der tager sit udgangspunkt

- *videnskabsteoretisk* i en ikke-essentialistisk[10] tænkning, her specielt filosofiske teorier som hermeneutik og sprogfilosofi
- *metodisk* i humanistisk forskning vedrørende narrativitet og fortolkning
- *fagligt og forskningshistorisk* i nyere dansk og international folkloristik og kulturvidenskab

I kraft af undersøgelsens historiske, geografiske og kildemæssige afgrænsning beskæftiger jeg mig med temaer, der er relevante for mange fagområder inden for såvel humaniora, samfunds- og sundhedsvidenskaber. Hertil hører ikke mindst forskningsfelter som almen medicin, medicinhistorie, socialmedicin, historie, litteraturforskning og religionsvidenskab. Analysen kommer således til at berøre forskellige fagtraditioner. Undersøgelsen indeholder derfor dele, der tematisk set kan være relevante for medicinhistorikere, historikere, litteraturforskere etc.

Afhandlingen er udformet som en narrativ kulturanalyse, det vil sige en kulturvidenskabelig tekstanalyse. Det er primært den nordiske, folkloristiske forskningstradition, samt aktuelle tendenser inden for international folkloristik og kulturvidenskab, der tillægges vægt. Derfor vil jeg kun redegøre for metoder og teorier inden for andre forskningsgrene end folkloristik og kulturvidenskab i det omfang, de ud fra en forskningshistorisk, metodisk eller tematisk synsvinkel er relevante for den foreliggende undersøgelse. Specielt vil jeg inddrage perspektiver af faghistorisk, medicinhistorisk og kulturhistorisk karakter (Se kap. 3).

Mine teoretiske, metodiske, faglige og forskningshistoriske udgangspunkter vil måske ikke alle være lige velkendte, da de i mange tilfælde udspringer af forskningstraditioner, der først har vundet bredere gehør internationalt inden

---

[7] Jeg bygger her på Olriks første paragraf i *Grundsætninger for Sagnforskning,* hvor han skriver at "Sagnforskningens hovedopgave er at forstå sagnet som en del af menneskeligt åndsliv" (Olrik 1921,33), se kap. 3.2.
[8] Som nordiske hovedværker i analysen af interne kilder henviser jeg til Alver 1990; Alver & Selberg 1992.
[9] Se især kap. 4, hvor metodeudviklingen foregår, kap. 3 for forskningshistoriske aspekter, samt konklusionsafsnit i hoveddel III, hvor metoden videreudvikles. Afsluttende bemærkninger indgår i hoveddel IV.
[10] Med begrebet "ikke-essentialisme" tager BR udgangspunkt i filosoffen Uffe Juul Jensens tanker om "essens", "essentialisme" og "ikke-essentialisme". Se i det følgende [red. ALB].

for de seneste år. Oven i købet i meget ujævn takt inden for de enkelte videnskabsgrene. Til indledningen hører derfor en redegørelse for mit videnskabsteoretiske udgangspunkt (Se kap. 1.2). I kapitel 2 og 3: *Forskningsfelter i udvikling* har jeg endvidere, på et mere fagligt specifikt grundlag, medtaget korte oversigter over nogle af de nye tendenser, der er med til at sætte den foreliggende undersøgelse i relief.

- En del af mine tanker i de teoretiske og forskningshistoriske afsnit vil måske fremtræde som et kritisk potentiale, idet der videnskabeligt lægges afstand til klassisk videnskabelighed, her omtalt som *essentialisme*[11]
- metodisk lægges afstand til klassisk historieforskning
- fagligt lægges afstand til den klassiske folkemindevidenskab og andre klassiske kulturvidenskaber

Dette at mene noget andet, behøver dog ikke at betyde, at der rejses kritik af det, der lægges afstand til. Undersøgelsen giver ingen anledning til dette, hverken tematisk eller teoretisk. Tværtimod. Når jeg som forsker vælger en position, hvor jeg beskæftiger mig med narrativ kulturanalyse, er det udtryk for, at jeg opfatter denne forskning som et *supplement* til anden forskning præget af andre positioner og erfaringer, og ikke som et alternativ, der udelukker andre forskningstraditioner[12].

Jeg opfatter således ikke de forskningshistoriske og videnskabsteoretiske oversigter som kritiske anliggender. Mit mål er via disse oversigter at indkredse et internationalt relevant forskningsfelt, der i undersøgelsen omtales som *kulturvidenskab*. Et forskningsfelt der ikke findes som fag ved danske universiteter, men som en tendens i en hel del forskningsmiljøer, bl.a. inden for folkloristikken.

Inden for de seneste år har folklorister i stigende grad gjort tolkningsanalyser til deres hovedopgave. Tolkning af eventyr (Holbek 1987a), tolkning af forestillinger om sygdom og behandling (Alver & Selberg 1992) eller – som i den foreliggende undersøgelse – tolkning af opfattelser af udviklingen inden for en bestemt periode og en bestemt gruppes betydning for denne udvikling. Som nævnt beskæftiger jeg mig her mere indgående med perioden før etableringen af en offentlig forvaltning på sundhedsområdet og den position, de virkelige læger tildeles.

Undersøgelsen kommer til at vise, at holder vi os til de store linier, så findes der et samlende fælles billede af denne udvikling. Går vi derimod tættere på, dukker forskellene op. Nogle billeder er da så komplekse og sammenvævede, også inden for den enkelte fremstilling, at de ikke længere kan splittes op i enkelte bestanddele. De tekster, jeg studerer, aktualiserer således betydningsdannelser, der består af vidt forskellige samvirkende lag af erfaringsdannelser, hvor

---

[11] Begrebet præciseres i kap. 1.2.
[12] Inden for en essentialistisk forskningstradition vil denne argumentation ikke være videnskabeligt gyldig, fordi den strider mod antagelsen om, at videnskabens endelige mål nødvendigvis altid er at nå frem til et resultat, der ikke lader sig diskutere, fordi det udgør en endegyldig sandhed (Se kap. 1.2).

refleksioner og reaktioner, viden og holdninger sommetider går op i en højere enhed, mens de andre gange falder fra hinanden.

Inspireret af Henry Glassie, der inden for folkloristikken har gjort opmærksom på forekomsten af sammenvævede betydningsdannelser, men mener at de unddrager sig analyse, fordi de i udstrakt grad er usynlige, har jeg valgt at sætte fokus på de sammenvævede billeddannelser, som vedrører den valgte periode og de virkelige lægers position.[13] Det er her min tese, at *den tolkende folkloristik* har særlige faglige forudsætninger for at beskæftige sig med sammenvævede betydningsdannelser som kompleksitet.[14] Inden for de seneste år har den nyeste forskning ud fra studier af interne kilder og nutidige forhold tydeligt dokumenteret dette via en strøm af doktor- og Ph.D. afhandlinger, specialer samt større og mindre undersøgelser publiceret som artikler og bøger. Skulle det da ikke også være muligt i forbindelse med eksterne kilder? Eller er fortiden blevet et lukket land for tolkende folklorister?

I den foreliggende undersøgelse er det mit mål som folkloristisk kulturforsker at udvikle og afprøve det, jeg omtaler som *den narrative kulturanalyse*. Via den empiriske undersøgelse afprøves den på forskellige kilder, som alle har det til fælles, at de bidrager til at indkredse opfattelsen af perioden for etableringen af en offentlig dansk sundhedsforvaltning. Videnskabsteoretisk hviler den narrative kulturanalyse på en ikke-essentialistisk tænkning, og fagligt set tager jeg mit udgangspunkt i en folkloristisk, kulturvidenskabelig forskningstradition.

Afhandlingens konkrete formål:

> At udvikle og afprøve en narrativ kulturanalyse. Som tekster arbejdes med eksterne kilder, der kan bidrage til at belyse billeddannelser, der vedrører perioden før etableringen af en offentlig dansk forvaltning på sundhedsområdet, specielt opfattelsen af de virkelige lægers position i forbindelse med udviklingen. Tematisk indskriver afhandlingen sig i dansk medicin- og kulturhistorie, teoretisk i en ikke-essentialistisk videnskabsteori og fagligt i en tolkende kulturvidenskabelig – specielt folkloristisk – forskningstradition.

Beskrevet i lige så kort form er det afhandlingens mere langsigtede ambition:

> – tematisk at medvirke til at revidere eller udvikle relevante problemstillinger vedrørende perioden før etableringen af en offentlig dansk forvaltning på sundhedsområdet

> – metodisk at bidrage til en kulturvidenskabelig metodeudvikling i forbindelse med studiet af sammenvævede billeddannelser, hvad enten de foreligger i form af interne og/eller eksterne kilder.

---

[13] Begrebet "sammenvævede betydningsdannelser" indkredses nærmere i kapitlerne 3 og 4.
[14] De to hovedretninger inden for nutidig folkloristik omtales som *tolkende folkloristik* og *historisk folkloristik* (jvf. kap. 2, 3 og 4).

1.2. VIDENSKABSTEORETISK UDGANGSPUNKT: INTRODUKTION TIL HOVEDDEL II

Essentialisme

Fælles for de filosofiske retninger, jeg beskæftiger mig med i afhandlingen, er, at de indskriver sig i en videnskabelig tænkning, der i nyeste tid har vundet stadig større international udbredelse. I kølvandet på en postmoderne udvikling, siger nogle, mens andre taler om fremvæksten af specifikke filosofiske retninger, der har det til fælles, at de afviser forestillingen om, at videnskab er en form for praksis, der ideelt set er i stand til at nå frem til endegyldige sandheder ved hjælp af *den* videnskabelige metode.

Forestillingen om forskerens mulighed for at nå ind til sagens kerne, til fænomeners dybeste væsen, til en *essens*, har været uhyre udbredt inden for videnskabelige miljøer, såvel i Danmark som internationalt. Med den danske filosof Uffe Juul Jensen – og mange andre – vil jeg under ét omtale forestillingen som *essentialisme* (Jensen 1986,52-54)[15].

Gennem flere forskergenerationer – og specielt i årene 1900-1950 – har essentialismen været nærmest enerådende inden for de fleste fag verden over. Når jeg derfor omtaler bestemte videnskabsgrene som *klassiske,* f.eks. klassisk historie eller klassisk folkloristik, henviser jeg til en fagtradition knyttet til essentialismen. Med en vis ironi beskriver Juul Jensen, hvordan essentialismen inden for videnskabernes verden har udviklet sig til *en idyllisk fortælling*:

"Det samme billede[16] tegner sig i den særligt raffinerede form for menneskelig praksis, som videnskaben er. For ikke ret mange år siden var det en udbredt opfattelse, at videnskaben udvikler sig støt og systematisk under anvendelse af ét bestemt sæt af procedurer (den videnskabelige metode). I løbet af de sidste 20 år har stadig flere, der beskæftiger sig med videnskab og videnskabens historie og videnskabsfilosofi, erkendt det uholdbare i denne idylliske fortælling (Jensen 1986,61)."[17]

Med sin henvisning til "den idylliske fortælling" er Juul Jensen inde på samme tema som Lars Tornstam, der taler om *inomvetenskapliga mytbilder,* som jeg på dansk har kaldt *interne videnskabelige mytebilleder* (Tornstam 1993, se kap. 4). Til den essentialiske tænknings interne videnskabelige mytebilleder hører da en idyllisk fortælling om, at videnskab er en virksomhed, der – når den udføres rigtigt – nødvendigvis stille og roligt fører til stadige fremskridt.

---

[15] Når jeg henviser til 2. udgaven af Uffe Juul Jensen, *Sygdomsbegreber i praksis,* der udkom i 1. udgave 1983, beror det på, at Jensen omarbejdede sin bog efter indtryk af modtagelsen af 1. udgaven i Danmark, samt efter udgaver på svensk og engelsk. Dette førte bl.a. til, at Jensen valgte at indføje en længere fremstilling af det videnskabsteoretiske sigte (Jensen 1986,25). Omtalen findes således ikke i 1. udgaven. Argumentationen fra 2. udgaven følges op i indledningskapitlet *Sundhed, liv og filosofi* (Jensen 1994) i bogen *Sundhedsbegreber – filosofi og praksis* (Jensen & Andersen 1994).

[16] Uffe Juul Jensen har netop gennemgået, hvordan landmandens praksis har ændret sig inden for de sidste år.

[17] Når jeg her og andre steder i særlig grad henviser til Uffe Juul Jensen, beror det på, at han ikke alene er filosof, men også humanistisk sundhedsforsker, der i mange sammenhænge har beskæftiget sig med danske forhold, dog især i nyere tid. Hans filosofiske fremstillinger er således i mange tilfælde direkte relateret til sundhedsområdet.

Ideelt set består første fase i en essentialistisk funderet videnskabelig virksomhed i, at der skal udvikles begreber eller afgrænses og bestemmes fakta. Disse opfattes som gyldige, hvis de fanger essensen. Siden går forskeren over til praksis, der opfattes som gyldig, fordi den hviler på begreber og fakta, der er uafhængige af denne praksis (jvf. Erslev 1921; Jensen 1994).[18] Juul Jensen beskriver det planmæssige forløb på denne måde: "Ved at få begreb om tingene, (f.eks. begreb om sygdom) dvs. ved at finde frem til teorier om sygdommenes essens kan vi – ifølge essentialisten – give vor praksis et grundlag-i-virkeligheden, vi kan *fundere* vor praksis" (Jensen 1994,11).

Inden for essentialismen tillægges udformningen af begreber og bestemmelsen af fakta derfor særlig vægt.

Klassisk kildeanalyse

Til en essentialistisk videnskabsforståelse hører udviklingen af en kildekritik, samt videnskabelighedskrav. Under ét omtales essentialismens kildekritik og videnskabelighedskrav her som *den klassiske kildeanalyse*.

Inden for videnskaber, der arbejder med kvantitative data, er videnskabelighedskravene blevet knyttet til begreber som præcision, repræsentativitet, reliabilitet, signifikans, validitet, etc. I nyere tid har man inden for samfundsvidenskaberne også forsøgt at udvikle videnskabelighedskrav, der passer til essentialistiske studier af kvalitative data (Kvalitative metoder i samfundsforskningen 1979, Kvale 1979; Kvale 1989).[19]

Inden for essentialistiske humanistiske forskningsfelter i Danmark anvendes begrebet "kildekritik" imidlertid ofte i samklang med den klassiske historieforskning. Dette gælder både den klassiske medicinhistorie (Se kap. 2.1.2.) og folkloristikken (se kap. 3). I forbindelse med fagenes udvikling af mere fagspecifikke kildeanalytiske metoder har historiefaget derfor fået en mere central position end de kvantitative videnskaber med deres videnskabelighedskrav.

Polarisering mellem essentialisme og relativisme

Hvor essentialismen i en periode har været toneangivende både inden for naturvidenskaberne og de humanistiske videnskaber, er der efterhånden opstået andre former for tænkning, således at essentialismen ikke længere er enerådende. Også andre former for tænkning tillægges i dag videnskabelig gyldighed, selv om essentialismen stadig er vidt udbredt, ikke mindst inden for det historiske forskningsfelt.

---

[18] Juul Jensen udtrykker det således, "...udviklingen af praksis opfattes som en systematisk virkeliggørelse af begreber, som vi har fået indsigt i forud for og uafhængig af praksis." (Jensen 1994, 11). Om Erslev, se kap. 2.1.
[19] Disse studier af kvalitative data omtales ikke sjældent som "kvalitative studier". De essentialistiske undersøgelser adskiller sig dog væsentligt fra kvalitative studier, der udføres af ikke-essentialistiske forskere derved, at det kvalitative aspekt udelukkende opfattes som en egenskab knyttet til de studerede genstandsområder og ikke som kompleksitet mellem forsker og udforsket, der kun lader sig indkredse. Inden for nyere folkloristik har Bente Alver og Torunn Selberg beskæftiget sig nærmere med problematikken i deres diputats *"Det er mer mellom himmel og jord". Folks forståelse av virkeligheten ut fra forestillinger om sykdom og behandling* (Alver & Selberg 1992).

Det filosofiske aksiom om, at dette at udtrykke noget er en praksis, hvortil der nødvendigvis knytter sig betydningsdannelser, optræder i forbindelse med flere nyere filosofiske retninger, som ikke nødvendigvis indbyrdes har en nær forbindelse. De forskellige retninger kan derfor ikke beskrives som dele af en samlet bevægelse vendt mod essentialismen. De mange alternativer er vokset frem fra vidt forskellige sider, ofte affødt af en interesse for fagspecifikke problemstillinger, som en essentialistisk videnskab ikke medtager som videnskabeligt eller fagligt relevante.

For at skabe en vis form for oversigt beskriver Juul Jensen tendensen som "en polarisering". Hvor essentialismen, med dens forestilling om uafhængige begreber og *den* videnskabelige metode som vej til endegyldige sandheder, udgør den ene pol, omtales den anden pol som "relativismen" med dens forestilling om, at der ikke findes nogle absolutte holdepunkter og derfor heller ikke sikre metoder og endegyldige sandheder (Jensen 1986,50, jvf. Jensen 1994).

Argumentationen kan måske virke overraskende eller mindre velvalgt, fordi billedet af de to poler kan give det indtryk, at det herefter vil være muligt at indplacere enhver filosofisk retning mellem disse to poler. For en ikke-essentialistisk forsker vil en slutning som denne være forhastet. Drejer det sig nemlig om filosofiske retninger, der tillægger spørgsmålene om absolutte videnskabelige holdepunkter og endegylige sandheder mindre vægt i det videnskabelige arbejde, vil disse retninger styre *uden om* polariseringen mellem essentialisme og relativisme.

For Juul Jensens vedkommende bliver dette tydeligt, når han skal redegøre for sin egen position. Denne beskrives som "den tredje filosofiske vej, der bevæger sig uden om de to ovenfor beskrevne poler" (Jensen 1986,50). Juul Jensens billede af to poler skal altså ikke forstås på den måde, at der ikke findes alternative veje.

Den tredje vej

Juul Jensens beskrivelse af en tredje vej har direkte lighedspunkter med min egen position som forsker. Ligesom han ønsker jeg, i min videre indkredsning af en narrativ kulturanalyse og udvikling af rammerne for en kulturvidenskab, at styre uden om såvel essentialismen som relativismen. Min tredje vej kendetegnes derfor, ligesom Juul Jensens, ved en fortsat vekselvirkning mellem – på den ene side – almene teoretiske tyngdepunkter, der indskriver sig i en videnskabstradition, der hverken er essentialistisk eller relativistisk og – på den anden side – udvikling af metoder og bestemmelse af problemstillinger, der er mere fagspecifikke.

I Juul Jensens tilfælde nævnes Hegel, Marx og Wittgenstein som vigtige filosofiske nøglepersoner i forbindelse med det fagspecifikke studium af *Sygdomsbegreber i praksis*. Juul Jensen skriver:

> For denne bogs forfatter forsyner disse filosoffer[20] os med med en filosofisk fremgangsmåde, der udgør et nødvendigt supplement til Wittgensteins sprog- og livsformsanalyse. Wittgenstein viser os, hvorledes vore handlin-

---

[20] Marx og Hegel.

ger, tanker og teorier må forstås i sammenhæng med konkrete livsformer. Han var derimod ikke optaget af, hvorledes livsformer opstår og udvikler sig, og hvorledes de er forbundne og vævede sammen i historiske traditioner (Jensen 1986,51).

Juul Jensens argumentation tydeliggør, at bestemmelsen af relevant filosofisk tænkning og filosofiske nøglepersoner for en ikke-essentialistisk forsker altid må opfattes som en bestemmelse, der er betinget af de problemstillinger, forskeren beskæftiger sig med. Den tredje vej for Juul Jensen, der som filosof studerer sygdomsbegreber i praksis og det kliniske arbejdes filosofi og videnskabsteori, vil således ikke være den samme som min og andre forskeres "tredje vej". Når jeg fremhæver, at også mit valg er betinget af nogle forudsætninger, henviser jeg således ikke til et simpelt årsag-virkning-forhold, men til en betingelse, der afspejler en samvirkende vekselvirkning mellem noget, der grundlæggende er uadskilligt, selv om det inden for den essentialistiske videnskabspraksis opfattes som dele, der ikke alene kan adskilles, men også nødvendigvis må holdes adskilt. Her skilles vandene mellem den essentialistiske og den ikke-esentialistiske filosofi. En ikke-essentialistisk forsker kan således aldrig acceptere, at det i sin yderste konsekvens er muligt at holde teori, metode, grundbegreber, kilder, etc. ude fra hinanden, selv om man inden for rammerne af en konkret undersøgelse er henvist til at gøre dette. Netop derfor er bestemmelsen – og senere kritikken – af disse valg så vigtig en del af den ikke-essentialistiske videnskabelige proces.

Denne grundlæggende divergens mellem den essentialistiske og den ikke-essentialistiske forskning behøver ikke altid at medføre de store forskelle, når det drejer sig om den videnskabelige praksis. Konkrete videnskabelige opgaver løses nemlig altid inden for bestemte rammer. *Inden for* disse rammer satser forskerne uafhængigt af deres filosofiske udgangspunkt på udviklingen af begreber, metoder, systematik etc., og begge parter har brug for at redegøre for deres faglige udgangspunkt via en forskningshistorisk oversigt. Der hvor forskellen nok falder tydeligst i øjnene, er i forbindelse med kildeanalysen, som jeg senere kommer ind på,[21] samt ved udredningen af teoretisk udgangspunkt og filosofiske grundantagelser. Som ikke-essentialistisk forsker opfatter jeg således en nærmere bestemmelse af *den tredje vej* som en nødvendig del af den videnskabelige proces. Vejen kan ikke tilrettelægges på forhånd. Den må altid udvikles i relation til den konkrete undersøgelse.

Det er således ikke et forhåndsvalg, men et resultat af mange indledende studier, når jeg i forbindelse med den foreliggende analyse har valgt i særlig grad at inddrage Jürgen Habermas og hans studier af talehandlingens realitetsområder, samt Paul Ricœur og hans begrebsudvikling i forbindelse med tekstanalyser. Ligesom Juul Jensen har jeg måttet foretage indkredsningen ud fra den betragtning, at mine inspirationskilder på et filosofisk grundlag skal kunne bidrage til udviklingen af kulturvidenskabeligt relevante metoder, der kan medvirke til at belyse de problemer, jeg beskæftiger mig med i forbindelse med tekster, sprog og betydning. Lige så lidt som Hegel, Marx og Wittgenstein har beskæftiget sig med sygdomsbegreber i praksis, har Habermas og Riceour beskæftiget sig med

---

[21] Se kap. 3.2.4.

dansk medicinhistorie i 1600-tallet. Deres relevans er ikke tematisk, men udelukkende metodisk og teoretisk.

Selv om den vej, der vælges, må være relevant for de problemstillinger, der studeres, vil den samtidig sætte visse grænser for de resultater, der kan opnås. Selv om den tredje vej derfor ikke overlader alt til tilfældighedernes spil (undgår relativisme), påberåber den sig heller ikke autoritet som den eneste tilstrækkelige og nødvendige vej (undgår essentialisme). *Inden for* de valgte teoretiske og metodiske rammer som opstilles, hævder den imidlertid gyldighed for de konklusioner, der kan opnås, uden dog at gøre disse resultater til endegyldige resultater. Den ikke-essentialistiske forskning accepterer altid, at andre veje kan føre til andre gyldige resultater. Derfor kan den essentialistiske forsknings resultater også accepteres, vel at mærke som ét resultat blandt flere muligheder, der ligesom andre resultater afspejler nogle bestemte forudsætninger, som det er vigtigt at kende til. En kritisk vurdering er således ikke udtryk for en kritik i talesproglig betydning, det vil sige en mistænkeliggørelse eller en forkastelse, men er derimod en nødvendig del af gyldighedsanalysen.

Her skilles vandene igen. For en essentialistisk forsker findes der ideelt set kun én rigtig vej og ét rigtigt resultat. Hvis to forskellige metoder giver hvert deres resultat, må mindst en af dem være videnskabeligt ugyldig. Som filosof mener Juul Jensen, at denne tankegang medfører en form for blindhed over for andre former for tænkning end ens egen, og at dette får konsekvenser for dialogen mellem essentialister og ikke-essentialister.

Etnocentrisme

Med sit billede af en polarisering mellem essentialisme og relativisme angiver Juul Jensen ikke alene, at de to former for tænkning repræsenterer forskellige videnskabssyn (hver sin pol). Billedet viser også, at de filosofisk set er nært forbundet (de ligger på samme akse).

I 1994 skærper Juul Jensen denne argumentation:

> Fundamentalismen[22] kan ses som en historisk og samfundsmæssigt afgrænset praksis' forsøg på at ophøje sit eget perspektiv og sine egne begreber til almengyldige begreber. Den er et udtryk for den kulturelle blindhed som er et resultat af etnocentrisme. Men denne blindhed over for andre former for praksis og andre kulturer end ens egen indebærer derved en relativisme i forhold til andre kulturer. Deres begreber, værdier og perspektiver fremstilles – i modsætning til ens egne – som relative, som historisk betingede og begrænsede. På denne måde er fundamentalismen og relativismen to underlige gevækster, der snylter på hinanden, udnytter hinanden, som kun kan eksistere i kraft af den andens eksistens (Jensen 1994,12-13).

Begrebet *etnocentrisme* anvendes normalt inden for kulturforskningen. Ifølge den svenske etnolog Nils Arvid Bringéus betyder etnocentrisme: "... bedömning

---

[22] Essentialismen beskrives af Juul Jensen også som en erkendelsesteoretisk fundamentalisme (Jensen 1994).

av andra folk eller grupper utifrån den egna gruppens värderingar" (Bringéus 1992,217). Den svenske etnolog Bjørn Hedberg foretrækker i sin analyse af *Kometskräck. En studie i folkliga och lärda traditioner* begreberne kognicentrisme som "...oförmoga att sätta sig in i annorlunda tankesätt og emocentrism som oförmåga att sätta sig in i andra människors känslor" (Hedberg 1990,9).

Juul Jensens begreb om etnocentrisme ligger særlig tæt på Hedbergs mere specifikke begreb kognicentrisme, men er også i overensstemmelse med Bringéus' almene definition på etnocentrisme. I citatet beskæftiger Juul Jensen sig imidlertid med en særlig form for bedømmelse, nemlig forskeres indbyrdes bedømmelse af hinanden med videnskabeligheden som argument. I overensstemmelse hermed mener Juul Jensen, at den videnskabelige etnocentrisme medfører "... risikoen for at begreber fra en bestemt kultur bliver ophøjet til målestok for erkendelse og rationalitet. Historiske perioder og kulturer, hvor man har handlet og tænkt i andre begreber, bliver underkendt som primitive, før-videnskabelige eller irrationelle" (Juul Jensen 1994,12).

Essentialismen kan derfor aldrig – i sin yderste konsekvens – acceptere en ikke-essentialistisk forskning som en forskning, der er lige så gyldig som den essentialistiske. Selv når den ikke-essentialistiske forskning er bedst, fremtræder den for essentialisten kun som et supplement til eller en uddybning af den egentlige videnskab.

Evolutionistisk videnskabssyn

En særlig form for essentialistisk etnocentrisme fører til det Juul Jensen beskriver som et "evolutionistisk syn på udvikling af praksis" (Juul Jensen 1994, 11).

Her, hvor der er tale om en almen filosofisk erkendelsesteori, henviser begrebet *evolutionisme* til en forestilling om, at forskningstraditioner udvikler sig hen imod stadig større kvalitet, kendetegnet ved mere præcise begreber, bedre metoder, dybere eller mere alsidig indsigt, kort sagt større gyldighed. De klassiske videnskaber deler således et evolutionistisk videnskabssyn. I denne form lever den evolutionistiske tænkning stadig i bedste velgående.

Inden for de grene af videnskaben, jeg kommer til at beskæftige mig særligt med, specielt historie, medicinhistorie, kulturhistorie samt kulturforskning, kan begrebet evolutionisme imidlertid også bruges om kulturteorier, der vedrører fagområdets genstandsfelt (jvf. kap. 2 og kap. 3). Kulturteorierne henviser her til mere eller mindre udtalte forestillinger om udvikling: Fra noget primitivt til noget mere civiliseret, fra noget oprindeligt eller autentisk til noget mindre naturligt eller uægte, fra natur til kultur, etc. Udviklingen kan således ses både som et fremskridt og et forfald. Det skal samtidig føjes til, at teorierne i nyere tid har været udsat for massiv kritik.

Nye filosofiske retninger

Det filosofiske aksiom om, at verden altid opfattes via filtre, hvortil der nødvendigvis knytter sig betydningsdannelser, indgår som allerede nævnt i flere forskellige filosofiske retninger. Heraf er nogle blevet navngivet.

Til de vigtigste navngivne filosofiske retninger, der har fået indflydelse på de forskningstraditioner, jeg beskæftiger mig med, fordi de kaster lys over sproget som betydningsdannet og betydningsdannende praksis, henregner jeg retninger, der i det følgende omtales som hermeneutik, kritisk teori, fænomenologi og sprogfilosofi.[23] Jeg foretrækker her at anvende de almene udtryk, vel vidende at der i visse tilfælde er foregået en videreudvikling af navngivningen, f.eks. til "poststrukturalistisk fænomenologi". Det er heller ikke ualmindeligt, at bestemte forskere placeres snart inden for én, snart inden for en anden retning, lige som visse forskere helt unddrager sig placering, fordi de udvikler nye standpunkter.[24]

Andre relevante filosofisk baserede former for tænkning er ikke blevet navngivet på samme måde som filosofiske retninger. Dette kan bero på, at de er blevet udviklet inden for en mere snæver fagtradition og ikke som en almen filosofisk argumentation. Dette gælder bl.a. den såkaldte *Annales-forskning*, hvor et tidsskrift lagde navn til retningen, og *mentalitetsforskningen*, hvor Jauques Le Goffs navn gerne nævnes, samtidig med at ordet ofte bruges som en temmelig vag betegnelse knyttet til en kulturhistorisk linie, herunder studier af hverdagshistorie, lokalhistorie, oral history, etc.[25] Både Annales-forskningen og mentalitetsforskningen er i særlig grad knyttet til en historisk forskningstradition, selv om de med tiden har fået gennemslagskraft inden for mange andre fag.[26]

Juul Jensens vælger i sin omtale af teoretiske tyngdepunkter at henvise til bestemte nøglepersoner uden at gå i dybden med de retninger, de ofte ses knyttet til. Jeg opfatter dette som et udtryk for, at han beskæftiger sig med en konkret problemstilling og ikke en filosofisk opgave. Dette gælder også i mit tilfælde. Når jeg derfor i forbindelse med udviklingen af den narrative kulturanalyse især nævner Habermas og Ricœur, er det ikke fordi, jeg i bred almindelighed vil beskæftige mig med *kritisk teori* og *sprogfilosofi*.[27] Jeg har således ikke gjort disse retninger – eller forskernes forfatterskaber – til genstand for selvstændige studier.

Kuhns teori om videnskabelige revolutioner og normalvidenskabelige perioder
Flere af de nye ikke-essentialistiske retninger har sat deres spor både inden for de kulturvidenskabelige fag, herunder folkloristikken, og inden for de nabofag,

---

[23] Når jeg anvender udtrykket "omtales som" beror det på at enhver navngivning repræsenterer en tilnærmelse. Et af de klassiske eksempler på at navnet på en filosofisk retning kan henvise til vidt forskellige former for filosofisk tænkning er ordet "hermeneutik". I min bog *Folkloristiske Horisonter* har jeg nærmere redegjort for de skiftende betydninger inden for bl.a. teologi, jura og humanistiske videnskaber (Rørbye 1982).
[24] I denne forbindelse nævnes ofte Michel Foucault (se nedenfor).
[25] Med begreberne *hverdagshistorie* og *oral history* henviser jeg til studier af erindringer og mundtligt indsamlet materiale, hvor dokumentationen af folkelige og hverdagsagtige sider af livet tillægges særlig vægt.
[26] En præsentation af begge retninger er udformet af historikeren Birgitta Odén i bogen *Att skriva historia* (Le Goff 1974). Fremstillingen udgør en introduktion til svenske oversættelser af kortere studier af bl.a. Emmanuel Le Roy Ladurie og Jacques Le Goff (Le Roy Ladurie 1974; Le Goff 1974). Også det lægelige felt berøres i Jacques Revel & Jean-Pierre Peter: "Kroppen. Den sjuka människan och hennes historia" (Revel & Peter 1974). I kap. 7 inddrages endvidere den danske historiker Alex Wittendorff, der i sine studier af danske hekseprocesser arbejder ud fra en mentalitetshistorisk tilgang (Wittendorff 1992).
[27] Jeg har i andre sammenhænge beskæftiget mig mere indgående med disse og andre ikke-essentialistiske retninger. I *Folkloristiske Horisonter* især med kritisk teori, samt hermeneutik og fænomenologi (Rørbye 1982). Med Ricœurs sprogfilosofi især i forbindelse med analyse af tidsforståelse og narrativitet (Rørbye 1993b; Rørbye 1993c).

jeg beskæftiger mig særligt med. Inden for Danmarks grænser er sporene måske ikke altid lige tydelige, fordi forskningsmiljøerne er relativt små. Men selv om sporene er få eller svage, kan de godt være udtryk for en væsentlig tendens internationalt set. Den danske udvikling foregår hverken jævnt og systematisk eller parallelt inden for de enkelte forskningsfelter. Om og hvornår et opbrud finder sted, og i hvilket omfang, afhænger af mange forhold. I visse tilfælde er bestemte forskere blevet nøglepersoner i forbindelse med udviklingen, andre gange har etableringen af tidsskrifter, afholdelsen af symposier og kongresser eller etableringen af et forskningscenter været en væsentlig udløsende faktor.[28]

Hvor opbruddet inden for visse grene af videnskaben har ført til, at der er opstået helt nye fagområder, mens andre er blevet væsentligt ændret eller ligefrem nedlagt, fremtræder opbruddet enkelte steder kun som små krusninger på overfladen. Vi kan således iagttage, at der har fundet mange forskellige former for opbrud sted, og at de varierer fra forskningstradition til forskningstradition.

Som den første har filosoffen og fysikeren Th. Kuhn beskrevet denne udvikling, hvor normalvidenskabelige perioder afløses af "revolutioner" i videnskaben (Kuhn 1973).[29] I modsætning til essentialisternes idylliske fortælling om at en forsker, der arbejder med det mål at afdække det sande, altid vil bidrage til videnskabens fortsatte udvikling og fremskridt, har Kuhn fremhævet, at videnskab er en menneskelig praksis præget af tilbagevendende kriser. Bl.a. via eksempler fra astronomi og fysik viser Kuhn, hvordan en ny videnskabelig praksis i en opgangsfase kan få særlig succes, fordi den kan belyse nye problemstillinger, mens den med tiden kan udvikle sig til en vanetænkning, der hindrer forskerens udsyn. Dette kan føre til nye kriser, hvor nye former for tænkning trænger sig på, der – endnu engang – kan belyse oversete problemstillinger. På den måde kan den ene revolution afløse den næste. Videnskabelige revolutioner skal derfor opfattes som noget sundt og normalt inden for videnskabernes verden og ikke som et tegn på videnskabeligt ragnarok. Hvor essentialistens billede af en god videnskabelig udvikling viser et idyllisk billede præget af fortsat fremskridt, har Kuhn og andre ikke-essentialister således et mere dramatisk billede af den gode videnskabelige udvikling. Selv bruger Kuhn en så provokerende metafor som *videnskabelige revolutioner*. Her foretrækker jeg at omtale de videnskabelige forandringer som *opbrud*.

---

[28] Som et eksempel kan nævnes historikeren Claus Bjørns argumentation i forbindelse med historiefaget:"Med 80erne fulgte en konstaterbar opblødning af fronterne. Ikke få impulser hertil udgik fra et seminar i Historisk antropologi på Schäffergården i august 1980 (dette er bevidnet af Uffe Østegaard på tryk i Den jyske Historiker), og det var i disse år en bevidst redaktionel linie hos Fortid og Nutid at skabe en dialog, både mellem historie og de tilgrænsende discipliner, men også mellem de (for) fastlåste positioner. Yderligere dokumentation for denne ændring kan aflæses af Den jyske Historikers temaer ned gennem 80erne (Bjørn 1989,218). Selv har jeg inden for folkloristikken tillagt seminar på Hässelby om *Folklorens Betydelse* arrangeret af NIF (Nordic Institute of Folklore) en lignende betydning for introduktionen af studiet af betydning i folkloristikken, jvf. kap. 2.1.3 og kap. 2.2.1 (Klintberg 1987a; 1987b; Holbek 1987b; Rørbye 1987; 1993e).

[29] En normalvidenskabelig periode kendetegnes ved en bestemt tænkning, der gør sig så stærkt gældende inden for et fagområde, at alle forskere, der opfattes som videnskabelige, behersker denne tænkning uden at sætte spørgsmålstegn ved den. I en normalvidenskabelig periode foregår der derfor ingen debat om det filosofiske grundlag. I *Folkloristiske Horisonter* har jeg drøftet Kuhns tanker nærmere (Rørbye 1982).

Juul Jensen fremhæver i forbindelse med sin omtale af Kuhns tanker, at metodologiske kriser også er et tilbagevendende fænomen inden for sundhedsvidenskaberne og i forbindelse med lægernes kliniske arbejde (Jensen 1986). Juul Jensen beskæftiger sig imidlertid med aktuelle problemstillinger og berører derfor ikke specifikt, om dette også har præget det lægelige felt i ældre tid. Her vil den foreliggende undersøgelse kunne bidrage til et svar.

Det postmoderne
I videre forstand udgør antagelsen om den uundgåelige betydningsdannelse også en af forudsætningerne for den postmoderne tænkning.[30]

I introduktionen til *Postmodernism – A Reader* fremhæver Thomas Docherty, at begrebet det *postmoderne* har fået en omfattende udbredelse siden det blev lanceret af den engelske historiker Arnold Toynbee i 1939 som et begreb for en periode præget af nye former for tænkning ("after modernity"):

> There is hardly a single field of intellectual endeavour which has not been touched by the spectre of "the postmodernism". It leaves its traces in every cultural discipline from architecture to zoology, taking in on the way biology, forestry, geography, history, law, literature and the arts in general, medicine, politics, philosophy, sexuality, and so on *(Docherty 1993,1)*.

Selv om ordet "postmodernisme" i dag må anses for at være kendt inden for de fleste fagområder understreger Docherty, at selve den postmoderne tænkning står hindrende i vejen for en egentlig definition af begrebet eller muligheden for at henføre ordet til en bestemt teoridannelse: "In the postmodern, it has become difficult to make the proposition "I know the meaning of postmodernism" – not only because the postmodern is a fraught topic, but also because the "I" who supposedly knows is itself the site of a postmodernism problematic" (Docherty 1993,5).

Ifølge en postmoderne tænkning kan viden og betydning således ikke længere opfattes som noget sikkert og vist. Epistemologisk gyldighed er en betydningskonstruktion inden for nogle rammer:

> Not only has knowledge become uncertain, but more importantly the whole question of how to legitimise certain forms of knowledge and certain contents of knowledge is firmly on the agenda: No single satisfactory mode of epistemological legitimation is avaible. Even if one were, the very subject of consciousness has, as a result of deconstruction and psycoanalysis, also been thrown into doubt ... (Docherty 1993,4).

---

[30] Korte almene introduktioner til det postmoderne på dansk gives i *Vor Tids Filosofi* 1982 og *Politikens Filosofileksikon* 1983. Som en fyldig introduktion, der medtager væsentlige tekster af centrale forfattere, anvendes *Postmodernism – A Reader*, red. af Thomas Docherty 1993. Herudover omtales i undersøgelsen en række værker og forfattere, der på forskellige måde beskæftiger sig med "det postmoderne" inden for forskellige forskningstraditioner. Ud over sprogfilosoffen P. Ricœur (se nedenfor) især filosoffen Hans Fink 1998, litteraturforskeren Elizabeth Deeds Ermarth 1991 og kulturforskeren Kirsten Hastrup 1992. Selv har jeg især beskæftiget mig med det postmoderne i forbindelse med studier af forståelse af tid og alder (Rørbye 1993b; Rørbye 1993c).

Med *det postmoderne* henviser jeg til en tænkning, kendetegnende for nyere tid, der ikke alene har været med til at sætte spørgsmålstegn ved videnskabernes grundantagelser og vanetænkning, men også ved dette om videnskab overhovedet kan opfattes som en særlig kvalificeret og gyldig form for erkendelse, der væsentligt adskiller sig fra andre former for indsigt. Det postmoderne er således ikke en filosofi, men en tænkning der sætter spørgsmålstegn ved alt – også sig selv!

Den postmoderne tænkning ligner hermeneutikken ved sin grundlæggende relativisme. Men man kunne med samme ret hævde, at den ligner essentialismen derved, at den også sætter spørgsmålstegn ved relativismen. Disse lighedspunkter lægger dog samtidig op til en modsigelse. For i modsætning til essentialismen og dens aksiom om tingenes virkelige kerne, og hermeneutikken og dens aksiom om muligheden for stadig større indsigt, bliver den postmoderne tænkning stående ved kompleksiteten.

En så radikal undsigelse af det, vi er vant til at forbinde med det videnskabelige, har naturligvis vakt heftige reaktioner inden for mange grene af videnskaben. Frygten for at tabe faglig identitet eller miste videnskabelige holdepunkter har – ikke overraskende – ført til uro og modsigelse. Som litteraturforskeren Elisabeth D. Ermarth, der i har beskæftiget sig med forståelsen af tid og udvikling i sin undersøgelse: *Sequel to History. Postmodernism and the Crisis of Representational Time*, fæstner jeg mig imidlertid mere ved, at den postmoderne tænkning tydeligvis også har været med til at sætte noget konstruktivt i gang inden for mange videnskaber (Ermarth 1991). Jeg forestiller mig, at dette kan bero på det, Kuhn har beskrevet som én af gevinsterne i forbindelse med enhver videnskabelig revolution, der sætter sig spor i en forskningstradition. Overalt vil de postmoderne spørgsmålstegn medvirke til at skærpe opmærksomheden over for "fakta" og problemstillinger. Her kan de som et frisk vindpust trænge ind i den videnskabelige vanetænkning og vække til eftertanke. I ord har den danske kulturforsker, antropologen Kirsten Hastrup måske tydeligere end så mange andre givet udtryk for denne så afgørende kvalitet ved de evindelige postmoderne spørgsmålstegn, når hun som titel på sin bog i Gyldendals Intro-serie har valgt titlen *Det antropologiske projekt – om forbløffelse* (Hastrup 1992).

Som ikke-essentialistisk forsker giver jeg hende ret. Vi skal kunne forbløffes, men – vil jeg føje til – vi skal forbløffes som forskere. Forbløffelsen skal ikke ende i forvirring, men i videnskabelige projekter. Ved hjælp af vores videnskaber skal vi medvirke til at indkredse nye former for indsigt via analyser. Teori, metode og empiri må gå hånd i hånd.

I den foreliggende undersøgelse drøftes videnskabsteoretiske spørgsmål derfor løbende. I hoveddel II først i forbindelse med de forskningshistoriske oversigter. I kap. 2 i forbindelse med historisk forskning (faghistorie, medicinhistorie og kulturhistorie), i kap. 3 i forbindelse med kulturvidenskabelig forskning, specielt den folkloristiske, og i kap. 4 som del af den indledende metodeudvikling af den narrative kulturanalyse. I hoveddel III spiller videnskabsteoretiske spørgsmål ligeledes en væsentlig rolle, dog især i de konkluderende afsnit i forbindelse med drøftelser af den narrative kulturanalyses muligheder og begrænsninger. Det er også via den narrative kulturanalyse, at den videnskabsteoretiske tråd tages op i afhandlingens fjerde og sidste hoveddel.

1.3. KILDER OG PROBLEMSTILLINGER I DEN EMPIRISKE HOVEDDEL

INTRODUKTION TIL HOVEDDEL III

1.3.0. INDLEDNING

For overblikkets skyld gives nedenfor en kort oversigt over kilder og problemstillinger, samt enkelte arbejdsbegreber, som indgår i afhandlingens empiriske del. Det vil sige hoveddel III.

Besvarelsen af de mange spørgsmål, der rejses i denne oversigt, må søges i de enkelte kapitler. I overensstemmelse med en ikke-essentialistisk tænkning udgør den metode, jeg omtaler som *en indkredsning,* en vigtig metode i den narrative kulturanalyse. En konklusion på en analyse via indkredsning behøver derfor ikke nødvendigvis at bestå af svar. Lige så ofte afføder den nye spørgsmål, der bidrager til udviklingen af nye problemstillinger. En kort omtale af analysen i de enkelte kapitler er derfor i et vist omfang praktisk for den, som ønsker at danne sig et overblik over denne vekselvirkning af svar og spørgsmål, som metoden fører med sig.

Hoveddel III består af tre kapitler. Fælles for dem er, at de alle er med til at indkredse billeddannelser vedrørende perioden før udviklingen af en offentlig dansk forvaltning på sundhedsområdet med særligt henblik på opfattelsen af de virkelige lægers position i udviklingen (kap. 5, 6 og 7). I analysen indgår forskellige tekster, som alle er eksterne kilder. Disse tekster spejler perioden enten som fortid eller som en del af samtiden.

I forbindelse med analysen taler jeg om, at enhver bestemmelse – det være sig af et begreb, en begivenhed, en periode eller et mærkeår – aldrig har én fast forankret betydning eller kun kan ses i et bestemt perspektiv. Som forudsætninger for mere omfattende billeddannelser kendetegnes de ved en *rumlig* dimension. Ordet tidsrum kendes fra dagligsproget. Her taler jeg for tydeliggørelsens skyld ikke om tidsrum, men om *tidens rum.* For tydelighedens skyld henviser jeg i analysen også til *det sociale rum* og *tekstens rum.* Enhver fastlæggelse af rammer for tidens rum, det sociale rum og tekstens rum har indflydelse på, hvilke betydningsdannelser, der kan belyses i forbindelse med en bestemt begivenhed. Ændres rammerne, ændres forudsætningerne for at synliggøre og bestemme nye betydningsdannelser (jvf. kap. 4).

1.3.1. KILDER OG PROBLEMSTILLINGER I FØRSTE EMPIRISKE DEL

I kap. 5 indkredses ved hjælp af faglitteratur, specielt faghistorisk og kulturhistorisk forskning, perioden og de lange linier i udviklingen med særligt henblik på en bestemmelse af de virkelige læger og det lægelige felt, de er en del af. Som en del af denne bestemmelse drøftes specielt ordet læge. Særligt søges belyst, hvilke billeder af perioden, dens afgrænsning og dens betydning, den nyeste faghistoriske og kulturhistoriske forskning kan bidrage med. Som det fremgår af kap. 1.4. og kap. 3. findes der imidlertid ikke primær faghistorisk dansk forskning baseret på klassisk historisk kildekritik, som bekæftiger sig med udviklingen på sundhedsområdet 1500-1800. Den nyeste forskning behandler især perioden efter 1800 og kan her bidrage til fastlæggelsen af, hvornår den offentlige sundhedsforvaltning kan siges at være etableret. Også den kulturhistoriske forskning beskæftiger sig primært med perioden efter 1800.

Problemstilling

Problemstillingen for den første empiriske del (kap. 5) består af såvel sundhedsvidenskabelige som kulturvidenskabelige spørgsmål.

Til de sundhedsvidenskabelige spørgsmål hører:

– Kan etableringsfasen for en offentlig forvaltning på sundhedsområdet bestemmes med årstal eller lignende via historisk relevante undersøgelser?

– Hersker der i den historisk relevante forskning enighed om, hvornår perioden starter, hvornår etableringsprocessen er tilvejebragt, og hvem der har haft en nøgleposition i udviklingen?

Til de kulturvidenskabelige spørgsmål hører:

– Bidrager fremstillingerne til et mere alment syn på fortiden?

– Kan den narrative kulturanalyses synliggørelse af bestemmelser (eller manglende bestemmelser) af tidens rum og det sociale rum bidrage til synliggørelse af spørgsmål, der kan danne udgangspunkt for nye indkredsninger?

1.3.2. KILDER OG PROBLEMSTILLINGER I ANDEN EMPIRISKE DEL

Afgrænsning

Som primært kildemateriale arbejdes i kap. 6 med tre udvalgte værker, der alle beskæftiger sig med perioden som fortid. Fælles for de fremstillinger, jeg har udvalgt til analysen i kap. 6, er, at de er skrevet *af* læger *for* læger. De tilhører således den klassiske danske medicinhistorie (jvf. kap. 3.1).

I tid tegner de udvalgte medicinhistoriske fremstillinger – direkte eller indirekte – nogle konturer af den del af danske lægers fælles faglige fortid, som ligger efter oprettelsen af Københavns Universitet 1479 og *før* etableringen af en offentlig dansk forvaltning på sundhedsområdet. Det vil sige, at de ikke kun beskæftiger sig med en kortere tidsperiode, men med de lange linier i 1500-tallet, 1600-tallet og 1700-tallet. Hvor den øvre og den nedre tidsgrænse trækkes afhænger af, hvilke kriterier medicinhistorikerne selv lægger til grund for afgrænsningen. Fælles for værkerne er, at de medtager en oversigt over danske forhold i perioden 1500-1800.

Værker, der beskæftiger sig med andre perioder, kortere tidsafsnit eller primært med internationale udviklingslinier, har jeg henført til gruppen supplerende kilder (se nedenfor).

Oversigtsværker

Ofte henvender de medicinhistoriske forfattere sig direkte i deres fremstilling til deres akademiske fagfæller inden for lægeverdenen i samtiden. I min udvælgelse har jeg dog lagt vægt på, at de valgte fremstillinger også har en mere langsigtet målsætning. Jeg har således kun medtaget værker, der tilhører en særlig faglitterær genre, der her omtales som *oversigtsværker*. Hertil henregnes også oversigtsværker, hvor kun en del af det store værk er relevant for perioden. Her studeres primært den del af værket, som beskæftiger sig med perioden 1500-1800.

Et oversigtsværk kan beskrives som et storstilet fagligt ordensprojekt. Med et oversigtsværk mener jeg endvidere, at værket har – har haft eller har fået – en vis almen brugsværdi inden for en akademisk fagkreds. Det afspejler også, at værket fra forfatterens (eller redaktørernes) side er bredt udtænkt, og at sigtet har været dette at skabe overblik og forståelse over et stort og broget stof og en længere periode. I det foreliggende tilfælde altså over perioden før udformningen af en offentlig dansk forvaltning på sundhedsområdet.

Primære kilder

Blandt de medicinhistoriske oversigtsværker skrevet af læger til læger har jeg udvalgt tre til den primære analyse.

Den ældste fremstilling er fra 1873, det yngste fra 1979. Teksterne er således blevet til inden for de seneste ca. 100 år (1872-1979). Kilderne lever hermed op til mit krav om at være "historiske", her forstået på den måde, at de handler om forfatternes fortid.

Hvis vi i overensstemmelse med den klassiske medicinhistorie går ud fra en intensiv etableringsfase for den offentlige danske sundhedssektor i sidste halvdel af 1700-tallet, er de valgte oversigtsværker alle skrevet ca. 100-200 år efter, af læger uddannet i den lægevidenskabelige periode i slutningen af 1800 tallet, i begyndelsen af 1900-tallet og i slutningen af 1900-tallet.

PRIMÆRE KILDER
Medicinhistoriske oversigtsværker: Kronologisk oversigt

Vilhelm Ingerslev 1873. *Danmarks Læger og Lægevæsen fra de ældste tider indtil Aar 1800. En Fremstilling efter trykte kilder*. I-II.

Kristian Carøe 1902-22. *Den danske Lægestand 1479-1900*. Kbh. (I uændret reprotryk 1977).

Københavns Universitet 1479-1979. Det lægevidenskabelige Fakultet. Bind VII. Udg. 1979. København. Heri: Vilhelm Møller-Christensen og Albert Gjedde: "Det medicinske Fakultet", s.1-89.

Supplerende kilder
I forbindelse med den narrative kulturanalyse sammenholdes de medicinhistoriske værker, som udgør primære kilder, med andre værker. Disse arbejder omtales som *supplerende kilder*.

SUPPLERENDE KILDER
Medicinhistoriske oversigtsværker: Kronologisk oversigt

F.V. Mansa 1873. *Bidrag til Folkesygdommenes og Sundhedspleiens Historie i Danmark. Fra de ældste Tider til Begyndelsen af det attende Aarhundrede.* København. Den Gyldendalske boghandel.

F.L.E. Smith & M.C.F. Curtius Bladt 1872. *Den danske Lægestand*. (4. udgave af Den danske Lægestand). E. Jespersens Forlag, Kjøbenhavn.

Julius Petersen 1876. *Hovedmomenter i den medicinske Lægekunsts historiske Udvikling. Forelæsninger holdte ved Kjøbenhavns Universitet i 1874.* Andr. Fred. Høst & Søns Forlag, København.

F.L.E. Smith & M.C.F. Curtius Bladt 1885. *Den danske Lægestand*. (5. udgave af Den danske Lægestand). O.B. Wroblewsky, Kjøbenhavn.

Julius Petersen 1889. *Hovedmomenter i den medicinske Kliniks ældre Historie. Forelæsninger ved Københavns Universitet.* Gyldendalske Boghandels Forlag, København.

Julius Petersen 1893. *Den danske Lægevidenskab 1700-1750. Med Udsigter over de indvirkende Hovedstrømninger i Udlandets samtidige Lægevidenskab.* Gyldendalske Boghandels Forlag, København.

Kristian Carøe 1917. *Medicinalordningens Historie indtil Sundhedskollegiets Oprettelse 1803.* København.

Edv. Gotfredsen 1973. *Medicinens Historie.* København.

Københavns Universitet 1479-1979. Det lægevidenskabelige fakultet. Bind VII. Udgivet 1979, København. Heri: Knud Brøchner-Mortensen: "Det lægevidenskabelige Fakultet 1842-1979." s. 91-188.

I kapitel 6 indgår de supplerende kilder i analysen med det formål at sætte de primære kilders betydningsdannelse i relief. Herudover anvendes den nævnte litteratur – det vil sige både de primære og de supplerende kilder – mange andre steder i min undersøgelse som traditionel faglitteratur, der kan bidrage til viden om fortiden.

Problemstilling
Problemstillingen for den anden empiriske del (kap. 6) består af såvel sundhedsvidenskabelige som kulturvidenskabelige spørgsmål. Til de sundhedsvidenskabelige spørgsmål hører:

- Hvordan bestemmes perioden før etableringen af en offentlig dansk forvaltning på sundhedsområdet i de medicinhistoriske oversigtsværker?

- Hersker der i de medicinhistoriske oversigtsværker enighed om, hvornår perioden starter, hvornår etableringsprocessen er tilvejebragt, og hvem der har haft en nøgleposition i udviklingen?

- Tildeles de virkelige læger en særlig rolle i udviklingen?

Fælles for disse spørgsmål er, at de gennem deres besvarelse vil bidrage til at indkredse det, jeg i overensstemmelse med Lars Tornstam kalder *interne videnskabelige mytebilleder*. Den sundhedsvidenskabelige undersøgelse kædes her sammen med den kulturvidenskabelige del, hvor de centrale spørgsmål er:

- *Bidrager fremstillingerne til et mere alment syn på fortiden, således at der* opstår et sammenhængende billede af perioden før etableringen af en offentlig dansk forvaltning på sundhedsområdet i de medicinhistoriske oversigtsværker?

- Kan disse billeddannelser tolkes som dele af en eller flere større fortællinger, der tegner konturerne af fremskridt eller forfald?

- Kan den narrative kulturanalyses tolkning af billeddannelser inden for tekstens rum danne udgangspunkt for nye indkredsninger?

Analyse
I kapitel 6 arbejder jeg med faglitteratur, nemlig medicinhistoriske oversigtsværker. Som kulturforsker studerer jeg forfatternes værker som udtryk, hvor det, de fortæller med historien som råstof, gengiver betydningsdannelser, der udgør en *sprogliggjort virkelighed*.[31]

Det er en del af disse betydningsdannelser, herunder synet på fortid, nutid og fremtid, jeg ønsker at indkredse og tolke.[32] Når jeg således studerer forfatterne til de udvalgte oversigtsværker som fortællere, der fortæller deres historie *i skriftlig form*, undersøger jeg via den narrative kulturanalyse, om fortællingerne aftegner mere grundlæggende konturer af den fortid, der fortælles om. Sætter disse konturer samtiden og fremtiden i relief, således at der udformes større, mere sammenhængende fortællinger om forfald eller fremskridt?

---

[31] Inden for essentialistisk forskning anskues denne problematik ofte ud fra en kildekritisk eller ideologikritisk synsvinkel. En historiker vil således ofte forsøge at bestemme, hvilken kerne af historisk virkelighed fremstillingen henviser til, eller i hvilken grad den afspejler den tid, den er blevet skrevet i (se kap. 3).
[32] Jvf. spørgsmålene til afhandlingens empiriske dele, samt beskrivelsen af afhandlingens almene formål.

For at komme ind i tekstens rum anvendes *betydningsmarkante udtryk* som hjælpemiddel (jvf. kap. 4). I forbindelse med analysen fremdrages derfor mange konkrete eksempler og citater som går tæt ind på teksten. Undersøgelsen belyser mere indgående, hvad fortællingerne handler om, hvilke betydningsdannelser de former, og om der er tale om mere *sammenhængende billeddannelser*. Særlig vægt lægges der på en afdækning af afgrænsninger og forestillinger, som sætter de virkelige læger i relief som nøglepersoner i forbindelse med sundhed eller sygdom.

Nye problemstillinger
Konklusionerne i hoveddel 6 munder ud i en nøjere bestemmelse af nye sundhedsvidenskabelige og kulturvidenskabelige problemstillinger.

Til de nye sundhedsvidenskabelige spørgsmål hører:

– Kunne medicinhistorikerne have fortalt historien anderledes?

– Kan der opstilles hypoteser for, hvorfor nogle historier er blevet husket, mens andre er blevet glemt inden for forskningsgrene som faghistorie, kulturhistorie og medicinhistorie?

Til de nye kulturvidenskabelige spørgsmål hører:

– kan der opstilles fokuseringer for nye indkredsninger, der kan bidrage til synliggørelse af billeddannelser, der ikke er medtaget af medicinhistorikerne?

Analysen afsluttes herefter med bestemmelsen af fokus for endnu en indkredsning, der kan belyse ansatser til offentlig forvaltning af sundhed og sygdom, hvor de virkelige læger *ikke* optræder i en nøgleposition. Som konklusion på hoveddel 6 rettes fokus mod *smitsomme sygers tid*.

1.3.3. KILDER OG PROBLEMSTILLINGER I TREDJE EMPIRISKE DEL

Afgrænsning
Også i den tredje empiriske undersøgelse (kap. 7) knyttes den narrative kulturanalyse til tekster. Først må de relevante tekster imidlertid bestemmes. Nøglen til de første tekster er her konklusionerne på analysen i kap. 6. Med valget af fokus på *den gamle tid* (1479-1672), og her specielt *de smitsomme sygers tid*, rettes den empiriske undersøgelse mod tekster, der er blevet til i tiårene omkring 1600. Det er i denne periode, de første offentlige bestemmelser om pest ser dagens lys.

I modsætning til kilderne i hoveddel 6, der består af oversigter, der beskriver perioden som *fortid*, studerer jeg således i kap. 7 tekster, der er blevet til i den periode, jeg beskæftiger mig med. Tekstens rum er samtidens rum, ikke fortidens rum. I analysen indgår tekster, der belyser ansatser til offentlig forvaltning af sundhed og sygdom, hvor de virkelige læger *ikke* optræder i en nøgleposition. Det sociale rum er ikke universitetslægernes, men præsternes rum.

Kilder
Ud over retlige tekster, specielt lovgivning og domme, fører analysen mig ind på andre kildegrupper. Fælles for disse kilder er, at de bidrager til at belyse kirkens og statens holdning til *smitsomme sygers tid*. Som primære kilder studeres specielt Pestforordningen af 15.1. 1625, samt Peder Palladius' danske supplement til en udgave af råd mod pest udformet af medicineren Peter Capeteyn i 1553.

PRIMÆRE KILDER

Forordning om, hvorledes der skal forholdes under pest, blodsot og sådanne smitsomme sygers tid. 15.1. 1625.[33]

"En Præseruatiue oc foruaring mod Pestelentze screffuit aff Doctore Petro Capitanio til Københaffns indbyggere. Och der hoss for en indgong oc beslut, en Aandelig Recept oc Præseruatiue, som Doct. Petrus Palladius haffuer til hobe screffuit aff den hellige scrifft, mod Pestelentze." [34]

Problemstilling
Problemstillingen for den tredje empiriske del (kap. 7) består, ligesom i forbindelse med de første indkredsninger, af såvel sundhedsvidenskabelige som kulturvidenskabelige spørgsmål.

Til de sundhedsvidenskabelige spørgsmål hører:

– Må medicinhistorikernes bestemmelse af perioden før etableringen af en offentlig dansk forvaltning på sundhedsområdet revurderes?

– Må bestemmelsen af de virkelige lægers nøgleposition i udviklingen revurderes?

– Må nye faggrupper tildeles en særlig rolle i udviklingen?

Til de nye kulturvidenskabelige spørgsmål hører:

– Bidrager fremstillingen til et mere alment syn på fortiden, således at der opstår et nyt sammenhængende billede af perioden før etableringen af en offentlig dansk forvaltning på sundhedsområdet?

---

[33] Trykt i Corpus Constitutionum Daniæ. Forordninger, Recesser og andre kongelige breve Danmarks lovgivning vedkommende 1558-1660 udgivet af V. A. Secher.
[34] Trykt i: Lis Jacobsen (red.) 1911-1926. *Peder Palladius. Danske Skrifter*. bd. 2.

- Udgør det nye billede et alternativ eller et supplement til den store fortælling i de medicinhistoriske oversigtsværker?

- Kan den narrative kulturanalyses tolkning af det nye billede bidrage til synliggørelse af nye tekst-rum?

- Kan den narrative kulturanalyse bidrage til ny indsigt i den gamle tid vedrørende sygdom og sundhed?

Undersøgelsen i kap. 7 udgør hermed forudsætningen for den afsluttende drøftelse i hoveddel IV af den narrative kulturanalyses muligheder og begrænsninger i forbindelse med studiet af sprogliggjorte billeddannelser.

1.4. PRIMÆRE REFERENCER

Medicinhistoriske henvisninger

For ikke unødigt at forstyrre læseligheden af den sammenhængende fremstilling i en afhandling, hvor der kan være behov for vedvarende henvisninger til medicinhistoriske oversigtsværker og opslagsværker, skal det indledningsvis oplyses, at konkrete oplysninger om bestemte læger i fortiden uden specifikke kildeangivelser så vidt muligt er hentet i *Den danske Lægestand 1479-1900* (Carøe 1902-22). Carøes værk er kronologisk og alfabetisk opstillet.

For yderligere oplysninger af medicinhistorisk art har jeg især anvendt forskellige udgaver af *Den danske Lægestand*[35], *Danmarks Læger og Lægevæsen fra de ældste Tider indtil Aar 1800* (Ingerslev 1873), samt *Medicinens Historie* i 3. udgave (Gotfredsen 1973). Ingerslevs værk indeholder et omfattende *Person-Register* i bd. II,671-692, mens Gotfredsens oversigt, ud over en omfattende litteraturliste suppleret af Egil Snorrason i forbindelse med 3. udgaven (Gotfredsen 1973,593-669), består af såvel emneregister som sagregister (Gotfredsen 1973,671-713).

Henvisninger til lovgivning

Selv om medicinhistorisk forskning ofte henviser til lovgivning på sundhedsområdet, har jeg så vidt muligt anvendt retshistoriske kildeudgivelser. Det skal her bemærkes, at jeg anvender ordet "lovgivning" i en bred betydning i overensstemmelse med retshistorikeren Poul Erik Olsen.[36]

---

[35] En oversigt over tidlige udgaver af *Den danske Lægestand* indgår i indledningen til kapitel 6.3.
[36] I Dansk kulturhistorisk Opslagsværk 1991 skriver Poul Erik Olsen: "**lovgivning** er betegnelsen for den del af den organiserede samfundsmagts aktiviteter, der består i at opstille en almindelig retsnorm. L. anvendes derudover som betegnelse for de love eller andre bestemmelser med lovkraft, der på et givet tidspunkt har gyldighed i et nærmere defineret geografisk område" (Bd. I,584). Det er i den sidste brede betydning jeg anvender ordet, idet det netop i forbindelse med den periode, jeg beskæftiger mig med, er almindeligt at lovgivningen har en specifik geografisk gyldighed.

Værker af Ingerslev og Mansa, samt forskere, som bygger direkte på disse medicinhistoriske værker er undgået i denne forbindelse, da der ofte optræder unøjagtigheder eller fejl i disse værker.

Som retshistoriske kildeangivelser har jeg især anvendt følgende opstillet i kronologisk orden med hensyn til den periode de dækker:

Corpus Constitutionum Daniæ. Forordninger, Recesser og andre kongelige breve Danmarks lovgivning vedkommende 1558-1660 udgivet af V. A. Secher (Secher 1887-1918, bind 1-6)
Kristian Carøe. 1917. *Medicinalordningens Historie indtil Sundhedskollegiets Oprettelse 1803.*
Kong Christian den femtes Danske Lov udgivet af V. A. Secher (Secher 1929).
T. Algreen-Ussing 1837-39. *Hoved-register til den Fogtmanske Reskriptsamling fra 1660-1830.* Bd. I-III.
F. A. Uldall 1835. *Haandbog i den gjeldende civile Medicinal-Lovgivning for Danmark.*

I mine henvisninger til lovgivningen anfører jeg først årstallet og herefter evt. dato.

Henvisninger til andre kilder
I forbindelse med analysen af perioden efter Reformationen og før 1672 anvendes enkelte kildeudgaver. Skrifter af teologen Peder Palladius og lægen Peter Capeteyn studeres i Lis Jacobsens fembinds-udgave af Peder Palladius fra 1911-26 (Jacobsen 1911-26), mens jeg ved Henrick Smids[37] skrifter henviser til facsimileudgave 1976 ved Anna-Elisabeth Brade (Brade 1976), med mindre jeg netop ønsker at studere oversigtsværkernes gengivelse.

Historiske oversigtsvæker
Som kulturvidenskabelig afhandling går undersøgelsen ikke primært ud på at fastlægge og efterprøve, *hvornår* begreber og sammenhænge bliver sprogliggjort første gang, *hvornår* nye betydningskonstruktioner fører til ændringer i samfundet eller bevidsthedsdannelsen, eller *hvornår* en bestemt begivenhed finder sted, og hvad den fører med sig i samfundet. Mit projekt er således ikke et historisk projekt, men et kulturvidenskabeligt projekt.

Dette betyder naturligvis ikke, at jeg ikke er interesseret i at få noget at vide om disse forhold. Tværtimod. En aktuel og omfattende historieforskning, der kan give indgående og nuancerede svar på spørgsmål vedrørende perioden før etableringen af en offentlig forvaltning på sundhedsområdet, ville være velkommen. Dette studium kunne ligne værker som: *Præst og Administrator. Sognepræstens funktioner i lokalforvaltningen på landet fra 1800 til 1841* (Nørr

---

[37] Jeg vælger her at skrive Henrick Smid i overensstemmelse med den skrivemåde, som er valgt på forsiden til udgaven 1577, som danner grundlag for Anna-Elisabeth Brades facsimileudgave. I efterskriften og uden på bindet omtales han af Anna-Elisabeth Brade, ligesom hos Carøe, som Henrik Smith (Brade 1976; Carøe 1902-22). Ingerslev, Gotfredsen samt Møller-Christensen & Gjedde omtaler ham derimod som Henrik Smid (Møller-Christensen & Gjedde 1979; Ingerslev 1873). Også Carøe skriver Henrik Smid i *Medicinallovgivningens historie* (Carøe 1917).

1980), *Studier over det offentlige Fattigvæsens historiske Udvikling i Danmark i det 19. Aarhundrede* (Jørgensen 1975), eller *Das disziplinierte Elend. Zur Geschichte der sozialen Fürsorge in schleswig-holsteinischen Städten 1542-1914* (Sievers & Zimmermann 1994). Et tilsvarende værk om lægerne og sundhedsområdet i perioden før 1800, udarbejdet af en moderne faghistoriker eller en specialiseret historiker[38] om danske forhold, ville have været uhyre praktisk i forbindelse med den foreliggende undersøgelse.

Dette problem løses ikke uden videre af den internationale litteratur på området, selv om der her kan henvises til en temmelig omfattende forskning, hvor historieforskning kombineres med analyser af en offentlig udvikling på sundhedsområdet og en vurdering af lægers position.

Som central forskning på dette felt, der i stort anlagte undersøgelser beskæftiger sig med de lange linier i udviklingen i tiden før 1800, vil jeg pege på en svensk, en fransk og en amerikansk forsker.[39] Jeg tænker her på *Traditionernes ok. Den svenska hälso- och sjukvårdens organisering i historie-sociologisk perspektiv* af Rolf Å. Gustafsson (1987), *Naissance de la clinique* – her omtalt som *Klinikkens fødsel* – af Michel Foucault (1973 (1963)), og *The Social Transformation of American Medicine* af Paul Starr (1984). En betydelig del af litteratur som denne foreligger endvidere i form af artikler i fagtidsskrifter eller som bidrag til samleværker.

Gyldighedsproblemer

I forbindelse med den internationale forskning, der tematisk og historisk er relevant for det emne, jeg beskæftiger mig med, opstår der imidlertid et gyldighedsproblem. Til dette gyldighedsproblem hører, at den historiske viden og de historisk baserede teorier, der fremlægges i de pågældende værker, ikke nødvendigvis er historisk gyldige i forbindelse med den danske udvikling på sundhedsområdet. Det har således ofte vist sig yderst problematisk at overføre historisk funderede teorier fra et samfund til et andet. Som eksempel kan nævnes Ph. Ariès og Elisabeth Badinters forskning vedrørende de lange linier i opfattelsen af barndom og moderkærlighed, der lige som Michel Foucaults analyser er udviklet på grundlag af franske kilder (Ariès 1976; Badinter 1981 (1980). Her har bl.a. nordiske kvinde- og kulturforskere kunnet vise, at disse analyser af barndommens og moderkærlighedens historicitet er mindre almene og mere franske end først antaget.

Findes VÆRKET?

Tættest på en titel, som lyder primær i forbindelse med den foreliggende undersøgelse er et af kulturhistorikeren Troels Fredrik Troels-Lunds værker: *Sundhedsbegreber i Norden i det 16. Aarhundrede* fra 1911 (1900). I sin omfangsrige fremstilling beskæftiger Troels-Lund sig både geografisk, historisk og tematisk med det samme, som jeg sætter fokus på. Troels-Lunds værk indeholder da også mange væsentlige oplysninger, men som historisk informationskilde og kultur*historisk* fremstilling er bogen mindre brugbar. Som det er

---

[38] Om begreberne faghistoriker og specialiseret historiker se nedenfor i kap. 3.2.
[39] Mere indgående omtale af bl.a. professionshistorisk litteratur gives i kap. 3.3.

tilfældet med Foucaults værker, er en væsentlig del af Troels-Lunds kilder vanskelige at verificere, ligesom selektionen af centrale værker er tvivlsom. Jeg finder det særlig problematisk, at Troels-Lund primært tolker periodens bærende teorier ud fra en enkelt lægebog, som oven i købet uden nærmere kildehenvisning tilskrives Frd. Rantzau. Frd. Rantzau, der ved siden af sin politiske og administrative virksomhed som statsmand på højeste plan var kendt som interesseret i forskning og samler af videnskabelig litteratur, fik udgivet litteratur, som muligvis – og muligvis ikke – er skrevet af ham selv. I historikeren Rasmus Dahls analyse af *Pligten til sundhed – den populære sundhedsdiskurs i Danmark i 1530-1800* omtales Rantzau ikke. Selv arbejder Dahl med ikke mindre end fem lægebøger som kilde til tænkningen i 1500-tallet. I kildelisten anføres de med fuldstændige kildehenvisninger under navnene Aalborg; Bartsker; Pedersen; Smid; samt Weisbach (Dahl 1988).

Når Troels-Lunds værk alligevel er så aktuelt som nogensinde, skyldes det hans meget væsentlige indkredsning af sundhedsbegrebet i bogens indledning og afslutning (jvf. kap. 2.1.3. og kap. 7.3). For en ikke-essentialistisk sundhedsforskning er Troels-Lund en central forsker.

Det, historieforskningen og den historisk relevante litteratur kan bidrage med, er således ikke en samlet primær viden, men derimod mere specifikke former for indsigter, metoder, begreber etc. Hver for sig kan de bidrage til at sætte min analyse i relief. I kap. 7 inddrages f.eks. nyere forskning om danske hekseprocesser. En aktuel og omfattende historisk primær viden, der både vedrører det danske sundhedsområde, dens lægeverden og den periode, jeg beskæftiger mig med, findes derimod ikke, hverken inden for dansk eller international historieforskning. En introduktion til de danske forskningstraditioner og relevant dansk forskning gives i kap. 2, mens en analyse af historikernes billeddannelser af udviklingen på sundhedsområdet indkredses i kap. 5.

Hoveddel II
FORSKNINGSFELTER I BEVÆGELSE

forskningshistorie
teorier
metoder

KAPITEL 2

HISTORISKE FORSKNINGSFELTER

2.0. INDLEDNING

Den foreliggende afhandling er en kulturvidenskabelig undersøgelse, der hviler på en filosofisk grundantagelse. Ifølge denne grundantagelse udvikles der betydninger i forbindelse med kommunikationen af ethvert udtryk. Når jeg anvender ordet *betydningsdannelse*, henviser jeg således til et filosofisk aksiom, der kommer til udtryk inden for flere forskellige filosofiske retninger, bl.a. hermeneutik, fænomenologi, kritisk teori og sprogfilosofi.

Inden for danske forskningsmiljøer har denne filosofiske tænkning sat sig meget ujævne spor. Inden for litteraturvidenskabelige og sproglige fag, hvor interessen for kulturvidenskabelige problemstillinger flere steder er udbredt, er det ikke ualmindeligt at beskæftige sig med betydningsdannelser i overensstemmelse med de nye retninger via kommunikationsanalyser, tolkninger og studier af narrativitet. Også i flere kulturvidenskabelige fagmiljøer opfattes en fortrolighed med den nye tænkning som nødvendig, mens den andre steder betragtes som mindre relevant. Inden for fagområder som historie, medicinhistorie og kulturhistorie er det derimod i Danmark yderst sjældent, at forskningen sker ud fra en ikke-essentialistisk tænkning. Den forskning, der hidtil er blevet udført vedrørende virkelige læger og perioden før etableringen af en offentlig forvaltning på sundhedsområdet, udgår således aldrig fra en ikke-essentialistisk tænkning, og i almindelighed undgås også ord som "tolkning", "narrativitet" og "betydning".[1] Tematisk set er det således netop de fagområder, der ligger tættest op til min empiriske analyse, hvor den nye filosofiske tænkning

---

[1] Som et enkeltstående eksempel på en historisk tolkende undersøgelse, der beskæftiger sig med perioden, og som også tematiserer medicinhistoriske aspekter, kan nævnes historikeren Thorkild Kjærgaards disputats *Den danske Revolution 1500-1800. En øko-historisk tolkning.* 1991.

opfattes som mindst relevant. Som ikke-essentialistisk kulturforsker vover jeg mig derfor ind på forskningsfelter, hvor essentialistiske forskningstraditioner står uhyre stærkt. Jeg har derfor fundet det hensigtsmæssigt at udforme en forskningsoversigt over de relevante historiske fags fremvækst i Danmark i nyere tid, og fagområdernes forskningstraditioner.

Først gives en introduktion til de klassiske forskningstraditioner inden for historie, medicinhistorie og kulturhistorie (kap. 2.1). En særlig opmærksomhed rettes her mod ansatser, som afspejler essentialisternes forskningsinteresse for problemstillinger relevante for en ikke-essentialistisk tænkning. Kapitlet afsluttes med en forskningsoversigt, der omtaler nogle af de vigtige opbrud inden for de historiske fagtraditioner, bl.a. den inspiration der er udgået fra et forfatterskab som Michel Foucaults. I oversigten har jeg valgt at koncentrere mig om forskning, der tematisk set er særlig relevant i forbindelse med den foreliggende undersøgelse (kap. 2.2).

I de to oversigter (kap. 2.1 og kap. 2.2) lægges vægten overalt på nyere forskning og danske forskningstraditioner. Mit overordnede formål er her at tydeliggøre, hvilke historiske forskningstraditioner den foreliggende undersøgelse indskriver sig i.

2.1. KLASSISKE HISTORISKE VIDENSKABER

2.1.0. INDLEDNING

Afgrænsning
I min præsentation af den klassiske forskning i Danmark beskæftiger jeg mig med forskning, som – uden at kunne henregnes til det kulturvidenskabelige forskningsfelt – er fagligt relevant i forbindelse med min analyse.[2] I min gennemgang tager jeg udgangspunkt i den essentialistisk funderede historieforskning, og sporer mig ad den vej ind på medicinhistorien og kulturhistorien.

Til indkredsning af hovedlinier i den klassiske forskning har jeg, ud over faglitteratur, så vidt muligt medtaget oplysninger fra to opslagsværker, der fra hver sin position kaster lys over den samme periode. Det, jeg omtaler som Salmonsens Leksikon,[3] er udgivet i årtierne omkring 1900, mens *Københavns Universitet 1479-1979*, der også omtales som *Jubilæumsværket*, er udgivet i slutningen af 1900-tallet.

I Jubilæumsværket er det faglige nøglepersoner i nyere tid, der ser tilbage på fortidens fagtraditioner og sætter de klassiske traditioner ind i en historisk sammenhæng. Her skriver Harald Ilsøe og Kai Hørby i bind X om historie og kulturhistorie, Bjarne Stoklund i bind XI om kulturhistorie som en af rødderne til faget etnologi, Bengt Holbek i bind XI om folkemindevidenskab, og Vilhelm Møller-Christensen i bind VII om medicinhistorie (Ilsøe & Hørbye 1979,309-

---

[2] Om den kulturvidenskabelige forskning se kap. 3 og kap. 4.
[3] Førsteudgaven hedder *Salmonsens store illustrerede Konversationsleksikon. En nordisk Enzyklopædie*, mens 2. udgaven hedder *Salmonsens Konversationsleksikon*. Til indkredsningen af de klassiske videnskaber anvender jeg 1. udgaven, idet jeg dog sammenholder artiklerne med 2. udgaven.

526; Stoklund 1979,87-160; Holbek 1979,49-86; Møller-Christensen 1979,499-502).

Salmonsens Leksikon præsenterer fagtraditionerne i et andet tidsperspektiv. Her er artiklerne skrevet midt i de klassiske videnskabers mest blomstrende periode. De relevante bind udkommer 1897-1901. Som forfattere optræder fagområdernes nøglepersoner. Her skriver Kr. Bahnson om etnografi og C. Starcke om etnologi,[4] Axel Olrik om folkeminder, Kristian Erslev om historie, og Troels Troels-Lund om kulturhistorie.[5] Jeg ser det også som et udtryk for medicinhistoriens meget svage position, at den slet ikke får nogen selvstændig omtale, hverken i første eller anden udgave af *Salmonsens Leksikon*. Artiklerne i *Salmonsens Leksikon* medvirker til at kaste et særligt lys over den klassiske tænkning, fordi nøglepersonerne udtaler sig inden for en nogenlunde ensartet ramme og i den kronologiske rækkefølge, hvori jeg har nævnt deres navne.

Troels-Lunds artikel omtales derimod i 1989 af historikeren Henrik Gjøde-Nielsen som "overset", idet Gjøde-Nielsen finder det bemærkelsesværdigt, at artiklen ikke er blevet taget op til nærmere undersøgelse af forskere, der har beskæftiget sig med Troels-Lunds kulturhistoriske linie (Gjøde-Nielsen 1989, 113). Også ud fra en vurdering af faglig kvalitet fremhæver Gjøde-Nielsen fremstillingen. Han mener således, at både Erslevs og Troels-Lunds artikler kan beskrives som manifeste og programmatiske (Gjøde-Nielsen 1989,114). Det samme mener jeg kan siges om Olriks artikel (jvf. kap. 3).

Klassiske Videnskaber

De klassiske videnskaber, jeg især kommer til at beskæftige mig med i forbindelse med den foreliggende undersøgelse, vokser i Danmark frem som fagområder og fag i anden halvdel af 1800-tallet. Dette gælder såvel medicinhistorie og kulturhistorie som historie og kulturforskning (om kulturforskning se kap. 3).

Dette betyder ikke, at der ikke tidligere er blevet udført relevant forskning inden for disse forskningsfelter. Rødderne og inspirationskilderne for de enkelte fag går ofte længere tilbage i tiden. Ved Københavns Universitet er der blevet undervist i historie siden 1600-tallet. Ikke desto mindre er det i anden halvdel af 1800-tallet, at der foregår en kobling mellem på den ene side en faglig forskningsinteresse for bestemte temaer, som knytter sig til de enkelte forskningsfelter og – på den anden side – et videnskabssyn, der i udstrakt grad henter sin inspiration i en essentialistisk tænkning.

Med fremvæksten af et essentialistisk videnskabssyn får de specifikke faginteresser en saltvandsindsprøjtning. Med Kuhn kan vi sige, at den nye tænkning inden for såvel naturvidenskaberne som humaniora virker revolutionerende og skaber et af de helt store opbrud i dansk videnskabshistorie – om ikke det største.

---

[4] I 2. udgaven skriver H.P. Steensby nye artikler om etnografi og etnologi. Under emneordet antropologi skriver politilæge S. Hansen udelukkende om fysisk antropologi.
[5] I anden udgaven af *Salmonsens Leksikon*, hvor de relevante bind udkommer 1919-1923, har Erslev foretaget visse ændringer. Knud Fabricius står som medforfatter sammen med Troels-Lund og Hans Ellekilde som medforfatter sammen med Axel Olrik uden at disse forfattere flytter væsentligt på de grundlæggende udsagn skrevet af deres afdøde forgængere.

Inden for de enkelte fagområder fører opbruddet til intense aktiviteter inden for felter, der kan henregnes til grundforskningen. Først og fremmest via en udformning af begreber og metoder, men også i bredere forstand knyttet til en forståelse af, at det er vigtigt at udvikle og præcisere videnskabelige teknikker, kildekritik, videnskabelighedskrav, grundantagelser, problemstillinger, etc.

Inden for de enkelte fagområder foregår denne udvikling i sin egen takt i anden halvdel af 1800-tallet og begyndelsen af 1900-tallet, først som en etableringsproces og siden – hvis etableringen er lykkedes – som en konsoliderings- og formidlingsproces.

Professionaliseringsprocesser i tilknytning til essentialismen

I overensstemmelse med den sociologiske og socialhistoriske forskning af professioner, der her under et omtales som "professionshistorisk forskning", kan denne udvikling beskrives som en tendens til *professionalisering*.[6] Et af de tydeligste spor i en professionaliseringsproces er måske dette, at forskningsfeltet udvikler sig til universitetsfag. Mere væsentligt for kontinuiteten og den videre etableringsproces er det imidlertid at bestemme, hvornår det bliver almindeligt, at gamle professorer afløses af yngre folk, de selv har været med til at uddanne, eller som på anden måde har været tilknyttede forskningsmiljøet. I Jubilæumsværket til Københavns Universitet omtales begge aspekter. Inden for historiefaget fremhæver Ilsøe & Hørby, at kontinuiteten først bliver almindelig i generationen efter Kr. Erslev, altså i perioden 1852-1930) (Ilsøe & Hørbye 1979,426-27). Holbek viser, at dette ikke lykkes for folkemindevidenskaben i 1800-tallet, og her kan jeg føje til, at det først bliver almindeligt i min egen generation, det vil sige efter 1970 (Holbek 1979). På samme måde er det gået inden for etnologien, der af Stoklund tilskrives en kulturhistorisk rod. Også her er det 1970ernes generation, der tegner en kontinuitet. Inden for medicinhistorien er dette derimod aldrig blevet almindeligt. Endnu.

Professionaliseringsprocessen er særlig usikker, når forskningsfeltet knyttes til et personligt professorat, som falder bort ved professorens afgang. Der er således stor forskel på udviklingen inden for faget historie og *medicinens historie*, hvor Julius Petersen, som den første af mange, tildeles et personligt professorat allerede i 1893, mens folkloristikken tildeles sit første personlige professorat i 1913, hvor Axel Olrik bliver professor i *nordiske folkeminder*.[7]

Som vigtige fællestræk i den videnskabelige professionaliseringsproces, der udvikles i årene omkring 1900 i tilknytning til den essentialistiske tænkning, kan nævnes, at forskerne ud over at beskæftige sig med studiet af bestemte temaer inden for deres fagområde, videnskabeligt og organisatorisk forsøger at afgrænse sig over for "konkurrenter", det vil sige nabofag, ligesom de søger at fremme deres ret til at blive taget med på råd som eksperter i anliggender, der henregnes til deres ekspertise. Via deres forskning forsøger de essentialistiske forskere

---

[6] Den professionshistoriske forskning med særligt henblik på danske forhold omtales nærmere i kap. 3.3.
[7] Svend Grundtvig opfattes i almindelighed som fagets egentlige grundlægger. Således omtales han bl.a. af Bengt Holbek i Københavns Universitets jubilæumsskrift 1979, 57. Grundtvig var ansat ved Nordisk filologi og som Bengt Holbek fremhæver: "Hans elever blev ikke folklorister, men nordiske filologer, og ved hans død overgik docenturet til Viggo Såby" (Holbek 1979,65).

indadtil at fremme en udvikling, der gør deres fagområde til en selvstændig videnskab med egne metoder, begreber, typologier, temaer, stofgrupper, etc., mens de udadtil satser på en udvikling af faget som selvstændigt universitetsfag, herunder en sikring af deres egen faglige position i universitetshierarkiet.

Historieforskning og historisk relevant forskning

Et led i historieforskningens professionaliseringsproces har været bestemmelsen af fagområdets grænser til andre fag. Her udgør kulturforskningen et af de væsentlige grænseområder. Som kulturforsker må man derfor være forberedt på spørgsmål, når man kaster sig ud i arbejdet med et tema, der handler om fortiden. Blandt de spørgsmål, jeg selv er blevet mødt med, hører især: *Hvorfor* er dette ikke en form for historieforskning, eller *hvorfor* kan dette ikke belyses bedre af en historieforsker.

Skal der svares ganske kort på spørgsmål som disse, må det blive: *Fordi* den problemstilling jeg beskæftiger mig med ikke er en historisk problemstilling, men kun en historisk relevant problemstilling. Skal svaret gøres lidt længere – og det fortjener det – bliver det nødvendigt at indkredse, hvad der menes med historieforskning. Og hermed står jeg midt i problemer, som ikke er lette at løse, hverken kort eller klart, selv om jeg skal forsøge begge dele, med de forenklinger dette overblik fører med sig.

Som led i en kraftig ekspansion, der siden anden halvdel af 1800-tallet har gjort historie til et af de store fag ved danske universiteter, er der opstået en sammenvævning af historiefaget med mange andre fag og forskningstraditioner. For at skabe en vis oversigt har jeg her foretaget en meget skematisk opdeling i tre hovedgrupper, idet jeg skelner mellem 1) faghistorisk forskning, 2) specialiseret historieforskning, der primært er knyttet til historieforskningens faglige traditioner, samt 3) forskning af fortiden, der primært er knyttet til andre fags faglige traditioner.

Faghistorisk forskning og specialiseret historieforskning

I snæver forstand knytter historieforskning sig i almindelighed til et bestemt universitetsfag, og til den forskning, der udføres af fagfolk, der er uddannet inden for dette fagområde. Disse forskere beskæftiger sig ofte med fortiden. En del historikere studerer dog også nutid og fremtid. Inspireret af nyere forskningsretninger eller særlige tematiske interesser har nogle historikere bevæget sig ind på felter, som mange af deres kolleger opfatter som nabofag til historiefaget. Set inde fra historiefaget er der således tale om en række opbrud både teoretisk, tematisk og fagligt.

Når historikere tematisk set bevæger sig ind på områder, hvortil der allerede er knyttet særlige fagtraditioner, møder historikerne andre grupper af fagfolk. I bredere forstand henregnes også videnskabelige undersøgelser udført af disse fagfolk til historieforskningen, såfremt undersøgelserne belyser en historisk problemstilling. For mange af disse fagfolk afspejler forskningen især historiske perspektiver, der knytter an til det fag, de er uddannet i.

For at skelne mellem de to forskergrupper omtales den første som *faghistorikere*, mens den anden gruppe ofte får hæftet særlige forstavelser eller specifikke ord til deres virksomhed, f.eks. lokalhistoriker og kvindehistoriker. Det er også her, megen medicinhistorisk og kulturhistorisk forskning kan placeres. Der vil således være en glidende overgang mellem gruppe 1) og gruppe 2). Men hvor den første gruppe udelukkende består af faghistorikere, findes der både specialiserede faghistorikere og andre historisk kyndige fagfolk i gruppe 2). Under ét omtales forskningen i gruppe 2) som *specialiseret historieforskning*.

Forskning af fortiden

Gennem årene har jeg inden for kulturforskerkredse hørt mange spørgsmål, der ligner dem, jeg selv er blevet mødt med. Dette antyder, at der i forbindelse med historieforskning kan opstå en vis tvivl om, hvor fagets grænser går. Skal enhver forskning, der behandler fortiden i bredeste forstand, henregnes til historieforskningen og dens fagtradition?

Ofte er tvivlen særlig udtalt, hvis der er tale om undersøgelser af relativt fjerne tidsperioder. Undersøgelser af forhold i 1500- og 1600-tallet opfattes således lettere som historieforskning end forskning, der behandler forhold efter 2. Verdenskrig.

Skal vi indkredse den tredje gruppe lidt nærmere vil den bestå af fagfolk, der tilhører andre fagtraditioner end historie, f.eks. litteratur- og sprogforskere, psykologer eller kulturforskere. Mellem gruppe 2) og 3) opstår der også en glidende overgang, ligesom vi så det mellem gruppe 1) og 2).

Selv tilhører jeg gruppe 3) alene af den årsag, at der til en klassisk kulturforskning altid hører et vist historisk perspektiv. Ligesom de fleste af mine kolleger er jeg imidlertid utilbøjelig til af den grund at opfatte kulturforskning som en særlig gren af historieforskningen. Mange forskere, der beskæftiger sig med historiske temaer og perspektiver ud fra andre faglige forudsætninger, deler denne opfattelse. En litteraturforsker, der studerer sagadigtning, er stadig først og fremmest litteraturforsker, mens en kulturforsker, der studerer Peder Palladius, først og fremmest er kulturforsker.

Jeg kan derfor ikke henregne forskning fra gruppe 3) til historieforskningens fagtraditioner, men mener at den altid *primært* indskriver sig i en anden fagtradition.

Arbejdsbegreber

For at tydeliggøre mit ordvalg i forbindelse med den historisk relevante forskning bruges en række arbejdsbegreber:

Med betegnelserne historie og historiker henviser jeg til forskning og forskere, jeg placerer i gruppe 1) *faghistorikere*, eller gruppe 2) *specialiserede historikere*.

Herudover anvender jeg som arbejdsbegreber betegnelserne "kulturforskning", "kulturhistorie", "medicinhistorie" og "sundhedsforskning" efter følgende model:

– Den del af kulturforskningen, som primært beskæftiger sig med historiske problemstillinger, der er kulturvidenskabeligt relevante, henregner jeg til *kulturhistorien*, og forskerne omtales som kulturhistorikere.

- Den del af kulturforskningen, som primært beskæftiger sig med kulturvidenskabelige problemstillinger, der er historisk relevante, henregner jeg til *kulturvidenskaben* og forskerne omtales som kulturforskere.

- Den del af sundhedsvidenskaben, som primært beskæftiger sig med historiske problemstillinger, der er sundhedsvidenskabeligt relevante, henregner jeg til *medicinhistorien* og forskerne omtales som medicinhistorikere.

- Den del af sundhedsvidenskaben, som primært beskæftiger sig med sundhedsvidenskabelige problemstillinger, der er historisk relevante, henregner jeg til *sundhedsvidenskaben* og forskerne omtales som sundhedsforskere.

Det er primært inden for disse faglige felter: Historie, medicinhistorie og kulturhistorie, sundhedsforskning og kulturforskning – og ikke mindst i det sammensatte forskningsfelt mellem dem – at jeg finder den forskning, der tematisk og metodisk er central i forbindelse med den foreliggende undersøgelse. En del af den relevante forskning, jeg kommer til at beskæftige mig med, udgør dog en forskning om fortiden, der er knyttet til helt andre forskningsfelter, f.eks. jura og teologi, som jeg ikke her kommer til at beskæftige mig nærmere med som fag.

2.1.1. HISTORIE

Fremvæksten af en dansk historieforskning

Udviklingen af historie som videnskab og universitetsfag kædes af historikeren Bente Rosenbeck i andet bind af hendes disputats *Kroppens Politik* sammen med udviklingen af naturvidenskaberne i midten af 1800-tallet – en bred udvikling, der i Danmark satte sig spor både inden for de nye naturvidenskaber, medicin og humaniora.[8] Rosenbeck beskriver udviklingen af historiefaget som en professionaliseringsproces kendetegnet ved en teori (knyttet til den naturvidenskabelige tankegang), en metode (kildekritikken) samt en specialisering og institutionalisering (etablering som universitets- og eksamensfag).[9]

Rosenbeck bygger her videre på en historiografisk tradition som kommer til udtryk i præsentationen af faget i *Københavns Universitet 1479-1979*. Også her fremhæver Ilsøe & Hørbye – med henvisning til Knud Fabricius – at den nyorientering, der foregår i årene efter 1880erne, kan beskrives som et gennembrud (Ilsøe & Hørbye 1979,426). Ilsøe og Hørbye beskriver udviklingen således:

> Der har med rette været talt om et gennembrud. Et moderne, kritisk eller videnskabeligt gennembrud, som i mange henseender lignede de udviklinger der foregik i andre videnskabelige discipliners udøvelse i Danmark, men som i andre henseender fik sit eget specielt faglige præg, og som tillige

---

[8] "Den naturvidenskabelige tankegang trængte også ind i de humanistiske videnskaber litteratur, historie m.v. I slutningen af forrige århundrede blev historie ligesom medicin en videnskab" (Rosenbeck 1992,40).
[9] "Kildekritikken kom om noget til at kendetegne professionaliseringsprocessen og historie blev efterhånden varetaget af specialister på et universitet" (Rosenbeck 1992,40).

temmelig hurtigt blev tidens egne historikere bevidst. En af dem, Kr. Erslev, gjorde begrebet kritik til den nye bevægelses bannermærke... (Ilsøe & Hørbye 1979,426).

Selv om der således har været undervist i historie ved Københavns Universitet siden 1600-tallet, hersker der i den historiografiske tradition vedrørende faget historie udbredt enighed om, at grunden til en dansk essentialistisk historievidenskab bliver lagt via udviklingen af den klassiske kildekritik i tiårene før 1900, fulgt af en konsolideringsfase samt en formidlingsfase til andre fag i første del af 1900-tallet.

Det klassiske historiske forskningsfelt
Nøglepersonen i den danske udvikling bliver Kr. Erslev. I 1892 udgiver han *Grundsætninger for historisk Kildekritik*, der senere udvikles til *Historisk Teknik* (1911). Dette værk bliver i de følgende årtier grundbogen i historisk metode og teknik. Det er da også Erslev, der i *Salmonsens Leksikon* får til opgave at skrive artiklen *Historie*, der i førsteudgaven udkommer 1898, i andenudgaven 1921.

Erslev indleder her med at understrege, at historie både betegner 1) hvad der er sket, 2) fortællingen derom, samt 3) studiet deraf (Erslev 1898,963). Med sikker fornemmelse for den løbende diskussion om historieforskningens centrum og periferi, argumenterer Erslev for historiefagets behov for en udvikling af tematiske og metodiske tyngdepunkter, samtidig med at han giver grænsefelterne nogle pæne ord med på vejen. Hans begrundelse for en fokusering på staten og den politiske udvikling kædes således sammen med den videnskabelige praksis og forskningsfeltets autonomi, mens det kulturhistoriske henvises til periferien, som et supplement.

Ikke uden en vis ironi omtaler Erslev først "den fuldendte Historiker" som en forsker, der er fuldt herre over talrige andre videnskaber:

> Intet Under da, at mange gyse tilbage for denne Konsekvens og søge at afgrænse Historiens Omraade snævrere. Herved har man især, i Overensstemmelse med Historieskrivningens faktiske Udvikling, tænkt paa den rene politiske Historie, Staternes Historie som Magtvæsener, og sikkert er det dette Omraade, paa hvilket Historikeren er mest selvstændig og uafhængig af andre Videnskaber. Det ses dog ikke, at Kulturens Udvikling er en mindre værdig Genstand for Historiens Studium end den politiske Historie og enhver dybere Forstaaelse af Statslivet kræver tillige et Studium af baade Samfundsforholdene og Aandslivet (Erslev 1898,963).[10]

Erslev beskæftiger sig i artiklen ligeledes med historievidenskabens metode (der omtales i ental), samt historiens kilder. Her beskrives og afgrænses begreberne "levning", "beretning" og "dokument" – begreber, der vinder hævd, og i vore dage indgår i enhver introduktion til den klassiske historiske kildekritik.

---

[10] I den originale tekst er historie forkortet H. Her skrives det helt ud.

Levning og levn
Kildekritikkens begreb *levning* kan let forveksles med kulturforskningens begreb *levn*, der introduceres i folkloristikken af præsten og kulturforskeren H.F. Feilberg i slutningen af 1800-tallet (jvf. Feilberg 1915,30).[11] En medvirkende årsag til denne forvekslingsmulighed er her, at Erslevs ord "levning" inden for nyere historieforskning er blevet erstattet med ordet "levn".[12]

Selv om Erslevs og Feilbergs begreber ligner hinanden ikke alene sprogligt men også i indhold, betyder de ikke helt det samme. Feilbergs begreb er inspireret af kulturforskeren Edward Tylor, der i sit forfatterskab beskæftiger sig med primitive kulturer og i den forbindelse udvikler begrebet *survival* (Tylor 1871). I årene omkring 1900 anvendes begreberne "survival" og "levn" i kulturanalyser, hvor målet er at afdække og opspore fænomenernes oprindelige og autentiske betydning. Også i andenudgaven af *Salmonsens Leksikon* sammenkædes de to ord. I artiklen om *Etnografi* skriver H.P. Steensby: "Alm. er det desuden at der i Kulturfolket – mest i dets lavere Klasser – er bevaret Rudimenter eller *survivals* (paa dansk har man foreslaaet Ordet Levn) af gl. Sæd og Skik ell. Tro, der var levende i Naturtilstanden, men som nu kun er bevaret i Kraft af Inertiens Lov." (Steensby 1918,522).

Selv om Steensby udtrykker sig så forbeholdent i 1918, får ordet "levn" en vis udbredelse på dansk. Dette fremgår bl.a. af en af grundbøgerne inden for kulturvidenskaberne fra 1965. Her forklarer kulturforskeren og etnografen Johannes Nicolaisen det ene ord ved hjælp af det andet (Nicolaisen 1965,137). I den lille oversigt over *Leksikalske stikord* bestemmes survival således som "...det samme som levn. Tanken om at visse kulturelementer kunne opfattes som levn fra meget tidlige kulturtilstande spillede en fremtrædende rolle hos mange evolutionistiske forskere" (Nicolaisen 1965,137). For at undgå den evolutionistiske kulturteori anvendes i nyere nordisk kulturforskning i almindelighed ordet *relikt* i betydningen kulturfænomen, der afspejler ældre kulturlag.[13] Begreberne *levn* og *survival* er således ikke længere almindeligt anvendt inden for kulturforskningen.

Historisk forskningsinteresse i mundtlige kilder?
Hvor der til Feilbergs og Tylors begreber *levn* og *survival* knytter sig en evolutionistisk kulturteori, henviser det kildekritiske begreb *levning* til enhver kilde fra fortiden. Jeg mener, det er i denne almene betydning, at også Axel Olrik i sin artikel om *Folkeminder* i *Salmonsens Leksikon* bruger begrebet levninger. Allerede i sin første sætning omtaler han folkeminder som: "Levninger af ældre Tiders Aandsfrembringelser der ere mundtligt overleverede" (Olrik 1897,792). At Olrik var fortrolig med tidens mest moderne historiske tænkning og nyeste grundbegreber, hænger sammen med hans studieforløb. Efter to års studier hos

---

[11] "Civilisationen kender vi alle, men den har jo sikkert sine "Levn", snart dem der minder om Naturfolks Fester, andre der er Rester af Barbarers Vildskab. Har vor Civilisation en udadvendt, straalende Side, den har desværre overmaade mørke Skygger." (Feilberg 1915,30).
[12] Bl.a. i en lettilgængelig lærebog som *Fundamental kildekritik* af Jakob Pasternak og Niels Skyum-Nielsen 1973, hvor der satses på et lettilgængeligt ordvalg.
[13] I *Människan som kulturvarelse – en introduktion till etnologin*, som jeg regner for en af hovedværkerne i nyere kulturforskning, definerer Bringéus "relikt" for 1970ernes og 1980ernes forskere som "kvarleva, vanligen av materiel art" (Bringéus 1992,220).

Svend Grundtvig indtil dennes død 1883, fortsatte den 19-årige Olrik inden for både nordisk filologi og historie. På historiefaget var en af hans lærere netop Erslev. Den nære tilknytning til historiefaget fremgår også af Olriks senere virksomhed, ikke mindst forsøget på at udforme *Nogle grundsætninger for sagnforskning*, hvor han i kapitel 2 udvikler sagnets kildekritik (Olrik 1921). De første udkast udkommer marts 1905, og ligesom Erslev bliver taget med på råd og bl.a. gennemser hans udkast, står dette ambitiøse, men ufuldendte arbejde også i sin titel i gæld til Erslevs *Nogle Grundsætninger for historisk Kildekritik* (1892) (jvf. Holbek 1979,66-72; Holbek 1992,XV-XXVIII, se endvidere kap. 3.2).

Jeg drager derfor den slutning, at Olriks begreb *levninger* skal ses i sammenhæng med tidens mest aktuelle historiske tænkning og ikke med den internationale kulturforskning om primitive kulturer, hvor nøglebegrebet stadig var *survival* og ikke *levn*. I åbningssentensen mener jeg således kun, at Olrik ønsker at understrege, at også mundtlige overleveringer udgør kilder til ældre tiders åndsliv (Olrik 1897,792). Jeg mener derimod ikke, at han her forsøger at beskrive en kulturteori, der medfører, at folkeminder kan afgrænses til en del af de mundtlige kilder, nemlig den del der opfattes som survivals i overensstemmelse med en evolutionistisk kulturteori (jvf. kap. 3.2).

At Olriks tankegang er i tråd med Erslevs tanker fremgår af Erslevs egne eksempler på levninger:

> Disse Levninger ere af den mangfoldigste Art; de omfatte alle Frembringelser af Fortidens Mennesker, lige fra Pragtbygningen til det simpleste Redskab, fra det store Digterværk til den mindste skriftlige Notice, dertil Sprog, Skikke og paa den anden Side legemlige Rester af selve Menneskene. En særlig Klasse inden for Levningerne danne Beretningerne, de historiske Fortællinger (Erslev 1898,963).

Selv om Erslev i det følgende navnlig beskriver skriftlige kilder, herunder inskriptioner og dokumenter, omtaler han også billedværker. Mundtlige kilder nævnes derimod ikke eksplicit, kun sprog og skikke. I overensstemmelse med min udredning af forholdet mellem Olrik og Erslev, mener jeg dog ikke, at vi deraf kan drage den slutning, at Erslev ikke opfatter mundtlige kilder som levninger. Tværtimod. Når de udelades hos Erslev, kan det netop skyldes, at han kender Olriks formulering og derfor ikke har fundet nogen årsag til også selv at fremdrage dem. Hvor Olriks artikel trykkes 1897, er Erslevs fra 1898.

Mennesket er det strålebrydende medium

Selv om Erslev henregner beretninger til levninger, udgør de en gruppe med særlige problemer. I overensstemmelse med en essentialistisk tankegang skelner Erslev her mellem mennesker, der udformer beretninger om det, der sker, og historikeren, der som forsker beskæftiger sig med disse hændelser.

Beretningerne, fremhæver Erslev, forhindrer forskeren i at studere fortiden direkte: "... hvor vi have en Beretning, have vi et Menneske, der skyder sig ind mellem os og Fortiden, vi se ikke selve Handlingen, men kun et Spejlbillede af den, opfattet og gengivet af en menneskelig Hjerne." (Erslev 1898,963). Konklusionen bliver, at *beretningen defineret som menneskeligt spejlbillede* altid kendetegnes ved, at den afgiver mindre sikkerhed end det, der beskrives som *den egentlige levning*. Med stor billedkraft beskriver Erslev inspireret af samtidens astronomi mennesket som "det strålebrydende medium" (Erslev 1898,964).

Derfor er kildekritik så vigtig en del af tidens nye historievidenskab. Dens mål er at bestemme gyldigheden af enhver levning, også beretningen: "Kildekritikken leder os frem til det enkelte historiske faktum" (Erslev 1898,964). I den forbindelse afviser Erslev ikke, at det også kan være væsentligt nærmere at bestemme, hvad der har været en forfatters hensigt med en eventuel forfalskning. Målet er dog altid historisk at udrede den virkelighed, som forfalskningen henviser til, det vil sige, *hvad der er sket*. Som folkloristerne Bente Alver og Torunn Selberg billedligt har udtrykt det, spiser folkloristen æblet med skrællen på, mens historikeren skræller, og skræller dybt (Alver & Selberg 1992,27; jvf. kap 3.3).

Først når historikeren står med sine fakta, begynder historieskrivningen. Også denne fase omtaler Erslev, idet han berører forholdet mellem sandhedsforskning og kunst og tillægger fantasien afgørende betydning:

> Man holder vel fast ved, at for Historikeren gælder det mere om Sandhed end om formfuldendt Fremstilling, men naar det er Historikerens første Opgave at give en anskuelig Skildring af Fortiden, at gøre døde Ting og Mennesker levende, "une résurrection" som Michelet sagde, spiller derved Fantasien en overordentlig væsentlig Rolle, og alle store Historieskrivere have denne Evne i fremragende Grad (Erslev 1898,965-66).

Sprogligt er det interessant at se, hvordan Erslev i sin indkredsning af historieskrivningens målsætning anvender metaforen *billede*, som jeg kommer til at bruge som fagligt begreb i forbindelse med analysen af opfattelsen af de virkelige læger og perioden før etableringen af en offentlig forvaltning på sundhedsområdet. Nu er det imidlertid ikke længere beretternes spejlbillede, men historikerens videnskabelige billedkonstruktion, det drejer sig om:

> Ud fra de enkelte Fakta, som Historikeren har konstateret med større eller mindre Sikkerhed, søger han at konstruere Billeder af Fortidens Mennesker, Tildragelser og Tilstande (Erslev 1898,964).

Næsten enslydende er Vilhelm Ingerslevs formulering af målet for hans medicinhistoriske fremstilling 25 år tidligere. I *Fortalen* til dette værk, der gennemgås mere indgående i kapitel 6.2., understreger også han ønsket om at udforme "et anskueligt Billede" og "en sammenhængende Fremstilling" (Ingerslev 1873, bd.I,IV). I modsætning til Ingerslev tager Erslev imidlertid nogle forbehold. I et ordvalg, der er lige så aktuelt i 1995 som i 1898, fremhæver Erslev, hvordan al historieskrivning udgør en konstruktion. Er det imidlertid en historiker, som udformer billedet i overensstemmelse med den kildekritiske metode, mener Erslev som essentialist, at forskernes billeder altid vil være mere gyldige historisk set end beretternes spejlbilleder.

Her tydeliggøres forskellen mellem en essentialistisk og en ikke-essentialistisk tænkning. Inden for den ikke-essentialistiske forskning kan der ikke trækkes nogen klare skillelinier mellem beretternes spejlbilleder og forskernes billedkonstruktioner. Begge kildegrupper kan gøres til genstand for en narrativ kulturanalyse. Dette svarer til, at jeg med min faglige sprogbrug understreger, at *enhver sammenhængende fremstilling, der udformer et anskueligt billede, kan bestemmes som en fortælling.*

I kulturanalysen drejer undersøgelsen sig imidlertid ikke om at bestemme den historiske gyldighed. Analyseres fortællinger via en narrativ kulturanalyse, rettes fokus mod et studium af betydningsdannelser, det vil sige tolkende videnskab, hvor bestemmelsen af "virkeligheden" tillægges mindre vægt.

Når Erslev og den klassiske historieforskning kommer ind på studiet af billeddannelser vedrørende fortiden, er det derimod deres primære hensigt at bestemme spejlbilledernes historiske gyldighed via kildekritikken, med det dobbelte mål at indkredse virkeligheden og der igennem forstå, hvad der er sket. Selv om Erslev derfor med sine begreber *billede*, *spejlbillede* og *konstruktion* viser stor forståelse for en tolkende historieskrivning, henregner han dog disse faglige aktiviteter – som alt, hvad der vedrører åndslivet og kulturforskningen – til historieforskningens periferi.

2.1.2. MEDICINHISTORIE

Fremvæksten af en dansk medicinhistorisk forskning
Inden for medicinhistorien går professionaliseringsprocessen ikke så let som for historiefaget, hvor Kr. Erslev og hans samtidige går i spidsen for essentialismens gennembrud inden for de humanistiske videnskaber. Selv om *medicinens historie* også i denne periode omkr. 1900 har sine nøglepersoner, forsøger de ikke at udvikle medicinhistorien som et fag uafhængigt af andre fag. De klassiske medicinhistorikere fremstiller således aldrig medicinhistorien som en videnskab med selvstændige målsætninger, metoder, grundbegreber, problemstillinger etc., men altid som en gren af andre videnskaber.

En oversigt over danske læger, der har undervist i medicinens historie ved Københavns Universitetet, er udarbejdet af Vilhelm Møller-Christensen til *Københavns Universitet 1479-1979*. Til jubilæumsskriftet *Academia Chirurgorum Regia 1787-1987* har historikeren, medicinhistorikeren og kulturforskeren Anna Elisabeth Brade udarbejdet en mere fyldig fremstilling, der specielt tager sigte på tilknytningen til *Medicinsk-historisk Museum* ved Københavns Universitet (Brade 1988,299-303). Også medicinhistorikeren Edv. Gotfredsen giver en kort oversigt over forskningfeltet i international belysning i kapitlet *Medicinens historie* i bogen af samme navn (Gotfredsen 1973 (1950),588-92).

Gotfredsens omfangsrige værk indeholder derimod ingen oversigt, endsige analyse over den klassiske danske medicinhistoriske historieskrivning. Heller ikke i de to Jubilæumsværker (1979 og 1988) findes der en mere indgående forskningsoversigt. Vilhelm Møller-Christensen fremhæver dog, at både Vilhelm Ingerslev og Kristian Carøe udnævnes til æresdoktorer for "fremragende medicin-historiske arbejder" (Møller-Christensen 1979,499). Ingerslev modtager hædersbevisningen i 1894, året efter at J. Julius Petersen udnævnes til den første personlige professor i *Medicinens historie*, mens Carøes udnævnelse kommer i 1921. Samme år, som Carøe dør.

Tankevækkende er det i den forbindelse at sammenholde de navne, der nævnes i de tre nævnte oversigter, med forfatterne til de primære og supplerende kilder, jeg beskæftiger mig med i den empiriske analyse i kapitel 6.[14] Det fremgår heraf, at Universitets lærere i medicinhistorie kun i ringe grad har beskæftiget sig med de store linier i medicinens historie i Danmark. Blandt forfatterne til de primære kilder gælder det kun Møller-Christensen, der løser to bestillingsopgaver til Københavns Universitets 500 års jubilæum (Møller-Christensen & Gjedde 1979; Møller-Christensen 1979). Hverken Ingerslev, Carøe eller Gjedde har derimod været ansat som professorer. Blandt forfatterne til de supplerende værker gælder det Brøchner-Mortensen, der ligesom Møller-Christensen løser bestillingsopgaven til Jubilæumsskriftet, samt Gotfredsen, men hverken Mansa eller Smith. De eneste universitetslærere, der virkelig har satset på oversigtsværker, er Julius Petersen, der udarbejder et studium vedrørende et kortere tidsudsnit (1700-1750) og herudover arbejder med det, han kalder "Hovedmomenter", som indfanger en international udvikling (Petersen 1876; 1889; 1893).[15] Det samme gælder for Edv. Gotfredsen, der udgiver sine forelæsninger i *Medicinens Historie* samme år, som han udnævnes til professor. Selv om *Medicinens Historie* indeholder korte afsnit om nordiske eller danske forhold, der følger den internationale udvikling op, lægges vægten altid på den medicinske historie ude i verden. Særlig tydeligt bliver dette i det afsluttende kapitel om *Medicinens historie*, hvor medicinhistorisk forskning om danske forhold overhovedet ikke omtales. Gotfredsen beskriver således hverken Mansa, Petersen, Ingerslev, Carøe eller Møller-Christensen som medicinhistorikere.[16] En større samlet fordybelse, der omfatter den tidlige danske medicinske historie 1479-1800, er således indtil videre aldrig blevet udformet af andre universitetslærere end Møller-Christensen i 1979.

Når Gotfredsen ikke medtager de medicinhistoriske forfattere, der har beskæftiget sig med danske forhold, beror dette på en helt bevidst frasortering. Efter gennemgangen af de medicinske verdenshistorier tilføjer Gotfredsen: "Hertil kommer det store antal forfattere, der har behandlet enkelte landes, enkelte perioders, enkelte specialers og enkelte emners historie, eller indlagt sig fortjeneste ved udgivelsen af biografiske eller bibliografiske værker, således som det vil fremgå af litteraturlisten" (Gotfredsen 1973,590). Ingen nævnt, ingen glemt, kunne man fristes til at tilføje. I sit afsnit om *Medicinens historie* har

---

[14] En samlet oversigt over primære og supplerende kilder findes i kap. 1.3.
[15] I Troels-Lund omtales udelukkende *Hovedmomenter i den medicinske Lægekunsts Udvikling* (1876) (jvf. Troels-Lund 1911,216). I Gotfredsen omtales udelukkende i litteraturlisten *Hovedmomenter i den medicinske Kliniks ældre Historie* (1889) (jvf. Gotfredsen 1973,649). En omtale af Julius Petersens forfatterskab indgår i kap. 5.1.
[16] Ved Mansa henvises der kun via navneregistret til, at han har oversat et engelsk værk, ved Ingerslev anføres navnet uden nogen henvisninger til teksten, mens Carøe slet ikke nævnes i registret, selv om han omtales i teksten som en af initiativtagerne til Medicinsk-historisk Museum (Gotfredsen 1973,592). Ved Møller-Christensen henvises der – ligesom ved Mansa – til hans forskningsresultater, det vil sige i form af kildehenvisninger i afsnittet om middelalderen.

Gotfredsen kort og godt valgt at koncentrere sig om værker, der ligesom hans eget kan betegnes som medicinske verdenshistorier. Den eneste dansker, der nævnes, er derfor kulturforskeren Kaj Birket-Smith, der får følgende ord med på vejen: "Desuden findes det af museumsinspektør Kaj Birket-Smith redigerede populære samleværk "Lægekunsten gennem tiderne" (1945-46)" (Gotfredsen 1973,590).

Ud over den verdenshistorisk relevante forskning medtager Gotfredsen en kort oversigt over medicinhistoriske museer og arkiver. I den forbindelse omtaler han oprettelsen af det, der kommer til at hedde *Universitetets medicinsk-historiske Museum*, her omtalt som *Medicinsk-historisk Museum*.[17]

Det klassiske medicinhistoriske forskningsfelt

Skulle jeg ud fra mit kendskab til danske medicinhistoriske forskningstraditioner i nyere tid angive, hvor de tætteste faglige berøringsflader til andre forskningstraditioner har ligget, ville jeg nævne sundhedsvidenskaberne først og dernæst historie.

Når jeg indsætter sundhedsvidenskaberne i første position, beror det på, at den medicinhistoriske forskning i udstrakt grad er blevet udført af læger, ligesom forskningen ved Københavns Universitet i gennem en årrække har været knyttet til *Medicinsk-historisk Museum*, der organisatorisk hører under Det sundhedsvidenskabelige Fakultet.[18]

Når jeg nævner historie i anden prioritet frem for andre fag, beror det på, at danske medicinhistorikere i 1900-tallet – i overensstemmelse med den klassiske historieforskning – i udstrakt grad har beskæftiget sig med fortiden ved hjælp af metoder, der hviler på en kildekritisk forskningstradition. Dette gælder både Vilhelm Maar og ikke mindst Edv. Gotfredsen.

Medicinhistorie – en gren af kulturhistorien?

I forordet til 1. udgaven af *Medicinens Historie* argumenterer medicinhistorikeren Edv. Gotfredsen på en anden måde. Han skriver her:

> Det har været mit mål at skabe en dansk håndbog i medicinens historie, der i første række er beregnet for læger, medicinske studerende og andre medicinalpersoner, men som forhåbentlig også er anvendelig for andre, der ønsker oplysning om denne specielle gren af kulturhistorien (Gotfredsen 1973).

Gotfredsen kulturhistoriske linie kommer tydeligt frem i det indledende kapitel "Forhistorisk tid." Her hedder de to underafsnit "Primitiv terapi" og "Primitiv sygdomsopfattelse" (Gotfredsen 1973,1-9). I sin indledning til begge afsnit gengiver Gotfredsen hovedpunkterne i den klassiske evolutionistiske kulturteori. I "Primitiv terapi" skriver han: "Hvorledes mennesket i de ældste tider har behandlet sine lidelser, kan vi intet sikkert vide om, men ved analogislutninger

---

[17] Bl.a. i overensstemmelse med museets brevpapir.
[18] Det sundhedsvidenskabelige Fakultet hed ved museets oprettelse Det lægevidenskabelige Fakultet (jvf. kap. 5).

fra dyreverdenen, fra naturfolkene og fra folkemedicinen kan der opstilles visse formodninger" (Gotfredsen 1973,5).

I "Primitiv sygdomsopfattelse" skriver han tilsvarende: "Den primitive sygdomsopfattelse kan studeres hos nulevende naturfolk, idet det dog må erindres, at denne allerede er resultatet af en lang udvikling" (Gotfredsen 1973,8). De internationale klassikere, der behandler primitiv kultur og knæsætter analysemetoder, hvor der drages sammenligninger mellem nutidens vilde, fortidens vilde og dyrene, udkommer alle sidst i 1800-tallet. Til hovedværkerne hører *Primitive Culture: Researches into the Development of Mythology, Philosophy, Religion, Art and Custom* af Edward Tylor (1871), Wilhelm Mannhardts forfatterskab, bla studier af *Wald und Feltkulte* 1875-77, samt *The Golden Bough* af James Frazer (1890). Selv om Gotfredsen udtaler sig med en vis forsigtighed, der viser, at han selv er skolet i den klassiske kildekritik og derfor er temmelig forbeholden over for den klassiske kulturforsknings resultater, står de evolutionistiske kulturteorier tydeligvis stadig så stærkt inden for det medicinhistoriske forskningsfelt i midten af 1900-tallet, at han føler sig foranlediget til at bygge på dem i de afsnit, der vedrører de ældste tider, hvortil der (næsten) ikke findes skrevne kilder.

Inspirationen til sine kulturhistoriske overvejelser har Gotfredsen kunnet finde i det eneste danske værk, som omtales i hans afsluttende kapitel i *Medicinens Historie*. Som allerede fremhævet nævner han her ganske kort Birket-Smith, der i 1945-46 udgiver *Lægekunsten gennem tiderne*. I dette værk er det Birket-Smith selv, der skriver første kapitel om den kildefattige periode under overskriften "Primitiv Lægekunst", mens Gotfredsen skriver de følgende to kapitler "Lægekunsten I Den Gamle Orient" og "Lægekunsten I Den Klassiske Oldtid" (Birket-Smith 1945,1-100; Gotfredsen 1945,101-161; 1945,160-227).

I indledningskapitlet slår Birket-Smith den evolutionistiske tone an flere steder, og lader den i kapitlets slutbemærkninger forenes med en essentialistisk tænkning. Her sætter han for alvor ord på *en idyllisk fortælling* i Juul Jensens forstand (Jensen 1986,61, jvf. kap. 1.2):

> Summen af den primitive Lægekunst bliver dog trods alt, at den i det store og hele, bortset fra en Række kirurgiske Indgreb, betegner en Række Vildfarelser. Alligevel har den ikke været forgæves. Enhver Videnskabs Historie er en Fejltagelsernes Historie, men for hver Blindgyde, der stænges, bliver Muligheden saa meget desto større for at finde den Vej, som fører til Målet (Birket-Smith 1945, Bd. 1,100).

Den kulturhistoriske linie i den medicinhistoriske forskning fremtræder således i midten af 1900-tallet som en forskningstradition, der hviler på klassiske evolutionistiske kulturteorier. Og i Birket-Smiths version helt uden forbehold og kritiske ansatser.

Samme år som førsteudgaven af *Medicinens Historie* udkommer, udnævnes Gotfredsen – som så mange medicinhistorikere før og efter ham – til ekstraordinær professor i medicinens historie.[19] En mere eksplicit udvikling af den

---

[19] Det vil sige, at professoratet er midlertidigt og knyttet til hans person.

medicinhistoriske forskningstradition som gren af kulturhistorien fører udnævnelsen imidlertid ikke med sig, og nogen nærmere indkredsning af den kulturhistoriske forskningstradition inden for medicinhistorien giver Gotfredsen aldrig. Han tager den blot til efterretning i sit forord, og omtaler kort de evolutionistiske kulturteorier i sine små indledningsafsnit, som genoptrykkes i udgaverne fra 1963 og 1973.

Ud fra en historisk betragtning mener jeg imidlertid ikke, det er så underligt, at en kildekritisk velskolet forsker som Edv. Gotfredsen ikke knytter den medicinhistoriske forskning tættere til den evolutionistiske kulturforskning. Helt fra århundredets begyndelse udsættes denne form for kulturforskning for en stadig mere massiv kritik både teoretisk og kildeanalytisk (kap. 3). Argumentationsgrundlaget i Gotfredsens indledningsafsnit er således helt forældet i et hovedværk med udgivelsesår fra 1960erne og 1970erne.

Gotfredsen bygger imidlertid videre på en forskningstradition, som kan føres tilbage til Julius Petersen, der grundlægger medicinhistorien på Københavns Universitet og allerede i sin første bog fra 1876 er inde på en sammenhæng mellem medicinhistorie og kulturhistorie. Petersens bog udgør et af de værker, der omtales af Troels-Lund i *Sundhedsbegreber i Norden i det 16. Aarhundrede* (Troels-Lund 1911, noter til side 19,114 og 204). Det fremgår derimod ikke eksplicit, om det er Troels-Lund, der udgør en af inspirationskilderne for Julius Petersen, når han i 1876 fremhæver hvordan "Videnskabelig dannede Mænd uden for Medicinen have udtalt det Ønske for mig, at disse Forelæsninger, der komme i alsidig Berøring med vigtige Sider i Kulturudviklingen og derved staa i nært Forhold til generelle Interesser, maatte blive anlagt saa "populært" som muligt" (Petersen 1876,8-9).

Den kulturhistoriske tænkning kommer også til udtryk i Petersens næste bøger og især i den sidste, der udgives efter han er blevet professor. Her taler han varmt om en sammenkædning af medicinhistorien og "den almindelige Kulturhistorie" som "en grundtanke" og "en grundbestræbelse" i hele hans forskning (Petersen 1893,IV-V). Efter at have drøftet, hvordan det medicinske forfatterskab bør være relevant inden for litteraturhistorien – selv om det måske kan være vanskeligt tilgængeligt – fremhæver Petersen:

> Men noget anderledes turde det forholde sig med den egentlige Kulturhistorie og Personalhistorien. Medicinen er ved Siden af at være en Videnskab tillige en Kunst af indgribende human betydning, og de i vor Lægevidenskab optrædende og indvirkende Personer ere ved Siden af at være Læger og Videnskabsmænd jo dog også Mennesker med menneskelige Egenskaber og Rørelser, hvilke det vel nok sommetider kunde have sin historiske Interesse lidt nøjere at analysere (Petersen 1893,V).

Ifølge medicinhistorikernes egen historiografiske tradition udgør medicinhistorien således helt fra starten en gren af kulturhistorien. Petersens vidtfavnende tænkning kan unægtelig få hjertet til at banke hos en tolkende folklorist. Fra medicinhistorikernes egen kreds kommer der dog aldrig noget ud af denne 100-årige tilnærmelse til de humanistiske og kulturvidenskabelige forskningstraditioner. Selv om Gotfredsen stadig midt i 1900-tallet opfatter medicinhistorien som en gren af kulturhistorien, fremgår det tydeligt af hans forord, at han fagligt set er mere optaget af lægevidenskaben og dens udøvere. Det er yngre og ældre kolleger inden for lægeverdenen – læger, studerende og medicinalpersoner – der udgør den egentlige målgruppe for hans virksomhed.

I sin forskningsmæssige praksis henviser Gotfredsen således den kulturhistoriske tilgang til medicinhistoriens yderste periferi som en evolutionistisk teoridannelse uden større videnskabelig betydning for en historisk relevant sundhedsforskning. De kulturvidenskabelige og kulturhistoriske retninger, som i løbet af 1900-tallet afløser den evolutionistiske kulturforskning, har tilsyneladende ikke fanget hans opmærksomhed.

Set i et historisk bagspejl er det imidlertid interessant, at de nye retninger introduceres allerede i 1938 under en debat om medicinens historie. I forbindelse med en diskussion af hvilken faglig kompetence, der må kræves af en medicinhistoriker, fremhæver Egill Snorrason betydningen af arkæologi, antropologi og medicinsk etnografi, idet han sammenfattende udtaler, at "alle disse studier og tanker føres videre over i Kulturhistorien, hvor Lægens Stilling og Gerning maa ses i Forhold til Samfundet, til de forskellige Epokers økonomiske og sociale Lagdelinger" (Snorrason 1938,199, jvf. Brade 1988,301).

I sin indkredsning af det kulturhistoriske felt går Snorrason langt ud over den snævre evolutionistiske tænkning, som Birket-Smith og Gotfredsen gengiver. Blandt lægerne er det således Snorrason, der tydeligst – og meget tidligt – har formuleret, hvad det medicinhistoriske spor, forstået som en mere selvstændig kulturhistorisk tradition, egentlig kunne gå ud på. Et program som Snorrasons, hvor lægens virksomhed ses i forhold til den omverden, den er en del af både socialt og økonomisk, kunne – i modsætning til teorierne om primitivitet – have ført til udviklingen af en kulturhistorisk linie i medicinhistorien, som også ville være aktuel i dag. Ikke mindst i forbindelse med den professionshistoriske forskning (jvf. kap. 2.2.1).

Medicinsk-historisk Museum

I Danmark opstår der en særlig mulighed for at sammenkæde det kulturhistoriske og det medicinhistoriske spor gennem etableringen af det museum, der i dag bærer navnet *Medicinsk-historisk Museum* ved Københavns Universitet. Siden 1918-19 har museet været knyttet til det lægevidenskabelige fakultet. Museet er således ikke knyttet til kulturministeriet som så mange andre museer, der opstod i årene omkring 1900, men et universitetsmuseum knyttet til undervisningsministeriet og Det sundhedsvidenskabelige Fakultet. Museets første offentlige ydelser i form af lokaler blev dog givet af Kultusministeriet i 1909-10 (Brade 1988,206).

I jubilæumsskriftet *Academia Chirurgorum Regia 1787-1987* har Brade beskrevet oprettelsen og virksomheden på Medicinsk-historisk Museum (Brade 1988). Heraf fremgår det, at initiativet til det medicinhistoriske museum allerede tages i 1906. Rigtig gang i udviklingen kommer der i 1907, hvor lægerne Kristan Carøe, J.W.S. Johnsson og Carl Julius Salomonsen i marts begynder en indsamling af genstande, der kan belyse medicinens historie. Få måneder senere står en udstilling klar. Anledningen er *Den almindelige danske Lægeforenings* 50 års jubilæum august 1907 – i professionshistorisk belysning ikke nogen uvæsentlig begivenhed.

Efter udstillingen pakkes sagerne ned, og nu følger en periode på 12 år præget af skiftende tilhørsforhold og forhandlinger til mange sider, uden at indsamlingsarbejdet dog hører op. Brade fremhæver, hvordan initiativtagerne igen og igen søger at sikre museet som institution, via tilknytning til Rigshospitalet, bevillinger fra Staten eller private fonde. I 1909-10 stiller Kultusministeriet som nævnt lokaler til rådighed, men bevillinger til drift får man ikke. En nærmere tilknytning til Nationalmuseet eller museumsverdenen kommer der heller ikke ud af det. Det bliver samtidig klart, at både initiativtagerne og de mange læger, tandlæger, farmaceuter og lignende, der lægger en frivillig arbejdsindsats i museets drift og virksomhed, foretrækker en tilknytning til lægevidenskaben, Rigshospitalet og Universitetet frem for en nærmere kontakt til f.eks. Nationalmuseet og de kulturhistoriske fag.

Det sundhedsvidenskabelige spor viser sig også tydeligt i den daglige virksomhed. Via indsamling, tilrettelæggelse af stof, udformning af udstillinger og udgivelse af klassikere som Niels Stensen og Thomas Bartholin bidrager museets lønnede og ulønnede stab først og fremmest – med medicinhistorien som redskab – til en indkredsning af det lægelige felt. Etableringen af et dansk medicinhistorisk museum fører således ikke til en øget udvikling af en kulturhistorisk forskningsinteresse inden for lægernes medicinhistoriske kreds.

J.S. Møller er en af de få, som trækker i en anden retning. Ud over sit virke som kredslæge i Odsherred bliver J.S. Møller kendt for sin omfattende kulturhistoriske virksomhed som foredragsholder og museumsmand og ikke mindst som forfatter af en række folkloristiske hovedværker (Møller 1929-33; 1940). Under en debat om museets lokaleproblemer gør Møller sig upopulær ved at foreslå en tilknytning til Nationalmuseet – et forslag som afføder en skarp afvisning fra den medicinhistoriske professor Edvard Maar (Brade 1988,231-232). I *Ugeskrift for læger* 1928 spørger Møller, om bestyrelsen overhovedet har gjort noget for at knytte samlingerne til Nationalmuseet, og får det hvasse svar fra Maar, at museets "Hovedbetydning vil dog ganske afgjort være at søge i den Værdi, det vil kunne faa for Undervisningen i Lægevidenskabens historie og for medicinsk-historiske Videnskabsmænds ... Studier og Undersøgelser indenfor denne Disciplin. Bestyrelsen har derfor med velberaad Hu, ikke søgt at knytte medicinsk-historisk Museum til Nationalmuseet." (Ugeskrift for Læger 1928, 673; Brade 1988,231-32).

Nogen nøjere tilknytning til Troels-Lunds kulturhistoriske tradition opstår der heller ikke i de tidlige etableringsår, selv om Julius Petersen via sine forelæsninger i slutningen af 1800-tallet forsøger at sammenkæde fagene. Først med ansættelser af forskere uddannnet inden for de kulturvidenskabelige fag styrkes (igen) museets tilknytning til den kulturhistoriske forskningstradition.[20] Petersen introducerer således en kulturhistorisk vinkel sidst i 1800-tallet uden at vinde gehør for dette. Snorreson går ind for det samme i 1938 og beskriver det kulturhistoriske på en måde, som stadig er aktuel. Gotfredsen gentager dette i

---

[20] Folkloristen Lissa Børthy (1968-69), samt historikeren og etnologen Anna Elisabeth Brade (1970ff).

sit forord fra 1950 på en måde, der i dag er forældet. Disse forsøg opfatter jeg som tegn på, at den kulturhistoriske vinkel ikke er blevet en mere integreret del af den klassiske medicinhistoriske forskningstradition, der vedrører danske forhold.

Både forskerkredsen omkring *Medicinsk-historisk Museum* og de mange ekstraordinære professorer, der kendetegner den danske forskning i medicinens historie – lige fra Julius Petersen (1840-1912) til Vilhelm Møller-Christensen (1908-1989) – bidrager med deres forskningspraksis primært til en professionaliseringsproces, der styrker og synliggør det lægelige felt.[21] Den klassiske danske medicinhistorie spejler dermed primært en sundhedsvidenskabelig og en historisk linie med dybe rødder i en essentialistisk tænkning.

2.1.3. KULTURHISTORIE

Fremvæksten af en dansk kulturhistorisk forskning

Det er i en bisætning i et forord, at Edv. Gotfredsen omtaler medicinhistorien som en gren af kulturhistorien. Når man læser forordet virker udtalelsen helt udramatisk. Tilsyneladende er der i 1950 ingen spor af heftige diskussioner og følelsesladede debatter. Og dog har ordet kulturhistorie på dette tidspunkt bragt sindene i kog med jævne mellemrum i mere end 100 år. I dansk videnskabstradition er kulturhistorie-begrebet ikke noget fredeligt ord.

I forbindelse med den tilbagevendende uro er der især to spor, som jeg vil pege på. Det første spor vedrører professionaliseringsprocessen – eller rettere sagt den manglende professionaliseringsproces – af den tidligere kulturhistoriske forskningstradition i begyndelsen af 1900-tallet. Det andet spor fører ind på Troels-Lund som foregangsmand for nyere kulturvidenskabelige forskningstraditioner.

Den udeblevne professionaliseringsproces

Var det gået, som Troels-Lund ville, ja så var ordet *kulturhistorie* i dag nok en betegnelse for et livskraftigt dansk universitetsfag – om ikke et helt fakultet – og ikke et ord, der henviser til et mere eller mindre vagt afgrænset forskningsfelt. Som han skriver i *Salmonsens Leksikon*:

> Kulturhistorien er Menneskehedens Udviklingshistorie, saaledes som den er foregået hele Jorden over under højst forskellige Betingelser. Den omspænder altsaa alle menneskelige Vilkaar, og som Videnskab indbefatter den alle andre i sig (Troels-Lund 1901,64).[22]

---

[21] Først med Bengt Lindskogs professorat (1991-94) oprettes et ordinært professorat i medicinens historie.
[22] Fabricius ændrer dette manifest til: "Kulturhistorien er den menneskelige Dannelseshistorie, saaledes som den er foregået hele Jorden over under højst forskellige Betingelser. Den omspænder altsaa alle menneskelige Vilkaar, og som Videnskab indbefatter den alle andre i sig." (Troels-Lund & Fabricius 1923,883-84).

Det skulle altså ikke komme til at gå som Troels-Lund håbede. Mens andre "nye" fag som arkæologi, folkloristik og medicinhistorie får fodfæste på Københavns Universitetet allerede før 1900, lykkes dette ikke for kulturhistorien.

I forbindelse med etableringen af nye autonome fag rejses altid det spørgsmål, om det nye forskningsfelt allerede har plads nok inden for de eksisterende fag. Derfor trækkes grænserne op, hvergang et nyt fag opstår. Også i forbindelse med kulturfagene kan dette iagttages. Til nogle af de mere iøjnefaldende forskelle inden for det kulturvidenskabelige felt i årene før 1900 hører:

– om forskerne beskæftiger sig med materiel eller åndelig arkæologi (her mødes bl.a. arkæologi og folkemindevidenskab)

– med primitive folk uden eller inden for Nordens grænser (her mødes bl.a. etnografi og folkemindevidenskab)

– med virkelighed eller kunst (her mødes bl.a. historie og litteraturforskning)

Set i dette perspektiv udgør det et af kulturhistoriens største problemer, at den er så alment udtænkt – i hvert fald fra Troels-Lunds side – at forskningsfeltet mangler specifikke faglige tyngdepunkter. Uden undtagelse ville kulturhistorien kunne finde en plads inden for alle de nævnte fag – og gjorde det også til en vis grad. Man kan således ikke sige, at det kulturhistoriske forskningsfelt bliver lukket ude af Universitetet, men snarere at det bliver lukket ind alt for mange steder. Hvis Troels-Lund har haft en drøm om bredt at styrke og udvikle kulturhistorien, brister den således ikke helt.

I Jubilæumsværket til Københavns Universitet omtales den kulturhistoriske tradition både i forbindelse med fagene historie og etnologi (Ilsøe & Hørby 1979; Stoklund 1979). Bengt Holbek omtaler derimod ikke Troels-Lund og folkemindevidenskabens rødder i den kulturhistoriske forskningstradition, men kun Svend Grundtvig og fagets rødder i Nordisk Filologi (Holbek 1979).

Kulturhistorien uden for universitetet

Dette at kulturhistorien hverken bliver et universitetsfag eller et emne knyttet til et personligt professorat i årene omkring 1900 betyder, at kulturhistorien udvikler sig på en anden måde end store fag som historie og filologi, og mindre fag som arkæologi, folkloristik og medicinhistorie, der alle får en basis på Københavns Universitet. Inden for disse fag opstår der fagtraditioner og forskningsmiljøer både i ind- og udland. Den videnskabelige kulturhistorie knyttes i stedet ofte til bestemte forfatterskaber eller nøglepersoner, og her mere som udtryk for specifikke forskningsinteresser end som forsøg på at skabe en fagtradition.

Særligt udvikler kulturhistorien sig som en form for historieskrivning eller kulturhistorisk virksomhed uden for universitetsmiljøerne (Ilsøe & Hørbye 1979; Stoklund 1979). Historikeren Vagn Wåhlin skelner her mellem en tidlig kulturhistorisk interesse i første halvdel af 1800-tallet og tre senere bølger, hvor kulturhistorien udvikler sig fra et elitefænomen til en folkesag (Wåhlin 1988a,8). Den første bølge tidsfæstes til perioden 1880-1920, den anden til årene under 2.

Verdenskrig, og den tredje og sidste til årene efter 1970. I den første periode udgives bl.a. *Aarbog for dansk Kulturhistorie* 1891-99, mens tidsskriftet *Skalk* kendetegner den sidste periode.

I forbindelse med den tidlige fase er det ofte Troels-Lund og hans forfatterskab, der fremdrages som noget særligt. For ham udgjorde kulturhistorien da også en mærkesag, som han ivrigt og polemisk kæmpede for at udvikle (Troels-Lund 1894). Andre har dog også i årtierne omkring 1900 bidraget væsentligt til den kulturhistoriske forskning, bl.a. Hugo Mathiessen, Bernhard Olsen og Johannes Steenstrup (Poulsen 1988; Gissel 1993; Stoklund 1979; 1988). Noget samlet forskningsfelt udvikles dog ikke i denne periode.[23] I forbindelse med en omtale af *Dagligt Liv i Norden i det 16. Aarhundrede* og en omtale af, at Troels-Lunds projekt ændrede sig undervejs, skriver Bjarne Stoklund: "Man kan imidlertid også udtrykke det på den måde, at det, Troels-Lund skrev, var et helt andet værk, som skulle få langt større betydning, fordi han dermed også grundlagde en forskningsgren" (Stoklund 1979,91). Stoklund skriver endvidere, at "skabelsen af en særlig dansk kulturhistorisk tradition" udgør den ene af tre tendenser, der får afgørende betydning for det fag, jeg i overensstemmelse med dagens sprogbrug kalder etnologi. Med navnet *materiel folkekultur med særligt henblik på Norden* blev faget oprettet ved Københavns Universitet i 1959. Man kan således sige, at en ny professionaliseringsproces kom i gang, meget forsinket, i slutningen af 1950erne, og at den lykkedes.

Troels-Lund – historieforskningens outsider

Set i historiens spejl er det – som allerede nævnt – i almindelighed Troels-Lund, der opfattes som den centrale nøgleperson i forbindelse med den tidlige kulturhistorie. Porskær Poulsen omtaler ham i 1988 både som "dansk kulturhistories fader" og "historieskrivningens fader" (Poulsen 1988,28).[24]

I sin fremstilling følger Porskær Poulsen indledningsvis en udbredt historiografisk tradition, når han indkredser Troels-Lund som forsker.[25] Til dette traditionelle billede hører fremhævelsen af hans stil og evner til kunstnerisk formidling, hans svigtende kildekritiske sans, hans kritik af den klassiske historieforskning og dens fokusering på statsdannelser, og ikke mindst fremhævelsen af bestemte værker, især skriftet *Om Kulturhistorie* (1894), samt hovedværket *Dagligt Liv i Norden i det 16. Aarhundrede*, der første gang udkom 1879-1901 i 14 bind.

I denne historiografiske tradition kædes de forskellige kendetegn i udstrakt grad sammen til et billede af Troels-Lund som en *outsider* i dansk historieviden-

---

[23] I indledningen til *Dagligt Liv i Norden* (6. udgave 1968) fremhæver Erik Kjersgaard den nære kontakt mellem Troels-Lund og Bernhard Olsen, som på et vist tidspunkt førte til at Troels Lund indtrådte i bestyrelsen for *Dansk Folkemuseum*. Kjersgaard tilføjer lidt ironisk, at besøgende på museet "– i dag Nationalmuseet "Nyere tid" og Frilandsmuseet ved Lyngby – stadig vil kunne nikke genkendende til interiøret, der synes hentet ud af *Dagligt Liv* og delvis også er det" (Kjersgaard 1968,30).
[24] Set i lyset af Bjarne Stoklunds oversigt over faget etnologi i Københavns Universitet 1479-1979, bind XI, tilføjer Poulsen dog i en note mere forsigtigt, at han her ser bort fra indsamlings- og museumsvirksomhed, og hermed nøglepersoner som Evald Tang Kristensen og Bernhard Olsen (Poulsen 1988,28, note 3).
[25] Hertil hører bl.a. biografiske fremstillinger af Knud Fabricius og Erik Kjersgaard (Fabricius 1921; Kjersgaard 1968).

skab, der tog nye aspekter og emner op, var initiativrig og spændende, men måske alligevel mere digter end forsker.

Dette svarer til, at billedet vokser frem i en periode, hvor essentialismen vokser sig stærk inden for historiefaget, og kildekritikken bliver sat på dagsordenen inden for alle historiske fag, både blandt faghistorikere, specialiserede historikere og blandt forskere, der beskæftiger sig med fortiden.

I forordet til *Dagligt Liv i Norden i det sekstende Århundrede* (6. udgave) 1968 beskriver historikeren Erik Kjersgaard lidt mere indgående det faglige historiske miljø og den stil, som kendetegner forskningen før Erslev og hans samtidige[26]:

> Netop i 1870erne begyndte man nemlig – navnlig under indtryk af tysk forskning – at skærpe kravene til videnskabelig nøjagtighed. Det var naturvidenskabens ubestridelige fremskridt, som overbeviste historikerne om, at forarbejderne ikke kunne blive dybtgående nok, at forskerens skepsis over for kildematerialet ikke kunne være skarp nok, at resultaterne burde fremlægges i en form, der tålte modsigelse uden at forringes derved. Hvor man hidtil havde udtrykt sig i lange udmalende skildringer af slyngede begivenhedsforløb oplivet af sammenplukkede detaljer og gerne sluttede med nogle morallignende betragtninger, blev de unge historikere korte og afmålte. Den videnskabelige afhandling, hvor man bryder et bjerg ned for at udvinde et gram guld, blev den foretrukne ytringsform (Kjersgaard 1968,19).

Med sit malende sprog ridser Kjersgaard profilerne op mellem to stilarter inden for historieskrivningen, der afspejler hver deres forskningstradition. Disse traditioner kan genkendes blandt mange fagområder i årene omkring 1900, også inden for dansk medicinhistorie, hvor Vilhelm Ingerslevs hovedværk udkommer i 1873, samme år som Troels-Lund debuterer med sin første historiske afhandling. Ligesom Troels-Lund skriver Ingerslev i overensstemmelse med den tradition inden for historieskrivningen, som via den kildekritiske tradition kommer i kraftig modvind i 1870erne, mens Kristian Carøe, der skriver i begyndelsen af 1900-tallet, har taget den nye stil til sig. I min sprogbrug indskriver Troels-Lund sig således i en historieskrivningsgenre, jeg beskriver som "Ingerslevs genre", mens de forskere, der "bryder et bjerg ned for at udvinde et gram guld", indskriver sig i "Carøes genre" (jvf. kap. 4.4).

Troels-Lund – kulturhistoriens foregangsmand
Ud over billedet af Troels-Lund som outsideren har nyere forskning, specielt inden for historiske og etnologiske kredse, bidraget til et billede af Troels-Lund som grundlæggeren af en livskraftig kulturhistorisk forskningstradition (Stoklund 1979; 1981; 1988; Gjøde-Nielsen 1989). Selv om Porskær Poulsen er med til at introducere dette billede med sine bemærkninger om Troels-Lunds faderposition, både som "dansk kulturhistories fader" og "historieskrivningens fader", udtrykker han sig med yderste forsigtighed. Han mener således kun, at

---

[26] 6. udgave 1968 er med ændringer af retskrivningen et optryk af 4. udgaven 1914-15. 1. udgave udkom 1879-1900.

Troels-Lund – ligesom Hugo Mathiesen – kan tillægges større gyldighed som videnskabelig inspirationskilde:

> På en måde er det også relevant at læse Troels-Lund og Hugo Mathiessen, for de forsøgte jo også at skrive spændende – og de forsøgte også at begribe mennesket i sin totalitet. Så selv om vi ikke kan bruge de værker, de to "gamle" skrev, så er inspirationen klar nok. På en måde kan man sige, at vi stadig forsøger at gribe Troels-Lunds "lysstribe", og dermed forstå menneskelige forhold til forskellige tider (Poulsen 1988,41).

Troels-Lunds "lysstribe" indgår i skriftet *Om kulturhistorie* (1894). Her polemiserer Troels-Lund mod en historieforskning, der udelukkende koncentrerer sig om staten og den politiske udvikling. Denne udvikling, mener Troels-Lund, kun er affødt af en langt mere grundlæggende udvikling, der beskrives som "kulturstrømmen":

> Thi jevnsides med og til Trods for Staternes evige Strid har der gaaet en virkelig Udvikling, de enkelte Individers, Slægtleddenes, Folkeaandernes. Dette er Lysstriben i Menneskets Historie, dens inderste Væsen (Troels-Lund 1894,19).[27]

Troels-Lund – essentialist og evolutionist

Det er kulturstrømmen, Troels-Lund – i modsætning til den klassiske historieforskning – opfatter som grundlæggende og virkelig. Kulturstrømmen er historiens inderste væsen. "Selvlysende", som han udtrykker det (Troels-Lund 1894,19). Med stærke billedmalende ord omtaler han den også som "en iltfyldt og ernæringsdygtig pulsåre" i modsætning til den politiske udvikling, der omtales som "en mørk og næringsfattig blodåre" (Troels-Lund 1894,32).

I sit syn på udviklingen er Troels-Lund i overensstemmelse med den klassiske historieforskning. Civilisationen går fremad. Som evolutionist knytter han imidlertid sine fremskridtstanker til kulturstrømmen. Det er her, ideer og opfindelser udvikles. Der kan ganske vist opstå en "Øjenforblindelse", således at det tager sig ud, som om de opstår i forbindelse med den politiske udvikling, men – føjer Troels-Lund kategorisk til: "Ikke saa i virkeligheden" (Troels-Lund 1894,20). Argumentationen om kulturstrømmen hviler således på en essentialistisk tænkning.

Troels-Lunds kulturteori er samtidig i fuld overensstemmelse med tidens internationale kulturforskning[28]. Særlig tydeligt udtrykkes Troels-Lunds evolutionistiske tænkning i den programmatiske oversigtsartikel i *Salmonsens*

---

[27] Tankegangen uddybes yderligere, idet Troels-Lund fortsætter således: "...der stammende fra Lysets Kilde, selv Lys og selvlysende higer frem uden Rast, trods Modstand og Vold, mod sit Ophav. Denne Kulturens Historie i videste Forstand – Menneskets voxende Kjendskab til og Opdyrkning af sig selv saavel som af den Jord, hvorpaa det er sat snor sig langs med den politiske Historie, ofte vanskelig at holde helt ude fra denne, thi det er jo de samme Individer, der deltage i begge. Det er kulturstrømmen der er den selvlysende" (Troels-Lund 1894,19).
[28] Jvf. omtalen på de foregående sider af Tylor, Mannhardt og Frazer i forbindelse med Edvard Gotfredsens og Birket-Smiths brug af ordet *primitiv*.

Leksikon 1901(1923), hvor den beskrives som en ny tænkning, der udgør et aksiom for hele kulturhistorien som videnskab (jvf. kap. 3.1):

"Naar K. – (kulturhistorien)[29] – som Videnskab dog er af temmelig ny Oprindelse, kommer dette af, at dens Grundforudsætning: At der overhovedet har fundet en Udvikling, en Fremgang, Sted, selv er ny. Indtil Midten af 18. Aarh. var det almindeligt at se Menneskehedens Historie fra modsat synspunkt, altsaa ikke som en Vækst, men som et Fald."
(Troels-Lund 1923,64, v. Knud Fabricius).

Troels-Lund opfatter således hverken fremskridtstanken som gammel eller almen. Et udviklingssyn, der tegner billedet af udvikling forstået som fremgang og vækst, er for ham en ny tænkning, der kan tidsfæstes til efter 1750. Inden denne periode beskriver udviklingssynet derimod et fald.

En kulturhistorisk linie i historieforskningen – en historisk linie i kulturforskningen

Også historikeren Gjøde-Nielsen omtaler Troels-Lund som en foregangsmand, idet han (Gjøde-Nielsen) spår, at interessen for den kulturhistoriske tradition vil vokse sig endnu stærkere i de kommende år (Gjøde-Nielsen 1989,119). At denne spådom synes at holde stik, bekræftes også af min undersøgelse, ikke mindst af den historisk orienterede opbrudsforskning, hvor den kulturhistoriske forskningsinteresse ofte fremhæves (Bjørn 1989; Rosenbeck 1992; Wåhlin 1988a; 188b; jvf. kap. 2.2.1).

Denne linie kan både beskrives som en kulturhistorisk linie i historieforskningen, og som en historisk linie i kulturforskningen.

Den historiske forskningsinteresse i kulturelt relevante temaer er således ikke blevet svækket, selv om kulturhistorien ikke fra starten blev et autonomt universitetsfag. Skal vi følge Gjøde-Nielsen og især Stoklund, er der tværtimod noget, der tyder på, at den kulturhistoriske forskningstradition har vokset sig stadig stærkere, ikke alene inden for historiefaget som en kulturhistorisk linie, men også inden for kulturvidenskaberne som en historisk linie. Inden for kulturfagene har udviklingen i udstrakt grad været knyttet til faget etnologi, hvor den når en første kulmination med oprettelsen af faget *materiel folkekultur med særligt henblik på Norden* (1959) og ansættelsen af Axel Steensberg som professor. Efter Steensbergs afgang ansættes Bjarne Stoklund, der er uddannet inden for historiefaget, og samme år skifter faget navn til *Europæisk etnologi* (1971).

Inden for den nyeste danske etnologi har den historiske trend i udstrakt grad været diskuteret af Palle O. Christiansen.[30]

Også inden for folkloristikken har den klassiske kulturhistorie sat sig spor ikke mindst i Gustav Henningsens forfatterskab, frem for alt i disputatsen om en spansk inkvisitator (Henningsen 1980a). Selv omtaler Gustav Henningsen

---

[29] Min tilføjelse.
[30] Kulturhistorisk interesserede historikere henviser således i udstrakt grad til Christiansen, ikke mindst hans mange artikler udkommet i *Fortid og Nutid*, samt *Den jyske historiker*.

den historiske linie i kulturforskningen som "historisk antropologi" (Henningsen 1980b) og "historisk folkloristik" (Henningsen 1994,177-78).[31] Som en af de mere centrale begivenheder henviser Henningsen til et nordisk forskerkursus på Schæffergården i København 1980. Henningsen omtaler samtidig publikationer affødt af kurset, udgivet af ham selv, Bjarne Stoklund, Ronald Grambo og Anna-Maria Åström, der viser, hvordan den historiske linie i kulturforskningen tillægges afgørende betydning i 1980ernes kulturforskning (Grambo 1980; Henningsen 1980; Stoklund 1981; Åström 1980). Ifølge historikeren Claus Bjørn blev kurset også opfattet som en begivenhed for historikere, hvor en kulturhistorisk linie introduceredes i historieforskningen. (Bjørn 1989,218, se også kap. 2.2).

En ikke-essentialistisk linie i kulturhistorien?
Udgør den aktuelle kulturhistoriske forskningsinteresse inden for historie, etnologi og folkloristik, som har rødder til den historiske og essentialistiske linie hos Troels-Lund, en af årsagerne til, at man har overset en linie i hans forfatterskab, der afspejler en ikke-essentialistisk tænkning?

Særlig tydeligt fremhæves denne linie af filosoffen Uffe Juul Jensen i hans analyse af sundhedsbegrebet (Jensen 1994). Det er i den forbindelse tankevækkende, at Troels-Lunds nuancerede overvejelser om sundhed – der egentlig udgør en optakt til en gennemgang af det 16.århundrede – fremtræder i en form, som gør dem yderst væsentlige, også i forbindelse med en filosofisk og forskningshistorisk oversigt over sundhedsbegrebet i 1994. Juul Jensen udskiller her den del af Troels-Lunds syn på sundhed, som han opfatter som et etnocentrisk udtryk, og dermed som et forældet udtryk for samtidens lægeoptimisme. Juul Jensen indkredser denne indstilling temmelig indgående, idet han i artiklens sidste afsnit sammenfatter den således: "Troels-Lund troede optimistisk, at lægekunsten og den kundskab, som den dannede elite skaffede til veje, ville bane vejen for den bedst mulige balance mellem det lidelsesfulde og det velbehagelige." (Jensen 1994,41). Som kontrast til dette syn, der opfattes som tidsbundet, fremhæver Juul Jensen afslutningsvis:

> Hvis vi frigør Troels-Lunds dialektiske sundhedsbegreb fra det livssyn og kundskabssyn, der prægede hans egen tid, vil det imidlertid stadig væk kunne være en anvisning på, hvorledes sundhed må tænkes i sammenhæng med livet, et liv der altid er det enkelte menneskes liv, men hvor opretholdelsen af dette liv kun er mulig gennem et fælles liv med andre (Jensen 1994, 41).

Som ikke-essentialistisk forsker er jeg ligesom Juul Jensen mindre optaget af Troels-Lund som essentialistisk og historisk kulturhistoriker. Ifølge de klassiske historikere kan jeg ikke fæste lid til hans undersøgelser af det 16. århundrede. Når det drejer sig om historiske oplysninger, tør jeg derfor kun bruge hans

---

[31] Det er i relation til *den historiske folkloristik*, som den omtales af Gustav Henningsen, at jeg taler om *den tolkende folkloristik* som den anden store trend i nutidig dansk folkloristik (se nedenfor, samt kap. 3 og 4).

omfattende værker som supplement til andre historiske værker (jvf. kap. 1.4; kap. 5.1).

Når jeg alligevel mener, at Troels-Lund kan bruges som andet og mere end en inspirationskilde, skyldes det hans ikke-essentialistiske tænkning. Denne tænkning viser sig som en tolkende forskningsinteresse, der spejler en forståelse for, hvor vigtigt det er, at videnskab ikke alene bruges som redskab til at forenkle omverdenen, men også som en tilgang i studiet af det komplekse og uafgrænsede.

Denne tænkning kommer til udtryk flere steder i Troels-Lunds forfatterskab, bl.a. i indledninger, afslutninger og sidebemærkninger i *Dagligt Liv i Norden i det sekstende århundrede,* og ikke mindst i hans ikke-essentialistiske hovedværk *Sundhedsbegreber i Norden i det 16. Aarhundrede.*[32] Tankevækkende er her hans afsluttende bemærkninger om, at sundhed og sygdom hører sammen, og at sygdom er med til at definere sundheden:

> Sundhed og Sygdom kan ikke skilles. Sygdom er Sundhedens Yderlinije, dens Grænse, dens Form, Beviset, Betingelsen for at vi er til (Troels-Lund 1911,211).

Som enhver anden ikke-essentialistisk forsker bliver Troels-Lund ikke bekymret over denne kompleksitet, selv om han kan sætte sig ind i essentialistens uro og sætter den i tale som en dialog: "Men saa er jo alt, hvad vi hidtil har talt om Sundhedsbegreber, Lægekunst og Fremskridt kun tom Tale og Usandhed! – Ingenlunde. Her som saa ofte viser det sig blot, at der angaaende alle væsentlige Menneskeforhold gives to modsatte Forklaringer, en til at leve paa og en til at dø paa" (Troels-Lund 1911,211-212). Troels-Lund uddyber herefter sin indkredsning af kompleksiteten mellem sygdom og sundhed. Selv om vi føler, at der er forskel på sundhed og sygdom, at det ene bør tilstræbes og det andet undgås, og at det ene er et gode, mens det andet er et onde, fremhæver han, at de dybest set udgør hinandens forudsætning og at den virkelige indsigt må søges her:

> Men allerbagerst i os, ved Randen af vort Væsens Grænse, i Søm-Spiren paa vort Selv, ligger der en hel forskellig Forklaring. Som i et pinligt, lynklart Nu brændes her de to Modsætninger Sundhed og Sygdom, Liv og Død sammen, til blot to sider af det samme (Troels-Lund 1911, 212).

Noget navn for "det samme" har Troels-Lund ikke. Selv har jeg under arbejdet med dette projekt altid brugt ordene "mellem sygdom og sundhed". Men med sit rige billedsprog får Troels-Lund os til at se dette unævnelige "mellem sygdom og sundhed" som en spire omgivet af kimblade og fyldt med vækstkraft: "Og idet vor hele hidtidige Forstaaelse brister, folder de to sig som Kimblade om et ubekendt, højere, ufatteligt" (Troels-Lund 1911,212).

---

[32] Fokuseringen på dette værk er for både Juul Jensens og mit eget vedkommende i udstrakt grad inspireret af etnologen Bjarne Kildegaard, der i mange sammenhænge mundtligt har diskuteret Troels-Lunds indledning.

Med overvejelser som disse sætter Troels-Lund vores evne til at begribe det ubegribelige på en prøve. Jeg kommer derfor til at vende tilbage hans argumentation flere gange i de følgende kapitler.

Troels-Lund – en af folkloristikkens forfædre

Historisk set er det tankevækkende, at der inden for dansk folkloristik omkring 1980 – netop i de samme år, som den historiske forskningsinteresse vokser sig stærkere inden for kulturfagene direkte inspireret af Troels-Lund – foregår en udvikling, der følger i Troels-Lunds mere oversete spor. Her nævnes han til gengæld aldrig i 1980erne. Jeg tænker her på den tolkende, betydningsanalytiske linie, som Bengt Holbek – og jeg selv – er med til at introducere i folkloristikken (Holbek 1987; Rørbye 1982; 1987a; 1987b).[33]

Også i denne forbindelse er en af de mere centrale begivenheder et nordisk symposium, der afholdes i 1982 i Stockholm (Klintberg 1987). Med temaet *Folklorens betydelse* trækkes her den linie op i folkloristikken, som inden for den internationale fagtradition ofte omtales med ordene *The Quest for Meaning*.[34]

Jeg mener således, at der i 1980erne udvikler sig to retninger blandt kulturforskere, der beskæftiger sig med danske forhold i tiden før 1900. Hvor den historiske retning i kulturforskningen, med eksplicit inspiration fra Troels-Lund, kommer til at stå stærkest inden for etnologien, får den tolkende linie, der implicit knytter an til den oversete ikke-essentialistiske linie i hans forfatterskab, en stærkere position inden for folkloristikken. Også inden for folkloristikken skilles vandene. Hvor den historiske linie er tydelig i bl.a. Gustav Henningsens forfatterskab, er det tolkningen, der står i fokus i min egen og Bengt Holbeks forskning.

Som ikke-essentialistisk kulturforsker opfatter jeg således Troels-Lund som en af de tidlige nøglepersoner i dansk kulturforskning. Set ud fra en folkloristisk synsvinkel introducerer han ikke alene en historisk essentialistisk linie, men også en tolkende, mere kompleksitetstænkende linie.

Sammenfatning

Med fremvæksten af den essentialistiske tænkning inden for historievidenskaben udvikles i Danmark i årene omkring 1900 en forskningsinteresse for det anskuelige og sande billede, der viser det, der skete, som det *i virkeligheden* er. I overensstemmelse hermed er det målet for den historiske kildeanalyse at nå ind til tekstens oprindelige og autentiske gyldighed. Denne målsætning bliver også fremherskende inden for den klassiske medicinhistorie og kulturhistorie. I Troels-Lunds forfatterskab er der imidlertid også spor af en ikke-essentialistisk tænkning, som peger frem mod opbrudsforskningen inden for de historiske og kulturvidenskabelige forskningsfelter (jvf. kap. 2.2.1 og kap. 3).

---

[33] En mere fyldig introduktion til den tolkende folkloristik gives i kap. 3 og kap. 4.
[34] I artiklen *Telling Reality* i bogen af samme navn, har jeg givet en mere fyldig introduktion til udviklingen i de nordiske forskningsmiljøer i årene omkring 1980 (Rørbye 1993c).

2.2. OPBRUD I DE KLASSISKE HISTORISKE FORSKNINGSFELTER

2.2.0. INDLEDNING

Afgrænsning

I præsentationen af opbrud i de klassiske forskningsfelter, vælger jeg, ligesom i foregående kapitel, at tage udgangspunkt i dansk historieforskning. Ad denne vej sporer jeg mig ind på aktuelle tendenser i nyere humanistisk forskning, som – uden at kunne henregnes til det kulturvidenskabelige forskningsfelt – er fagligt relevant i forbindelse med min analyse.[35] Denne forskning omtales under ét som "den historiske opbrudsforskning".

I Danmark er en væsentlig del af denne forskning knyttet til faghistoriske kredse. Ofte befinder forskerne sig i grænselandet mellem de klassiske videnskaber historie, medicinhistorie og kulturhistorie. Via den videnskabelige praksis knyttes dele af den nyere tværvidenskabelige forskning hermed i længere perioder til bestemte forskningsmiljøer og nøglepersoner. Dette gælder f.eks. den professionshistoriske forskning vedrørende læger, der i Danmark vokser frem frem i anden halvdel af 1980erne som en historisk forskning (se nedenfor). Internationalt set er den professionshistoriske forskning imidlertid allerede i fremvækst i første halvdel af 1900-tallet knyttet til såvel humanistiske, samfundvidenskabelige som sundhedsvidenskabelige forskningsmiljøer (Bonderup 1992).

Opbrudsforskning uden fagetiketter

Inden for de seneste årtier har der været mange opbrud i de klassiske forskningstraditioner, der vedrører videnskabelige studier af fortiden. Indadtil bidrager denne forskning til debat af de klassiske fagområder, og debatten vedrører både forskningsfelternes centrum og deres periferi. Til den faginterne debat hører imidlertid også spørgsmål, som har mere overgribende og almen videnskabelig interesse. Hermed kommer også grundvidenskabelige problemer i søgelyset. Til 1980ernes og 1990ernes danske opbrudsforskning, der i bredeste forstand er med til at kaste lys over problemstillinger af relevans for den foreliggende undersøgelse tematisk, metodisk eller teoretisk, hører således også overvejelser, der vedrører kilder og kildekritik, forskerens position, metode/teoriudvikling, samt drøftelser af "det videnskabelige".

En norsk grundbog fra 1992, som også anbefales danske historiestuderende bærer den tankevækkende titel *Fortida er ikke hva den en gang var – en innføring i historiefaget*. Her giver forfatteren Knut Kjelstadli, som har været en flittig forfatter i mange kulturvidenskabelige publikationer,[36] i forordet følgende beskrivelse af sig selv som historiker i et fagmiljø præget af opbrud:

---

[35] Om den kulturvidenskabelige forskning se kap. 3.
[36] Bl.a. som medforfatter til bogen *Muntlige kilder. Om bruk af intervjuer i etnologi, folkeminnevitskap og historie* (Hodne, Kjelstadli & Rosander 1981 og i artiklen "*Alt har sin tid tid. Om historiske forklaringer*", som var et bidrag til forskerkurset *Tiden och historien i 1990-talets kulturforskning* (ed. Gustavsson 1994).

Fagligt har jeg vandret fra politisk historie mer over i social- og kulturhistorie. Jeg er mest fortrolig med kvalitative arbeidsmåter. Synet på metode kan summeres opp i det som var arbeidstittelen: "Kjøteren lever!" Historie er vitalt som bastardfag. Det er en kryssning mellom humaniora og samfunnsfag, en virksomhet som er livsdyktik nettopp når den går over grenser og fritt kombinerer mange tilsettninger og arbeidsmåter. Min teoretiske holdning er en krysning av en pragmatisk marxisme fra 1970-åra og en kritisk elektisisme fra 1980-åra. Boka gir bara én versjon. Andre kan tenkes. Virker boka som en portåpner og ikke som en dørvokter, er det godt (Kjeldstadli 1992,6).

Denne tendens i opbrudsforskningen til en vekselvirkning mellem faginterne og fageksterne drøftelser, der spejler både fagspecifikke og grundvidenskabelige spørgsmål, udgør en forudsætning for, at mange opbrud spreder sig til andre forskningsmiljøer og forskere, ligesom de forbindes med nye temaer og problemstillinger.

Derfor er det kendetegnende for de mange nye retninger inden for den historisk orienterede opbrudsforskning, at de ikke er bundet til bestemte fag. Kvindeforskning udføres eksempelvis inden for de fleste forskningsgrene, og det er ikke muligt på forhånd at afgøre om f.eks. en kvindeforskning, der tematisk eller metodisk er relevant for min undersøgelse, hører hjemme på det sundhedsvidenskabelige, det samfundsfaglige eller det humanistiske fakultet – eller i videnskabelige miljøer uden for universiteterne. Det samme kunne siges om professionshistorisk forskning, diskursanalyser, etc. Opbruddets forskningstraditioner bærer ingen fagetiketter.

Efter beskrivelsen af de klassiske forskningsområder, der i høj grad udspiller sig som fagspecifikke forløb, beskæftiger jeg mig i dette kapitel især med bevægelser og opbrud, der har fundet sted *mellem* disse felter. Idet jeg fortsat lægger vægt på forskning, der tematisk, metodisk og teoretisk støder op til forskningsfeltet i den foreliggende undersøgelse, rettes fokus mod de grænseområder, hvor en kulturvidenskabelig tilgang mødes med og udspringer af de historiske, medicinhistoriske og kulturhistoriske forskningsfelter.

Oversigten afsluttes med en status over opbrudforskningen og dens relevans i forbindelse med den foreliggende undersøgelse (kap. 2.2.2).

Fejder og opbrud i historieforskningen

Inden for et stort og veletableret fag som historie har stærke faglige traditioner, ikke mindst i forbindelse med den klassiske kildekritik i en stor del af 1900-tallet, skabt en fælles faglig front blandt fagfæller såvel indadtil som udadtil. Måske er dette årsagen til, at opbruddene her er blevet særlig mærkbare, og at ikke alle er gået lige stille af. I et af de førende historiske tidsskrifter *Fortid og Nutid* tales der ligefrem om en historikerfejde, der sætter sit præg på debatsiderne både i 1993 og 1994. Udgangspunktet er her en artikel der netop hedder *historikerfejde* skrevet af John Christensen og Henrik Stevnsborg (Christensen & Stevnsborg 1993).[37]

---

[37] Artiklen udspringer af en avisdebat i efteråret 1992.

I historikernes fejde sættes videnskabeligt ansvar og etik, sandhed, subjektivitet, virkelighed og mange andre grundforskningstemaer på dagsordenen i forsøget på at indkredse, hvad historieforskningen kan og skal. Også begrebet *postmoderne* bringes på bane i diskusionen, der ikke alene kaster lys over forskernes divergerende opfattelser af historiefagets centrum og periferi, men også mere alment går ind på en hed debat om, hvad videnskabelighed vil sige.

Et vendepunkt i historieforskningen
For forskere, der befinder sig midt i et levende forskningsmiljø, knyttes oplevelsen af et opbrud ofte til særlige nøglepersoner eller bestemte begivenheder. En af de begivenheder, der omtales som et vendepunkt af forskere fra flere fagkredse er det allerede omtalte møde på Schäffergården i 1980 (jvf. kap. 2.2).

Mere end ti år efter forskerkursets afholdelse kæder folkloristen Gustav Henningsen introduktionen af den historiske folkloristik og den historiske antropologi sammen med dette arrangement (Henningsen 1994, jvf. Henningsen 1980b). Også for historikeren Claus Bjørn står begivenheden prentet i hukommelsen. Her spejler arrangementet det kulturhistoriske gennembrud i historieforskningen. I 1989 fremhæver Bjørn I *Fortid og Nutid* i sin skitse over *Dansk historieforskning ved udgangen af 80erne* – med henvisning til kollegaen Uffe Østergaard, der i *Den jyske historiker* har bevidnet det samme – hvordan seminaret gav "ikke få impulser" til en opblødning af fastlåste fronter i det faglige historiske forskningsmiljø omkring 1980 (Bjørn 1989,218).

Selv om bestemte begivenheder ikke sjældent tillægges en særlig betydning for introduktionen af nye tanker og væsentlige opbrud af de forskere, der selv bliver en del af udviklingen, viser sporene sig ofte først senere og tydeligere i andre sammenhænge. I dagens Danmark kendetegnes opbruddene sjældent af så dramatiske omstændigheder som fejder og så markante begivenheder som symposier, der omtales mange år senere. Opbrud sætter ofte deres mere varige faglige spor via forskningsprojekter og (midlertidige) centerdannelser, hvor der arbejdes på tværs af de traditionelle fag, og hvor serier og afhandlinger relativt hurtigt ser dagens lys. Kendetegnende for den nyeste udvikling er også de mange småpublikationer og nyhedsbreve, som teknisk set er lette at udgive i vore dage. Inden for disse fagligt set brogede rammer indgår den (kultur)historiske sundhedsforskning ofte sporadisk side om side med helt andre temaer.[38]

Den kulturhistoriske opbrudsforskning i historieforskningen
Selv om historikere som Bjørn og Østergaard er tilbøjelige til at tidsfæste det kulturhistoriske gennembrud i historieforskningen til årene omkring 1980, får den kulturhistoriske linie først større gennemslagskraft i anden halvdel af 1980erne. Særlig tydeligt tegner opbruddet sig i fagtidsskrifter som *Fortid og Nutid*, *Den jyske Historiker*, *Historisk Tidsskrift*, samt *Kritiske historikere*, der temmelig målrettet forsøger at udvide det historiske forskningsfelt og skabe en dialog mellem forskellige faglige positioner (jvf. Bjørn 1989,218). Bjørn slutter

---

[38] Som et eksempel kan nævnes Signe Mellemgaards undersøgelser af Johan Clemens Tode og hans sundhedsoplysning inden for rammerne af projektet *Menneske og Natur* (Mellemgaard 1994; Mellemgaard 1995; Baggesen, Larsen & Kristensen 1994).

sin oversigt over *Dansk historieforskning ved udgangen af 80erne* med følgende spådom: "Et skøn over de mest aktuelle tendenser indebærer antagelig en fortsat tilnærmelse til nabodiscipliner som antropologi, etnologi, folkemindevidenskab og litteraturvidenskab hen mod et bredere kulturhistorisk koncept.[39] Hertil føjer historikeren Henrik Gjøde-Nielsen at "Litteratur, der er udkommet så sent som i slutningen af 1988 og starten af 1989, indicerer en stigende interesse for den kulturhistoriske tradition, og for Troels-Lund" (Gjøde-Nielsen 1989,119). Omkring 1990 opfattes den kulturhistoriske linie i historieforskningen således stadig som en del af den historiske opbrudsforskning, der er med til at sætte fagets periferi til debat.

Til historikernes virksomhed, der afspejler en kulturhistorisk forskningsinteresse inden for de seneste årtier, hører studier af socialhistorie, mentalitetshistorie, hverdagslivshistorie, lokalhistorie, "oral history" og ikke mindst historiske studier af bestemte grupper, f.eks. kvinder, børn, arbejdere, indvandrere etc. Kendetegnende for denne forskning er, at den har rødder både i den klassiske historieforskning og den klassiske kulturforskning. Det gamle stridspunkt mellem Erslev og Troels-Lund, hvor Erslev fremhævede historikernes særlige fortjenester i forbindelse med studier af statshistorie, synes løst. Den historiske opbrudsforskning har forlængst vist, at historisk kvalitetsforskning ikke nødvendigvis behøver at tage udgangsudgangspunkt i staters historie, men også kan knytte an til mere hverdagsmæssige temaer.

Den mere overordnede målsætning derimod har ikke ændret sig væsentligt i de sidste 100 år. Før som nu er det historiciteten, som står i fokus i faghistorikernes forskning. Selv om enkelte historikere, som John Christensen og Henrik Stevnsborg med deres introduktion af den internationale debat om problemerne med at adskille videnskab og kunst, trækker nogle af deres fagfæller ind i en fejde, rokker dette ikke ved billedet af, at spørgsmål som disse opleves som temmelig perifere inden for det historiske forskningsfelt.

Den historiske opbrudsforskning inden for de seneste årtier hviler således i udstrakt grad på essentialististiske grundantagelser. Forskningen omtales i dette værk derfor kun i det omfang, den har direkte tematisk relevans i forbindelse med den foreliggende undersøgelse. Dette gælder bl.a. den professionshistoriske forskning om læger og lægevæsen (se nedenfor). Herudover omtales enkelte historikere, der teoretisk set er relevante, fordi de på et forskningsmæssigt grundlag tager udgangspunkt i filosofiske retninger, som kan henføres til et ikke-essentialistisk videnskabssyn.

Udvikling af flerstrengede forskningstraditioner
Alment konkluderer Claus Bjørn, at bevægelsen inden for historieforskningen i løbet af få årtier er gået fra en få-strenget historieforskning til en historieforskning præget af mangfoldighed:

---

[39] Bjørns artikel slutter herefter med følgende dobbeltbundede ord: "Clio har altid været en eftertragtet dame, og hun tænder hurtigt, når der opstår sød musik. PT. har hun flere forhold gående, og hun er ikke meget hverken for svangerskabsforebyggelse eller provokeret abort" (Bjørn 1989,218).

Faget historie – historieforskningen – i Danmark har i dette tidsrum gennemløbet en markant udvikling. Som det centrale heri kan man pege på en forandring fra en få-strengethed til en betydelig mangfoldighed. "Historie" er som faglig disciplin langt mere omfattende og sammensat ved udgangen af 80'erne end ved udgangen af 60'erne (Bjørn 1989,216).

Bjørn fastslår herefter, at den nuværende historieforskning kendetegnes ved en *flerstrengethed*.

Det er min opfattelse, at denne konklusion ikke alene gælder historiefaget, men også er relevant i forbindelse med andre videnskaber, ikke mindst kulturforskningen, herunder folkloristikken. Den udvikling, der er foregået inden for de sidste årtier, udgør efter denne opfattelse ikke en trend, hvor store veletablerede fag og forskningstraditioner er i gang med at opsluge mindre fag som folkloristikken, sådan som nogle forskere i små fag sommetider kan opleve det. Den tendens, jeg i overensstemmelse med Claus Bjørn peger på, går i den retning, at fagene – både de store og de små – i stigende grad udvikler sig gennem en vekselvirkning, som i bedste fald både styrker fagenes centrum, samtidig med at de muliggør samarbejde i fagenes periferi hen over de klassiske faggrænser.

Udgør flerstrengethed en trussel mod en faglig autonomi?
Med tabet af essentialismen som enerådende videnskabelig tænkning, og ikke mindst den manglende tiltro til essentialismens grundantagelse om en stadig mere udviklet videnskabelig tradition, har fag, der for få generationer siden kæmpede hårdt for deres autonomi, ikke længere nok i sig selv.

Dette betyder imidlertid ikke, at jeg opfatter opdeling i fag som uhensigtsmæssig eller forældet i 1990crne. Tværtimod er opdelingerne vigtigere end nogensinde, fordi de er med til at sikre, at fagets kerneområder stadig kommer i fokus.

Det er også min overbevisning, at metodeudvikling og analyser altid må udformes eller introduceres af forskere, der er fortrolige med en fagtradition for at blive relevante inden for denne tradition. En af de vigtigste forudsætninger for en konstruktiv udveksling og dynamik mellem forskellige fag er således et levende fagligt miljø, både indadtil og udadtil. De videnskabelige inspirationskilder findes stadig inden for fagets egne rammer hos fagets fædre og mødre. Men ikke nødvendigvis alene her. Også forskning knyttet til andre fagtraditioner kan bidrage til en frugtbar faglig udvikling.

Nyheds-mathed
I Claus Bjørns status over den udvikling, han har været med til at iagttage siden sin egen studiestart i 1960erne, kan der spores en mathed over de evige nyheder, der er blevet en del af hans og andre historikeres hverdag, hvor nye emner, nye metoder, nye positioner, nye fagfæller hele tiden glider ind og ud og over hinanden. Endnu tydeligere kommer denne udmattelse til udtryk hos historikerfejdens skribenter.

Ligesom Bjørn og historikerfejdens deltagere kan også forskere inden for kulturvidenskabelige fagkredse trættes eller irriteres over de evige udfordringer der opstår, når nye nøglepersoner og retninger dukker op (jvf. kap. 3). Noget ser mere væsentligt ud end andet. Noget fanger én teoretisk eller metodisk, andet slår an som nye begrebsdannelser eller synliggør temaer eller problemstillinger, som ikke hidtil er blevet påagtet. Bag trætheden over at skulle sætte sig ind i kollegernes mange forskellige tænkninger, som måske – og måske ikke – er konstruktive for én selv og den forskning, man beskæftiger sig med, ligger en latent desperation knyttet til angsten for, at et fag skal miste sin videnskabelighed eller faglige profil, ja endog sin autonomi.

Med Kuhn og andre ikke-essentialistiske forskere mener jeg ikke, at faglige opbrud og oplevelsen af faglig konturløshed i sig selv kan beskrives som et onde eller et gode. Opbrud opfatter jeg tværtimod som former for bevægelighed, der videnskabeligt set er uundgåelige i ethvert levende forskningsmiljø, også det folkloristiske. Ved at afskærme sig mod andre, koncentrere sig om faglige kernefelter, rette kritikken mod forskere uden for fagets snævre kreds, eller gøre den postmoderne tænkning til syndebuk, risikerer folkloristikken ligesom enhver anden videnskab at afskære sig fra den – nødvendige – videnskabelige dynamik, som udspilles mellem fagets centrum og dets periferi. En vis vekselvirkning mellem studier rettet mod fagområdets klassiske kernefelter og dets grænsefelter bidrager således efter min opfattelse til et levende forskningsmiljø, og ideelt set medvirker denne vekselvirkning mellem det fagligt traditionelle og det fagligt grænseoverskridende til en form for dynamik inden for ethvert autonomt fag.

I overensstemmelse med denne opfattelse er hensigten med min korte oversigt over historiske forskningsfelter i opbrud at tydeliggøre og indkredse min position som folklorist og forsker. Jeg bevæger mig derfor ud i og hen over folkloristikkens periferi til tilstødende grænseområder, hvor forskere med en anden faglig baggrund har beskæftiget sig med problemstillinger, der tematisk og teoretisk ligger op til mit eget forskningsfelt. Blandt de nøglepersoner som møder én igen og igen i dette grænseland er Michel Foucault.

2.2.1. OPBRUDDETS FORSKNINGSFELTER

Foucault: historicitet og magt
Få har, om nogen, som Michel Foucault i nyere tid været i stand til at vække så meget diskussion inden for så mange forskellige forskningsområder. I sin forskning har Foucault berørt temaer inden for de fleste fag, ligesom han ofte nævnes i forbindelse med metoder og forskningsfelter, der fremtræder som nye, grænseoverskridende eller eksperimenterende. Uden større problemer kan jeg således inddrage Foucault i forbindelse med omtaler af diskursanalyser, professionshistorie, mentalitetshistorie, etc. Når jeg alligevel ikke henregner Foucault til en af de teoretiske nøglepersoner i min forskning, skyldes det, at hans forskning har et *historisk* formål.

Som i den klassiske historiske kildekritik står historiciteten også i fokus i Foucaults forskning. I modsætning til de klassiske historikere forsøger Foucault dog ikke at nå ind til noget oprindeligt via en fordybet kildekritik. Tværtimod inddrager han uhyre mængder af vidt forskellige stofgrupper i sine *genealogier*. Når han ønsker at afsløre historiciteten, er det for at indkredse magt. Ifølge Dag

Heede er denne interesse for at afsløre og indkredse magt særlig udtalt i 1970erne, altså midt i forfatterskabet.

Det er i denne forbindelse tankevækkende, at historikeren Gerda Bonderup i 1992 i forbindelse med en omtale af Foucault, hvor hun skelner mellem den arkæologiske metode[40] og den genealogiske metode, når til den konklusion, at "begge metoder er dog udsprunget af ønsket om at finde oprindelsen for eller rødderne til nutidsfænomener" (Bonderup 1992,41, note 38). Samme år udkommer Dag Heedes *Det tomme menneske – introduktion til Michel Foucault*. Her når Heede tilsyneladende til den diametralt modsatte konklusion, at Foucault *ikke* er essentialist. I sin indledning fremhæver han følgende som kendetegnende for Foucaults intentioner: "Især må forestillingen om "oprindelighed" udfordres, for tingenes historiske begyndelse rummer ikke deres oprindelige ukrænkelige kerneidentitet, deres reneste og mest naturlige potentialer [...]" (Heede 1992). For yderligere at underbygge sin argumentation citerer Heede Foucault selv, der i 1971 skriver:

> ... hvis genealogen afviser at udbygge sin tro på metafysik, hvis han lytter til historien, vil han opdage, at der er noget helt anderledes bagom tingene. Ikke en tidløs og essentiel hemmelighed, men den hemmelighed, at de ikke besidder nogen essens, eller at deres essens er skabt ved en tilfældig sammenblanding af indbyrdes fremmedartede former (Foucault 1971 (1984); Heedes oversættelse 1992,12).

Ud fra mit kendskab til Foucault mener jeg, at Gerda Bonderup og Dag Heede begge fremhæver noget centralt i hans forfatterskab. Foucaults skiftende positioner i 1950erne, 60erne, 70erne og 80erne gør det nemlig svært at udtale sig med den store sikkerhed om hans intentioner "i almindelighed". Medvirkende hertil er også dette, at han senere i forfatterskabet tolker og omtolker sine tidligere værker i lyset af nye tanker og fokuseringer.

Dette kan illustreres i forbindelse med *Klinikkens fødsel*, som af tematiske årsager er dét Foucault-arbejde, jeg har beskæftiget mig mest med i forbindelse med den foreliggende undersøgelse. *Klinikkens fødsel* udkommer allerede 1963 og er dermed et af Foucaults tidlige værker (Foucault 1973, (1963)). I undersøgelsen viser han, hvordan humanisering, institutionalisering og kontrol går hånd i hånd inden for medicinen i 1700-tallet. Foucault er præget af en kritisk tænkning, der sætter modsætningsforhold i relief. Alligevel leder man forgæves i værket efter flere af de nøglebegreber, som senere sammenkædes med hans studium af sundhedsområdet – og som i de følgende tiår anvendes af både ham selv og andre forskere som "Foucault-begreber".

Bonderups sammenfatning af Foucaults analyse kan illustrere denne problematik:

> Selv om Foucault kun ville se på og beskrive, hvordan lægevidenskaben blev til humanvidenskabernes Moder, blev det magtstrukturerne – som han havde været i konflikt med i sit engagerede liv, som han fulgte til deres

---

[40] "Den arkæologiske metode" henviser til Foucaults vidensarkæologi (Foucault 1969).

historiske begyndelse – som styrede hans blik. Han etablerede derfor en lægestand, der kontrollerede befolkningen, medikaliserede den, og som selv blev kontrolleret af staten/samtiden (Bonderup 1992,39).[41]

I citatet anvender Bonderup både begreberne "magt" og "medikalisering" – begge begreber der i vore dage ofte kædes sammen med Foucaults forfatterskab. Ikke desto mindre optræder ingen af dem som begreber i *Klinikkens fødsel*. Bonderup skriver i en note: "I denne bog bruger han endnu ikke termen medikalisere, den hører hans seneste værker til, men meningen er allerede klar" (Bonderup 1992,39, note 35). Tilsvarende kan Heede oplyse, at begrebet magt heller ikke anvendes i denne bog, men at Foucault i 1970erne – hvor dette begreb har udviklet sig til et af hans nøglebegreber – i en efterrationalisering udtaler at undersøgelsen vist egentlig handlede om magt (Heede 1992,37).

Begrebet "medikalisering" er således ikke oprindeligt et Foucault-begreb, men et Foucault-inspireret begreb, som Foucault selv tager til sig og giver en særlig valør, fordi det i årene omkring 1970 sammenvæves med begrebet magt. Nogen oprindelig eller autoriseret Foucault-definition findes derfor ikke. Når jeg selv anvender begrebet, er det ikke med direkte henvisning til Foucault, men inspireret af Foucault og andre professionshistorikeres forskning vedrørende lægestanden.[42] Jeg foretrækker således at bruge ordet i en mere almen betydning end i citatet ovenfor, hvor Bonderup siger, at medikalisering i Foucaults forstand er en form for kontrol, nemlig lægestandens kontrol af befolkningen.

Med henblik på at indkredse nogle tendenser i forbindelse med den offentlige udvikling på sundhedsområdet i Danmark anvender jeg begrebet "medikalisering" i følgende betydning (jvf. kap. 7): *Når en offentlig forvaltning knyttes til sygdombehandleres kompetence, indflydelse og magt.*

Forskning af normalitet – medikalisering af afvigelser
Til Foucaults klassiske analyser hører studier af udviklingen af institutioner som sindssygeanstalter, fængsler og sygehuse. Tematisk har analyserne således i udstrakt grad været med til at sætte forståelsen af normalitet under debat ved at påvise normalitetens historiske forankring.

I Danmark har flere kvindeforskere beskæftiget sig indgående med den diskurs om afvigere, der opstod i årtierne før og efter 1900. Hvor diskursen tidligere førte til usynliggørelse, isolation, kriminalisering eller udstødelse af de ikke-normale, førte den nu til en sygeliggørelse med lægerne i en nøgleposition. Denne tendens til medikalisering er med til at udvikle nye sider af lægevidenskaben.

Folkloristen Karin Lützen har i flere undersøgelser beskæftiget sig med udgrænsningen og sygeliggørelsen af homoseksuelle, specielt lesbiske (Lützen 1991), mens historikeren Bente Rosenbeck har studeret kvindernes og ikke mindst kvindekroppens sygeliggørelse, bl.a. i sin disputats, der består af bøgerne

---
[41] Bonderup kritiserer derefter med historisk vægt Foucaults tolkninger (Bonderup 1992).
[42] Inden for nyere forskning knyttes begrebet medikalisering til tider til en mere eller mindre kritisk vurdering af medicinen. Jeg skal derfor pointere, at jeg ikke knytter nogen negativ vurdering til min begrebsdannelse.

Kvindekøn (Rosenbeck 1987) og *Kroppens Politik – om køn, kultur og videnskab* (1992).

Den historiske kulturanalyse

Ligesom sine kolleger Claus Bjørn, Henrik Gjøde-Nielsen, Wagn Wåhlin og Uffe Østergaard, fremhæver Rosenbeck ud fra en historisk position de tætte bånd mellem historie og kulturforskning i sit forskningshistorisk og videnskabsteoretisk væsentlige værk om *Kroppens Politik*. Hertil føjer hun en inspiration, som hviler på en ikke-essentialistisk tænkning. Rosenbeck fremhæver, hvordan de nyeste tendenser inden for kulturforskningen har været afgørende for hendes udvikling af en historisk relevant kulturanalyse, der kombinerer socialhistorie, kulturhistorie og mentalitetshistorie.

Rosenbeck afslutter *Kroppens politik* med nærmere at præcisere, hvordan *den historiske kulturanalyse* kommer til at se ud:

> En sådan kulturel analyse retter sig mod sprog, kategorier og klassifikationer, og der bliver tale om en tolkning af tekster og mening. Sproget afspejler verden. Idet sproget repræsenterer grænserne for realiteten, kan sproget være indgang til en kultur. Men der er også en verden uden for teksten, en verden med magtstrukturer, en verden der forandrer sig, og som påvirker sproget, og omvendt. Det er en relation mellem ordene og det, de handler om. Produktion af mening sker ikke i et tomrum, men i en kontekst, eller en materialhistorisk ramme, som i Kvindekøn udgøres af bl.a. socialhistorie og demografi. Der er tale om en dobbeltanalyse, der kombinerer diskursanalyse, social konstruktionsteori og socialhistorie (Rosenbeck 1992,127).

Det lange citat afspejler med stor tydelighed, hvordan de glidende overgange mellem forskellige forskningsretninger, teorier og metoder ikke er noget specielt for kulturvidenskaberne eller folkloristikken, men også kendetegner historieforskningen – og kvindeforskningen – i 1990erne. Argumentationen afviger stærkt fra historiefagets klassiske fagtraditioner ved at understrege vekselvirkningen mellem sprog og virkelighed, verdens foranderlighed og ved at anvende et begreb som "dobbeltanalyse".

Min kulturvidenskabelige argumentation har således mange lighedspunkter med Rosenbecks historisk funderede videnskabssyn. Ligesom Rosenbeck er jeg interesseret i sproget som "indgang til kultur". Men hvor Rosenbeck som historiker kombinerer diskursanalyse og social konstruktionsteori og tager sit udgangspunkt i socialhistorie, kulturhistorie og mentalitetshistorie for at nå frem til et billede af vekselvirkningen mellem mening og den materialhistoriske virkelighed, ønsker jeg at fordybe mig i vekselvirkningen mellem mening og en sprogliggjort virkelighed.

Diskursanalyse – sproget som historisk kilde

Her vil jeg under ét omtale metoder, der sætter fokus på analyse af sprog som historisk kilde som *diskursanalyser*. Også inden for denne forskning henvises der ofte til Foucault, fordi han via den genealogiske metode og vidensarkæologien har beskæftiget sig med sproglige historiske analyser (Foucault 1954).

I de historiske diskursanalyser er det en grundlæggende antagelse, at studiet af sprogudvikling kan være med til at synliggøre noget, som ikke har spillet nogen særlig rolle tidligere, eller sammenføre noget, som ikke tidligere er blevet set i sammenhæng. Herved *iscenesættes* og *italesættes* vores omverden på en helt ny måde. Sproget opfattes således både som et resultat af og en forudsætning for betydningsdannelse.

Inden for de seneste årtier har Jürgen Habermas og mange andre, som i deres forskning ligger tæt på *den kritiske skoles* tænkning, beskæftiget sig med diskursanalyser og påvist, hvordan en sprogliggørelse af forhold i vores omverden kan udgøre en væsentlig indfaldsvinkel til historien.

I *Folkloristiske Horisonter – på vej til en kritisk teori om de folkelige erfaringsverdener* har jeg givet en indgående introduktion til den kritiske teori med særligt henblik på folkloristikken. I den foreliggende undersøgelse inddrager jeg specielt Habermas' teori om talehandlingers realitetsområder i forbindelse med min metodeudvikling (Rørbye 1982, jvf. kap. 4).

Professionshistorie

Ved at sætte fokus på bl.a. læger har Foucault også indskrevet sig i den sociologiske og (social)historiske forskning, jeg her under et omtaler som "professionshistorie".

Inden for den klassiske professionshistoriske forskning bruges ordet "profession" først og fremmest om erhverv, der varetages af grupper, der, som Bonderup fremhæver, både udgør en social elite, har en længerevarende universitetsuddannelse, samt en form for "uddannelsespatent". Som de tre "gamle" akademiske professioner nævner Bonderup derfor præster, jurister og læger, mens kemikere og ingeniører omtales som "nye" mere naturvidenskabelige ekspertjobs (Bonderup 1992,30). En klassisk professionshistorisk analyse består således først og fremmest af en klassisk historisk analyse, der belyser *hvad* der skete, samt en analyse af *hvordan* udviklingen skal tolkes set i et længere historisk og sociologisk perspektiv. Når det drejer sig om læger følger beskrivelsen af udviklingen ifølge de klassiske professionshistoriske teorier gerne følgende opskrift, som den gives af Bonderup:

> På vej mod et monopol skulle lægernes uddannelse homogeniseres, alle andre behandlere udelukkes, en stærk fagforening dannes og sygekasser oprettes, således er professionaliseringens karakteristika ifølge den sociologiske og socialhistoriske forskning (Bonderup 1992,50).

Det skal her bemærkes, at ordvalget i beskrivelsen, herunder omtalen af "fagforeninger" og "sygekasser", afspejler, at vi er inde i 1800-tallet, før Bonderup vil tale om et monopol – et synspunkt som ikke deles af alle forskere, der har beskrevet den danske lægestands professionshistorikere. Ud fra professionshistoriske forudsætninger har også historikeren Signild Vallgårda i 1988 og retshistorikeren Helle Blomquist i 1991 foretaget analyser af den danske lægeudvikling i 1800-tallet (Vallgårda 1988; Blomquist 1991; jvf. kap. 5.1).

En vurdering af den nyeste internationale litteratur med særlig henblik på en undersøgelse af den danske lægestand ca. 1750-1900 er foretaget af Gerda

Bonderup i artiklen: *Lægestanden i historiografien og hvordan lægerne måske "virkelig" har været i det 19. århundredes Danmark* (Bonderup 1992). I oversigten indgår også en kritik af de professionshistoriske teorier set i relation til den danske udvikling, herunder en diskussion af Helle Blomquists undersøgelse, som jeg kommer nærmere ind på i kap. 5.

Også filosofferne Lars-Henrik Schmidt og Jens Erik Kristensen har i deres analyse af *Lys, luft og renlighed. Den moderne socialhygiejnes fødsel* medtaget væsentlige professionshistoriske iagttagelser (Schmidt & Kristensen 1986), mens en omfattende analyse – og et længere tidsperspektiv – af den svenske udvikling indgår i *Traditionernes ok – Den svenska hälso- och sjukvårdsorganisering i historie-sociologiskt perspektiv* (Gustafsson 1987).

I det hele taget findes der internationalt set på dette område en temmelig omfattende forskning, der ikke alene har rødder i historie og samfundsforskning, men også i den klassiske medicinhistorie med dens interesse for læger, lægevæsen, videnskabelige opdagelser, og – frem for alt – udvikling. En del af den internationale professionshistoriske forskning hviler på omfattende demografiske, økonomiske og statistiske studier, mens andre især lægger vægt på det socialhistoriske eller mentalitetshistoriske. Det er her, jeg vil placere forfatterskaber af bl.a. nordmanden Øjvind Larsen og tyskeren Arthur Imhof.

Jeg opfatter således den professionshistoriske forskning som en gren, der viderefører både klassiske historiske og klassiske medicinhistoriske forskningstraditioner. Den professionshistoriske forskning vil derfor blive inddraget i det omfang, den indeholder relevante informationer om den periode og den udvikling, jeg beskæftiger mig med. En interesse for tolkninger af sproglige udtryk, som jeg fandt den hos Rosenbeck, møder jeg derimod ikke i den professionshistoriske forskning.

Studiet af lange linier
Helt uden tolkninger er den nyeste historiske forskning dog ikke. Ligesom Rosenbeck introducerer historikeren Thorkild Kjærgaard begrebet tolkning i sin historiske disputats *Den danske Revolution 1500-1800 – en økohistorisk tolkning* (Kjærgaard 1991). En mere omfattende redegørelse for tolkningsbegrebet og afhandlingens almene videnskabsteoretiske grundantagelser indgår dog ikke i fremstillingen. I indledningen fremhæver Kjærgaard kun: "De seneste års historieskrivning har været præget af stadig mere dybtgående undersøgelser på grundlag af snævre og stadig mere fragmenterede problemstillinger. Denne undersøgelse går den modsatte vej" (Kjærgaard 1991,13).

Så vidt jeg kan se, henviser Kjærgaard her til nyere forskning med rødder i den klassiske historieforskning. Opbruddets historieforskning derimod har ikke sjældent taget de mere langsigtede perspektiver op inspireret af bl.a. Annalesskolen med dens forskningsinteresse for *la longue durée*. I Norden introduceres denne forskning af Birgitta Odén allerede i 1970erne med samleværket *Att skriva historia*, hvor hun bl.a. medtager artiklen *Kroppen. Den sjuka människan och hennes historia* af Jacques Revel og Jean-Pierre Peter (Revel & Peter 1974 (1972); Le Goff 1974). Men følger vi Kjærgaard, opleves historiske studier af lange udviklingsprocesser stadig som opbrudsforskning i Danmark i 1991.

2.2.2. SAMMENFATNING

Fælles for den historiske opbrudsforskning er, at den i vid udstrækning følger i historieforskningens klassiske essentialistiske spor. Ligesom den klassiske essentialistiske historieforskning ønsker den historiske opbrudsforskning at afdække ny viden om fortiden, bl.a. ved hjælp af nye metoder eller via analyser af nye kildegrupper. Mere omfattende analyser, der i overensstemmelse med ikkeessentialistiske forskningsretninger ønsker at tolke den sprogliggjorte virkelighed, er derimod yderst sjældne, og ingen af dem går i dybden med medicinhistorisk relevante temaer, der vedrører danske forhold i perioden 1500-1800.

Skal jeg sammenfattende vurdere brugbarheden af den forskning, der befinder sig i grænselandet op til det forskningsfelt, jeg som kulturforsker beskæftiger mig med, kan jeg først og fremmest beskrive den som en *tematisk* relevant forskning. Dette gælder ikke alene opbruddets forskning, men også den klassiske forskning. De historiske undersøgelser kan i vid udstrækning tematisk supplere min egen forskning, navnlig hvis vi behandler "det samme", f.eks. samme tidsrum eller samme sociale rum. Her er det samtidig en afgørende kvalitet, at den tilgrænsende forskning har et *historisk* formål.

I enkelte tilfælde har jeg også *teoretisk* kunnet finde forskning, som er central for mit arbejde. Her er det mindre afgørende, om undersøgelsen har mange eller få tematiske berøringsflader med den foreliggende undersøgelse. Dette gælder Uffe Juul Jensens analyse af sygdomsbegreber og sundhedsbegreber i praksis i nyere tid, som jeg især har beskæftiget mig med i kap. 1.2. Det gælder også Bente Rosenbecks analyser af kvindekønnets medikalisering i tiårene omkring 1900, som jeg har omtalt mere indgående i kap. 2.2.1. Når disse værker teoretisk set har vist sig særlig relevante, beror det formodentlig også på dette, at begge forskere – ligesom jeg – har oplevet, at de fagligt set befandt sig i et grænseland. Derfor har vi ud fra hver vores forudsætninger haft brug for mere indgående at diskutere vores grundvidenskabelige udgangspunkter. I modsætning til så mange andre forskere, der følger den slagne vej, har vi haft brug for at beskrive vores *tredje vej*.

Metodisk har jeg haft svært ved at bruge grænselandets forskning direkte. Først og fremmest, fordi den i sidste ende altid beskæftiger sig med det, Rosenbeck kalder den materialhistoriske virkelighed og ikke den sprogliggjorte virkelighed. Meningsanalyser og sproglige analyser, herunder studier af kategorier, begrebsdannelser og klassifikationer, samt realitetsområder og interne videnskabelige myter indgår dog i stigende grad i mange af de nye historiske relevante forskningsretninger. Disse analyser er imidlertid ikke sjældent udviklet uden for den klassiske historieforskning. Direkte eller indirekte viser de gerne hen til andre forskningsfelter, f.eks. filosofi eller kommunikationsteori. Særlig almindeligt er det dog, at historikerne nævner kulturfagene. I forbindelse med min metodeudvikling kan jeg således i udstrakt grad bygge videre på tendenser, som allerede er blevet inddraget i eller omsat til de kulturvidenskabelige forskningsfelter.

KAPITEL 3

FOLKLORISTISKE FORSKNINGSFELTER

3.0. INDLEDNING

Kapitlet indeholder introduktioner til de kulturvidenskabelige forskningsfelter, med særligt henblik på folkloristikken. Ligesom i det foregående kapitel – og overalt i afhandlingen – med vægt på danske forhold og temaer, der har særlig relevans for den foreliggende undersøgelse.

Siden midten af 1800-tallet er der foregået mange bevægelser inden for det kulturvidenskabelige område i Danmark. Ud over fremvæksten af de centrale humanistiske kulturvidenskaber antropologi, etnologi og folkloristisk, har kulturvidenskaberne i kortere eller længere perioder været knyttet til andre fag, fagområder og centerdannelser.[1] Også internationalt udgør de kulturvidenskabelige forskningsfelter stadig opbrudsfelter, hvor mange fagtraditioner mødes.

Uafhængig af skiftende fagbetegnelser omtaler jeg i overensstemmelse med nutidens daglige akademiske sprogbrug de danske kulturvidenskaber som antropologi, arkæologi, etnologi og folkloristik. Det vil sige, at jeg henviser til forskningsområder, der også er blevet kaldt kulturgeografi, etnografi, almen etnologi (antropologi), materiel folkekultur og folkelivsforskning (etnologi), nordiske folkeminder og folkemindeforskning (folkloristik). Med ordet religionshistorie henviser jeg til et forskningsfelt, som også har været en del af fagområder som sagnhistorie, religionssociologi, indianske sprog og kulturer, orientalske fag, m.fl. Flere af disse fag har også mere alment beskæftiget sig med de kulturvidenskabelige forskningsfelter.

Efter en indledning (kap. 3.0) redegøres der først for de klassiske kulturvidenskaber. Vægten lægges på forskningsfelternes mere grundlæggende videnskabssyn og almene kulturteorier, og de konsekvenser de får for de enkelte fags videnskabelige praksis, specielt folkloristikken (kap.3.1). En særlig opmærksomhed rettes mod ansatser i de centrale forfatterskaber, som afspejler forskningsinteresse for folkloristiske problemstillinger relevante for en ikke-essentialistisk tænkning og tolkende analyse.

Herefter følger en beskrivelse af folkloristikkens professionshistorie i Danmark. Ligesom i de foregående afsnit forsøger jeg også her især at kaste lys over forskningsfeltets bærende teorier og videnskabelige praksis (kap. 3.2).

Kapitlet afsluttes med en indkredsning af den kulturvidenskabelige opbrudsforskning. Her lægges vægten på den ikke-essentialistiske forskning og den tolkende folkloristik, samt kulturvidenskabelig forskning vedrørende temaet sundhed/sygdom (kap. 3.3).

---

[1] I Danmark er det kulturvidenskabelige fagområde således knyttet til både humanistiske og samfundsvidenskabelige fakulteter.

3.1. KLASSISKE KULTURVIDENSKABER

Indledning
Ligesom de klassiske historiske fag, der blev omtalt i kapitel 2.2, vokser de klassiske kulturvidenskaber frem som fagområder i Danmark i anden halvdel af 1800-tallet. Omkring 1900 har de alle fundet en plads inden for museums- og arkivverdenen, ligesom flere af dem knyttes til storstilede projekter. På universitetet går etableringsprocessen langsommere. Her hører arkæologi, folkloristik og religionshistorie til de ældste kulturfag, mens antropologi, etnologi og en del andre fag først får fodfæste i anden halvdel af 1900-tallet.

Lige så lidt som for historiefagenes vedkommende betyder dette, at der ikke tidligere er blevet udført relevant forskning om temaer, der får en central plads inden for de nye fag. Også for kulturvidenskabernes vedkommende går inspirationskilderne og rødderne for de enkelte fag ofte langt tilbage i tiden. Ikke desto mindre er det i anden halvdel af 1800-tallet, at der foregår en kobling mellem på den ene side en faglig forskningsinteresse for bestemte temaer, som knytter sig til de enkelte forskningsfelter og – på den anden side – et videnskabssyn, der i udstrakt grad henter sin inspiration i en essentialistisk tænkning.

Også på det kulturvidenskabelige område fører det revolutionerende essentialistiske opbrud til intense aktiviteter inden for felter, der kan henregnes til grundforskningen. Først og fremmest via en udformning af begreber og metoder, men også i bredere forstand knyttet til en forståelse af, at det er vigtigt at udvikle og præcisere videnskabelige teknikker, kildekritik, videnskabelighedskrav, grundantagelser, problemstillinger, etc.

Inden for de enkelte fagområder foregår denne udvikling i sin egen takt præget af mere specifikke, men ofte omfattende og ambitiøse forskningsopgaver i 1800-tallet, mens 1900-tallet kendetegnes ved en mere bred og målrettet etablerings-, konsoliderings- og formidlingsproces. Set ud fra en professionshistorisk synsvinkel betyder dette, at de fagområder, jeg henregner til det centrale kulturvidenskabelige felt, antropologi, etnologi og folkloristik, alle eksisterer som nogenlunde veletablerede universitetsfag ved mindst et dansk universitet efter 1960.[2]

Kultur
Til de klassiske kulturvidenskabers grundforskning hører udviklingen af kulturteorier og grundbegreber, der bliver afgørende for den videnskabelige praksis i lang tid fremover. I denne udvikling spiller ikke mindst kulturbegrebet en afgørende rolle.

Ordet kultur kommer af substantivet *cultura*, der udgår fra det latinske verbum *colo*, der bøjes colo, colui, cultum, colere. Oprindelig henviser ordet til at dyrke, pleje og bearbejde ikke mindst jorden, planter og dyr. Her er begrebet knyttet til hverdagen, noget alle mennesker kan være med til. Men ordet kan også henvise til dette at dyrke og ære guder og mennesker, at forgude nogen. Her knyttes ordet til de udvalgte, der er noget særligt. I sin almene form hen-

---

[2] Medtages kravet om kontinuitet i ansættelser, som blev omtalt i kapitel 2.2., flyttes perioden til efter 1970.

viser ordet kultur til noget der vedrører alle. Til gengæld optræder det her i vidt forskellige konkrete fremtrædelsesformer. I dets specifikke form knyttes det derimod til relativt faste forestillinger om bestemte værdier og kvaliteter. Herved peger det ene spor frem mod *et universelt kulturbegreb*, mens det andet peger i retning af *et reduktionistisk kulturbegreb* (jvf. kap. 3.3, hvor de to begrebstyper sammenholdes med *det komplekse kulturbegreb*).

Allerede i sine mere oprindelige betydninglag opstår der således nogle forskellige grundantagelser i forbindelse med ordet kultur, som også i vore dage fører til tvetydigheder, både i daglig sprogbrug og inden for videnskabernes verden. At disse tvetydigheder ikke behøver at opleves som forvirrende eller selvmodsigende, er følgende citat fra Thorkild Gravlunds mindeord ved folkloristen Axel Olriks død 1917 et eksempel på: "Axel Olrik raadede selv over vor Tids højeste Kultur, han droges af den dybeste Kultur, den der er tung af Tider og Slægter, vor egen gamle Almuekultur" (Gravlund 1917, via Olrik 1921,31). Med sin omtale af den højeste kultur, den dybeste kultur og en bestemt gruppes kultur foretager Gravlund en ikke helt enkel balanceakt, som jeg vender tilbage til, når jeg har indkredset de klassiske kulturbegreber lidt nærmere.

Det universelle kulturbegreb

I 1950'erne gør A.L. Kroeber og Clyde Kluckhohn status over begrebet kultur og dets brug inden for de engelsksprogede kulturvidenskaber (Kroeber & Kluckhohn 1963 (1952). Det kommer der en særdeles omfangsrig bog ud af, som på 436 sider indeholder drøftelser og citater af ikke mindre end 164 definitioner. Det skal her tilføjes, at Kroeber & Kluckhohn kun medtager begreber, der tilhører en essentialistisk inspireret kulturforskning.[3]

Centralt i oversigten – som overalt hvor kulturbegreber omtales historisk – står her den definition, der lanceres af E.B. Tylor 1871 i hans hovedværk *Primitive Culture*:

> Culture or civilisation, taken in its wide ethnografic sense, is that complex whole which includes knowledge, belief, art, law, morals, custom, and any other capabilities and habits acquired by man as a member of society (Tylor 1871,1).

I forbindelse med en omtale af Tylors begrebsdannelse tilføjer den svenske kulturforsker Åke Hultkrantz i 1960 i sit internationale leksikon *General Ethnological Concepts*: "This modern-sounding definition constitutes the base for all later definitions of culture no matter what direction they have taken"(Hultkrantz 1960,69). At dette ikke længere altid er tilfældet, vil min introduktion til den kulturvidenskabelige opbrudsforskning i kapitel 3.3 dokumentere.

---

[3] Før 1963 havde en filosofisk tænkning inspireret af hermeneutik, fænomenologi etc. endnu ikke sat sig tydelige spor i forbindelse med kulturfagenes begrebsdiskussioner. Internationalt sætter det filosofiske opbrud først for alvor ind i løbet af 1970erne og – ikke mindst – 1980erne. Herefter ændres både begrebsdiskussionerne og de rammer for den praktiske forskning, som begreberne er med til at bestemme, helt karakter. Begrebet er derfor siden 1963 blevet overlejret med nye betydninger, jvf. kap. 3.3.

Ligesom Hultkrantz understreger også Kroeber & Kluckhohn den grundlæggende kontinuitet i kulturforståelsen, fra Tylors tid frem til midt i 1900-tallet, idet de kæder det sammen med kulturvidenskabernes professionshistoriske udvikling og Tylors bevidsthed om, at definitionen skulle udformes som en slags programerklæring i de første linier af hans bog:

> The reason for this continuity is not only that Tylor possessed unusual insight and wisdom, but that he was deliberately establishing a science by defining its subject matter. That he made this definition the first sentence of a book shows that he was conscious of his procedure (Kroeber & Kluckhohn 1963,295).

Uden at gå nærmere ind på en diskussion af Tylors begreb skal jeg fremhæve nogle enkelte aspekter, som får særlig betydning for de fremvoksende kulturvidenskaber. For det første, at begrebet kultur sidestilles med begrebet civilisation.[4] Herudover, at definitionen er en *bred* definition. Den henviser til, at kultur er noget, der vedrører alle, der lever i et samfund. Den udelukker dog ikke antagelser om hierarki (nogle har højere, andre lavere kultur) og æstetik (noget er bedre, andet dårligere kultur). Endelig skal det bemærkes, at Tylor taler om en kompleks helhed, men straks efter – på bedste essentialistiske vis – systematisk deler denne kompleksitet op i nærmere afgrænsede områder som kunst, lovgivning, etc. Tylors definition kan således beskrives som en definition på et universelt kulturbegreb, der af enhver essentialistisk skolet kulturforsker, også i vore dage, kan bruges i forbindelse med en videnskabelig praksis, fordi definitionen ikke alene omtaler det komplekse hele, men anviser muligheder for mere operationelt at spore sig ind på delområder. Tylors universelle kulturbegreb er således så rummeligt, at det giver plads til mere underordnede og specifikke reduktionistiske kulturbegreber.

Fremvæksten af det universelle kulturbegreb

Da Tylor lancerer sin definition i 1871, indskriver han sig i en begrebstradition, som Hultkrantz og mange andre kulturforskere fører tilbage til den tyske kulturforsker Gustav E. Klemm, der i 1843-52 udgav *Allgemeine Cultur-Geschichte der Menschheit*. Ligesom Kroeber & Kluckhohn er jeg dog tilbøjelig til at føre rødderne endnu længere tilbage i tid, nemlig til 1700-tallet, hvor den tyske filosof Johann Gottfried Herder udvikler den universelle kulturtænkning i *Ideen zur Philosophie der Geschichte der Menschheit* (cf. Kroeber & Kluckhohn 1963).

---

[4] Begrebet civilisation kommer af begrebet *cives* borger og adjektivet *civilis*, der henviser til borgerens liv i et velordnet samfund. Heraf udvikles allerede i 1600- og 1700-tallet begreberne *at civilisere* og *civilisation*, der henviser til en civilisationsproces, hvortil der knyttes en opfattelse af udvikling og fremskridt. I 1800-tallet anvendes begrebet civilisation både før og efter, at det universelle kulturbegreb får mere almen gennemslagskraft inden for de fremvoksende kulturvidenskaber. I nogle tilfælde i sin grundlæggende definition sideordnet som hos Tylor, der dog foretrækker kulturbegrebet i sin titel på bogen. I andre tilfælde for at fremhæve forskelle. Omtales begreberne civilisation og kultur af en kulturvidenskabelig forfatter, er det derfor både før og efter 1871 altid nødvendigt nærmere at bestemme i hvilken relation de to begreber står til hinanden (jvf. Kulturbegrebets Kulturhistorie 1988). I nyere tid har civilisationsbegrebet fået fornyet betydning inden for kulturvidenskaberne bl.a. via Norbert Elias og hans studie af civilisationsprocessen (Elias 1978 (1939)).

87

Herder er dog ikke så konsekvent i sin sprogbrug. Selv om han mange steder anvender ordet "kultur", taler han lige så ofte om *Humanität* og *Tradition*, ligesom han anvender begrebet *Aufklärung*.

Når Herder i almindelighed får tildelt en plads i begyndelsen af enhver folkloristisk forskningshistorie, beror det på, at han som den første – netop ud fra en universel kulturopfattelse – argumenterer for et *videnskabeligt* studium af eventyr, sagn og viser, der som mundtlige overleveringer kan henregnes til menneskers kulturelle arv. I modsætning til det reduktionistiske kulturbegreb fremhæver Herder, at kultur er noget, som vedrører alle og enhver – også vilde menneskeer – og at både de vilde og de mere civiliserede mennesker herved adskiller sig fra dyrene[5]:

> Kein Tier hat Sprache, wie der Mensch sie hat, noch weniger Schrift, Tradition, Religion, willkührliche Gesetze und Rechte. Kein Tier endlich hat auch nur die Bildung, die Kleidung, die Wohnung, die Künste, die unbestimmte Lebensart, die ungebundenen Triebe, die flatterhaften Meinungen, womit sich beinahe jedes Individuum der Menschheit auszeichnet (Herder 1787, cf. Kroeber & Kluckhohn 1963).[6]

Kroeber & Kluckhohn tilføjer da i umiddelbar forlængelse af dette citat, at det eneste Herder egentlig mangler, er at sammenfatte sin beskrivelse med ordet kultur, for at have en definition, som stadig ville være gangbar:

> The enumeration of this last citation is a good enough description of culture as we use the word. If it had had the modern meaning in his day, Herder would probably have clinched his point by adding "culture" to sum up the passage (Kroeber & Kluckhohn 1963,40-41).

Det reduktionistiske kulturbegreb

Selv om det universelle kulturbegreb får gennemgribende betydning for de fremvoksende kulturvidenskaber i 1800- og 1900-tallet, må det fremhæves, at dette ikke betyder, at begrebet får almen betydning *uden for* disse videnskaber.[7]

I dagligdagen, og inden for mange andre videnskaber, fortsætter udviklingen af reduktionistiske kulturbegreber. Samtidig med at kulturforskerne bliver nogenlunde enige om, at alle har kultur, og henregner tro, videnskab, retsforståelse etc. til det kulturelle felt, opstår der således stadig stærkere – og ikke

---

[5] Ikke engang Herder i 1700-tallet ville således have påskønnet den sammenblanding af dyr, naturfolk og højere civilisation, som optræder i indledningskapitlerne til Gotfredsens lærebog i medicinens historie i midten af 1950erne (jvf. kap. 2.1.2, Gotfredsen 1973).

[6] Citatet gengives i forbindelse med Kroeber & Kluckhohns omtale af Herder med henvisning til originalværket som anført, men i den form Herders værker fremtræder i et optryk udgivet af Bernhard Suchan 1887, bd.13,109.

[7] Skal vi følge de danske antropologer, er billedet ved at ændre sig, samtidig med at kulturvidenskaberne er begyndt at stille sig stadig mere kritiske også til de universelle kulturbegreber: "Antropologerne befinder sig nu i den mærkelige situation, at det syn på kultur, den har opretholdt i de sidste årtier, finder stadig større udbredelse, men samtidig er det under kritik, dekonstruktion og stigende opgivelse inden for faget selv." (Liep & Olwig 1994,7).

sjældent mere operative og vellidte – kulturbegreber, der afspejler forestillinger om hierarki og æstetik, der har det til fælles, at de sætter fokus på sammenhængen mellem kultur og kvalitet. Den svenske kulturforsker Karl-Olov Arnstberg har i sin indledning til samleværket *KULTUR – kultur – Kultur* beskrevet tendensen således: "Kultur är således ett ord, som vi "stämplar" på många olika sorters företeelser – och då nästan alltid sådana som vi gillar, eller har någon skyldighet att högakta och respektera" (Arnstberg 1993,12).

Etnocentriske forestillinger trives ofte i nærheden af både de hierarkiske og de æstetiske kulturbegreber, således at de er med til at identificere *det gode liv* som den tilværelse, man selv sætter pris på.

De hierarkiserende kulturbegreber fremhæver forskelle mellem forskellige grupper, perioder, samfund etc. Gennem sammenligning skabes oplevelsen af større eller mindre kvalitet. F.eks placeres antikken, den vestlige civilisation og akademikernes verden ofte højt i hierarkierne, mens den europæiske middelalder, buskmænd og den jyske landalmue placeres nederst i hierarkierne. De hierarkiske kulturbegreber giver således mulighed for at angive, om et højdepunkt opfattes som et foreløbigt eller enestående højdepunkt (f.eks. antikken) eller en midlertidig nedgangsperiode (f.eks. middelalderen). Selv om det fortsatte fremskridt og kontinuiteten i overensstemmelse med den evolutionistiske tænkning opfattes som "det naturlige", kan der således historisk set godt forekomme andre udviklingsforløb, hvor særlige omstændigheder gør sig gældende. Dette får bl.a. betydning for opfattelsen af renæssancen og reformationstiden, som Troels-Lund beskæftiger sig så indgående med i sine hovedværker. Selv om han her går ud fra det universelle kulturbegreb om, at alle har kultur, knytter hans udviklingssyn sig til det hierarkiserende kulturbegreb. I overensstemmelse hermed fremtræder det 16. århundrede som en periode, der udgør en form for højdepunkt, fordi den bryder med "den mørke middelalder", samtidig med at den – sammenlignet med den nyere tid – forekommer yderst kaotisk.

Æstetiske kulturbegreber understreger, at kultur, for at fortjene navnet kultur, må være noget godt eller smukt. Derfor er det heller ikke alt, der bør betegnes som kultur. Også de æstetiske kulturdefinitioner fører således til sammenligninger og betoninger af forskelle. Drøftelser af, hvordan man bestemmer ægte kunst og ægte kultur versus det trivielle, vulgære, naive etc., kan stadig sætte sindene i kog. I disse diskussioner spiller opfattelsen af varianter en ikke helt uvæsentlig rolle. Skal et autentisk Monet-maleri placeres et sted, reproduktioner og efterligninger af samme kunstner et andet sted?

Fremvæksten af det reduktionistiske kulturbegreb
I årene omkring 1900 kommer de reduktionistiske kulturbegreber til at sætte deres præg på videnskaber som kunstvidenskab, litteraturforskning, etc. Hvor Tylor og mange andre kulturforskere indkredser deres arbejdsfelt med de to ord *civilisation og kultur*, er nøgleordene hos de æstetiske forskere *kunst og kultur*.

Helt frem til anden halvdel af 1900-tallet koncentrerer forskningen inden for de æstetiske videnskaber sig om de udvalgte: de store, kendte og elskede kunstnere – malere, digtere, dramatikere, etc. Først i 1960-erne sætter der for alvor et opbrud ind, som i stigende grad drejer forskningsinteressen henimod et bredere felt, således at der ikke længere alene fokuseres på eliten.[8]

For folkloristikken får denne udvikling særlig betydning, fordi faget i Danmark, som så mange andre steder i verden i årene omkring 1900, opfattes som en gren af filologien. Her kommer den universelle kulturforståelse til at trives side om side med de reduktionistiske kulturbegreber. Glæden ved de smukke og spændende folkeminder er umiskendelig.

En evolutionistisk kulturteori

Inden for den tidlige kulturforskning udvikler der sig i overensstemmelse med de filosofiske grundantagelser om en universel kultur en evolutionistisk kulturteori, som hviler på to forudsætninger.

For det første udgår teorien fra en antagelse om det primitive, autentiske og naturlige ursamfund. For det andet kædes teorien sammen med en antagelse om en statisk og uselvstændig kulturdannelse hos visse folk.

Inden for folkloristik og antropologi fører dette til en videnskabelig praksis, som går ud på at studere bestemte kulturelementer hentet blandt mennesker, der lever isoleret i samfund, hvor der ikke foregår de store ændringer, hvor nyheder er få og kontakt udadtil sporadisk. For den klassiske danske folkloristik bliver de mundtlige overleveringer indsamlet blandt den jyske hedebefolkning i slutningen af 1800-tallet den store kilde til fortidens mytiske samfund. Hos antropologerne udvikles tilsvarende en særlig tradition for at opsøge ø-samfund, allerhelst et sted hvor befolkningen savner et skriftsprog. Som John Liep og Karen Fog Olwig skriver med en vis selvironi i indledningskapitlet til bogen *Komplekse Liv. Kulturel Mangfoldighed i Danmark*:

> Under den gamle kulturopfattelse var det en god strategi for en antropolog at opsøge en ø (og faktisk har begge denne introduktions forfattere gjort feltarbejde på øer!) Om ikke andre steder i verden, så havde man her en basis, hvor en afgrænset "kultur" kunne postuleres (Liep & Olwig 1994, 13).

Folkesjæl og kildevæld

Til de tidlige evolutionistiske kulturteorier hører antagelsen om, at mennesket som art ikke alene har en fysisk biologisk identitet, men også en sjælelig identitet, som gør det meningsfuldt at tale om en folkesjæl, der overalt i verden på et tidligt eller uberørt udviklingsstadium vil føre til stort set samme kulturelle udvikling.

Den tyske forsker Adolf Bastian (1826-1905) forklarer den grundlæggende ensartethed ved hjælp af begrebet *Elementargedanken*, som han sætter i mod-

---

[8] Et af 1960ernes mest storstilede projekter, som var med til at ændre fokuseringen inden for mange forskningsmiljøer over hele Norden, var projektet *Studier af de nordiske landes kulturelle og æstetiske liv*. Projektet omfattede fire delprojekter: 1. *Teatret som social institution*; 2. *Litteraturoplevelse: nogle metodestudier*; 3. *Litteratur og teater: spredning, oplevelse, vurdering*; 4. *Musikoplevelse og musikformidling*. Selv deltog jeg som forsknings- og samordningsassistent i delprojekt 3, i undersøgelsen *Fællenordisk undersøgelse af ugeblade*, mens min folkloristiske kollega Karsten Biering som folkloristisk forskningsassistent deltog i det første delprojekt.

sætning til de mere kulturspecifikke "folketanker". Via forskning af kulturforskere som E.B. Tylor, J.G. Frazer, E. Mannhardt og mange andre får disse evolutionistiske kulturteorier udbredelse overalt i Europa. I Danmark introduceres de i folkloristikken af Svend Grundtvig og H.F. Feilberg, mens Axel Olrik mere forbeholden fremhæver "at mangelen på forfatterpræg i de enkelte værker er et særkende for folkedigtningen" (Olrik 1921,38).

Inden for dansk folkloristik beskrives tanken om den fælles rod billedligt af Svend Grundtvig som en rislende Kilde. Som det så ofte sker hos Grundtvig glider forskellige billeder sammen. Først taler han om "vor gamle Folkedigtning" ikke som "... nogen livløs Mindesten paa en uddød Slægts Gravhøj; men den er et levende Væld, udsprunget af Folkets Inderste...". I det han kalder "middelalderen" vågner "poesien til selvstændigt Liv... Den fremvælder nu som en rislende Kilde af Folkets Hjertedyb; snart danner den rivende Elve, snart blomsterkrandste Floder, men altid er det dog Folkets Følelse, der lever på dets Tunge" (Grundtvig december 1847). Kildevældet henviser altså både til den gamle folkedigtning, folkets inderste og folkets følelser.

Gamle Kildevæld bliver senere titlen på en af folkemindesamleren Evald Tang Kristensens bøger (Kristensen 1973 (1927)). For Tang Kristensen handler det her først og fremmest om bestemte mennesker, han har lært at kende på sine mange indsamlingsture: "Jeg har ønsket at faa de gamle Mennesker fotograferede, som har fortalt og sunget ypperlige Minder for mig" skriver han i forordet (Kristensen 1927,5). Her har ideen om folkesjælen fortonet sig. Hos Tang Kristensen er den blevet erstattet med billeder af levende mennesker.

Fremskridtsspiralen og landet Ur

Også Troels-Lund arbejder i overensstemmelse med den internationale evolutionistiske tænkning, og det er formodentlig i udstrakt grad via hans forskning, at de nye kulturteorier i Danmark får udbredelse i vide kredse i årene o. 1900, ikke alene inden for akademikernes snævre kreds, men også udenfor.

For Troels-Lund er den bærende antagelse i de nye kulturteorier forestillingen om fornuft og fremskridt. I forbindelse med en omtale af samtidens højtudviklede lægevidenskab, beskriver han, hvordan udviklingen finder sted ved hele tiden at fortsætte på højere niveauer:

> Ved disse nye Opdagelser er der tydeligt nok foregået en hel Omdannelse, en Udvikling har fundet sted i den for al menneskelig Udvikling fælles Form, spiralformig, i Skruegang opefter. De nye Tanker ligger på de gamles Plads, men i et højere Plan (Troels-Lund 1911,208).

I overensstemmelse med Troels-Lund vil jeg beskrive den evolutionistiske udviklingsmodel som en *fremskridtsspiral*. I overensstemmelse med fremskridtsspiralen opfatter Troels-Lund 1500-tallet som en betydningsfuld overgangsperiode, der ligger mellem middelalderen og den nye tid. Selv om den tegner konturer af et fremskridt, er den således også kaotisk set i relation til nutiden. I *Sundhedsbegreber i Norden i det 16. Aarhundrede* beskriver Troels-Lund mere alment sit syn på de to perioder. 1500-tallet kædes her sammen med Paracelsus, mens læserne sammen med Troels-Lund får mulighed for at identificere sig med nutiden:

> Den, der fyldigst udtalte Tidens Løsen, var som Tiden selv uklar, ædelt tænkende og ubændig. Vi der staar paa Afstand, har let nok ved at se hans Fejl og Mangler. Og tre hundrede Aars Erfaringer har lært os forsagende koldt at kunne udtale: Det han og Tiden tilstræbte, var et uopnaaeligt, der ligger uden for Menneskelivets Vilkaar. Han var blot en mystiker, der drømte den Drøm, der som en Børnesygdom siden da har hjemsøgt hvert Slægtled, selvfølgelig kun en føje Stund, thi Livet selv lærer hurtigt enhver forstandig: "Du drømmer" (Troels-Lund 1911,137).

Det er således nutiden som er forstandig, mens den gamle tid er uklar, ædelt tænkende og ubændig.

Troels-Lunds optimistiske udviklingssyn står her i en vis modsætning til udviklingssynet hos mange af samtidens kulturforskere, især folkloristerne, der betragter fortiden som dyb, helstøbt og ægte, mens opfattelsen af deres egen nutid er mere sammensat. På den ene side opfattes tilværelsen – ideelt set og inden for de rigtige kredse – som mere civiliseret og højtudviklet end nogen sinde. Som borgere og akademikere i Danmark tager også folkloristerne del i fremskridtsspiralen. Men på mange andre områder er livet alligevel blevet mindre lødigt. Og set i relation til det folkloristiske materiale, er man ikke i tvivl. Her er udviklingen gået tilbage. Det er denne tankegang Thorkild Gravlund giver udtryk for, når han lader Axel Olrik repræsentere tidens højeste kultur, mens han om almuen skriver, at de er i besiddelse af den dybeste kultur. For de klassiske folklorister er det oprindelige derfor noget primært i modsætning til enhver anden fremtrædelsesform. Kilderne til den autentiske fortid kendetegnes derfor – nødvendigvis – ved afmatning og fragmentarisering. Næsten desperat omtaler Grundtvig, hvordan "de gamle danske Minder i Folkemunde ... blive bestandig mere uklare, mere forvirrede", og at "Hver en gammel Kone, som stedes til Jorde, hun tager noget af det med sig i Graven" (Grundtvig 1854,2).

Folkloristernes antagelse om den rige fortid er af den amerikanske folklorist Alan Dundes ud fra en kritisk synsvinkel blevet beskrevet som *devolutionisme*:

> There has been far too little progress observed in the development of folkloristics. But this lack of "progress" is not so surprising in view of the unmistakable and consistent bias against progress inherent in the majority of folklore theories. Even a cursory examination of the intellectual history of folklore scholarship reveals a definite unquestioned basic premise that the golden age of folklore occurred in the past, in most cases specifically the far distant past. As a result of the past-oriented Weltanschauung of most folklorists – and it is really with the worldview of folklorists that this essay is concerned – it has always appeared to be logically necessary and highly desirable to engage in historically reconstructing the golden age of folklore. The endless quest for the land of "ur" as in "ur-form" or "archetype" in Finnish Method parlance, continues unabated in conservative folkloristic circles (Dundes 1969,5).

Dundes fremhæver her, hvordan den konservative folkloristik blev fremtidsfjendsk og helt frem til den nyeste tid har ladet sig styre af en kulturpessimisme, der blev udviklet af den klassiske folkloristik ud fra en kulturteori om *landet Ur*.

Traditionens bro

Svend Grundtvigs skæbnesvangert klingende ord om de gamle koner, der tager folkeminderne med sig i graven, står i forordet til et af de banebrydende folkloristiske værker i Danmark. Grundtvigs samling *Gamle danske Minder* udkommer i årene 1854-61. Med dette værk vil han vise samtiden hvor rige kilder, der stadig findes. Minderne skal ikke bare være "minder". Nej, det handler om at få fat på de "gamle" minder. I forordets første afsnit forekommer ordet "gammel" ikke mindre end 14 gange. For Grundtvig er ordet "gammel" simpelthen det vigtigste nøgleord, når han skal argumentere for sin faglige hjertesag, mens "ung" og "yngre" henviser til det ufærdige og foreløbige.

Med sin skarpe sans for kontraster taler Grundtvig ofte om folkemindernes kvinder og mænd på hver sin måde. *De* gamle er kvinder: mennesker som har en høj alder. *Det* gamle hører derimod til "fædrene"; det som levede i fortiden.

Svend Grundtvig gør ikke så meget ud af at beskrive "fædrene", det vil sige den mytiske fortid. Fædrene er målet for forskningen. Han taler derimod nuanceret om kvinderne, der er forskningens middel. Ofte er de mennesker, der står læseren nær: Mødre og bedstemødre, gamle fastre og gamle koner, som kan huske og fortælle om det, som hører forfædrene til. Der er altså al mulig grund til forvirring: Mener Svend Grundtvig, at folkemindesamlerne udelukkende skal sætte fokus på det gamle stof, eller er han også ægte optaget af de gamle mennesker, der holder det gamle stof levende? Interesserer de klassiske folklorister sig for minder eller for mennesker? Eller handler det om en sammenvævning?

Svaret ligger tilsyneladende lige for. Når man bruger Grundtvigs udgivelser, f.eks. de første bind af *Danmarks gamle Folkeviser* og *Gamle danske Minder*, er det stofprøverne, som falder i øjnene. Ser man på hans analyser og kulturhistoriske udredninger forstærkes indtrykket. Det er folkepoesiens tidsalder han søger (bl.a. Grundtvig december 1847. Tillægsbemærkninger). Ikke mindst for nutidsfolklorister, der er blevet skolet i betydningen af kontekst- og performancestudier, kan det se ud som om, fagets danske pioner i sin forskning helt negligerer de gamle, menneskene. Grundtvig udtrykker sig da også temmelig utvetydigt om denne problematik flere steder.

Forordet til bind I af *Gamle danske Minder* udgør nærmest et katalog over det, som skal udvikle sig til folkloristikkens klassiske genrer og stofområder. Men vel at mærke: Alle som ét er temaerne forsynet med adjektivet "gammel". Han taler i tur og orden om "et gammelt Æventyr", "gammel Snak og Tale","gammeldags Vise", "gammel Skik", "gammel Tro" og "gamle Sager". Lige så tydelig er hans sprogbrug i slutningen af forordet, hvor han taler om sin "Sorg ved Tanken om alt det gamle, der ellers snart ville sporløst forsvinde" (Grundtvig 1861). Her er det ikke den gamle kone, men det gamle, hun tager med sig i graven, han begræder.

Alligevel mener jeg, at det vil være misvisende at hævde, at Grundtvig overser menneskene. Når han skal beskrive levende folkeminder, er de altid med. Derfor findes der slet ikke så få overvejelser også om de mennesker, som senere tiders folklorister har kaldt hjemmelsmænd, traditionsbærere, meddelere eller informanter. Men ofte finder vi hans tanker udtrykt i opråb, forord, kommentarer og lignende; der hvor han selv tager til orde, og hvor hans engagemnt kommer stærkest til udtryk. Bag den stoforienterede analytiske forskningsinteresse mener jeg således, at vi kan spore et engagement, som også vedrører menneskene.

Også for tidens største danske indsamler Evald Tang Kristensen spiller stoffet den største rolle. Det er meddelelser fra de fremragende meddelere og ikke hedebefolkningen som helhed, eller gamle mennesker som sådan, der interesser ham.

Når Tang Kristensen i sine senere år selv skulle beskrive den gruppe, som havde den mest centrale position i forhold til folkeminderne, omtalte han dem ofte som "småfolk". Et sted omtaler han det lige ud som: "...den Kendsgerning, at det i alt Fald i de senere Slægtled har været de fattigste i Samfundet, der have holdt mest trofast ved Fortidsminderne og levet sig bedst ind i dem" (Kristensen 1898,50-51). Et andet sted skriver han: "Jeg har nu altid følt mig meget tiltalt af at fæste Øjet paa Smaafolkene og faa et Indblik i deres Sjæleliv. Det er jo særlig de smaa og ringeagtede i Verdens Øjne, jeg har opsøgt, og hos hvem jeg har øst det rige Udbytte af Folkeminder, som jeg har optegnet: Smaakaarsfolk, Indsiddere og Almisselemmer" (Kristensen 1918,791).

I slutningen af 1800-tallet blev mange mennesker imidlertid fattige, når de blev gamle. Derfor opstår der let et vist sammenfald mellem fattigdom og alderdom. Flere steder er det derfor "de gamle", som tildeles den centrale position:

> Denne gamle Slægt med den stærke Tro er endnu ikke uddød, men den tager svært af, og det er næppe for meget at sige, at saare faa af den yngre Slægt slægter dem paa i det Stykke. I saa Henseende bliver altså i vor Tid Broen brudt af for de gamle Overleveringer, og det i mere end en Henseende. Traditionen bliver nu fuldstændig afbrudt. Det maa jeg da særlig lægge Mærke til, der samler på de gamle Traditioner, hvor jeg kan faa dem (Kristensen 1898,50-51).

Hvad enten det er de fattige og/eller de gamle, kan der ikke herske megen tvivl om, at det som står i fokus for Tang Kristensen er "broen", det vil sige *traditionens bro*. Menneskene udgør et redskab, som han ikke altid ofrer den største opmærksomhed, navnlig ikke i sine første værker.

Det er gennem samarbejdet med Axel Olrik, at person- og kontekstoplysningerne efterhånden bliver tillagt en stadig større betydning. En tidlig kulmination kan dokumenteres i en ansøgning til Carlsbergfonden. Olriks ambitiøse mål er via dette projekt at gennemføre "undersøgelser af hver enkelt sangers eller fortællers hjemsted, stand og poesiforråd, såvel som af de mere almene forhold, hvorunder folkedigtningen har levet i enhver egn og hver landsdel" (Koncept, DFS 1929/145,27.03. 1895). Som argumentation inddrages den kildekritiske tænkning: "Ligesom kildeangivelser kræves gennemførte med største nøjagtighed, må der gives en levende fremstilling af den befolkning, der er overleveringens bærere" (ibid.).

Også Olrik tegner en profil af levende folkeminder blandt en uddøende skare af gamle mennesker: "Beskrivelsen kan gives i denne menneskealder, og ikke i nogen senere. Billederne kan skaffes i år og måske et eller et par år længere frem i tiden; det sidste af æventyrfortællernes og visernes kreds går paa gravens rand" (op.cit). Følgende meget konkrete afsnit er i første udkast udstreget på et af konceptarkene, men medtaget på et andet: "Udvalget af sangere og fortællere gir sig selv. For ti tyve år siden havde der været hundreder at vælge imellem. Nu vil, for den rigeste egn, Nørrejylland, en tredsindstyve portrætter medtage alle de nogenlunde fremragende fortællere og de nu yderst fåtallige sangere. Og fra andre landsdele vil udbyttet være endnu mere spredt" (ibid.)

Desværre bliver Axel Olriks ansøgning afslået. Det store fremtidsorienterede projekt, som med et slag ville have sat fokus på de mennesker, der holdt folkeminderne levende – "bærerne" – blev aldrig til noget. Olrik og Tang Kristensen havde imidlertid allerede afholdt nogle af udgifterne af deres private lomme til fotoindsamlingsrejser samme sommer. 30 år senere skulle de blive grundstammen i Tang Kristensens bog "Gamle Kildevæld" (Kristensen 1927; Kristensen 1981.) Olriks plan om det, han beskrev som et afsluttende bind til *Danmarks Gamle Folkeviser* med portrætter og levnedsbeskrivelser af visesangere, blev derimod skrinlagt. Her gik Olriks og Tang Kristensens spådom i opfyldelse. "For sent, for sent" er her som andre steder den røde tråd i den klassiske folkloristik med dens pessimistiske udviklingssyn.

Kulturpessimisme og kulturoptimisme

Inden for den klassiske kulturforskning hersker der enighed om, at det er vigtigt at studere udvikling. Men her hører enigheden op. For udvikling kan opfattes både som et naturligt eller usædvanligt forfald – og som et naturligt eller usædvanligt fremskridt. For en vurdering af bestemte begivenheder er udviklingens retning således alt afgørende. Hvilken vej peger den gode udvikling? Mod fortiden eller fremtiden? Udviklingssynet er hermed koblet til tidsbegrebet, både som kvantitativ målestok og som meningsgivende målestok.

Set ud fra en evolutionististisk synsvinkel peger de klassiske folkloristers udviklingsperspektiv "den gale vej". Den rige fortid er tabt, og de sidste rester er svindende. Troels-Lund og mange med ham har derimod blikket vendt mod fremskridtet.

På denne baggrund kan det se ud som om, der opstår to diametralt forskellige grundholdninger i kulturforskningen i årene omkring 1900, som i Danmark fører til en ideologisk kløft mellem folkloristerne og kulturforskere som Troels-Lund. Når Troels-Lund i *Salmonsens Leksikon* (1901/1923) i den programmatiske oversigtsartikel om kulturhistorien eksplicit skriver, at den "...som Videnskab dog er af temmelig ny Oprindelse, kommer dette af dens Grundforudsætning: At der overhovedet har fundet en Udvikling, en Fremgang, Sted, selv er ny. Indtil Midten af 18. Aarh. var det almindeligt at se Menneskehedens Historie fra modsat Synspunkt, altsaa ikke som en Vækst, men som et Fald" (Troels-Lund v. Fabricius 1923), ja så kan denne bemærkning samtidig tolkes som en tydelig afstandstagen fra den forfaldstænkning, der stadig udfolder sig i folkloristernes kreds omkring år 1900.

Samme kritiske tankegang vendt mod de klassiske folkloristers forfaldstænkning kan spores hos kulturgeografen H.P. Steensby, der meget forbeholden i sin artikel om *Etnografi* i 2. udgaven af *Salmonsens Leksikon* skriver:

> I Vesteuropa f. Eks. vil etnografiske Iagttagelser kun kunne gøres rent sporadisk, for saa Vidt der kan være Befolkninger i visse afsides Egne, der har bevaret en fattig og enkel Kultur og en simpel Leveforms nøje Forhold til Naturen. Almindeligt er det desuden, at der i Kulturfolket – mest i dets lavere Klasser – er bevaret Rudimenter eller Survivals (paa dansk har man foreslaaet Ordet Levn) af gammel Sæd og Skik eller Tro, der var levende i Naturtilstanden, men som nu kun er bevaret i Kraft af Inertiens Lov. Til studiet af disse Rester er der opstaaet en særlig Videnskabsgren, Læren om Folkeminderne (eng. folklore, tysk "Volkskunde") (Steensby 1918,522).[9]

Bindet udkommer året efter Axel Olriks død, hvor professoratet i Nordiske Folkeminder er forsvundet. Olrik ville næppe have syntes om at få reduceret det folkloristiske forskningfelt til en lille gren af etnografien, hvor de relevante traditionsdannelser beskrives som resultater, der udelukkende er blevet bevaret i kraft af inertiens lov. Navnlig ikke, da han selv i førsteudgaven af *Salmonsens Leksikon* havde benyttet sig af en strategi, der ligner Steensbys. Her gør Olrik en væsentlig del af etnografien til en gren af folkloristikken! (se kap. 3.2).

Museumsinspektør Kristian Bahnson, der skriver artiklen *Etnografi* i førsteudgaven af *Salmonsens Leksikon,* er lidt mere imødekommende. Bahnson giver her plads til folkloristernes studier af den hjemlige kultur. I sin snævre definition af etnografien understreger han, at dens praksis er knyttet til naturfolk uden for Europa: "Etnografien lægger særlig Vægt på Studiet af disse saakaldte Naturfolk (s.d.) lavere staaende Folk, som have levet et selvstændigt liv uden for den europæiske Kulturudvikling. Kun de kunne lære os, hvorledes et Samfund former sig paa sine mere primitive Udviklingstrin" (Bahnson 1897,145-46).

Bahnsons mere almene bestemmelse af etnografien er derimod så bred – og samstemmende med Tylors kulturbegreb – at mange moderne kulturforskere sikkert stadig ville kunne gå ind for den, uanset om deres fag er antropologi, etnologi eller folkloristik:

> Etnografiens Opgave er at gøre rede for de forskellige Folkeslags Kultur, saaledes som denne paa hvert Sted har formet sig under paavirkning af lokale og kulturhistoriske Forhold. Etnografien undersøger alle de Elementer i et Folks materielle og åndelige Kultur, som øve Indflydelse paa dets Liv. Beklædning og Udsmykning, Bolig og Ernæring, Erhvervslivets forskellige Grene, sociale og politiske Forhold, Sæder og Skikke, Sprog, Kunst og Religion ere hos hvert Folk udviklede på ejendommelig Maade og danne i Forening et Hele, der giver Folket dets Særpræg (Bahnson 1897,145-46).

---

[9] En kort henvisning til folkloristikken findes også i Edvard Lehmanns artikel om religionshistorie fra 1925. Lehmann anvender her ordet *folklorisme*, idet han henviser til Grimm og Mannhardt og deres religionshistorisk relevante studier (Lehmann 1925).

Devolutionistisk evolutionisme
Studerer man Dundes' kritik af den klassiske folkloristik kan man få den opfattelse, at de klassiske folklorister er en slags "devolutionister", og derfor måske slet ikke kan henregnes til evolutionisternes kreds. Dette kan skyldes, at Dundes bruger begreberne som modsætninger, således at ordet "evolution" ikke alene betyder udvikling, men også udvikling opad og fremad, mens ordet "devolution" betyder udvikling tilbage og nedad. Dundes diskuterer derimod ikke den evolutionistiske udviklingstænkning ud fra en filosofisk position.

Selv om teorien om det devolutionistiske kultursyn, i modsætning til fremskridtstænkningen, kan beskrives som pessimistisk, spejler *både* en optimistisk *og* en pessimistisk kulturteori filosofisk set en evolutionistisk og essentialistisk tænkning. Begge ridser de et sammenhængende billede op af en kontinuerlig udvikling, hvor noget går frem mod en højere og mere sammensat udvikling i overensstemmelse med fremskridtsspiralen, mens det enkle og oprindelige må forsvinde. Filosofisk set argumenterer både Troels-Lund og folkloristerne ud fra en evolutionistisk og essentialistisk tænkning. Selv om kulturoptimisterne og kulturpessimisterne af ideologiske årsager er så uenige, som man kan være i årene omkring 1900, er der filosofisk set ikke tale om nogen uenighed om, at studiet af udvikling og kulturvidenskaber hører sammen.

I forbindelse med en filosofisk udviklingstænkning er det således ikke afgørende, hvor forskerne forestiller sig, at *den gode tid* eller *den bedst tænkelige tid* ligger. Nogle vil henlægge den til virkelighedens verden i fortiden, nutiden eller fremtiden, andre anskuer den mere abstrakt som utopi og ideal, mens andre igen udformer vidunderlige beskrivelser af Atlantis, Slaraffenland eller Paradis.

I slutningen af 1800-tallet får de pessimistiske og de optimistiske kulturteorier medvind, ikke mindst fordi de er i samklang med Darwinismen, som også vinder udbredelse i samme periode. Fælles er antagelserne om en kontinuerlig udvikling fra det enkle og grundlæggende til det mere formålstjenlige, hvad enten det her fremtræder som noget sammensat eller specifikt. Udviklingstænkningen i årene omkring 1900 hviler således – både når det drejer sig om fysisk/biologisk og sjælelig/kulturel udvikling – på et essentialistisk aksiom.

En devolutionistisk kulturteori om *gesunkenes Kulturgut*
De klassiske folkloristers devolutionistiske kultursyn og kulturhistorikernes nye kulturoptimistiske kultursyn sætter sindene i kog i årene omkring 1900. Og har gjort det lige siden. At debatten også er aktuel inden for lægekredse, kommer undersøgelsen af de medicinhistoriske oversigtsværker til at vise (jvf. kap. 6).

I forlængelse af – og delvis i modsætning til – teorierne om *Elementargedanken* og *folkesjæl* introduceres i anden halvdel af 1800-tallet kulturelle difussionsteorier, som får omfattende gennemslagkraft inden for kulturvidenskaberne i de kommende år. Til disse teorier hører den antagelse, at kultur ikke alene udvikles fra en fælles rod, men også via spredning fra samfund til samfund, fra et lag af befolkningen til et andet, fra en person eller gruppe til andre.

I denne forbindelse får antagelsen om *gesunkenes Kulturgut* særlig udbredelse inden for den klassiske folkloristik i begyndelsen af 1900-tallet. Begrebet *gesunkenes Kulturgut*, der lanceres i 1922 af den tyske forsker Hans Naumann, beskæftiger sig med kulturelle processer, der kendetegnes ved mindst to faser.

Til første fase hører en kulturel proces, hvor noget – f.eks. en vise eller en forestilling – introduceres eller skabes i højere lag, hvorfra de udbredes til alle samfundslag. I næste fase introduceres der igen noget nyt i de højere lag, mens de mere oprindelige kulturelementer ligger tilbage i de lavere lag. Ifølge teorien om *gesunkenes Kulturgut* tillægges de lavere lag således ikke kraft og evne til selvstændig skaben eller optag af nyheder.[10]

Kulturvidenskabernes normalvidenskabelige periode

Teorier om *gesunkenes Kulturgut* og devolutionisme har ført til, at der er opstået dybe kløfter mellem forskerne og de udforskede. Dette skyldes ikke nødvendigvis åndshovmod, men først og fremmest at akademikerne i overensstemmelse med en essentialistisk tænkning opfattede videnskab som en interesseløs, på fornuft hvilende praksis, hævet over verden. Særlig tydeligt fremgår dette måske af Erslevs skelnen mellem beretning og dokument, hvor han fremhæver, at dokumentet får højere kildeværdi, fordi det kan studeres direkte af forskeren. Forskeren udgør således ikke så forstyrrende et element som andre mennesker.

I et oversigtsværk, der skal gøre status over det etnologisk-folkloristiske fagområde i Sverige – og derfor i tysk oversættelse kommer til at hedde *Schwedische Volkskunde* – udformer en af tidens centrale svenske kulturforskere John Granlund så sent som i 1961 essentialistiske definitioner af tradition og kultur, der uden nogen forbehold er i samklang med en devolutionistisk tænkning. Her omtales den ubevidste, statiske tradition helt uafhængig af de mennesker, som holder den levende, og de videnskabelige instrumenter omtales, som var de desinficerede operationsknive i kirurgens hånd:

> Was ist nun Tradition? Die Tradition ist unbewusst und statisch und in der Regel nicht schriftlich fixiert. Sie besteht aus ererbten Sitten, Dichtung und Glaubensvorstellungen und durchtränkt das gesamte Kulturerbe. Weil sie unbewusst ist, muss sie mit Hilfe der wissenschaftlichen Instrumente des Traditionsforschers entdeckt und beschrieben werden. Die mobile Kultur ist dagegen bewusst, offensiv und dirigierend und hat in jeder Epoche einen neuen Inhalt. Die abendländische mobile Kultur unserer Zeit ist eine offensive Geschäftskultur (Granlund 1961,58-59).

Det er teorier som disse, og deres udbredelse inden for den klassiske kulturforskning, Kirsten Hastrup tænker på, når hun i *Sygdomsbilleder* med skarp pen modstiller folkloristen og antropologen. Helt i overensstemmelse med den Granlundske tænkning og Grundtvigs desperate ord om folkeminderne, der uddør sammen med de gamle koner, skriver hun:

> Folkloristen undersøger pr. definition "traditionelle" kulturer, dvs. kulturer, der anses for at være både mere oprindelige og mere uforanderlige end bykulturens forfronter. Opgaven er at dokumentere og fastholde så meget af disse traditionelle kulturer som muligt for eftertiden. Folkloristen

---

[10] Begrebet er af Iørn Piø forsøgsvis oversat til *nedhentet kulturgode*. Her angives et andet udviklingsforløb, hvor kulturelementet ikke er sunket, men hentet ned. Ved selve sin eksistens kaster det gamle begreb med dets forestilling om passivitet dog en skygge over det nye. (Piø 1971,71).

har altid travlt: det er en evig kamp med tiden, de gamle, der ved noget er altid lige ved at uddø (Hastrup 1986,18).

Folkloristen får her tildelt rollen som essentialistisk forsker med et devolutionistisk kultursyn. Vel at mærke i 1986. Hastrup fremhæver samtidig, hvordan folkloristernes praksis har haft "kolossale implikationer" i forbindelse med studiet af heksetro. Hastrup mener, at det har ført til, at bønderne har svaret igen med tavshed, fordi folkloristerne har beskrevet deres heksetro som noget der tilhører "en noget tilbagestående og hastigt uddøende kategori af baglandsmennesker." Hastrup mener også, at det har skabt komplikationer for antropologerne, der må lide for folkloristernes synder, fordi deres kontakt med folk er blevet vanskeliggjort.

Kritikken af folkloristikken som en rent essentialistisk videnskab, der ikke er fulgt med tiden, fremgår måske allertydeligst af en note, hvor Hastrup pointerer: "Meningen er naturligvis ikke at genere folkloristerne eller generalisere deres roller og opfattelser unødigt..." idet hun sidst i noten tilføjer: "Desuden er selve kontrasten til antropologens og folkloristens roller nyttig i en senere sammenhæng som vi skal se" (Hastrup 1986,31,note 4). Hastrup henviser her til en af sine konklusioner, hvor hun fremhæver, at en psykiater, der involveres i en heksesag, kan "vælge mellem "antropologens" og "folkloristens" rolle. Han kan enten forsøge at gå ind på patientens diskurs, og der indefra tage et nyt bestik af situationen – eller han kan arkivere de udtryk, som diskursen giver, og kategorisere dem i overensstemmelse med sit eget arkiv-system" (Hastrup 1986,29).[11]

Jeg tolker Hastrups rollespil mellem folklorist og antropolog på den måde, at det ærinde hun egentlig er ude i, er et ønske om at mistænkeliggøre en forældet essentialistisk kulturforskning for at kaste et så meget desto mere forsonende skær over det, hun opfatter som mere tidssvarende ikke-essentialistiske former for kulturforskning. Internationalt har den essentialistiske kulturvidenskab imidlertid været dominerende blandt både antropologer, etnologer og folklorister frem til 1960/70. Ud fra evolutionistiske teorier, herunder teorier om *gesunkenes Kulturgut* og *devolutionisme* har de klassiske kulturvidenskaber sat fokus på studiet af primitive folk både i hjemlandet og ude i verden. Her har de studeret kulturlag, der blev opfattet som mere oprindelige, fordi de havde overlevet blandt dem, man anså for at være verdensbefolkningernes mest uberørte folk.

Inden for kulturforskningen mener jeg derfor – i overensstemmelse med Kuhn – at perioden fra anden halvdel af 1800-tallet til midten af 1900-tallet kan beskrives som en normalvidenskabelig periode, kendetegnet ved essentialisme og evolutionisme. I denne periode får kulturvidenskaberne imidlertid af lidt forskellige årsager ikke varigt fodfæste på de danske universiteter. Dette sker

---

[11] Kirsten Hastrups skarphed afspejler muligvis en misforståelse, som beror på at ord, der på fransk ligner folkloristik, ikke kan oversættes til ordet "folkloristik" på dansk. De franske ord indkredser ofte temaer og interesser, som hører hjemme inden for det, der på svensk henregnes til "hembygdsbevægelser" eller til det, der internationalt ofte omtales som folklorisme, evt. med særligt henblik på mere lokalt forankrede former for folklorisme. Da Kirsten Hastrups danske artikel bygger på forskning af den franske forsker Jeanne Favret-Saada, kan rollespillet muligvis være mere fransk end dansk.

først omkring 1960/70, og på dette tidspunkt er opbruddet i den normalvidenskabelige periode så småt ved at sætte ind både i og uden for Danmark. Mens de danske kulturfag således i 1960erne og 1970erne (gen)udvikles og konsoliderer sig via professorer, der egentlig er uddannet i andre fag eller i udlandet i overensstemmelse med en klassisk essentialistisk tænkning, sætter det ikke-essentialistiske opbrud ind via yngre forskere uddannet efter 1970 i fagene antropologi, etnologi og folkloristik. Måske er dette en af årsagerne til, at kulturforskere, der har ønsket et opgør med f.eks. essentialisme, evolutionisme eller devolutionisme lige fra Troels-Lund og Steensby omkring 1900 til Hastrup i 1980erne har sat fokus på den klassiske folkloristik, fordi faget er det ældste af de centrale kulturvidenskaber på danske universiteter, samtidig med at det, via sine udstrakte samlinger på bl.a. Dansk Folkemindesamling, var en mere synlig modstander end andre klassiske kulturvidenskaber. At folklorister i den henseende ikke har ladet kollegerne noget efter, viser både den danske og den internationale folkloristiske opbrudsforskning (om denne kritik se nedenfor).

Trods alle former for kritik er min konklusion dog den, at den essentialistiske kulturforskning stadig spiller en væsentlig, ja sine steder en afgørende rolle i de kulturvidenskabelige forskningsmiljøer. Efter min opfattelse vil de fortsætte med dette. Den klassiske kulturforskning udgør næppe en uddøende forskningstradition. Men ligesom den klassiske historie optræder den nu som én blandt flere livskraftige fagtraditioner.[12]

Nationale og romantiske strømninger i den normalvidenskabelige periode

Overalt, hvor kulturvidenskaberne vokser frem i løbet af 1800-tallet, kædes den videnskabelige praksis sammen med romantiske og nationale bevægelser. For dansk kulturforskning spiller det her en særlig rolle, at det dansk-norske fællesskab ophører i begyndelsen af 1800-tallet, mens forholdet til Tyskland bliver stadig mere anspændt og fører til krige i midten af samme århundrede.

Inden for arkæologien fremtræder de nationalromantiske interesser som dybtgående meningsudvekslinger i midten af 1800-tallet, hvor debatter om først og ældst og bedst sætter sindene i kog. Inden for den fremvoksende danske arkæologi med J.A. Worsaa i spidsen fører dette til adskillige sammenstød med kolleger både mod nord og mod syd, således at der opstår stærke modsætningsforhold mellem norsk, dansk og tysk arkæologi (Ødegaard 1994).

Også inden for folkloristikken er de nationale modsætningsforhold akutte og latente. Forestillingen om den danske nationale arv og det særligt danske sætter sit præg på pioneren Svend Grundtvigs visioner om fremtidens danske kulturforskning. Allerede som 19-årig fremhæver han i en artikel til Dansk Folkeblad, at det stof, der skal indsamles, udgør en del af en *national* skat: "Der lever nemlig endnu hos Folket, og da mest hos de Gamle iblandt det, en stor Del af den Nationalskat, hvorom her er Talen." (Svend Grundtvig & Chr. S. Ley. 8.12. 1843).

---

[12] En udvikling som denne beskrives ofte i overensstemmelse med Kuhns begreber som flerparadigmatisk, et begreb jeg har diskuteret mere indgående i *Folkloristiske Horisonter* (Rørbye 1982, 4 ff). Begrebet paradigme anvendes imidlertid i flere betydninger også af Kuhn selv. Jeg foretrækker derfor ordet "forskningstradition", når jeg ønsker at omtale forskere, der tilhører samme fag, samtidig med at de filosofisk set arbejder ud fra beslægtede grundantagelser.

I de følgende årtier søger folkemindesamlere til landets mest øde egne specielt på den jyske hede i forsøget på at gøre Svend Grundtvigs skræmmebillede til skamme. Folkeminderne skulle ikke dø, men bringes i sikkerhed på arkiverne. Ud fra de evolutionistiske og national-romantiske kulturteorier styrer indsamlerne i retning af særlige stofgrupper, hvor visse emner kommer til at stå i fokus, mens andre bliver mere eller mindre overset eller ligefrem afvises.[13] De mennesker, man opsøger som bærere af den autentiske tradition, er især de gamle, de fattige og de mindre belæste. På den måde opstår det, jeg i flere andre sammenhænge har betegnet som "folkemindeforskningens første dokumentariske bølge" i Danmark (Rørbye 1990b; 1992).[14]

Kulturvidenskabernes første dokumentariske bølge

Ud fra et længere tidsperspektiv kan vi i dag betegne de brede indsamlinger af folkeminder, gamle genstande, tegninger af huse, arbejdsbeskrivelser etc., som finder sted i de nordiske lande i anden halvdel af 1800-tallet og begyndelsen af 1900-tallet, som *kulturvidenskabernes første dokumentariske bølge*. Dette betyder ikke, at der ikke tidligere er foretaget omfattende indsamlinger og dokumentationer, men det er i denne periode, denne virksomhed knyttes tæt til den videnskabelige verden.

Også blandt folkloristerne bliver de enkelte optegnelser trods deres fragmentariske karakter opfattet som råstof for videnskabelige analyser. Via datidens filologisk og historisk orienterede forskere knyttes indsamlingerne til den essentialistiske tænkning og den evolutionistiske kulturteori. Gennem en dokumentation af folkeminder skal optegnelserne bidrage til rekonstruktionen af en oprindelig, mytisk kultur.

Selv om der i disse årtier indsamles mange eksempler på gammel overtro og gamle skikke, knyttes den primære forskningsinteresse til de genrer inden for folkedigtningen, der bliver anset for at være ældst. I Danmark kommer folkemedicinen med i det omfang, den kan belyse troen på det/de overnaturlige, eller bidrage til sagn- og eventyranalyser. I den klassiske folkloristik opfattes folkemedicinen tematisk set kun som en lille gren af faget, der kan bidrage til det almindelige evolutionistiske rekonstruktionsarbejde af den mytiske fortid. Folkemedicinen opfattes ikke som et selvstændigt forskningsfelt af forskerne, og det er karakteristisk, at hverken Svend Grundtvig eller Axel Olrik beskæftiger sig mere indgående med dette stof. Den største danske indsamler af folkeminder, Evald Tang Kristensen, fremdrager derimod store stofmængder, der vedrører temaet, tydeligvis inspireret af et engagement, som kommer til at volde ham så store problemer, at han undervejs i offentliggørelsesprocessen må ændre titlen på en af sine bøger fra *Gode Raad* til *Gamle Raad*, således at den nye titel bliver *Gamle Raad for Sygdomme hos Mennesket* (Kristensen 1922).[15] Også H.F. Feil

---

[13] Som eksempel på stof, der afvises af danske indsamlere, kan nævnes optegnelser af eventyr, som i deres indhold ligner H.C. Andersens eventyr og historier. Disse historier optegnes til gengæld ikke sjældent uden for Danmark (jvf. Rørbye 1995a).
[14] Den anden dokumentariske bølge i folkloristikken knytter jeg til opbrudsforskningen efter 1960 (se nedenfor).
[15] I forbindelse med sin dedikation af bogen til Percy Aldridge Grainger, skriver Evald Tang Kristensen, at bogen er skrevet 1905, gennemset og forøget 1915, selv om den først offentliggøres i 1922. Da det stadig af arkangivelserne nederst på siden – det vil sige side 17, 33, etc. – fremgår, at

berg beskæftiger sig ud fra sin intense interesse for traditionelle trosforestillinger flere steder med folkemedicinske temaer, bl.a. i *Dansk Bondeliv*, hvor han beskriver, hvordan syge også i nyere tid har valfartet til kildefester ved Sankt Hans (Feilberg 1952 (1889).

Internationalt udgør studiet af trosforestillinger og folkemedicin, magi og trolddom ofte en ikke uvæsentlig del af den religionsvidenskabelige forskning. Også inden for den fremvoksende religionshistorie i Danmark beskæftiger forskerne sig med temaer som disse. Dette gælder ikke alene fagets første lærere Edvard Lehmann og Vilhelm Grønbech, men også Fr. Ohrt, der som ung forsker – uden held – er ansøger til den første religionshistoriske universitetsstilling i Danmark. Som lærer i Sorø fortsætter Ohrt sine folkloristiske studier stærkt inspireret af og i kontakt med den finske forsker Kaarle Krohn. Ohrt er i de første år særlig optaget af udgivelser og studier af Kalevala og føres ad denne vej ind på studier af magiske formularer. I 1910-1930 udgiver han flere studier om tryllformler, bl.a. hovedværkerne *Danmarks Trylleformler* (Ohrt 1917, supplementbind 1921)[16] og *Da signed Krist – Tolkning af det religiøse Indhold i Danmarks Signelser og Besværgelser* (Ohrt 1927).

I kølvandet på den første dokumentariske bølge følger inden for folkloristikken udformningen af systematiske oversigter, typologier og variantanalyser i forbindelse med folkeviser og eventyr, i årene 1848-83 udført først af Svend Grundtvig og efter hans død i årtierne omkring 1900 af Axel Olrik.[17]

Det er i disse aktive år, at grunden lægges til en klassisk folkloristisk videnskab i Danmark. Faget får et centrum og en periferi. Hermed får udviklingen i årene omkring 1900 afgørende betydning for fagets videre skæbne, også i nyeste tid.

3.2. KLASSISK FOLKLORISTIK

Nordiske Folkeminder

Med oprettelsen af et ekstraordinært professorat i *Nordiske Folkeminder*, der i 1913 tildeles Axel Olrik, får folkloristikken for første gang fodfæste som selvstændigt universitetsfag på et dansk universitet.

Sin uddannelse får Olrik inden for nordisk filologi og historie. Læreren og den store inspirationskilde i de yngste år er Svend Grundtvig, der er docent i Nordisk filologi. Grundtvig dør allerede, da Olrik er 19 år. Olrik fortsætter herefter sine studier inden for nordisk filologi og historie. Her bliver en anden vigtig lærer – og senere kollega inden for universitetsverdenen – historikeren Kristian Erslev. Via studier i Norge får Olrik ligeledes en tættere kontakt til norske folklorister, især Moltke Moe (1859-1913).

---

bogen oprindelig hed *Gode Raad*, tolker jeg dette som et udtryk for, at det er på et tidspunkt kort før 1922, at bogen skifter navn til *Gamle Raad* (Kristensen 1922, bagsiden af titelbladet).

[16] Et utrykt tredje bind findes som manus på Dansk Folkemindesamling.

[17] Udgivelsen af *Danmarks Gamle Folkeviser* blev afsluttet med registerbindet bind XII i 1976. Det startede 1853-54 med Svend Grundtvig som udgiver. Bind I indeholder endvidere Svend Grundtvigs *Prøve paa en Udgave af Danmarks gamle Folkeviser, Andet Oplag med aftryk af "Planen" samt nogle Tillægsbemærkninger* fra 1847.

Folkloristikkens fremvækst

Set i et kronologisk perspektiv kan det fodfæste, folkloristikken vinder i universitetsverdenen i 1913, virke uhyre spinkelt, fordi det afbrydes allerede fire år senere ved Axel Olriks død. Først i 1950erne genoptages en løbende undervisning ved Laurits Bødker, der ligesom Olrik i 1970-76 tildeles et personligt professorat, der bortfalder ved hans afgang.

Set i et professionshistorisk perspektiv har folkloristikken imidlertid gjort sig gældende som videnskab siden midten af 1800-tallet. I *Jubilæumsværket* til Københavns Universitet 1979 omtaler Bengt Holbek – i overensstemmelse med Hans Ellekilde, Iørn Piø og mange andre – Svend Grundtvig som "Folkemindevidenskabens egentlige grundlægger" (Holbek 1979,57; Ellekilde 1921,3; Piø 1971). I følge denne forskningshistoriske fagtradition udgår dansk folkloristik således af litteraturforskningen med tematiske og metodiske tyngdepunkter i folkedigtningen og den filologiske metode.[18]

Ud fra en professionshistorisk synsvinkel er jeg enig i, at Grundtvig som docent i nordisk filologi grundlægger en forskningstradition, der peger frem mod 1900-tallets folkloristiske universitetsfag. Positionen som fagets grundlægger tildeler jeg dog Olrik, fordi han bliver den, der udformer universitetsfaget. Dette betyder også, at faget i Danmark knyttes til både filologiske og historiske forskningstraditioner, samt nordisk og international folkloristik og kulturforskning. Fra sin start bliver faget præget både af en evolutionistisk kulturteori og en essentialistisk tænkning.

På Olriks tid udgjorde den evolutionistiske kulturteori en traditionel og vidt udbredt teoridannelse, der internationalt var groet frem allerede i 1700-tallet (jvf. kap 3.1). I tiårene omkring 1900 er essentialismen derimod en relativt ny tænkning inden for danske humanistiske videnskaber, og netop i de år, hvor Olrik – sammen med andre – arbejder på at sikre den folkloristiske profession via oprettelsen af institutioner (Dansk Folkemindesamling 1904/05), tidsskrifter og foreninger (Danske Studier 1904; Folklore Fellows 1907; Foreningen Danmarks Folkeminder 1908) og lærestol (Nordiske Folkeminder 1913) er den kildekritiske tænkning med til at revolunere historieskrivningen. Olriks forsøg på at udvikle folkloristisk videnskabelig praksis i forbindelse med indsamling, arkivering og analyse inden for folkloristikken kan således i vid udstrækning ses i lyset af hans tætte kontakt til Kristian Erslev og den kildekritiske historieforskning. Selv om *Nordiske Folkeminder* oprettes som en lærestol, der ifølge den officielle argumentation skal opfylde behovet for et universitetsstudium inden for det, der i indstillingen beskrives som "den tredje Gren" af nordisk filologi, mener jeg således, at det er væsentligt at pege på, at Olrik også introducerer et andet fagligt spor i faget. I forbindelse med sit forsøg på at videnskabeliggøre folkloristikken i overensstemmelse med en essentialistisk tænkning, udvikler Olrik faget i to retninger. Folkloristikken skal både være en filologisk videnskab og en historisk videnskab.

---

[18] I overensstemmelse med en essentialistisk tænkning anvendes betegnelsen "Filologiens Metode" i bestemt form og som entydigt begreb i forbindelse med argumentationen for oprettelsen af lærestolen i *Nordiske Folkeminder* (jvf. Holbek 1979,70).

Folkeminder og folkemindeforskning

I Danmark bliver begrebet folkeminder et fagligt begreb allerede under folkloristikkens første dokumentariske bølge midt i 1800-tallet. Grundtvig synes tydeligvis, at det virker så slagkraftigt, at *gammel* må vige for *folk*. Nok så radikalt ændrer han titlen på tredje bind af *Gamle danske Minder* til *Danske Folkeminder*. Siden får begrebet føjet nye betydninger til og efterhånden bliver det ordet, der henviser til det fag, der i dag kaldes folkloristik. Også i vore dage er ordet folkeminder stadig vidt udbredt i dansk sprogbrug, og anvendes her ofte om det kildemateriale, der blev indsamlet i forbindelse med den første dokumentariske bølge. Folkeminder indgår også i *Dansk Folkemindesamling* og *Foreningen Danmarks Folkeminder*.

Selv om Grundtvig ikke står fremmed over for ord som "tradition" og "kulturhistorie", bliver det således ikke disse begreber, der slår an i den danske folkloristik i årene omkring 1900.

Folkeminder i Salmonsens Leksikon

Ligesom Troels-Lund og Kr. Erslev får Axel Olrik til opgave at indkredse sit forskningsfelt i første udgave af *Salmonsens Leksikon*. Også i hans tilfælde får beskrivelsen karakter af en programerklæring, som udformes ikke mindre end 16 år, før han bliver fagets første professor.

Artiklen *Folkeminder* udkommer i 1897 og optrykkes siden efter Olriks død i 1919 i 2. udgaven af det store leksikon uden nævneværdige rettelser gennemset af efterfølgeren på Dansk Folkemindesamling Hans Ellekilde. I sin artikel arbejder Olrik med en snæver og en bred definition af folkeminder. De to definitioner spejler hans rødder inden for filologi og historie, samtidig med at de dokumenterer, at han er velorienteret i tidens internationale evolutionistiske kulturteorier, herunder fortrolig med det universelle kulturbegreb. Artiklen indledes med den snævre definition:

> Levninger af ældre Tiders Aandsfrembringelser og Kultur, der ere mundtligt overleverede fra Slægt til Slægt, især inden for de ikke boglig dannede Folkeslag eller Folkeklasser. Hertil regnes først og fremmest Folkedigtningen, endvidere Folketro og gamle Skikke (Olrik 1897,792 = Olrik 1919, 367-68 med enkelte sproglige rettelser ved Hans Ellekilde).

I modsætning til kulturgeografen H.P. Steensby, der nogle år senere i 1918 definerer folkeminderne som survival-forskning af gammel sæd, skik og tro i sin artikel om *Etnografi*, lægger Olrik i sin snævre definition størst vægt på folkedigtningen, der slet ikke omtales af Steensby. Med ordet levninger knytter Olrik endvidere an til Erslev og den klassiske historieforskning. Olrik får her lejlighed til at understrege, at levninger ikke blot omfatter bygninger, redskaber og skeletter, dokumenter og skrevne beretninger som fremhævet af Erslev, men også mundtlige overleveringer (Erslev 1898, jvf. kap. 2.1.1).

Gennem sin prioritering af stofområder som folkedigtning, folketro og gamle skikke, og pointeringen af mundtlighed, folkelighed og alder, afgrænser Olriks snævre definition det, jeg her omtaler som *den klassiske folkloristik*. Definitionen er også i overensstemmelse med den videnskabelige praksis, der følges i de kommende år på Dansk Folkemindesamling, ligesom den afspejler indsamlingspraksis i forbindelse med de store indsamlinger af folkeminder i årtierne omkring år 1900.

Efter den snævre definition af folkeminder, hvor fokus rettes mod mundtligheden, følger Olriks brede definition:

> Taget i videste Betydning omfatter Folkeminder tillige Folkets Livsvilkaar og Folkets Karakter og Tænkemaade saaledes, som det træder frem i alle Forhold (Olrik 1897,792 = Olrik 1919,367-68 med enkelte sproglige rettelser ved Hans Ellekilde).

Olriks brede definition er bemærkelsesværdig. Her henvises til livsvilkår, og det der kaldes karakter og tænkemåde i bred almindelighed "som det træder frem i alle Forhold." Den eneste begrænsning ligger egentlig i ordet "folk", som i overensstemmelse med den snævre definition henviser til folkeslag eller folkeklasser uden boglig dannelse. Det er i den forbindelse særligt bemærkelsesværdigt at kravet om mundtlighed ikke fastholdes. Allerede før år 1900 udvikles således i Danmark et folkemindebegreb, hvor mundtlighed ikke opfattes som et aspekt i fagets definition.

Skematisk fremstilling af Olriks definition af folkeminder

Som det vil fremgå af Olriks to definitioner på folkeminder, opfattes høj alder, mundtlighed og ikke-boglige lag af befolkningen som noget særlig vigtigt i den klassiske folkloristik i mere snæver forstand. Olrik giver her udtryk for antagelser, der i overensstemmelse med det devolutionistiske kultursyn finder vid udbredelse inden for international kulturforskning både i 1800- og i 1900-tallet. Mere alment kan vi sige, at der til den klassiske folkloristik hører et bestemt menneskesyn (ikke bogligt dannede lag af befolkningen), et bestemt udviklingssyn (fokus på det gamle) og et bestemt syn på hvilke fremtrædelsesformer, der anses for særligt relevante (specielt om det er fremført og overleveret mundtligt).

Via sin brede definition afsøger Olrik herefter grænsefelterne. Han regner dog stadig disse grænsefelter med til folkloristikken. Fagets grundlægger tænkte stort. Hans fagafgrænsning fra 1897 kan skematisk sammenfattes i følgende model:

AXEL OLRIKS AFGRÆNSNING AF FOLKLORISTIKKEN 1897

definition	snæver	bred
folkemindeforskning	filologisk videnskab	religiøs-kulturhistorisk videnskab
fremtrædelsesform	mundtlig folkedigtning	tro og skik livsvilkår og tænkemåde
udviklingssyn	autenticitet kobles til høj alder	
menneskesyn	folkemindernes bærere er ikke-bogligt dannede	

105

I sin brede definition på folkeminder synes Olrik tilbøjelig til at medtage kulturvidenskabelige fag, der allerede i samtiden har udviklet en vis autonomi. Olrik nævner da også, at der "for Tiden" findes to hovedretninger vel at mærke *inden for* folkemindeforskningen: "For Tiden falder Folkemindeforskningen i to Hovedretninger, en Granskning af Folkedigtningen, der hænger sammen med Filologien og den almindelige Litteraturhistorie, og en kulturhistorisk-religiøs Behandling, der skyldes Indflydelse fra den seneste Udvikling af Etnografi og Antropologi" (Olrik 1897,792 = Olrik 1919,367 med enkelte sproglige rettelser ved Hans Ellekilde). At Olrik havde ambitioner om ikke alene at styrke den filologiske folkemindevidenskab, bl.a. via studier i folkeviser, sagn og eventyr, men også at udvikle det, han kalder "den kulturhistorisk-religiøse folkemindevidenskab", vidner hans påbegyndte værk om *Nordens Gudeverden* om.[19] Bengt Holbek, der i *Biographica. Nordic Folklorists of the Past* har beskrevet Axel Olriks forfatterskab, fremhæver i denne forbindelse: "On the whole, mythological studies took up more and more of Olrik's time as the years went by." (Holbek 1971,280). Selv om Olrik således i stigende grad interesserede sig for kulturhistorie og også anvender begrebet, udgør kontakten med Erslev og inspirationen fra den kildekritiske historieforskning formodentlig en ikke uvæsentlig årsag til, at Olrik ikke udvikler en dybere faglig kontakt til Troels-Lund.

Med etableringen af en lærestol i *Nordiske Folkeminder* og ansættelsen af Olrik på denne post udvikles således et fag med rødder i både litteraturforskning og historieforskning, hvor filologisk metode og kildekritisk metode begge tillægges afgørende vægt, mens den kulturhistoriske linie i Troels-Lunds udformning bliver mindre udtalt.

For Olrik bliver mundtligheden hermed et kerneproblem, og via hans forskning bliver den for alvor sat på folkloristikkens dagsorden, som *den* centrale kildeproblematik inden for folkloristikken.

Forestillingen om en autentisk mundtlig tradition

I den folkloristiske diskurs i Danmark dukker spørgsmålet om mundtlighed og skriftlighed op igen og igen i forbindelse med trykte udgivelser af folkeminder allerede i anden halvdel af 1800-tallet (Kofod 1989,14-25). Ofte er det akademikerne, der kritiserer folkemindeudgiverne for at medtage kilder, som de i kraft af deres større belæsthed genkender fra trykte udgaver. Dette beskrives som åbenbare og indiskutable fejl.

Som den største indsamler og udgiver er det ikke mindst Evald Tang Kristensen, der må stå for skud bl.a. fra Axel Olriks side. I et af tidens førende tidsskrifter *Dania* skriver en anden akademiker, Kristoffer Nyrop, i samme ånd:

... som udgiver af folkeminder har det derimod flere gange vist sig, at han (Tang Kristensen) savner den fornødne kritik og ikke har noget skarpt blik for, hvad der er virkeligt ægte og folkeligt, og hvad der ikke er det. Dette

---

[19] *Nordens Gudeverden* er aldrig blevet afsluttet. Det påbegyndes af Axel Olrik og videreføres af Hans Ellekilde, der udgiver to bind 1926-51. Manusudkast til resten af værket findes på Dansk Folkemindesamling.

bekræftes yderligere af den foreliggende bog. I sin efterskrift udtaler hr. E. Tang Kristensen følgende: Jeg går naturligvis ud fra, at enhver strax er på det rene med, at alle disse småhistorier i længere tid har gået i folkemunde og ikke stammer fra nogen trykt kilde". Han tilføjer endogså de mærkelige ord, at hvis de af ham meddelte historier havde nogen "trykt" kilde, "så vilde denne lille bog for mig selv ikke have nogensomhelst litterær betydning, og altså heller ikke for andre, men det er nu ikke sådan" (Nyrop 1893, gengivet fra Kofod 1989,17-18).

Trods de mange og skarpe udfald fra akademisk side vendt mod indsamlere og udgivere af folkeminder, illustrerer citatet det, som er min hovedpointe. Så vidt jeg kan se, hersker der ikke nogen uenighed overhovedet om selve stridspørgsmålet. Den fælles holdning hos alle – akademikere, udgivere og indsamlere – er, at mundtlig tradition, der har skriftlige forlæg ikke bør indsamles eller udgives, fordi den ikke udgør ægte eller primær folketradition.

Et lignende resultat når folkloristen Reimund Kvideland frem til i sin analyse af traditionelt fortællestof i skolebøger. Han viser, hvordan traditionelt stof i udstrakt grad er blevet optaget og videregivet via skolebøger, uden at dette spejler sig i de folkloristiske arkiver. Hvad er grunden, spørger Kvideland og svarer selv:

> Det ligger delvis i innsamlingspolitikken og i traderinga. ... Litterær tradisjon har vært rekna som uekte. Dei eldste samlarna og utgjevarna i begynnelsen av 1800-talet gjorde ikkje denne distinktionen, men seinare kom den til å bli sterk og det munnlege aspektet ved tradisjonen kom til å dominera tradisjonsoppfatninga (Kvideland 1987,218-19).

Den, der i Danmark kommer til at sikre udviklingen af en folkloristik, hvor det faglige centrum knyttes til antagelsen om mundtlighed, er Olrik selv. I de år der går, fra Olrik starter som leder af det nyoprettede nationale arkiv *Dansk Folkemindesamling*, til han tildeles et professorat på Universitetet (1904-1913), forsøger han bl.a. under indtryk af Erslevs historieforskning at udforme *Nogle grundsætninger for sagnforskning*.

Den tætte forbindelse til Erslev fremgår især af kapitel 2, hvor Olrik udvikler sagnets kildekritik (Olrik 1921; Holbek 1979,66-72; Holbek 1992, XV-XXVIII). Også gennem sit titelvalg står Olriks arbejde i gæld til Erslevs værk *Nogle Grundsætninger for historisk Kildekritik* (1892), der i løbet af få år bliver en klassiker inden for historiefaget.

"Grundsætninger" var dog ikke noget ualmindeligt ord i den videnskabelige verden i slutningen af 1800-tallet, hvor den essentialistiske tænkning førte til videnskabelig fordybelse i grundantagelser og grundbegreber, med det formål at fastlægge et fagområdes videnskabelige metode. Også Grundtvig taler om grundsætninger, bl.a. i forbindelse med udgivelsen af storværket *Danmarks gamle Folkeviser*, hvor han i bind IV, femte hæfte, der forelå trykklart ved hans død 1883, omtaler "Rigtigheden og Nødvendigheden af de Grundsætninger i forbindelse med en videnskabelig Behandling af Folkeviseudgivelsen, der fra første Færd – og for første Gang – ere gjorte gjældende i nærværende Værk" (Grundtvig, Danmarks gamle Folkeviser IV, 1869-183,852).

Sammenholdt med artiklen til *Salmonsens Leksikon* skærper Olrik sine krav til mundtligheden i *Nogle grundsætninger for sagnforskning*. I paragraf 56 udtaler Olrik sig kategorisk om boglige kilders manglende kildeværdi for folklorister: "Kildeværdi for det enkelte sagns historie er der ikke i den fra kendt boglig kilde stammende opskrift" (Olrik 1921,64). I anmærkninger til paragraf 48-56 drøfter han problemstillingen lidt mere indgående, idet han afvisende konstaterer, at det i det hele taget er højst tvivlsomt, at litterære værker har afgivet stof til folkeminder. Her skal jeg nøjes med at gengive et brudstykke af den lange tekst, som kan give et indtryk af argumentationen:

> Noget bevis for en saadan paastands rigtighed er dog ikke ført. Og hvad vi kender, taler afgjort imod: den store levedygtighed hos overleveringen i naturtilstanden fremfor hos den der plantes ud fra litteraturens drivhus, og den naturlige sammenhæng – forgrenende sig fra simple grundformer – der er i overleveringerne... (Olrik 1921,65).

Olrik afslutter herefter sin diskussion med følgende konklusion, der i overensstemmelse med en essentialistisk tankegang afviser enhver kompleksitetstænkning som videnskabeligt værdiløs: "...en hypotese, der paa alle punkter giver en kunstigere forklaring af fænomenerne end der ellers haves, – er videnskabelig værdiløs" (Olrik 1921,65).

Når Olrik så kategorisk afviser enhver kompleksitetstænkning, beror dette på hans grundlæggende opfattelse af folkeminder som dybtgående præget af lovmæssighed. Han anfører således i paragraf 4:

> Folkeminderne har den værdi for forskningen, at de fører ind i tider og samfundslag, hvis åndsliv vi ellers kun kender i sparsomt mål; tillige frembyder de et stof der ved sin rigdom og ved sin lovmæssighed er egnet til videnskabelig granskning (Olrik 1921,34).

Ekskluderingen af skriftlige stofgrupper som videnskabeligt studiemateriale for folklorister er således, som Kvideland er inde på, nøje knyttet til den normalvidenskabelige periode i folkloristikken. Som Kvideland påpeger, optræder afgrænsningen ikke i begyndelsen af 1800-tallet. I Danmark håndhæves den derimod med stor kraft under hele den normalvidenskabelige periode i årene omkring 1900, det vil sige også under folkloristikkens første dokumentariske bølge, hvor arkiverne grundlægger det folkloristiske fundament (Rørbye 1995a).

Den empiristiske folkloristik

Den kulturvidenskabelige forskningshistorie har forlængst påvist, at de første kulturforskeres forestillinger om en oprindelig og ægte kultur fælles for hele folk uden gruppeopdelinger og interessemodsætninger må betegnes som en myte med stærke ideologiske rødder i de akademiske forskeres eget verdensbillede (jvf. Dundes 1969). Det er ligeledes blevet påpeget, at de første kulturforskere overså betydningen af bl.a. kontekst, performance og repertoire (se nedenfor). Her er det vigtigt at pointere, at de mangler i fortiden, som nutiden altid har så let ved at få øje på, i dette tilfælde ikke skyldes, at de kulturvidenskabelige pionerer savner videnskabelig metode eller teoretisk skoling. De første kulturforskere tilrettelægger tværtimod deres videnskabelige praksis ud fra en inspiration med rødder i en filosofisk tænkning, hvis konsekvenser anfægtes i begyndelsen af 1900-tallet.

Hermed er kimen lagt til en faglig pessimisme, som kommer til at sætte sit præg på folkloristikken i flere forskergenerationer ikke mindst i Danmark, hvor universitesfaget nedlægges ved Axel Olriks død 1917 og først genoprettes i 1959. I denne periode på mere end 40 år bliver folkemindesamlere og folkemindeforskere i udstrakt grad til udgivere, arkivarer og skrivebordsforskere. For hvad skal folkemindesamlerne egentlig indsamle, når dét Tang Kristensen så præcist har beskrevet som "traditionens bro", én gang for alle er blevet afbrudt? Broen er brudt, landet er lukket. Både fortidens land, samtidens og fremtidens. Tilbage står arkiverne med minder om det, der var omgivet af tabte verdener.

I den teorikrise, folkloristikken kastes ud i, da antagelserne om den mytiske fortid bliver anfægtet, knyttes den faglige identitet således til den videnskabelige praksis. Traditionelle stofgrupper, traditionelle problemstillinger og traditionelle metoder fastholdes som folkloristikkens centrum. Man fortsætter ud af det spor, forgængerne har lagt. Frem til omkring 1960 er man derfor mere forsigtig end nogensinde med at tage nye stofgrupper ind. Og mens al teoretisk diskussion forstummer, får de traditionelle emner større betydning end nogensinde.

Emnefixering

Selv om bestemmelsen af de traditionelle emnegrupper oprindelig hviler på en evolutionistisk teoridannelse, får emnerne efterhånden en stadig mere autonom betydning, og i løbet af ganske få forskergenerationer udvikler folkloristikken sig til en empirisk videnskab. Det vil sige, at den faglige profil i udstrakt grad knyttes til emner som eventyr, ballader, gamle juletraditioner, bryllupsskikke, etc., som de store forgængere har beskæftiget sig med. Her bliver der også plads til folkemedicinen og de kloge folk som et tema, der kan bidrage til belysning af folketro.

I kølvandet på folkloristikkens første dokumentariske bølge, som hviler på et teoretisk grundlag, følger ligefrem det, jeg har kaldt "en empiristisk folkloristik" (Rørbye 1990b; 1992). Med dette ord henviser jeg til en teorifjendsk og teoriløs virksomhed, der forudsætter en specialiseret faglig viden på et højt akademisk niveau. Den empiristiske bølge, der også kan iagttages inden for tidens kulturvidenskabelige museumsverden, er karakteriseret ved emnefiksering og materialeophobning. Selv om nye metoder kommer til, studerer forskerne stadig de særligt udvalgte stofgrupper, som evolutionisme og devolutionisme oprindelig valgte for dem. Antallet af traditionelle folkemindeoptegnelser, traditionelle genstande og traditionelle beskrivelser af (næsten) skriftløse folk vokser derfor støt i arkiver og museer i den vestlige verden i den empiristiske periode o. 1920-60. Samtidig stiger mistilliden til al kulturteoretisk tænkning. Den fundamentale kritik af de evolutionistiske grundantagelser kommer således ikke alene til at vælte myterne om "landet Ur" over ende, men også dette overhovedet at beskæftige sig med teorier. Dette betyder, at forskerne i denne periode stort set ikke beskæftiger sig med grundforskningsproblemer.

I Danmark mærkes denne udvikling ikke som nogen alvorlig krise. På universitetet er folkloristikken væk, mens antropologi og etnologi endnu ikke er oprettet som selvstændige fag. Og på arkiver og museer, hvor kritikken ikke har rokket afgørende ved den materialeorienterede praksis, fortsætter kulturforskerne det arbejde, deres forgængere har sat i gang. Også danske folklorister fortsætter i de vante spor. De undgår derfor grænsefelterne, som Grundtvig og Olrik i så rigt mål interesserede sig for, og holder sig til fagets snævre rammer. I Danmark, som de fleste andre steder i verden, bliver folkloristikken derfor i denne periode til et fagområde, hvor forskerne beskæftiger sig med folkedigtning, gamle skikke og overtro via arkivstof. Arkivstoffet bliver imidlertid opfattet som "mundtligt", fordi indsamlerne har nedskrevet stoffet efter mundtlig fremstilling.

Folkemedicinske fragmenter

Handwörterbuch des Deutschen Aberglaubens, som er af folkloristikkens kvantitativt set mest omfattende hovedværker, bliver til i den empiristiske periode. Det store 10-binds leksikon, som bliver publiceret mellem 1927 og 1942, genoptrykkes 1987. Værket illustrerer på sin egen indirekte måde, hvordan også tidens folkemedicinske forskning kendetegnes ved materialeophobning.

Karakteristisk for værket er den store usikkerhed i forbindelse med faglige grundbegreber. Blandt de mange tusind spalter findes der kun en enkelt linie med stikordet "Volksmedizin". Læseren henvises her til supplementbindet, men også her leder vi forgæves. Artiklen blev aldrig skrevet.

I registret til det store leksikon kan vi finde en del af forklaringen. Selv om hovedartiklen aldrig blev færdig, henvises her til ikke mindre end ca. 900 andre stikord i 17 spalter fra Aal og Aalraube til Zwiesel og Zypresse. I registeroversigten overstiger henvisningerne under stikordet folkemedicin ganske enkelt alle andre stikord i det samlede leksikon.

Når hovedartiklen aldrig er blevet færdig, skyldes det således ikke, at den kvantitative mængde af tilgængeligt folkemedicinsk stof ikke har været omfattende nok. Tværtimod. Vi står over for uhyre mængder folkemedicinske fragmenter. I al deres uoverskuelighed og uhåndterlighed dokumenterer de med største tydelighed, hvad der sker med en videnskab, der taber følingen med sit videnskabsteoretiske grundlag.

"A spell from here and a spell from there"

Også i de nordiske lande kan vi iagttage, hvordan folkemedicinens empiriske grundlag og den folkloristiske analyse kommer ud af takt med hinanden. Selv om der er blevet indsamlet overordentlig meget stof i tidens løb, har den folkemedicinske grundforskning i Norden været særdeles sporadisk indtil 1970erne, hvor udviklingen tager fart med forskning af specielt Lauri Honko og Bente Alver (samt min egen forskning). Den første mere almene nordisk oversigt over studiefeltets grundtemaer indgår i et fællesnordisk projekt under NIF (Nordic Institute of Folklore), der munder ud i bogen *Botare* (1980a).[20]

---

[20] Kapitlet "Allmän etnomedicinsk översikt" trykkes siden på engelsk under titlen "Ethnomedicine" (Rørbye 1982).

I 1961 afholdes det første nordiske symposium om folkemedicin. En snes nordiske forskere samles i Stockholm, og en række af indlæggene og den mere principielle afsluttende diskussion udkommer senere i tidsskriftet Arv 1962 og 1963, ligesom det udgives som en selvstændig publikation *Papers on Folk-Medicine* (1962). Der satses kraftigt på en synliggørelse af forskningsfeltet.

Den folkemedicinske kreds ved Stockholm-symposiet er optimistisk. Nu skal kræfterne forenes. Der bliver gjort status og lagt planer. Den folkemedicinske profilering skal organiseres gennem storstilede indsamlingsprojekter, etableringen af en nordisk folkemedicinsk komité og et tværvidenskabeligt forskningssamarbejde. Selv om kredsen kun kan henvise til et enkelt storværk inden for den ældre nordiske folkemedicin, nordmanden I. Reichborn Kjenneruds *Vor gamle trolldomsmedisin* I-IV (1928-47), er der netop udkommet endnu tre hovedværker af svenskeren C.H. Tillhagen *Folklig Läkekonst* (1958), finnen Lauri Honko *Krankheitsprojektile* (1959), samt danskeren H.P. Hansen *Kloge Folk. Folkemedicin og overtro i Vestjylland* I-II (1960-61).

I min artikel *From Folkmedicine To Medical Folkloristics* redegør jeg for, hvorfor det ikke var muligt at indfri denne drøm om en folkemedicinsk profil, trods de enkelte forskeres store entusiasme og faglige kyndighed (Rørbye 1992). Netop i 1961 befinder forskningen sig ved en skillevej, og selv om Stokholmskredsen ikke har mulighed for at overskue brydningernes dimensioner, er opbruddet allerede i gang. Tydeligst ses nok modsætningerne omkring det empiriske udgangspunkt. Én mener ikke man kan få indsamlet nok og taler med begejstring om de tusindvis af optegnelser, som allerede ligger i arkiverne. Dette empiristiske – og essentialistiske – synspunkt fremføres af Carl-Herman Tillhagen, som kommer til at udgive en lange række populære værker og materialesamlinger i de kommende årtier. Lauri Honko er mere pessimistisk:

> When I was writing my thesis on "Krankheitsprojektile" and tried to obtain a detailed, concrete picture of a certain magic ritual, the vast amount of material I had still left me in difficulties. It was far too fragmentary. It contained a spell from here and a spell from there, but not a single coherent detailed description of all the facts and the complete ritual I wished to study (Honko 1962,195).

For Lauri Honko kommer denne kritik af den folkloristiske empirisme og den videnskabelige essentialisme i de følgende år til at udgøre et afsæt for en række analytiske folkloristiske studier inden for både den historiske og den tolkende folkloristik. Disse analyser kendetegnes, som i de klassiske kulturvidenskabers første fase, ved den vekselvirkning mellem empiri og teori, jeg anser for mest frugtbar for enhver videnskab.

Den historiske folkloristik og den tolkende folkloristik

I Danmark bliver der allerede med Olriks udvikling af den videnskabelige folkloristik i begyndelsen af 1900-tallet lagt en grund til to hovedretninger, som begge gør sig gældende i vore dage. I universitetsfagets nuværende studieordning skelnes der i overensstemmelse med disse to retninger mellem *traditionsa-*

nalyser og *kulturanalyser*. I forbindelse med en analyse af fordomme har jeg nærmere beskrevet de to analyser således:

> Til *de folkloristiske traditionsanalyser* henregner jeg folkloristikkens klassiske undersøgelser af form og indhold. Det vil bl.a. sige: hvordan og hvornår en forestilling er opstået, hvordan den har udviklet sig og er blevet spredt, i hvilke former den optræder, dens variationsbredde etc. Til traditionsanalysen hører også en vurdering af hvilke perspektiver, der knytter sig til forestillingen set i et længere historisk perspektiv, som rækker tilbage i tiden.
>
> Til *de folkloristiske kulturanalyser* henregner jeg undersøgelser, der tager udgangspunkt i en forestillings betydning og kontekst. Det vil bl.a. sige: I hvilken omverden gør den sig gældende, og har denne omverden sat sit præg på forestillingen, hvem er det, der holder den levende, hvad er dens funktion og virkning for dem, der bruger den, genkender den, påvirkes af den, etc. Til kulturanalysen hører også en vurdering af, hvilke perspektiver der knytter sig til forestillingen på længere sigt. Hvis en levende vanetænkning ikke sættes under debat, vil der nemlig fortsat være en tilbøjelighed til, at forestillingen bliver aktualiseret igen og igen, som den levende tradition den er.[21] (Rørbye 1995b).

De to hovedretninger mener jeg også i bredere forstand er med til at tegne udviklingen af danske kulturvidenskaber i nyere tid. Som almene tendenser i aktuel dansk kulturvidenskab skelner jeg derfor mellem *historisk kulturvidenskab* og *tolkende kulturvidenskab* (jvf. kap. 2.1.3).

Den historiske kulturvidenskab studerer ligesom andre historiske videnskaber primært virkeligheden, mens den tolkende kulturvidenskab ligesom anden kommunikationsforskning primært indkredser betydningsdannelser. Det er spørgsmål som: *Hvornår? Hvad skete der? Hvor mange var de? Hvad gjorde han? Hvem skrev det? Hvad skete der så bagefter?* der optager den historiske kulturforsker. For den tolkende kulturforsker er det andre spørgsmål, der primært trænger sig på. Her spørges: *Hvorfor? Hvordan oplevede du det, der skete? Hvorfor tror de, han gjorde det? Findes der en dybere mening i det, hun fortæller? Hvorfor beskriver de det anderledes to år senere?*

De forskellige spørgsmål får betydning for kildevalg og kildevurdering inden for den historiske og den tolkende kulturforskning. En nærmere gennemgang af denne problematik har jeg foretaget i min artikel *Fra kulturempirisme til empirisk kulturteori* som udgjorde et af indlæggene på forskerkurset *Etnologiska och folkloristiska forskningsretningar i Norden under 1980-talet*, som blev afholdt

---

[21] I samme artikel gengives i kort form mine definitioner på kontekst og tradition: "Konteksten vil her sige den omverden, det er relevant at kende til for at skabe en gyldig folkloristisk forståelse for en aktuel udtryksform. Derfor dannes traditioner i vekselvirkning med deres omverden. En levende tradition aktualiseres igen og igen i konkrete situationer. Dette medfører, at der opstår en vekselvirkning mellem kontinuitet og kreativitet; mellem mønster og variation; mellem gentagelse og forandring. Det er først, når der opstår væsensforskellige alternativer eller et egentligt brud, at folklorister vil sige, at traditionen har ændret sig afgørende - eller er blevet helt afbrudt." (Rørbye 1995b).

i Uppsala 1989. Her henviser jeg til den debat, som en af de tidlige hovedværker inden for den tolkende retning, *Den kultiverade Människan*, affødte blandt kolleger skolet inden for den essentialistiske kulturvidenskab (Frykman & Löfgren 1979). I artiklen uddyber jeg de to hovedlinier – som jeg i overensstemmelse med 1980ernes terminologi beskriver som udtryk for henholdsvis kategoritænkning og procestænkning – her omtalt som essentialisme versus ikke-essentialisme (Rørbye 1990b). S.B. Ek, der anmelder *Den kultiverade Människan* i Rig 1981, nr. 1, får svar på tiltale af forfatterne i næste nummer, hvor også Ek får mulighed for et genmæle. Debatten sluttes her af med Ek's tankevækkende bemærkning, som kan læses både som en dyster kritik eller en optimistisk profeti, som ikke er ualmindelig, når historisk skolede kulturforskere bedømmer deres mere tolkende kolleger: "Den kultiverade människan kommer inte att bli deres främsta verk" (1981,69). Uden at gå ind på den kvalitetsdiskusion, som Ek lægger op til, skal det fremhæves, at bogen forlængst har stået sin prøve (jvf. bl.a. Ehn & Klein 1994). Sammen med en række andre værker skrevet af de samme forfattere, og andre forfattere knyttet til samme forskerkreds, har den vist sig at være en af de vigtige inspirationskilder for en ikke-essentialistisk kulturvidenskabeligt interesseret forskning både inden for og uden for Norden.[22]

Selv om forskerne fra den historiske og den tolkende kulturvidenskab ofte arbejder side om side og med de samme stofgrupper – og i udstrakt grad vælger stofgrupper, som også deres forgængere har beskæftiget sig med – er dette langt fra altid tilfældet, fordi studiet af det der er sket, og studiet af betydningssammenhænge afspejler forskellige problemstillinger. I sin yderste konsekvens vil den historiske kulturvidenskab opfatte en farvet subjektiv personlig beretning som en ren og skær fejlkilde, der må kasseres som kilde, hvis et gyldigt helhedsindtryk skal udformes af det, der skete. Den tolkende kulturvidenskab derimod vil studere samme beretning som et udtryk, der spejler engagement, forestillinger, etc., der på sin egen måde bidrager til billedet af verden. Som eksempel på et temavalg, som er blevet opfattet som ganske utraditionelt, kan nævnes Marianne Gullestads forskning af nordmænds syn på hjemmet og den vægt de lægger på "fred og ro" (Gullestad 1989).

Inden for nyere dansk folkloristik har især Gustav Henningsens og Iørn Piøs forfatterskaber været med til at udvikle og forfine den historiske folkloristik, mens Bengt Holbeks og mit eget forfatterskab i højere grad har bidraget til udviklingen af den tolkende folkloristik.[23]

For både den historiske og den tolkende folkloristik gælder det, at forskerne ofte har beskæftiget sig med stofgrupper, som også den klassiske folkloristik

---

[22] Som nyere eksempler på forfatterskaber, der har affødt engageret interesse – og engageret modsigelse – kunne jeg have fremdraget forskere fra de antropologiske miljøer i Norge og Sverige, bl.a. Marianne Gullestads og Kirsten Hastrups forskning.
[23] Med min omtale af bestemte forfatterskaber ønsker jeg kun at belyse en tendens i nyere dansk folkloristik med konkrete eksempler. Dette betyder ikke, at jeg ønsker at sætte de nævnte forskere i bås. Selv har jeg i flere undersøgelser beskæftiget mig med folkemedicinske temaer ud fra historisk folkloristiske problemstillinger bl.a. i *Kloge Folk og Skidtfolk – kvaksalveriets epoke i Danmark* og i min undersøgelse af Peder Kragsig, der levede i Skarrild 1805-95 (Rørbye 1976a; Rørbye 1980b).

satte fokus på. Mange andre fagfolk har dog også givet sig i kast med disse emner. Som eksempel kan nævnes studiet af hekse og trolddom i Danmark, som Henningsen har beskæftiget sig med ud fra en historisk folkloristisk synsvinkel (bl.a. Henningsen 1975; 1991a; 1991c). Her er temaet i nyere tid primært blevet studeret af historikere og retshistorikere (bl.a. Birkelund 1983, Jacobsen 1966; 1971; Johansen 1991, Tørnsø 1986). Også de tolkende folklorister mødes via deres temavalg med andre fagfolk. Som eksempel kan nævnes forskningen af eventyr i Danmark, som ud over Holbeks undersøgelser i nyere tid i udstrakt grad er blevet skrevet af litteraturforskere.

Det særligt folkloristiske?

Hvis folklorister nogensinde har ønsket at tage patent på særlige "folkloristiske" kildegrupper, viser disse få eksempler, at det ikke er lykkedes. Den videnskabelige praksis både i og uden for Danmark viser tværtimod, at folkloristikkens klassiske emner udgør særdeles berigende stofgrupper også for andre forskningsmiljøer.

Nogle folklorister opfatter dette som et stort dilemma, der er med til at true fagets selvstændighed. For Laurits Bødker udgjorde eventyrforskningen i årene omkring 1960 en veritabel slagmark, hvor han udvekslede skarpe meningstilkendegivelser med bl.a. litteraturforskerne (Rørbye 1995a).

For mit eget vedkommende opfatter jeg ikke flerfaglighed i forbindelse med temaer som eventyr, hekse, folkeviser, kloge folk og andre emner, som folklorister ofte har beskæftiget sig med, som noget større problem for folkloristik som forskningsfelt. Dette beror først og fremmest på, at ingen videnskab efter min opfattelse *alene* kan afgrænses ud fra et emne eller et stof. Folkloristikken kan derfor ikke hævde sin egenart på bekostning af andre fag. Ligesom de fleste af mine kolleger verden over er jeg derimod enig i, at folkloristikkens klassiske bestemmelser af relevante genrer og befolkningsgrupper er med til at indkredse fagets centrum. Dette centrum ligger imidlertid ikke fast, selv om det inden for visse forskergenerationer kan se sådan ud. Fagets "centrum" udgør derfor ikke et fast og sikkert holdepunkt, som – alene – definerer videnskaben.

Når jeg har anset det for vigtigt at forholde mig til de centrale eller klassiske tyngdepunkter i faget, har det forskningshistoriske og videnskabsteoretiske årsager. I et land som Danmark tillægger jeg disse tyngdepunkter særlig vægt. Dette beror på, at de store indsamlinger under den første dokumentariske bølge her har skabt et fundament, som en senere folkloristik må forholde sig til. Set i global belysning er dette fundament særligt omfattende i de nordiske lande, hvor nationale arkiver oprettes allerede i årene omkring 1900 i den essentialistiske, evolutionistiske epoke, mens de første mere omfattende og videnskabeligt styrede dokumentationsbølger af folkloristisk relevant stof i mange andre lande foregår på andre tidspunkter og i lyset af andre strømninger (Finnegan 1992,27).

Selv om et opbrud inden for en forskningstradition derfor kan se ud som om der er store lighedspunkter på tværs af landegrænser, præges opbruddet indadtil altid af de lokale fagmiljøer. Og i det danske miljø er det udviklingen fra 1860'erne til omkring 1920, der spiller en væsentlig rolle, mens de følgende årtier frem til omkring 1960 er mindre afgørende.

Optimismen breder sig

Da det midt i 1900-tallet viser sig, at det stadig kan lade sig gøre at samle materiale ind, også i den vestlige verden, giver det genlyd i folkloristiske kredse. Indsamlingerne i 1950erne og 1960erne bringer igen brudstykker af levende kultur frem i lyset: "Levende" fordi de hører hjemme i en samtidskultur og bruges af de mennesker, der kender dem. Optimismen begynder igen at brede sig, selv om det samtidig fører til, at fagets klassiske rammer sættes under debat.

Set i historiens bagspejl refereres der ofte internationalt til Roger Abrahams' bog "Deep Down In The Jungle" og dens banebrydende betydning med en fokusering på aktuelle traditionsdannelser blandt Philadelphias negerbefolkning (Roger Abrahams 1970 (1964)). I Danmark sætter den nye bølge ind noget tidligere. Allerede omkring 1960 starter de omfattende nyindsamlinger af stof, der ligner det, de klassiske folklorister kunne finde.[24] I de følgende år begynder rammerne for faget at sprænges, og i anden halvdel af 1960erne begynder folkloristerne at dokumentere helt nye emneområder, ikke mindst i forbindelse med skik og brug (f.eks. amatørteater og byfester). Også studiet af skriftligt materiale sættes på folkloristernes dagorden. I Danmark via magisterspecialer om skillingsviser, fabler og ugeblade (se nedenfor). Her som andre steder er opbruddet for alvor kommet i gang.

I denne opbrudsfase rejses endnu engang det spørgsmål, som har stået ubesvaret siden den klassiske folkloristiks barndom, om folklorister først og fremmest skal beskæftige sig med bestemte *mennesker* eller med et bestemt *stof*. Om fokus skal rettes mod den fortællende eller det fortalte. Både i og uden for Norden starter opbruddet således via skred i fagets klassiske genstandsfelt. Men skreddet udvikler sig hurtigt til mere omfattende og dybtgående diskussioner, som afspejler, at folkloristikken endnu engang er inde i en dynamisk fase, hvor fagets folk oplever et behov for drøftelser af grundforskningsproblemer.

I de følgende årtier sætter opbrudsforskningens opgør med de klassiske kulturteorier og den essentialistiske tænkning for alvor den traditionelle videnskabelige praksis under debat. Dansk folkloristik i nyere tid kendetegnes derfor – ligesom andre videnskaber inden for og uden for humaniora – ved lancering af nye begreber og metoder, tilbagevendende overvejelser af fagets mål og hele videnskabelige grundlag, drøftelser af kildekritiske problemer, etc.

Det er i denne periode, jeg mener, at dansk folkloristik lægger sin tætte tilknytning til filologi og historie bag sig, og udvikler sig til en humanistisk kulturvidenskab med tættere faglige kontaktflader til specielt etnologi og antropologi.

---

[24] Her er det, som under den første dokumentariske bølge, ofte ikke-uddannede folklorister, der via deres arbejde får øje på den levende tradition hos bl.a. børn og vagabonder (jvf. en kort oversigt i Rørbye 1991d).

3.3. OPBRUD I DE KLASSISKE KULTURVIDENSKABER

3.3.0. INDLEDNING

Både i Norden og ude i verden sætter det filosofiske opbrud mellem essentialisme og en ikke-essentialistisk tænkning for alvor ind i kulturvidenskaberne i 1970erne og 1980erne. Dette opbrud fra den normalvidenskabelige fase medfører, at nutidens forskning igen føler sig foranlediget til at tage stilling til spørgsmål knyttet til forskningsfeltets grundforskningsproblemer. Endnu en gang tildeles kulturbegrebet en central rolle.

I *Kulturbegrebets kulturhistorie*, der udgives af en tværfaglig gruppe knyttet til *Center for kulturforskning ved Aarhus Universitet* (som det første hæfte i en ny serie) skriver udgiverne:

> Uenigheden om fastlæggelsen eller definitioner af kulturbegrebet er det bedste tegn på, at det er et levende begreb. Uenighed er der derimod ikke om, at humanvidenskaberne i stadig højere grad må forstås som kulturvidenskaber. I enhver diskurs om kultur vil man næsten altid finde to bevægelser, en der forsøger at reducere de mange kulturer til en eller to, og en der forsøger at udvide kulturbegrebet fra en eller to, til de mange. (Hauge & Horstbøll 1988,7).[25]

Et ikke-essentialistisk kulturvidenskabeligt kulturbegreb
For at skabe en form for overblik over, hvordan kulturbegreber bruges inden for nutidens kulturvidenskaber, har jeg i anden sammenhæng udarbejdet en oversigt, hvor jeg skelner mellem universelle, reduktionistiske og komplekse kulturbegreber (Rørbye 1991d). Oversigten gengives i forenklet form:

DET REDUKTIONISTISKE KULTURBEGREB
signalerer "os og de andre", "mere eller mindre".

Dette kulturbegreb præges ofte af
- *et æstetisk, kvalitativt perspektiv*
  Fokus rettes mod ting og fænomener.
  Nøgleord: Elitekultur, finkultur, kunst, mv.
- *et socialt, tværkulturelt perspektiv*
  Fokus rettes mod grupper og samfund.
  Nøgleord: Minoriteter, primitiv kultur, almuekultur, folkekultur, mv.

---

[25] Efter min opfattelse er de centrale kulturvidenskaber antropologi, etnologi samt folkloristik. Herudover er jeg enig i at mange andre humanistiske videnskaber beskæftiger sig med kulturvidenskabelige spørgsmål uden at jeg dog vil gå så vidt som Hauge og Horstbøll. Det hensigtsmæssige i at udvikle en så bred forståelse af det kulturvidenskabelige felt at det kommer til at omfatte alle humanvidenskaber deler jeg således ikke. For øvrigt vil det også ud fra en så bred grundantagelse forekomme mig vanskeligt at argumentere for grænser til andre store videnskabsfelter som f.eks. samfundsvidenskaber, sundhedsvidenskaber og teologi, der også lejlighedsvis beskæftger sig med kulturvidenskabeligt relevante problemstillinger.

DET UNIVERSELLE KULTURBEGREB
signalerer kontinuitet, "alle har kultur og ingen mere end andre".

Dette kulturbegreb præges ofte af:
– *et hverdagsperspektiv*
   Nøgleord: Everyday life, Alltagsleben, på dansk hverdagskultur, dagligliv mv.
– *et hermeneutisk, fænomenologisk perspektiv*
   Nøgleordene er at opleve, at være opmærksom.

DET KOMPLEKSE KULTURBEGREB
signalerer dekonstruktion, opbrud og kritik.

Dette kulturbegreb præges ofte af
– *et emancipatorisk perspektiv*
   Nøgleord: Undertrykkelse, magt, diskurs, mv.[26]
– *et (hyper)komplekst perspektiv.*
   Nøgleord: Sammenvævning, spændingsfelt, partielle sandheder, betydningsunivers, mv.[27]

Oversigten fremhæver nogle vigtige bestanddele i forskellige kulturbegreber, som har spillet en væsentlig rolle inden for kulturfagene i nyere tid. Hvor de reduktionistiske og universelle begreber fandt vid udbredelse i anden halvdel af 1800-tallet, og stadig er de centrale inden for kulturvidenskaber, der hviler på en essentialistisk tænkning, er det komplekse kulturbegreb og ikke mindst sammenvævningen af de tre begreber kendetegnende for den kulturvidenskabelige opbrudsforskning i 1980erne og i 1990erne både i Norden og internationalt.[28]

Kulturbegrebet er hermed blevet en af løftestængerne for nutidens paradigmebevægelser. Det gamle begreb har endnu engang fået lagt nye betydningslag til. Ud af vekselvirkningen mellem 1800-tallets klassiske kulturbegreber – det vil sige det reduktionistiske og det universelle kulturbegreb – er vokset et ikke-essentialistisk kulturbegreb. Dette begreb er af den danske filosof Hans Fink blevet beskrevet som *et hyperkomplekst kulturbegreb* (Fink 1988).

---

[26] I den oprindelige oversigt nævnes som nøglepersoner: M. Foucault og J. Habermas, samt 80er-versioner af deres teoridannelser og som iIllustrativ litteratur: J. Habermas 1981; *Cultural Analysis* 1987, ed. R. Wuthnow et al. (cf. Rørbye 1991d).

[27] I den oprindelige oversigt nævnes som nøglepersoner James Clifford; Kirsten Hastrup; H. Fink og som illustrativ litteratur: B. Rørbye 1982, *Writing Culture* 1986 (ed. James Clifford & G.E. Marcus); H. Fink 1988 (cf. Rørbye 1991d).

[28] Det komplekse kulturbegreb har fundet mange forankringspunkter verden over bl.a. ved University of California i Santa Cruz, hvor en af nøglepersonerne er James Clifford. Også i Danmark har det fået en stadig mere central betydning inden for kulturvidenskabelige kredse i 80erne. Stærkest har det gjort sig gældende i tre forskningsmiljøer:
– den tværvidenskabelige forskningsgruppe omkring Center for Kulturforskning i Århus (1987-1991: *Kulturstudier* 1988 ff.).
– den såkaldte antropologiske *Københavnerskole* (*Stofskifte* 1983 ff. fra 21/22 1990 *Tidsskriftet antropologi;* især Stofskifte 1990, samt en række enkelte publikationer).
– den tværvidenskabelige gruppe jeg selv tilhører, hvor der via projekterne *Ældrebilledet i Sundhedsvæsenet* (1990-1992) og *Aging and Images of Aging* (1993-96), bl.a. er etableret et samarbejde mellem Dansk Gerontologisk Institut og Institut for Folkloristik.

Selv om Fink lægger stor vægt på at adskille kompleksitet og hyperkompleksitet, mener jeg ikke, der er behov for at skelne mellem disse begreber inden for kulturvidenskaberne. Her er begrebet "kompleksitet" ofte blevet anvendt i den betydning, Fink vil forbeholde hyperkompleksiteten, bl.a. af danske antropologer i *Tidsskriftet Antropologi*: *KROPPE* (1994, nr. 29) og i samleværket *Komplekse liv* (Liep og Olwig 1994). I tidsskriftet indgår en artikel om "Kroppens komplekse videnskabelighed" (1994), hvor antropologen Helle Johannessen nærmere gør rede for sin brug af begrebet "kompleksitet":

> For mig kom begrebet kompleksitet til at være synonymt med mønster og struktur i anden potens – dvs. mønstre af mønstre og strukturer af strukturer. Den medicinske mangfoldighed startede som medicinsk pluralisme i mit hoved, med mange "slagser", der eksisterer side om side, men det blev efterhånden til medicinsk kompleksitet, hvor de mange "slagser" ikke bare sameksisterer i tid og rum, men også indtager særlige positioner i forhold til hinanden. De definerer sig kvalitativt i særlige strukturelle mønstre i forhold til hinanden og deres socio-kulturelle kontekst (Johannesen 1994, 172).

Også i *Komplekse Liv* drøftes begrebet *kompleksitet*. I det indledende kapitel *Kulturel kompleksitet* peger John Liep og Karen Olwig specielt i afsnittet "Mod en ny kulturopfattelse" på flere forskellige samvirkende tendenser, der har medvirket til en sammenkædning af begreberne *kultur* og *kompleksitet* inden for forskningen siden 1980erne (Liep & Olwig 1994,8-11).

Ligesom mine antropologiske kolleger foretrækker jeg derfor fortsat at bruge udtrykket "et komplekst kulturbegreb" i samme betydning som Finks hyperkomplekse kulturbegreb. Når jeg anvender begrebet *hyperkompleksitet* i forbindelse med en begrebsdannelse, er det med direkte henvisning til Fink.

Det sammenvævede kulturbegreb

Et (hyper)komplekst begreb kendetegnes ved vekselvirkning og sammenvævning af flere forskelligartede betydninger. I det (hyper)komplekse kulturbegreb virker flere kulturforståelser således sammen, uden at det opleves som uforståeligt. Fink definerer selv begrebet således:

> Et ord svarer til et hyperkomplekst begreb, såfremt det har et betydningsunivers, som rummer betydningskomponenter, der isoleret betragtet er i indbyrdes modstrid eller på uforenelige niveauer, men som samtidig har et uudsletteligt enhedspræg og en uafviselig indre sammenhæng (Fink 1988,22).

Selv foretrækker jeg, bl.a. inspireret af folkloristen Henry Glassie (se nedenfor), at anvende det danske ord "sammenvævet". I overensstemmelse med Glassie og Fink bruger jeg begrebet således:

> Et sammenvævet begreb henviser til et betydningsunivers der samtidig og uadskilleligt er præget både af indre spændinger og indre sammenhæng.

Fink fremhæver i den forbindelse, at denne form for begrebsmæssig sammenvævning altid er resultat af en udvikling:

> Intet begreb kan begynde sin karriere som hyperkomplekst; men det kan blive det, såfremt to betingelser er opfyldt. For det første skal det i sin historie få anvendelse i to eller flere klart adskilte kontekster, hvor det kan undergå forskellige og måske modsatrettede specialiseringer, indsnævringer og udvidelser. Og for det andet skal de derved etablerede, i og for sig klart forskellige begreber igen bringes sammen i en fælles kontekst, hvor de – dels i kraft af deres fælles rødder, dels i kraft af den almindelige og nådige ubevidsthed over for logiske modsigelser, dels i kraft af at de faktisk på mere eller mindre ubevidst plan komplementerer hinanden – kan udgøre en enhed på trods af og på grund af deres forskellighed. Ordet får således den usædvanlige status, at det på en gang er hverken entydigt, tvetydigt eller flertydigt OG både entydigt, tvetydigt og flertydigt (Fink 1988,22).

Som betydningsunivers får et sammenvævet begreb den status, at det både er entydigt, tvetydigt og flertydigt, *og* hverken entydigt, tvetydigt eller flertydigt. Ved at opsplitte det i enkelte bestanddele kan en del af betydningsdannelsen opfanges. Især gælder det den del, der – her og nu – kan reduceres til eller fremtræder som noget entydigt eller tvetydigt. Nogen varig bestemmelse er derimod ikke mulig, fordi det entydige, tvetydige og flertydige er vævet ind i hinanden som samvirkende bestanddele. Derfor repræsenterer enhver tolkning af et betydningsunivers en reduktion af dets muligheder.

Spændingsfelt

Ofte forsøger vi med vidt forskellige midler at undgå at ændre på vore tilvante billeddannelser. Har vi magt som vi har agt, får dette konsekvenser for vores omverden, men for dem det ikke lykkes for, kan det vendes til frustrationer. I artiklen "Games of the Powerless" ("De magtesløses spil") argumenterer Holbek for det synspunkt, at eventyr, vittigheder og andre folkeminder ofte har været udtryk for en sådan flugt. En flugt i sproglig form hos fortællere, sangere, tilhørere, etc., som afspejler mere eller mindre skjulte frustationer og oplevelsen af magtesløshed.

Holbek besvarer samtidig det spørgsmål, hvorfor folklorister i så ringe grad har interesseret sig for disse perspektiver. Dette skyldes, siger han, at "...we are accustomed to a superficial study of origin, dissemmination, variation and social setting of cultural phenomena." Efter at have fremhævet betydningen af flerfaglighed konkluderer Holbek, at der er behov for et positionsskifte inden for folkloristikken: "This means a shift from a descriptive to an interpretative approach" (Holbek 1977,30). Ligesom Holbek tillægger jeg dette skift i forskningsinteresse afgørende vægt i de folkloristiske forskningsmiljøer i nyere tid. Dog mener jeg, at udviklingen siden midten af 1970erne har vist, at der inden for folkloristikken var behov for ikke én, men to nye positioner, som begge brød med en forskningsinteresse knyttet til *landet Ur*. Det er disse positioner, jeg har beskrevet som henholdsvis *den tolkende folkloristik* og *den historiske folkloristik* (jvf. kap.3.2).

I stedet for at beskrive kampen om, hvordan en omverden skal forstås og beskrives med ord som magtesløshed og frustrationer, introducerede jeg i *Folkloristiske Horisonter* inspireret af den kritiske skoles begreb *Spannungsfeld* begrebet *spændingsfelt* i folkloristikken.

Til bestemmelsen af et spændingsfelt hører, at det udgør et betydningsunivers præget af betydningskompleksitet. Inden for spændingsfeltet foregår der derfor en magtkamp. Denne magtkamp kan være åbenlys eller mere ubegribelig for de implicerede. Ser vi på praksis, vil det, der opfattes som forkert, blive modvirket og bekæmpet. Afhængig af forholdene kan det forkerte latterliggøres, overses, isoleres, kritiseres, udstødes, straffes, etc. Opfatter vi noget som godt og rigtigt, forsøger vi at fremme og synliggøre det. Dette kan gøres ved at fremhæve eller ligefrem idealisere særlige personer og handlinger som enestående, opofrende eller fremragende eller ved at udforme visioner. På den måde kendetegnes et spændingsfelt ofte ved *skræmmebilleder* og *glansbilleder* – billeddannelser præget af negative eller positive vurderinger, der er ude af proportion med det, de skal beskrive. Som alle ekstreme billeddannelser er både skræmmebilleder og glansbilleder dog med til at tegne konturerne af det, sagen drejer sig om, netop fordi de sætter sagen på spidsen.[29]

For universitetslægen og medicinhistorikeren Vilhelm Ingerslev, som blev citeret i *Prologen*, henviser ordet *virkelige læger* eller *egentlige læger,* som han også kalder dem, til en form for glansbillede. Udtrykket er med til at skabe en identitet for ham selv og den kreds han henvender sig til. Ingerslev trækker selv en grænse mellem virkelige læger (ham selv, hans kolleger og hans egentlige forfædre) og "de andre".

Inden for kulturforskningen beskrives "de andre" og "det andet" også som "de(t) fremmede". Grænsen til de(t) fremmede kan bestå i en knivskarp markering af grænser for rigtigt og forkert, smukt og grimt, godt og ondt. Kommer det til praksis, er begreber som "os og de andre", "ondt og godt" etc. imidlertid sammenvævede billeddannelser, der ikke kan isoleres fra hinanden. For at forholde os til "os selv" må vi kende noget til "de andre" og i en vekselvirkning bestandig forholde os til os selv, både som os selv, men også som en anden.[30] Tilsvarende udgør det onde og det gode hinandens forståelsesmæssige forudsætning. Vi forstår noget om det onde, hvis vi kan knytte det til betydningsdannelser om det gode eller noget andet ondt.

---

[29] I forbindelse med projekterne *Ældrebilledet i Sundhedsvæsenet* og *Aging and Images of Aging* har både jeg og Henning Kirk i flere sammenhænge vist, hvordan billeddannelser af ældre mennesker, som er ekstremt svage og syge, er urealistiske i den forstand, at de ikke svarer til virkeligheden for de fleste ældre mennesker i Dagens Danmark (hvor ca. 9/10 er selvhjulpne). Samtidig har vi vist, at billeddannelserne er realistiske i den forstand, at de er vidt udbredt og bl.a. spiller en væsentlig rolle for planlægning af den offentlige ældresektor, behandling af ældre inden for sundhedsområdet og ikke mindst i hverdagen som manglende forventninger knyttet til alderdommen som livsalder. De ekstreme ældrebilleder er derfor med til at indkredse ældreområdet som et spændingsfelt præget af sammenvævede betydningsdannelser (Kirk 1995; Rørbye 1991b; 1991c; 1993a; 1995b; Rørbye & Kirk 1991).

[30] Kirsten Hastrup har i sit forfatterskab kredset om denne problemstilling i adskillige værker, se et udvalg i litteraturlisten.

Ved at tage udgangspunkt i analysen af et spændingsfelt får en betydningsanalyse derfor et konkret udgangspunkt. Analysen griber fat i en modsigelse, en uklarhed eller noget uforståeligt og afdækker via indkredsninger nogle af de sammenvævede spor i betydningsdannelsen. En analyse af spændingsfelter vil derfor ofte som sit resultat føre til nye indkredsninger.

Spændingsfeltet folketro

Set i et længere tidsperspektiv kan ord og udtryk ændre sig og blive forkastet, mens nye kommer til, uden at de dog dækker de gamle, selv om de har mange lighedspunkter. Kampen om nye og gamle ord kan være tegn på, at her findes et spændingsfelt.

Til denne undersøgelses allersværeste ord hører de ord, jeg bruger mest. Ord som *læge, sygdom* og *sundhed* (jvf. især kap. 5 og 7). En narrativ kulturanalyse af ord som disse kan bidrage til en indkredsning af opfattelsen af perioden før etableringen af en offentlig forvaltning på sundhedsområdet og de virkelige læger.

I 1970ernes og 1980ernes sundhedsdebatter har mange uden at blinke brugt udtryk som *alternativ behandling* og *alternative læger*. Udtrykkene antyder, at der findes behandling og læger, der sætter det alternative i relief.[31] Alligevel er der næppe nogen, der i vore dage vil tage Ingerslevs ord *virkelige læger* i munden, selv om det faldt så let for universitetslægerne i 1880erne. På bare 100 år er der sket noget, som antyder, at det i dag er "de andre", og ikke længere de virkelige læger, som kræver en særlig omtale. I dag hedder de kort og godt *læger*.

Et sprogligt udtryk har således ikke nødvendigvis én, men ofte flere iboende betydninger. Nye kan komme til – eller skubbes til side – når de aktualiseres i bestemte situationer, uden at de mere oprindelige betydningslag dog nødvendigvis forsvinder helt. Der opstår herved en betydningskompleksitet, hvor flere forskellige tolkningsmuligheder trænger sig på.

I *Dansk Kulturhistorisk Opslagsværk* har den danske folklorist Gustav Henningsen beskrevet aktualiseringsproblematikken i forbindelse med begrebet folketro:

> Folketroens elementer udgør ikke et samlet system, tværtimod består den af forestillinger hidrørende fra vidt forskellige og ofte hinanden modsigende tankebygninger. I dansk folketro finder man således både elementer fra protestantisme, katolicisme og primitiv religion side om side med forestillinger fra gamle videnskabelige systemer (f.eks. astrologi eller antik eller middelalderlig lægevidenskab). Disse modsigelser opleves dog ikke af traditionsbærerne, eftersom de enkelte forestillinger og riter er knyttet til forskellige hverdagssituationer, som sjældent aktualiseres samtidigt. Folketro er en dagliglivsfilosofi, der fortæller folk, hvordan de skal tænke og handle i en række konkrete situationer, og forestillinger og riter er så nøje kædet sammen med disse situationer, at folketro lader sig karakterisere

---

[31] Begrebet *alternativ* diskuteres indgående i min artikel *Alternativt sundhedsarbejde* (Rørbye 1985).

som en pragmatisk tænkemåde, hvor man snarere aktualiserer sine forestillinger end intellektualiserer dem (Henningsen 1991,241).

Gustav Henningsen forklarer ikke folketroens modsigelser som udtryk for sammenvævning. *Dansk Kulturhistorisk Opslagsværk* (1991) var længe undervejs, og Gustav Henningsen udformede sit manus om folketroen allerede omkring 1980, hvor kompleksitetstænkningen endnu ikke var almindelig inden for kulturforskningen. I stedet fremhæver Gustav Henningsen, at forestillingerne aktualiseres i forskellige situationer. Derfor mener han heller ikke, at "folk" oplever nogle modsigelser. De handler modsigelsesfyldt, men de tænker ikke over modsigelserne i det de gør.

Nyere forskning – og ikke mindst studier som bygger på feltforskning – har vist, at situationer og forestillinger ikke altid er så nøje sammenkædet. Også bærere af traditoner er opmærksomme på det modsigelsesfyldte. Ofte forsøger vi at tackle en mærkelig eller truende situationen ved at tolke hændelser ud fra modsigelsesfyldte forklaringsmodeller. Vi afprøver den ene efter den anden. Mange handlinger, som af forskerne er blevet henført til folketroens felt, er led i en hel række eksperimenter som først ophører, hvis tingene falder på plads eller opfattes som forståelige (Alver & Selberg 1992; Butler 1990; Hastrup 1986; Rørbye 1977; Favret-Saada 1980).

Når Gustav Henningsen ikke bliver opmærksom på disse forhold i forbindelse med sin definition af begrebet folketro, kan det bero på, at han beskæftiger sig med fortiden og de klassiske folkeminder. *Dansk Historisk Opslagsværk* beskæftiger sig med tiden før ca. 1914, og kildematerialet, som belyser denne periode, omfatter i sagens natur ikke mundtlige feltstudier, men optegnelser og trykt materiale, der primært må henregnes til den klassiske folkloristik. Det vil sige en essentialitisk forskningstradition, som hidtil har følt sig afskåret fra at beskæftige sig videnskabeligt med sammenvævede sammenhænge som kompleksitet.

Som Gustav Henningsens fremstilling viser, betyder dette ikke nødvendigvis, at en essentialistisk forskning ikke vil vide af kompleksitet. Men den tillægges ikke større vægt. Til den essentialistiske videnskabelige metode hører kun studiet af de enkelte bestanddele. En kompleksitet må derfor opdeles i komponenter for at blive videnskabeligt begribelig. Inden for kulturforskningen baner E.G. Tylor vejen for et essentialistisk gennembrud i kulturvidenskaberne med sin kulturdefinition i 1871 (jvf. kap. 3.1), hvor han eksplicit understreger, at "Culture (...) is that complex whole which includes knowledge, belief, art, law, morals, custom, and any other capabilities and habits acquired by man as a member of society" (Tylor 1871,1).

For en ikke-essentialistisk kulturforskning består en af de centrale opgaver inden for grundforskningen derfor i udviklingen af metoder til studiet af sammenvævede betydningsuniverser *som kompleksitet*. Her har den nyeste folkloristik både i Norden og internationalt allerede ydet en omfattende indsats ikke mindst via studier af mundtligt indsamlet materiale. Også denne forskning forenkler det, der udtrykkes. Men denne forenkling opfattes ikke som essens eller resultat, kun som en fase i analysens muligheder. En fase, som kan afløses af andre faser, hvor det udsagte får lov igen at gro til mangetydighed. Det er via denne aktuelle forskning, at jeg har kunnet tydeliggøre mit kulturvidenskabelige mål: at bidrage til udviklingen af metoder, som sætter tolkende folklorister, der arbejder ud fra en ikke-essentialistisk tænkning, i stand til også at beskæftige sig med en fortalt virkelighed, som hører fortiden til.

3.3.1. FOLKLORISTIKKEN I BEVÆGELSE

En af de internationale introduktioner til det folkloristiske fagområde *Folk Groups and Folklore Genres. An Introduktion I-II* er udformet af den amerikanske folklorist Elliott Oring i samarbejde med en række kolleger (Oring 1986). Her kritiserer Oring i første kapitel "On the Concepts of Folklore" de traditionelle definitioner, der hviler på en uhensigtsmæssig sammenblanding af *folk* og *lore*, det vil sige mennesker og stof/emner. Oring fremhæver i stedet, at behovet for én definition slet ikke er så nødvendigt endda. Langt vigtigere er det at udvikle og kortlægge forskningsfeltet, end at fastholde nogle snævre rammer via definitioner, som hurtigt kan vise sig at være partielle, idiosynkratiske og inkonsistente. Oring skelner her mellem det han kalder *orientation* og *definition*, idet han fremhæver, hvordan en definition kan få en restriktiv og dermed uhensigtsmæssig virkning på et fagområde:

> The advantage of an orientation over a definition is that it is productive rather than restrictive. It allows one to think of folklore less as a collection of things than as a perspective from which almost any number of forms, behaviors, and events may be examined (Oring 1986,18).

Jeg opfatter argumentationen som et eksempel på en ikke-essentialistisk tænkning, der fører til en opfattelse af det folkloristiske forskningsfelt som et dynamisk forskningsområde, hvor der i forbindelse med enhver forskningsopgave må foretages en prioritering af hvilken orientering – og hvilke kilder – forskeren vælger.

Revurdering af folkeminderne som kildemateriale
I den eneste nyere danske introduktion til folkloristikken *Folkeminder og Traditionsforskning* (1971 (orig. 1966)) tager Iørn Piø stilling til det dilemma, der opstår, når kilder, der indsamles under én forskningstradition, studeres i lyset af andre forskningstraditioner. For Piø fører dette til en fuldstændig revurdering af det klassiske materiale, som Olrik kalder folkeminder. Det klassiske folkloristiske arkivmateriale, der i dag opbevares på Dansk Folkemindesamling, omtaler Iørn Piø selv som "traditionstof". Selv er Piø uhyre tilbageholdende med at bruge ordet folkeminder. For Piø knyttes fagets aktuelle nøglebegreber til ordene tradition og traditionsforskning og ikke til folkeminder og folkemindeforskning. Det er således ingen tilfældighed, at bogens titel er *Folkeminder og traditionsforskning*. Ordet *folkeminder*, der omtales som populærvidenskabelig term lanceret af Svend Grundtvig, viser for Piø tilbage til den første dokumentariske periode, hvor de første stofgrupper blev indsamlet, mens begrebet "tradition" viser frem til den videnskabeliggørelse af faget folkloristik,

som Piø og andre samtidige traditionsforskere selv er en del af i anden halvdel af 1900-tallet. Ved at vælge traditionsforskning som betegnelse for forskningsfeltet undgår Piø samtidig den diskussion om mundtlighed og skriftlighed, som har været et kardinalpunkt inden for folkemindeforskningen siden Olriks tid.

I sin fremstilling skelner Piø mellem *primært* og *orienterende* kildemateriale, idet han understreger, at en bestemt datasamling ikke én gang for alle kan tillægges en bestemt gyldighed (Piø 1966,28 = 1971,35). Studeres materialet ud fra et nyt grundsyn, ændres kildeværdien. Piø mener altså ikke, at videnskabelig gyldighed er kilderne iboende. Gyldigheden afhænger af flere forhold, bl.a. teoretisk udgangspunkt, metode, problemstilling, etc.

Denne argumentation får betydning for det klassiske folkloristiske materiale. Piø er her utilbøjelig til stadig at vurdere dette materiale som primært, fordi det er blevet indsamlet i overensstemmelse med et grundsyn, som ikke længere er gældende inden for folkloristikken.[32] Inden for den nyere folkloristik er materialet derfor blevet reduceret til et orienterende materiale: "Store dele af det materiale, som for en fortrinsvis historisk-typologisk interesseret forskning var primært, må i dag betegnes som orienterende materiale." (Piø 1966,28= 1971, 33). Selv om Piø mener, der er foregået en reduktion af den primære kildeværdi, betyder dette ikke, at stoffet frakendes al værdi. Piø fremhæver tværtimod, at "Uden det orienterende kildemateriale ville det imidlertid ikke være muligt at give studier af traditionsstoffet det nødvendige historisk-geografiske perspektiv" (Piø 1966,28=1971,33).

Piøs forbehold i forbindelse med kildematerialers skiftende gyldighed har også relevans for stofgrupper, der studeres inden for den historiske og den tolkende folkloristik. Et kildemateriale, der vurderes som "primært" for den historiske folkloristik, vil ikke nødvendigvis være "primært" i en tolkende folkloristisk undersøgelse. Og omvendt.

Et par eksempler kan belyse dette. I det foreliggende studie beskæftiger jeg mig i kap. 6 som tolkende kulturforsker med medicinhistoriske oversigtsværker som primære kilder i forbindelse med min indkredsning af opfattelsen af perioden før etableringen af en offentlig forvaltning på sundhedsområdet. Inden for en historisk kulturvidenskab ville disse værker formodentlig blive opfattet som orienterende stof. *Pestforordningen af 1625*, som jeg studerer som primær kilde i min indkredsning af samme periode, ville derimod også i den historiske kulturforskning kunne accepteres som primær kilde.

Ligesom Piø – og Oring – mener jeg, at kilders gyldighed afhænger af det de bruges til, og at enhver kilde må ses i lyset af den forskningstradition, den studeres ud fra. Om kilderne er mere eller mindre mundtlige spiller derimod ikke længere den afgørende rolle. Nutidens historiske og tolkende folklorister adskiller sig her fra den klassiske folkloristik. I dag regnes mundtligheden ikke længere for noget uhyre væsentligt eller helt afgørende inden for dansk folkloristik. Selve mundtlighedsbegrebet har da også været genstand for en omfattende kritik og nuancering, som har bidraget til et nyt syn på kilder inden for folkloristikken (se nedenfor).

---

[32] Dette grundsyn, der af Piø beskrives som det historisk-geografiske perspektiv, kan henregnes til det, jeg har omtalt som "den klassiske folkloristik" (jvf. kap.3.1).

Revurdering af begrebet definition

Med sit begreb *orientering* og omtalen af *folklore as perspective* og ikke *folklore as collection of things* bevæger Oring sig inden for samme tanke- og billedverden, som jeg i begyndelsen af 1980erne udviklede i min bog *Folkloristiske Horisonter – på vej til en kritisk teori om de folkelige erfaringsverdener* (Rørbye 1982). I indledningen til hoveddel IV i *Folkloristiske Horisonter* modstiller jeg – ligesom Oring – den essentialistiske tænkning med den ikke-essentialistiske tænkning[33]:

> For en neutralistisk tankegang kan de folkloristiske horisonter opfattes som et billede, hvor motivet efterhånden bør blive stadigt tydeligere og mere forklaret; som et maleri, der skrider frem mod sin færdiggørelse indtil det øjeblik, hvor maleren sætter det sidste penselstrøg. Ud fra en neutralistisk opfattelse vil det derimod være svært at forstå og respektere dette, at efter det alternative grundsyn vil de horisonter, som udgør videnskabens rammer netop lade sig flytte *afhængig af, hvor vi befinder os, og hvor vi bevæger os hen* (Rørbye 1982,151; min kursivering).

Da Orings bog udgør en introduktion til det folkloristiske forskningsfelt, som også skal være retningsgivende og inspirerende for studerende, der for første gang stifter bekendtskab med det folkloristiske forskningsfelt, afsluttes første kapitel med en lang liste over orienteringer. Oring starter her – som allerede nævnt – med at afvise behovet for én definition på *folklore*:

> At this point a definition is not really necessary. The field is still being mapped and any hard and fast definition is likely to prove partiel, idiosyncratic, or inconsistent. What is necessery is an orientation, however, and this orientation should be based upon those concepts that seem to regularly inform the perspective of folklorists in their research. As we have seen, folklorists seem to pursue reflections of the communal (a group or collective), the common (the everyday rather than extraordinary), the informal (in relation to the formal and institutional) the marginal (in relation to the centers of power and privilege), the personal (communication face-to-face) the traditional (stable over time), the aesthetic (artistic expressions), the ideological (expressions of beleif and systems of knowledge). Usually, folklorists approach the study of forms, behaviors, events with two or more of these concepts in mind (Oring 1986,17-18).

Orings liste lægger ikke op til, at folklorister i deres forskning helst skal arbejde med så mange orienteringer som muligt. Det kvantitative mål angives tværtimod med et stort forbehold på den måde, at folklorister i almindelighed går ud fra to eller flere af de nævnte koncepter. I mit tilfælde vil det sige:

---

[33] I citatet omtales en såkaldt "neutralistisk tankegang", som jeg i dag vil henregne til den essentialistiske tænkning. Tilsvarende opfatter jeg det, jeg i 1982 beskriver som "det alternative grundsyn", som udtryk for en ikke-essentialistisk tænkning.

- *the communal orientation*: de virkelige læger
- *the traditional orientation*: stabile og sammenhængende billeddannelser i de virkelige lægers historieskrivning
- *the ideological orientation*: de virkelige lægers forestillinger om egen fortid, historisk udvikling og fremskridt

Jeg kommer dog også til at berøre de andre orienteringer specielt i deres grænsefelter i forbindelse med formalisering, marginalisering, personalisering og æstetik.

En folklorisk genretaxonomi

I sin grundbog vælger Oring bevidst at styre uden om den videnskabelige praksis, der kendetegner den klassiske folkloristiks normalvidenskabelige periode, hvor den faglige interesse samlede sig om studiet af tekstvariationer og tekstforandringer i et historisk og tværkulturelt perspektiv af udvalgte tekstgrupper som trylleeventyr, ridderviser, børneremser etc. Eller kort og godt det, der henregnes til de folkloristiske genrer og genreanalyser.

I nyere nordisk folkloristik har ikke mindst Bengt af Klintberg beskæftiget sig med genrebegrebet i forbindelse med studier af nutidige traditioner (Klintberg 1981; Klintberg 1993). Klintberg fremhæver, at genreforståelsen inden for den traditionelle folkloristik har mange lighedspunkter med den systematiske opstilling af arter, der kendetegner botanik og zoologi.[34] Hovedgenrer som sagn og eventyr og deres underinddelinger (f.eks. oprindelsessagn, personsagn, trylleeventyr, skæmteventyr, etc.) fremtræder derfor inden for den ældre folkloristik som bestanddele i det Klintberg beskriver som en *genretaxonomi*, det vil sige som et sammenhængende klassifikationssystem, der er med til at fastsætte fagets rammer og definere hvad folkloristik er.

Trods den udstrakte brug af genrebegrebet påpeger Alan Dundes i et historisk tilbageblik, at alle forsøg på at definere bare en eneste genre hidtil er strandet.[35] I folkloristisk forstand har en genre derfor aldrig entydigt fået tildelt nogen fast form, noget fast indhold eller en bestemt fremtoning, selv om den videnskabelige praksis ikke mindst på arkiverne kan give indtryk af, at dette forlængst er sket.

Dundes mener imidlertid, at det er muligt at bestemme vigtige kendetegn i en bestemt genre, bl.a. ved hjælp af det, han beskriver som *texture*, *text* og *context* (Dundes 1980). Når det drejer om verbale genrer er *texture* sproget, herunder rytme, betoning etc. *Text* er en version, f.eks. en version af et eventyr, et ordsprog eller en vittighed, mens *context* henviser til den sociale situation, til hvordan, hvornår, hvor, til hvem og af hvem. Dundes sætter her *context* i modsætning til begrebet funktion, der i sin essens opfattes som en abstraktion, der foretages ud fra en hel række kontekster (Dundes 1980,23-24).[36]

---

[34] "An older generation of folklorists, for example the Swede Carl Wilhelm von Sydow, conceived genres as a kind of species within oral tradition, comparable to the species of botany and zoology" (Klintberg 1994, 37).

[35] "However, thus far in the illustrious history of the discipline, not so much as one genre has been completely defined." (Dundes 1980, 21).

[36] "It is necessary to distinguish context and function. Function is essentially an abstraction made

Ligesom Klintberg opfatter Dundes genrebestemmelserne som centrale for faget, ja for Dundes er de altafgørende (i alt fald i 1980). Han mener således først, at faget folkloristik kan defineres, når disse bestemmelser er på plads. I overensstemmelse med den normalvidenskabelige folkloristik fremhæver Dundes, at det er et bestemt stof, som udgør det centrale i folkloristikken: "Folklore as a discipline, will never be adequately defined unless or until all the various genres and forms of folklore are rigorously described." (Dundes 1980, 20).

Den folkloristiske genretaxonomi kasseres
Udvikling af en folkloristisk genretaxonomi, hvor de enkelte elementer knyttes til hinanden som hinandens forudsætning, har i nyere tid været udsat for omfattende kritik. Kritikken, der har vundet bredt gehør både i Norden og internationalt, har ført til, at det i dag er sjældent, at bestemte genrer omtales som det eneste fundament i definitioner af folkloristikken. Genrerne opfattes snarere som fagrelevante tyngdepunkter eller hensigtsmæssige hjælpemidler, det er væsentligt at beskæftige sig med (Finnegan 1992).

En del af debatten om den folkloristiske genretaxonomi afspejler, at forestillingen om en taxonomi forudsætter en essentialistisk videnskabstænkning. Debatten kædes derfor i visse tilfælde sammen med en mere almen debat om videnskabelighed og videnskabelige paradigmer. Selv har jeg været med til at introducere denne debat i dansk og nordisk folkloristik i 1981/82 i *Folkloristiske Horisonter – på vej til en kritisk teori om de folkelige erfaringsverdener*. Også i de andre nordiske lande udkommer i årene omkring 1980erne arbejder, der først implicit og siden eksplicit bærer præg af at være inspireret af en filosofisk tænkning, der stiller sig prøvende eller kritisk til grundantagelserne i en essentialistisk kulturforskning. Karl-Olov Arnstberg forsvarer således i 1983 kulturforskningens begrebstraditioner, som bl.a. kommer til udtryk ved, at der ikke i essentialistisk forstand arbejdes med entydige eller veldefinerede begreber (bl.a. et bestemt kulturbegreb), idet han fremhæver: "Det allra märkligaste är emellertid inte de många metaforerna och definitionerna utan att kulturanalytiskt inriktade forskare ofta med deras hjälp når spännande resultat. Anledningen är att själva uppställandet av liknelser och definitioner inte utgör startpunkter för forskningen utan steg i själva forskningsprocessen." (Arnstberg 1983,10). Ligesom sine ikke-essentialistiske kolleger, pointerer Arnstberg således, at en begrebsbestemmelser udgør en del af forskningsprocessen.

Det folkloristiske genrebegreb i nyere tid
1980ernes debat om den folkloristiske genretaxonomi har også sat sig sine spor i forbindelse med folkloristers drøftelser af genrebegrebet. I forbindelse med disse diskussioner er der bl.a. blevet rejst tvivl om, hvorvidt genrebegrebet overhovedet kan defineres videnskabeligt, om det er et folkloristisk hensigtsmæssigt begreb, om det er særlig brugbart i forbindelse med bestemte genrer, hvordan en genre adskilles fra en anden, etc.

---

on the basis of a number of contexts. Usually, function is an analyst's statement of what (he thinks) the use or purpose of a given genre of folklore is." (Dundes 1980, 23-24).

I modsætning til genretaxonomien er genrebegrebet imidlertid aldrig blevet forkastet. Uden at gå i dybden med de mange spørgsmål, mener jeg, at de mange diskussioner har vist, at genrebegreberne ofte udgør et praktisk redskab i forbindelse med en folkloristisk analyse. Jeg mener derfor, at Klintbergs indkredsning af et moderne folkloristisk genrebegreb vil kunne finde bred opbakning inden for fagområdet:

> The opinion prevalent today is that what constitutes a genre is a set of rules and conventions, governing the form, content and performance of a creation of folklore. One might say, that genre is a cognitive matrix or grammar, shared by a performer and the audience (Klintberg 1994,37).

I overensstemmelse med Dundes og Klintberg kan genren således som kognitiv grammatik beskrives som et mønster, hvor udvikling, fastholdelse og variation af regler og konventioner i forbindelse med texture, text og context kan beskrives som traditionsdannelser. Til enhver genre er der således knyttet bestemte traditioner, hvor nogle optræder i almindelighed, andre mere sjældent og enkelte kun i særlige tilfælde.

I Klintbergs tilfælde er fastholdelsen af en genredefinition særlig hensigtsmæssig, fordi den sætter ham i stand til at bestemme fremvæksten af nye genrer: "These new genres often have borrowed elements from one or several classical oral genres. They may, however, also have integrated elements from the popular culture of our time" (Klintberg 1994,37).

I overensstemmelse med den klassiske folkloristiske forskningstradition omfatter Klintbergs genredefiniton ikke nogen drøftelse af genrebegrebets anvendelighed i forbindelse med kilder, der fremtræder i skriftlig eller trykt form, endsige i form af videnskabelig faglitteratur. I Klintbergs sprogbrug er mundtligheden en nødvendig del af en folkloristisk traditionsdannelse. Med sit begreb *creation of folklore* henviser han indirekte til folkloristik som et fag, der primært beskæftiger sig med mundtlighed. For Klintberg er det derfor også nødvendigt at skelne mellem *oral genres* (mundtlige genrer) og *elements of popular culture* (kulturelementer f.eks. i form af massekommunikeret stof).

Hvor mundtlige er mundtlige kilder?

Inden for de seneste år har *mundtlighed* og *skriftlighed* været genstand for omfattende drøftelser inden for det folkloristiske forskningsfelt både i Norden og internationalt. Dette har ført til at skriftligt og trykt materiale ikke længere pr. definition kan opfattes som sekundære folkloristiske kilder. I dag må kilders folkloristiske relevans altid vurderes ud fra den lokale folkloristiske fagtradition.

I Danmark har studiet af skriftlige traditioner og vekselvirkningen mellem mundtlighed og skriftlighed været opfattet som en del af folkloristikken siden fagets genintroduktion i det københavnske universitetsmiljø i 1959.[37] Som den første skrev Iørn Piø i 1960 konferensspeciale om *skillingsviser* (Piø 1960).

---

[37] Problematikken om genrebegrebets definition og brug kan være med til at sætte fagenes forskellighed i relief i Danmark og Sverige. I Sverige udgør mundtligheden stadig et vigtigt punkt på den folkloristiske dagsorden.

Herefter fulgte Bengt Holbeks udgivelse, med introduktion og noter til *Æsops Fabler* (Holbek 1962). Selv skrev jeg i 1970 speciale om *medieforskning og traditionsforskning* i tilknytning til et omfattende tværfagligt nordisk projekt om nutidige ugeblade, der bl.a. var blevet initieret af fagets folkloristiske professor Laurits Bødker og den norske folklorist og kulturforsker Odd Nordland (Rørbye 1970).

Også internationalt beskæftiger folklorister sig i stigende grad med skriftlige kilder som primært materiale ikke mindst i forbindelse med erindringer, "oral history", massekommunikation, mv.

Da forskerne under den anden dokumentariske bølge for alvor selv begyndte at indsamle deres empiri via feltarbejde, opstod der nye erfaringer, som førte til, at diskussionen om mundtlighed og skriftlighed igen blussede op. Siden da er det blevet stadig mere tydeligt, at der er behov for at nuancere begreberne. Selv om mange folklorister stadig omtaler kilder, der udskrives fra bånd eller nedskrives i form af optegnelser som "mundtlige kilder", er man i stigende grad opmærksom på, at det talte via optegnelsen formes, og at denne formning er en slags skriftliggørelse, ligesom væsentlige sider af udtrykket kan usynliggøres eller gå tabt under denne transformation fra en form til en anden.

Inden for nordisk folkloristik har diskussioner mellem Bjarne Hodne, Bente Alver og Torunn Sellberg været med til at kaste lys over, hvor vanskeligt det er at bestemme skriftlighed versus mundlighed (jvf. Hodne, Kjeldstadli & Rosander 1981; Hodne 1983; 1984; Alver & Selberg 1992). I analyser af autobiografier som mundtlig kilde tager folkloristen Bjarne Hodne udgangspunkt i en definition af historikeren Dagfinn Slettan (Slettan 1977,62; jvf. Hodne 1983; 1984). Denne definition forkastes af Alver & Selberg (Alver & Selberg 1992,27). I deres kritik fremhæver de ikke alene, at der er foregået en nedskrivningsproces, men også at historikerens mål er et andet end folkloristens:

> I dag, hvor folklorister er optatt av samspillet mellom tekst og kontekst, ser man på traderingsprosessen som en skapende prosess hvor viktige verdier blir kommunisert gjennom folks fortolkning av virkeligheten. Med et slikt perspektiv blir folkloristens syn på muntlige kilder et annet enn historikerens, og de kildekritiske krav noen andre. (...) Satt på spissen kan man si at folkloristen spiser eplet med skallet på, slik det er, men historikeren skreller, og skreller dybt (Alver & Selberg 1992,27).

Alver og Selberg affærdiger herefter begreberne mundtlig og skriftlig kilde, idet de beskriver dem som uafklarede udtryk. I stedet foretrækker de som videnskabelige begreber *interne kilder* og *eksterne kilder*:

> Fordi vi mener at diskusjonen om det muntlige ennå er uavklart, har vi valgt å gå utenom oppdelingen i muntlige og skriftlige kilder. Vi vil dele kildematerialet i to kategorier etter hvorvidt forskeren (her oss selv) har deltatt direkte i formningen af kilden eller ikke. Med *direkte forming* mener vi *den aktive prosess* forskeren går inn i, det kvalitative forskningsintervju, og som har sin basis i samhandlingen informanten og intervjueren

imellom. Her er altså ikke bare tale om at forskeren tar et initiativ til at en kilde skapes eller synliggjøres (Alver & Selberg 1992,27-28).

Kilder der er blevet til, før forskeren gik i gang med sin undersøgelse, vil således altid være eksterne kilder. Følger vi Alver & Selberg's opdeling består de primære kilder i den empiriske del af min undersøgelse udelukkende af eksterne kilder. Ligesom de eventyroptegnelser Holbek beskæftiger sig med i sin disputats om trylleeventyr og de arkivoptegnelser, der opbevares på Dansk Folkeminde- samling, er medicinhistoriske oversigtsværker, Pestforordningen af 1625, Peder Palladius udsagn om folkelig adfærd etc. eksterne kilder.

Også i forbindelse med eksterne kilder er det imidlertid vigtigt at se tra- ditionsprocessen som en skabende proces, hvor vigtige værdier kommuniceres gennem folks fortolkning af virkeligheden. Hvordan dette kan gøres, beskriver Alver & Selberg på denne måde:

> Det blir mere snakk om å legge til enn å skrelle av. Det som legges til må bli i form av kontekst slik at den enkelte fortelling ikke kommer til å stå alene. Den må forstås ikke bare ut fra sine egne ord, men ut fra en rekke sammenhenger innenfor den sociale og kulturelle kontekst. Det er viktig hva det å fortelle betyr for den enkelte, hvilken verdi fortelleren selv legger i det som sies, og i hvilken grad det fortalte brukes til å gi tilværelsen orden og et bestemt innhold (Alver & Selberg 1992,27).

Tolkning af eksterne kilder i den klassiske folkloristik
Også den klassiske folkloristik har i sine studier af eksterne kilder beskæftiget sig med traditionsprocessen som en skabende proces, hvor vigtige værdier kom- munikeres gennem folks fortolkning af virkeligheden.

Allerede den svenske folklorist C.V. von Sydow, der var den danske folklorist Laurits Bødkers lærer i 1940erne, påpeger, at trosforestillinger ikke fokuserer på hvad som helst. Ofte er det noget mærkværdigt, som vækker opmærksomhed og usikkerhed, der tiltrækker eller afføder en sagntradition (Sydow 1926). Sydow har specielt fremhævet betydningen af "det første" og "det sidste" (Sy- dow 1926;1939). Sydows teori er også er blevet brugt til at forklare betydningen af ætiologiske sagn (oprindelsessagn). Om en stor sten nær en kirke kan for- tælles et sagn om en trold, der ønsker at ødelægge kirken, om et gammelt træ midt på en mark kan fortælles, at det er et brandtræ, etc.

Efter von Sydow er det folkloristisk-psykologiske spor blevet fulgt af andre folklorister, bl.a. Albert Eskeröd og Lauri Honko, der ud fra begreber som *interessedominans* og *aktualisering af referenceramme* har beskæftiget sig med sider af folketroen (Klintberg 1973; Eskerød, se Nilsson 1936; Honko 1962).

Også sagns historiske kildeværdi er blevet drøftet. En undersøgelse af sam- menhængen mellem virkelighed og fortælling findes i Brynjulf Alvers analyse *Historiske segner og historisk sanning* (Alver 1962). Her fremhæver Alver, at ikke alene historiske sagn, men også historiebøger og retsprotokoller udgør parts- indlæg, der hver for sig har en gyldighed. For den tolkende folklorist udgør for- tælletraditionen her en nøgle, der åbner døren til fortællernes verden (Alver 1962):

> I episk ikledning gjev dei oss allmugen sine reaksjonar og refleksjonar, allmugens inntryk og røynsler, og kanskje ikkje minst allmugen sin dom over og forklaring av det som har hendt (Alver 1962,112).

Alvers detaljerede og indlevende beskrivelse af hvad en tolkende folklorist kan få ud af at studere et episk materiale er helt på linie med mine egne intensioner, når jeg forsøger at indkredse opfattelsen af perioden før etableringen af en offentlig forvaltning på sundhedsområdet. Også jeg ønsker via mine eksterne kilder at synliggøre reaktioner og refleksioner, indtryk og følelser, og ikke mindst fortællernes dom over, og forklaring på det, de mener, der er hændt.

Også inden for nyere folkloristik beskæftiger man sig via studier af eksterne kilder med traditionsprocessen som en skabende proces, hvor vigtige værdier kommunikeres gennem folks fortolkning af virkeligheden. I særlig grad gælder dette studier af rygtedannelser, vandrehistorier, massemedier og erindringer. Selv om forskere, der arbejder med eksterne kilder, således er afskåret fra samhandling med informanten, viser disse undersøgelser, at mulighederne for at inddrage det, Alver & Selberg noget abstrakt beskriver som "den sociale og kulturelle kontekst", langt fra er udtømte, selv om muligheden for at producere interne kilder ikke længere er til stede.

Det folkloristiske kontekstbegreb i 1960erne og 1970erne

Det er først under den anden dokumentariske bølge i 1960erne, at folkloristiske feltstudier, hvor forskeren selv drager i felten, bliver almindelige.[38] I folkloristikken fører dette til en introduktion af begrebet *kontekst*. Ifølge folkloristen Henry Glassie udgør kontekstbegrebet ligefrem et nøgleord inden for den internationale empiriske kulturforskning i slutningen af 1960erne (Glassie 1982,520-22).

Forståelsen for konteksten fører i første omgang kun til empiriske nyorienteringer og større forståelse for indsamlingssituationen inden for folkloristikken. Forskerne bliver indsamlere, men indsamlerne bliver ikke altid forskere. Glassie er yderst kritisk over for den tidlige kontekstforskning:

> Bent upon method, unmindly of theory, we distorted contexts into objects to record carefully, thus avoiding the explanatory force of the idea. ... The idea is lost when a context becomes but a big text to record. We turned away from theoretical context to concentrate on methodological context and we left texts without meaning, artists without will (Glassie 1983,125-26).

For at give sin argumentation ekstra vægt anvender Glassie en velkendt retorisk metode, nemlig kontrastering. Glassie kontrasterer den tidlige empiriske kontekstforskning – som han (og jeg) er kritisk overfor – med en nyere teoretisk analytisk kontekstforskning – som han selv (og jeg) går ind for:

---

[38] Når Axel Olrik og en del andre folklorister i akademiske universitets- eller arkivstillinger i årene omkring 1900 foretog enkelte indsamlingsrejser, var det for at danne sig et indtryk f.eks. af traditionsbærerne, deres livsvilkår og det lokale miljø, fortællesituationer og lignende. Det blev derimod ikke anset for videnskabeligt nødvendigt for forståelsen af den enkelte kilde.

> Context is a theory of textual meaning. Yet we made text and context into an opposition, and then we strangely recomposed contexts into texts, complex sensate items to record, when context is that which is invisibly woven into texts, into songs or singing events, into houses or whole landscapes, to make them meaningful. Context is one way to approach human motivation, to get at purpose, at creativity and meaning (Glassie 1983,125).

Glassie profilerer her en analytisk kontekstforskning, som anslår en kompleksitetstænkning. Citatet afspejler herved en ikke-essentialistisk tænkning, samtidig med at det med sin fokusering på *textual meaning* og muligheden for at analysere målsætning, kreativitet og mening i en tekst/kontekst udgør et eksempel på det, jeg henregner til den tolkende folkloristik. Med sin argumentation repræsenterer Glassie folkloristiske forskningsinteresser, som slår igennem inden for den internationale kulturforskning i begyndelsen af 1980erne. Udviklingen i Norden er nogenlunde den samme, selv om jeg er tilbøjelig til at mene, at den kulturvidenskabelige forskningsinteresse for studiet af betydningsdannelser her får gennemslagskraft allerede fra slutningen af 1970erne. I artiklen "Telling Reality", som var mit bidrag til mindesymposiet efter Bengt Holbeks død i 1992, sammenfatter jeg hvordan begrebet "betydning" blevet bragt frem i folkloristikken, startende ved konferencen "Folklorens betydelse" i 1984:

> Introducing the theme of the conference, Bengt af Klintberg says somewhat reluctantly: "It was a theme that was 'in the air', so to speak" (Klintberg 1987,7). It was indeed. With the introduction of concepts like World view (Frykman & Löfgren 1979) and Act of Meaning (Rørbye 1982), Nordic scholarship focused in those years upon formation of meaning in the broadest sense. Bengt Holbek was also interested in those questions, and it was in that spirit that he wrote Games of the Powerless and Tacit Assumptions.[39] When looking back, it seems clear that there was a very active debate going on among Nordic Folklorist, and that both empirical studies and theoretical debate were flourishing far back in the 1970s (Rørbye 1993c,23).

I en note nævner jeg herefter som eksempler fra slutningen af 1970erne og begyndelsen af 1980erne: W. Espeland. *Flowers from the Gutter*. (1976); Jonas Frykmans afhandling *Horan i Bondesamhället*, som bl.a. synliggjorde, hvordan sagn og trosudsagn kan tolkes (1977); *Den kultiverade människan* af Orvar Löfgren og Jonas Frykman (1979), som viste at tid, natur og mange andre kulturelle fænomener fremtræder som mening; Den nordiske etnolog-folklorist kongres med temaet *Kulturel Kommunikation*, som blev afholdt i Visby 1978. (Bringéus 1982); samt *Folkloristiske Horisonter* (Rørbye 1982), idet jeg nævner, at jeg her lancerer ordet betydningshandling som et nøglebegreb, og samtidig fremhæver, at enhver forskningsproces kan analyseres som en betydningshandling (Rørbye 1993c,23).

---

[39] Holbek 1976; 1980.

I en artikel om fordomme skrevet et par år senere sammenfatter jeg i kort form mine definitioner på kontekst og tradition:

> Konteksten vil her sige den omverden, det er relevant at kende til for at skabe en gyldig folkloristisk forståelse for en aktuel udtryksform. Derfor dannes traditioner i vekselvirkning med deres omverden. En levende tradition aktualiseres igen og igen i konkrete situationer. Dette medfører, at der opstår en vekselvirkning mellem kontinuitet og kreativitet; mellem mønster og variation; mellem gentagelse og forandring. Det er først, når der opstår væsensforskellige alternativer eller et egentligt brud, at folklorister vil sige, at traditionen har ændret sig afgørende – eller er blevet helt afbrudt (Rørbye 1995b,99).

Folkloristiske betydningsanalyser i 1980erne og 1990erne

I de tidligste undersøgelser knyttes analysen af betydning til folkloristikkens klassiske genrer. Som det allerede er blevet omtalt i kap. 2.1.3. i forbindelse med beskrivelsen af bevægelserne inden for det kulturhistoriske forskningsfelt, kommer interessen for betydning blandt folklorister i Norden til udtryk via afholdelsen af et symposium med temaet "Folklorens betydelse" i 1984 (Klintberg 1987a). Her fremlægger Bengt Holbek sine ideer om tolkning af eventyr. Mere alment fremhæver han:

> Allerførst vil jeg gerne udtrykke min glæde over, at NIF har besluttet at tage emnet betydning op ved denne konference. Der er tale om et vitalt problem, centralt for al folkloristisk forskning. Dets væsentlighed kan udtrykkes sådan: Al folklore er i en eller anden forstand kommunikation – og kommunikation er en udveksling af betydning. Det er betydningen, der begrunder kommunikationen, og det er viljen til at meddele betydning, der former kommunikationen. Anderledes udtrykt: Uden betydning, ingen folklore.
>
> På den baggrund er det ganske påfaldende, med hvilken energi vi gennem mere end hundrede år har bestræbt os på at undgå at tale om betydning (Holbek 1987b,9).

Holbek får dog ikke gjort mere ved det, han beskriver som "de polyvalente symboler". Da det kommer til de sammenvævede betydningsdannelser, vælger han på klassisk essentialistisk vis at koncentrere sig om de såkaldte "stabile betydningskerner":

> Som arbejdshypotese for det videre arbejde med trylleeventyrene, den eneste genre jeg har arbejdet grundigt med, antager jeg at de polyvalente symboler har stabile betydningskerner, som afslører sig for analysen, når vi har fundet en metode til at afdække de strukturer, som determinerer symbolernes betydningsmuligheder (Holbek 1987,9).

I Norden er det først via studiet af interne kilder, at analysen af sammenvævede betydningsdannelser for alvor kommer i gang. Som hovedværket i Norden, der i udstrakt grad beskæftiger sig med nutidige og interne kilder, henregner jeg afhandlingen *"Det er mer mellom Himmel og Jord" Folks forståelse af virkeligheten ud fra forestillinger om sygdom og behandling* (Alver og Selberg 1992). Også i samleværket *Nordic Frontiers* udgivet af NIF (Nordic Institute of Folklore) sætter en række nordiske folklorister fokus på betydningsanalysen (Anttonen & Kvideland 1993).

Opbrudsforskningens brede tekstbegreb
Ikke alene i Norden, men også internationalt vokser forskningsinteressen for tolknings- og betydningsanalyser efter 1980. Et af ledemotiverne bliver "the Quest for 'meaning'". I stigende grad knyttes betydningsanalyserne til analysen af stofgrupper, som tidligere var blevet mere eller mindre overset eller forbigået inden for folkloristikken: personlige fortællinger, erindringer, konversation og fortælling. En række nye – ofte nærtbeslægtede – begrebsdannelser bliver samtidig taget i anvendelse: *personal narrative, conversation, conversational storytelling, narrating*.

Interessen for betydningskompleksitet sætter samtidig sine tydelige spor i bogtitler, som er med til at introducere et helt nyt tekstbegreb. Dette tekstbegreb, som jeg omtaler som *det brede tekstbegreb*, adskiller sig fra det traditionelle tekstbegreb, som bl.a. Dundes bruger, når han skelner mellem text, texture og context. Det brede tekstbegreb indeholder alle disse komponenter og mere til, idet det henviser til en vekselvirkning og en bevægelighed i forbindelse med den sproghandling at sætte ord på noget, *at italesætte*. Det brede tekstbegreb henviser således ikke alene til det sprogligt udtrykte, men også til vekselvirkninger mellem f.eks. sprog og betydning, fortalt og fortællende. Nogle eksempler kan illustrere, hvordan brugen af verber anvendes til at angive denne nye opmærksomhed for italesættelsen inden for folkloristikken: *Writing Culture* (Clifford & Marcus 1986); *Saying Isn't Believing* (Butler 1990); *Telling the American Story* (Polanyi 1989); *Narrating our past* (Tonkin 1992); *Telling Reality* (Rørbye 1993c).

Sammenvævede betydningsdannelser
Folkloristernes kompleksitetstænkning i 1970erne og 1980erne har mange lighedspunkter med, eller ligefrem rødder i den postmoderne tænkning, selv om det er sjældent at forfatterne angiver dette eksplicit i deres værker.

I *Writing Culture*, som er et af de tidlige kompleksitetstænkende hovedværker inden for kulturforskningen, pointeres det, at forestillingen om objektivitet og sandhed må erstattes med erfaringen om *partial truth* (Clifford & Marcus 1986). Eller som den danske antropolog Kirsten Hastrup mere poetisk har udtrykt det: "Virkeligheden er dømt til at gå med slør" (Hastrup 1992).

Selv har jeg diskuteret disse problemstillinger indgående i min afhandling om "Folkloristiske Horisonter" (Rørbye 1982). Her understreger jeg, at den virkelighed, vi har til rådighed som forskere, altid gror ud af en refleksion: "Det at opfatte noget i virkeligheden som forståeligt er en menneskelig reflekteret handling, en trossag eller for at bruge et af de klassiske videnskabsbegreber: et aksiom" (Rørbye 1982,45).

Med begrebet *betydningshandlinger* fremhæver jeg herefter i overensstemmelse med bl.a. fænomenologer som Alfred Schutz, Peter Berger og Thomas Luckman sammenhængen mellem opmærksomhed, betydning og forståelse:

> Betydningshandlinger er handlinger, der opfattes af individet selv og/eller andre. Individet eller de andre er opmærksomme over for noget. (...) Under alle omstændigheder har enhver betydningshandling en virkningshistorisk dimension. (...)
> Det at være opmærksom over for noget, viser sig altså ved at dette tillægges betydning, og dette er igen forudsætningen for at det kan "forstås" (Rørbye 1982,57-58).

I en folkloristisk undersøgelse analyserer vi ord ved hjælp af ord. Herved opstår der en *vekselvirkning* mellem sproget som en del af vores omverden (noget vi har lært af de andre) og sproget som en del af os selv (noget vi oplever som os selv). Glassie har beskrevet denne situation i sin forelæsning på Indiana University om de videnskabeligt etiske dimensioner. Glassie beskriver samtidig denne dimension, som er indlejret i folkloristikkens faglige afgrænsning, som The Moral Lore of Folklore:

> Speaking now I have no sense of being pressured by some superorganic agent or goverment policy or tyranny of the social scene into using the English language. I do not feel disengaged from the language. It seems, instead, to be part of me. When magnificent tradition, the product of centuries of development and the creation of millions of people, gathers itself like a storm to break through my mouth, when I feel there is an idea within that must be shaped for presentation to those with whom I wish to be united, performance begin. Past and present, personal and collective fuse in performance. At certain moments, conventional dichotomies – individual versus society, self versus culture, action versus tradition – are obliterated, falsified, and performance becomes reality (Glassie 1983,132).

Det er i den samme forelæsning, som blev holdt i foråret 1982, at Glassie i forbindelse med profileringen af den analytiske kontekstforskning angiver en teoretisk interesse for at aflæse komplekse betydningsdannelser i vidt forskellige former for virkelighed, f.eks. sange, huse og landskaber (Glassie 1983,125; citeret ovenfor). Glassie fremhæver, at konteksten er *vævet ind* i teksten som betydningsdannelser (contexts woven into texts). Samtidig angiver han, at de er usynlige (invisible). Derfor har Glassie heller ikke noget forslag til, hvordan kulturforskere mere systematisk kan beskæftige sig med de usynlige, sammenvævede betydningsdannelser. Nogen ide om, hvordan han mener tolkende folklorister kan studere betydningsdannelser, der er vævet ind i forskellige perioder i fortiden, findes i sagens natur heller ikke.

Også den engelske antropolog og folklorist Ruth Finnegan har kort omtalt betydningskomplekse tekster, der beskrives som "multi-layered". Disse tekster indeholder mange forskellige samvirkende betydninger: "Some texts too are multi-layered, intentionally framed to carry different meanings for different individuals." (Finnegan 1992,183-84). Finnegans argumentation er her i overensstemmelse med en postmoderne tænkning med dens understregning af, at virkeligheden ikke har en iboende mening, som en gang for alle er fastlagt. Virkeligheden tildeles betydning, når den erfares i nye situationer blandt forskellige mennesker, og – føjer hun til – visse dele af virkeligheden er særlig tilbøjelig til at fremtræde med forskellig betydning. Lige så lidt som Glassie og andre af opbrudsforskningens folklorister går Finnegan dog ind på en drøftelse af konkrete tekster. Heller ikke Finnegan bidrager således til at anvise metodiske udveje til studiet af eksterne kilder, der som sammenvævede betydningsdannelser vedrører fortiden.

3.3.2. OPBRUDDETS RØDDER I DEN KLASSISKE FOLKLORISTIK

I min oversigt over opbrud i de klassiske kulturvidenskaber har jeg i udstrakt grad beskæftiget mig med opbrud inden for folkloristikken. I Danmark har dette opbrud både indadtil og udadtil ført til store bevægelser i forskningstraditionen. Indadtil har både det folkloristiske syn på de mennesker, der studeres, det udviklingsperspektiv de arbejdes ud fra, metoderne og hele fagets centrum været præget af betydelige opbrud, ja egentlige brud. Også udadtil har faget fået en anden placering i forhold til andre videnskaber. For Olrik udgjorde filologi og historie den vigtige basis for studiet af folkeminder. Som folklorist i 1990erne beskriver jeg derimod altid faget som en humanistisk kulturvidenskab.

Når jeg frem for Olriks understregning af folkloristikkens filologiske og historiske rødder foretrækker at pointere, at folkloristik er en humanistisk kulturvidenskab, beror det også på, at jeg som humanistisk forsker tillægger det særlig vægt, at folkloristik udgør et af de forskningsfelter, der først og fremmest beskæftiger sig med mennesker, og at fagets bærende målsætning er at bidrage til at forstå deres kultur. Som forsker befinder jeg mig altid i rum med mange andre videnskaber. Går jeg i stå med en folkloristisk opgave, søger jeg ud i dette større videnskabelige rum for at vende tilbage til det folkloristiske forskningsfelt med nye ressourcer. Her opfatter jeg de brede kulturvidenskabelige felter, den humanistiske forskningsverden og de ikke-essentialistiske filosofier som videnskabelige rum, der ligger parat.

Næsten desperat har den finske folklorist Ulrika Wolf-Knuts beskrevet forskningsfeltet som amøbelignende: "Den alltomfattende uppfattning av folklore får mig i visse nedstämda ögonblick att se vårt forskningsämne som en amöba" (Wolf-Knuts 1995,20, jvf. kap. 2). I indledningen til *Folkemindeforskningens Historie* giver Inger M. Boberg udtryk for en lige så pessimistisk holdning, idet hun nævner at folkemindeforskningen mange steder har ændret præg og er blevet opslugt af samfundsvidenskaber, sociologi, filosofi eller psykologi – eller helt er blevet opgivet (Boberg 1952,2).

Som det fremgår af min fremstilling, deler jeg hverken Wolf-Knuts eller Bobergs bekymring. Set i et længere forskningshistorisk perspektiv mener jeg tværtimod, at bevægeligheden i afgrænsningen af folkloristikken hverken er noget nyt eller forstemmende. I folkloristikkens empiristiske periode valgte forskerne ganske vist at følge de snævrest tænkelige fagtraditioner. Men både

Grundtvig og ikke mindst Olrik var uhyre interesseret i fagets grænser og fagets muligheder. Den videnskabelige praksis i den normalvidenskabelige periode skaber imidlertid et centrum i folkloristikken, der bliver knyttet til folkeminder, ikke-bogligt dannede befolkningsgrupper og mundtlighed. Dette centrum er ikke i strid med hverken Olriks eller Grundtvigs intentioner. Men dette udelukker ikke, at udviklingen af et andet centrum ikke er muligt – et centrum, som også er i tråd med forgængernes intentioner. Jeg vil derfor rejse det spørgsmål, om nogle af rødderne til den folkloristiske opbrudsforskning allerede er til stede hos fagets danske pionerer. Endnu engang vender jeg derfor tilbage til Grundtvig og Olrik.

Grundtvig og opbrudsforskningen
Som allerede nævnt flere steder er det kendetegnende for Grundtvigs måde at skrive på, at han igen og igen udtrykker sig i blomstrende metaforer og argumentationskæder, der er så sammenvævede, at de sommetider virker næsten paradoksale.

Dette gælder også hans besvarelse af spørgsmålet om, hvorvidt folklorister primært skal beskæftige sig med minder eller mennesker – med det fortalte eller den fortællende. Selv om Grundtvigs argumentation eksplicit hviler på en evolutionistisk kulturteori (som jeg ikke deler), mener jeg, at han meget præcist indkredser netop dét spørgsmål om kompleksitet, jeg opfatter som en del af folkloristikkens dynamik som videnskab. Lad os derfor endnu engang se på et udsnit fra forordet til *Gamle danske Minder*:

> Saa dukke de gamle Minder op, som man mindst venter det, som man hørte i sin Barndom, og som allerede dengang vare gamle; men man husker nu kun det halve af det; ens Moder eller Bedstemoder hun vidste meget meer: ja hun kunde fortælle! Og saaledes er det gaaet i længere Tid, men endnu er der dog meget af alt det gamle, som ikke er rent gaaet i Glemme, endskjønt det dog allerede nu egentlig kun er de gamle, der veed noget derom; de ældste veed mest, og de yngste veed mindst af slige Sager (Grundtvig 1854,1-2).

Selv om argumentationen snart er 150 år gammel, er den folkloristiske problemstilling så aktuel som nogensinde. Med Grundtvigs præcise tematiseringer af kompleksiteten kan vi endnu en gang komme i tvivl om fagets centrum skal knyttes til bestemte mennesker eller bestemte kilder – eller for at tage Grundtvig på ordet: begge dele.

Ligesom Grundtvig mener jeg ikke, forskningen bør forenkle en kompleksitet, der uadskilleligt binder det fortalte til den fortællende. Siden Grundtvigs tid har folkloristikken stået over for en sammenvævning af studieinteresser knyttet til *både* mennesker *og* stof. En kompleksitet, hvor det ene perspektiv udgør en forudsætning for det andet. Selv om folklorister i deres praksis altid bliver nødt til at tage udgangspunkt enten i det fortalte eller i den fortællende, hører det med til den folkloristiske analyse via dette udgangspunkt også at indkredse det andet perspektiv, således at der opstår en vis vekselvirkning mellem det sagte og skrevne, og analyser af kontekst, performance og aktører.

Denne forestilling om en vekselvirkning hører en ikke-essentialistisk forskning til. Grundtvigs kompleksitetstænkning vækker derfor mindre genklang i den videnskabelige praksis i årene omkring 1900 end den gør i årene omkring 2000. Hans argumenter forhindrede ikke den videnskabelige praksis i at følge et mindre kompleksitetstænkende spor i forbindelse med arkivopgaver og udviklingen af en essentialistisk historisk folkloristik under Olriks myndige ledelse. Som modstander af ethvert tilløb til videnskabelig kompleksitetstænkning er Olrik ikke i tvivl om sin opgave. En kompliceret forklaring var for ham fuldstændig videnskabelig værdiløs. Alligevel er også Olrik med til at holde folkloristikken åben.

Olrik og opbrudsforskningen

Når folkeminderne er så interessante for Olrik som de er, beror det på, at han opfatter dem som udtryk for lovmæssigheder, der kan afdækkes via videnskabelig metode. Derfor søger Olrik i sin videnskabelige praksis via stoffet primært at bestemme episke love, grundsætninger, og i det hele taget at udvikle systemer og begreber.

Det skal her tilføjes, at Hans Ellekilde, som efter Olriks død udgiver hans manuskript *Nogle grundsætninger for sagnforskning*, påpeger, at Olrik lige så godt kunne have kaldt sit manus for *Nogle grundsætninger for folkedigtningsforskning*. Selv om Olrik både i sin titel og i flere af sine paragraffer eksplicit taler om sagn, handler hans arbejde om mange andre stoftyper, bl.a. heltekvad, gudemyter, folkeviser og eventyr (Ellekilde 1921,1). Ellekildes argumentation viser, hvordan folkloristerne i stigende grad forsøger at udvikle og præcisere fagets genrebegreber. Ellekilde mener således, at ordet folkedigtning bør være det almene begreb og ikke ordet sagn. På denne måde bruges begreberne da også i nyere tid. Olrik derimod har "det ene store helhedssynspunkt: sagn = folkedigtning", skriver Ellekilde og konkluderer: "For Axel Olrik krystalliserer nemlig al folkedigtning sig til sagn, på tilsvarende måde som de for hans gamle fagfælle og forskerven dr. H.F. Feilberg i Askov opløser sig til "tro" (Ellekilde 1921,1).

For Olrik udgør folkeminderne dog ikke et mål, men altid kun et middel. Sit mål beskriver han derimod i første paragraf i *Nogle grundsætninger for sagnforskning*. Her står der: "Sagnforskningens hovedopgave er at forstå sagnet som en del af menneskeligt åndsliv" (Olrik 1921,33). Som et samlende begreb bruger Olrik her ordet *åndsliv*, hvor han i *Salmonsens Leksikon* anvendte de to ord *åndsfrembringelser* og *kultur*. I vore dage har begreber, hvori ordet "ånd" indgår, en klang som gør, at de sjældent anvendes som fagbegreber. Jeg mener dog, at Olriks målsætning stadig er uhyre aktuel, selv om jeg et par generationer senere selv ville foretrække ordet "kultur" som mit almene grundbegreb.

Det er således i nøje overensstemmelse med den klassiske folkloristik, når jeg som tolkende folklorist sætter mig det mål at forstå sproglige udtryk som en del af menneskeligt åndsliv og kultur. Bruddet med den klassiske folkloristik gælder altså ikke fagets bærende målsætning, kun valget af midler til at nå dette mål. Opbruddet skal her først og fremmest ses i lyset af, at der – teoretisk set – ikke længere er nogen faglig begrundelse for, at folklorister udelukkende skal arbejde med mundtlige folkeminder i snæver forstand. Kun for en devolutionistisk folkloristik, der sporer sig ind på fortidens åndsliv, udgør folkeminderne en nødvendig basis for videnskaben, fordi de retter blikket mod det, Olrik med en anden af sine tankevækkende begrebsdannelser har kaldt *folkeminde-kulturen* (Olrik 1921,40). Da forskningen i løbet af 1900-tallet forlader det devolutionistiske kultursyn og drømmen brister om folkeminde-kulturen i landet Ur, mister disse stofgrupper deres faglige nødvendighed.

Fordi mundtligheden indgår som en grundantagelse i Olriks begrebsbestemmelse af et sagn, kan sagndefinitionen ikke uden videre bruges til en nøjere bestemmelse af den tolkende folkloristiks primære empiriske materiale i vore dage. Det er imidlertid interessant, at Olriks definition af sagn er formuleret så præcist, at den tydeligt viser, hvor de afgørende skel går mellem de klassiske folklorister og nyere tids tolkende folklorister. I paragraf 2 skriver Olrik således:

> Ved sagn (i dette ords videste betydning) forstås en meddelelse, der fremstiller noget som en sket begivenhed, og som går fra mund til mund, uden at meddelerne kan kontrollere dens udspring eller dens tidligere hjemmelsmænd (Olrik 1921,33).

Olrik anvender her ord som også er brugbare ikke alene inden for folkloristikken som tolkende videnskab, men også inden for kommunikationsforskning og sprogfilosofi. Jeg lægger her særligt mærke til hans udtryk "meddelelse", "fremstille noget som sket", samt "begivenhed" (se endvidere kap. 4). For Olriks samtid var det afgørende i definitionen nok mundtligheden og det ukontrollerede udspring. Til den meget brede definition hører derimod ikke nogen pointering af, hvilke mennesker det drejer sig om, og det devolutionistiske kultursyn fremhæves heller ikke. Dette sker først i paragraf 3, hvor Olrik indsnævrer sit arbejdsfelt til folkeminder, der kendetegnes ved at "de er fortalte fra en ubestemmelig fortid inden for de ikke-bogligdannede lag i samfundet." (Olrik 1921,33). Oversat til min egen sprogbrug kommer Olriks almene målsætning derfor til at lyde således:

> Folkloristikkens hovedopgave som humanistisk kulturvidenskab er at forstå sproglige meddelelser, der fremstiller noget som en sket begivenhed som en del af menneskelig kultur.

De bevægelige rammer for folkloristikken kan således påvises helt fra starten. I Danmark hos både Grundtvig og Olrik. Og bevægeligheden følger forskningstraditionen op igennem 1900-tallet, kun afbrudt af en kortere normalvidenskabelig periode, hvor en række forskningsmiljøer stagnerer. I Danmark er denne periode mindre mærkbar, da hverken folkloristik, etnologi eller antropologi eksisterer som universitetsfag. Opbruddet i kulturvidenskaberne, som opleves som meget mærkbart i andre lande efter 1960, er derfor – fagligt set – mindre dramatisk i Danmark. I enkelte tilfælde overskygges det helt af personspørgsmål, således som det bliver tilfældet i dansk folkloristik, hvor Laurits Bødker med sit heftige temperament og spidse pen af fagfæller på Universitetet får hæftet mange vrede bemærkninger på sig, da han genintroducerer faget i 1960erne.

Folkloristisk relevante meddelelser

For Olrik udgør sagn et *mere* omfattende begreb end folkeminder. Ikke alle sagn er folkeminder. I det følgende diskuterer han derfor nogle af grænsefelterne. Hertil hører bl.a. hele sproget, skriftlige og boglige fremstillinger samt sagnagtige udtryk, der har et mere personligt præg end folkeminder. Disse meddelelser, der har store lighedspunkter med det, der inden for nyere international folkloristik er blevet beskrevet som *personal narratives*, betegner han med det velklingende danske ord *udkants-folkeminder* (Olrik 1921,40; Stahl 1977a; 1977b; 1985)

AXEL OLRIKS AFGRÆNSNING
AF FOLKLORISTISK RELEVANTE MEDDELELSER 1921

mundtlige meddelelser = sagn		ikke-mundtlige meddelelser
udkantsfolkeminder	mundtlige folkeminder	skriftlige meddelelser
a) bogligt dannedes mundtlige meddelelser	ikke-bogligt dannedes mundtlige meddelelser	a) bogligt dannedes skriftlige meddelelser
b) personlige mundtlige meddelelser		b) personlige skriftlige meddelelser

For Holbek, pioneren inden for den nyere tolkende folkloristik i Danmark, bliver Olriks brede definition af sagn bestemmende for kildevalget. I sit forfatterskab beskæftiger Holbek sig stort set altid med et folkloristisk kildemateriale, som opfylder Olriks krav til et sagn.[40] Nedskrevne optegnelser og trykte publikationer, der gengiver optegnelser, opfattes her i overensstemmelse med den klassiske fagtradition som mundtlige kilder.

Oversigten over Olriks afgrænsning af relevante meddelelser viser, at den foreliggende undersøgelse indskriver sig i feltet af folkloristisk relevante meddelelser i og med, at jeg beskæftiger mig med meddelelser, der fremstiller noget som en sket begivenhed. Oversigten tydeliggør samtidig, at jeg studerer meddelelser, der ligger i Olriks grænsefelter. Som kilder arbejder jeg ikke med folkloristikkens klassiske stof, de såkaldte folkeminder, der blev studeret via ikke bogligt dannede befolkningsgrupper. Jeg beskæftiger mig derimod med udtryk og mennesker, der for Olrik tilhører fagets grænsefelt, det vil sige udkantsfolkeminderne. I min undersøgelse beskæftiger jeg mig således med skriftlige og

---

[40] En undtagelse er nok magisterspecialet, hvor Bengt Holbek inspireret af sin lærer Laurits Bødker beskæftiger sig med Æsops fabler (Holbek 1962). At Holbek selv afviste stof, som ikke levede op til Olriks afgrænsninger og episke love, er hans kommentarer til H.C. Andersens eventyr et eksempel på (Holbek 1990a; 1990b; jvf. Rørbye 1995a).

trykte kilder (medicinhistoriske oversigtsværker, lovstof, mv.), samt bogligt dannede grupper (læger). I overensstemmelse med Olrik omtaler jeg under ét disse meddelelser i grænsefelterne som *udkantsmeddelelser*.

Studiet af udkantsmeddeleser genintroduceres
Den skematiske fremstilling af Olriks afgrænsning af folkloristisk relevante meddelelser kan bidrage til at vise, i hvilken retning nyere folkloristik har bevæget sig, når det gælder inddragelsen af nye stofgrupper og nye perspektiver.

I den empiristiske periode glider Olriks udkantsmeddelelser og grænsefelterne helt ud af den folkloristiske fagtradition. I Danmark bliver denne koncentration af det folkloristiske forskningsfelt mærkbar på en særlig måde, fordi den empiristiske fase falder sammen med folkloristikkens universitetsløse periode fra 1917 til 1959. Da Bødker kommer til som universitetslærer i København, har faget været nedlagt i mere end fyrre år. Det volder derfor ikke de store problemer at genintroducere studiet af udkantsmeddelelser. I midten af 1960erne undervises fagets studerende derfor ikke alene i eventyr, sagn etc., men også i *nyere folkekultur, triviallitteratur, folkelig læsning* etc. Bødker er således med til meget tidligt at bane vejen for en række opbrud i det folkloristiske forskningsmiljø i Danmark, som bringer ham i kontakt med andre faggrupper, og som er i tråd med en udvikling der samtidig får gennemslagskraft i en række internationale kulturvidenskabelige forskningsmiljøer (Rørbye 1995a). Den danske udvikling adskiller sig derfor på væsentlige punkter fra udviklingen i de andre nordiske forskningsmiljøer, hvor relationerne mellem universitets- og arkivverden har været præget af større kontinuitet.

En af dem, som har beskrevet opbruddet er Bente Alver, der befandt sig i Danmark i første halvdel, og i Norge i anden halvdel af 1960erne. Set i et historisk tilbageblik beskriver hun situationen, som hun oplever den i slutningen af 1960erne i Oslo, hvor hun som studentermedhjælper arbejder på arkivet under ledelse af Svale Solheim. Svale Solheim var den erfarne folkloristiske professor. Men han kunne også fortælle historier og gjorde det gerne. Ingen af disse historier blev imidlertid skrevet ned som optegnelser:

> ... it never occured to me to write the story down, even though I thought, even at that time, that it described genuine experience formed around a traditional pattern. I do not believe that anyone else among his colleagues wrote down this or any other of his numerous stories, in spite of our having such a vivid and gifted storyteller in our midst every day. Nothing in my folkloristic upbringing had inspired me to collect contemporary narrative material. It was the past with which we were to occupy ourselves. And we looked on tradition as a product which had to be fixed in writing and locked up in archive drawers before it could be regarded as "authentic tradition". The material's age was perhaps the most important consideration of all when judging its authenticity (Alver 1990, 11-12).

På dette tidspunkt sad jeg og andre studerende på det folkloristiske universitetsinstitut i København og klippede annoncer ud af lokale blade fra Fjends herred i Jylland – med det formål at kortlægge nogle af nutidens festtraditioner. Også i Norge lå opbruddet lige om hjørnet. Som Alver tilføjer: "But fresh winds were blowing through our field. The end of the sixties and the beginning of the seventies was an important period, as far as the history of our discipline was concerned" (Alver 1990,11-12).

I Danmark og mange andre steder i verden er flere af de grænsefelter, som blev forladt i den empiristiske periode således blevet genintroduceret som forskningsfelter, mens de traditionelle stofgrupper har været genstand for revurdering. I Danmark har trykte og skriftligt formidlede traditionsdannelser været en del af fagområdet i mere 30 år. Set i relation til nyere dansk og international folkloristik er der således ikke tale om en introduktion af helt nye eller fagligt utraditionelle kildegrupper i den foreliggende undersøgelse.

En målsætning for folkloristisk grundforskning

Inden for den tolkende folkloristik i Norden har tendensen været den, at forskerne enten har beskæftiget sig med nutiden via udtryk, som Olrik ville have beskrevet som udkantsfolkeminder, eller med fortiden via mere traditionelle folkeminder. Et eksempel på nutidsorienteringen er Bente Alver og Torunn Selbergs disputats, hvor en væsentlig del af det empiriske materiale består af samtaler (Alver & Selberg 1992). Som et eksempel på fortids-orienteringen kan fremhæves Holbeks disputats *Interpretation of Fairy-Tales*. Her beskæftiger Holbek sig med trylleeventyr optegnet af Evald Tang Kristensen (Holbek 1987a).

I den foreliggende undersøgelse studerer jeg udkantsmeddelelser ligesom Alver & Selberg, samtidig med at jeg beskæftiger mig med fortiden ligesom Holbek. Det er således i kombinationen af udkantsmeddelelser og fortidsperspektiv, at den foreliggende undersøgelse fremtræder som mindre traditionel.

Målsætningen for den foreliggende undersøgelse er imidlertid i overensstemmelse med den klassiske folkloristik. I overensstemmelse med folkloristikkens danske grundlægger Axel Olrik beskæftiger jeg mig med en problemstilling, der kan henregnes til den folkloristiske grundforskning. Ligesom Olrik ønsker jeg at forstå meddelelser, der fremstiller noget som en sket begivenhed, som en del af menneskelig kultur. Her ønsker jeg specielt at udvikle og afprøve en *metode* som sætter mig i stand til at studere meddelelser om begivenheder, der fremtræder som udkantsmeddelelser, hvortil der er knyttet et fortidsperspektiv.

3.3.3. EN FOLKLORISTISK HORISONT

Hvilken status?

Som det flere gange er blevet understreget, har jeg ikke haft intentioner om at udarbejde en "almen" forskningsoversigt over hele opbruddet i kulturvidenskaberne. I min oversigt har jeg kun lagt vægt på forskning, som giver en introduktion til en ikke-essentialistisk tænkning og en tolkende folkloristik. En væsentlig del også af den nyere folkloristiske forskning er udtryk for en essentialistisk tænkning og/eller en historisk folkloristik. Det må derfor understreges at oversigten over den del af opbruddet, jeg har beskæftiget mig med, ikke giver mig forudsætninger for at gøre status over, hvordan folkloristikken over en bred front ser ud i dag. Jeg skal derfor ikke forsøge at påvise, hvor fagets centrum ligger i vore dages Danmark: i hvilken grad den folkloristiske forskningstradition stadig har sine rødder i den klassiske folkloristik, og i hvilken grad den har taget opbruddene til sig. Jeg kan derimod gøre status over, hvilke muligheder der ligger i den aktuelle folkloristik, når udgangspunktet er en ikke-essentialistisk tænkning, en tolkende folkloristik samt en dansk fagtradition anno 1995. Den afsluttende oversigt giver således kun et billede af det folkloristiske forskningsfelt, som det tager sig ud fra denne horisont.

Tekstbegreb

Ved midten af 1990erne er det 100 år siden, at Axel Olrik via sin artikel om folkeminder forsøgte at skabe en mere almen faglig ramme om et fremvoksende forskningsfelt i Danmark. Siden Olriks tid har forskningsfeltet ændret sig. Som nævnt måske særlig mærkbart i Danmark, hvor universitetstraditionen var afbrudt mellem 1917 og 1959. Selv startede jeg på faget i 1965 og har været med i faget siden.[41]

Ligesom mine forgængere lægger også jeg vægt på tekster. I modsætning til den klassiske folkloristik tager jeg dog mit udgangspunkt i det brede tekstbegreb. Når jeg mener, at folkloristikken i dag kan arbejde med tekster i bredeste forstand, angiver jeg, at alle sproglige udsagn i princippet kan studeres som tekster, der afspejler betydningsdannelser. Folklorister kan derfor studere både prosa og poesi både i mundtlig og skriftlig form. Til folkloristikkens klassiske tekstgrundlag hører stadig eventyr, ordsprog, sanglege, trylleformler, viser etc. Men også samtaler og beskrivelser, der henviser til begivenheder, oplevelser, forestillinger, erfaringsdannelser og adfærd kan studeres som tekster. Det samme gælder faglitteratur, vidneudsagn, domme, love og andre offentlige dokumenter. Teksterne kan både studeres som kulturelle produkter (f.eks. optegnelsen af en vittighed eller udgaven af en folkebog), som kulturelle handlinger (f.eks. at fortælle eller synge) og som kulturelle betydningsdannelser (f.eks. som et symbol eller en fordom). Hvor vægten end lægges, gælder det for alle disse udtryksformer, at de udgør kilder til studiet af betydningsdannelser. Et af nøgleordene i det folkloristiske forskningsfelt er derfor *narrativitet* (jvf. kap. 4).

Menneskesyn

Inden for den klassiske folkloristik blev fokus rettet mod særlige grupper af mennesker som bærere af folkeminder og traditioner. Også her er et bredere menneskesyn slået igennem. Selv har jeg i flere sammenhænge kritiseret folkloristikken for, at den stadig i udstrakt grad prioriterer særlige befolkningsgrupper som mere folkelige eller mere folkloristisk relevante end andre grupper (bl.a. Rørbye 1982; 1992). Strategien anser jeg for teoretisk uholdbar, præget af etnocentriske holdninger eller kort og godt forældet.[42]

---

[41] Når jeg tillader mig at gøre status over den nyere danske folkloristik er det ikke alene på grundlag af studier i litteraturen, men også ud fra den erfaring, som følger af 30 års faglig virksomhed som først studerende, siden som medarbejder på Dansk Folkemindesamling og de seneste 20 år som lærer ved universitetet i folkloristik.
[42] Bestemmelsen af visse grupper som særligt folkloristisk relevante afspejler ofte et engagement hos forskeren, som er med til at sætte forskerens egen position i relief, f.eks. akademikeren versus den jyske hedebefolkning, den civiliserede versus de primitive, den velbjærgede og omsorgsfulde versus de fattige og udstødte.

Selv om mange folklorister har beskæftiget sig med hverdagskultur, har de således ofte rettet deres opmærksomhed mod oversete og undertrykte befolkningsgrupper, eller været levende optaget af eksotiske og specielle smågrupper. Faget har imidlertid videnskabelige forudsætninger for at beskæftige sig med hvem som helst. I *Folkloristiske Horisonter* taler jeg helt alment om *folkelige erfaringsverdener*, idet jeg med folkelig henviser til hvem som helst (Rørbye 1982).

Den der fortæller i et medicinhistorisk oversigtsværk, er ikke en eventyrfortæller på den jyske hede, et barn der aflirer en tælleremse for hurtigt at finde ud af, hvem der skal stå, eller en trolddomskyndig klog kone, som mumler en hemmelig trylleformel over en patient. Også inden for videnskaben fortælles der historier – inden for historievidenskaberne med historien som råstof. Derfor er også akademikere "folk". Det vil sige mennesker, der har en vis kollektiv forankring, samtidig med at de udgør en gruppe bestående af individer. Hvor disse folk f.eks. deler oplevelsen af identitet og et fælles præg med andre, har de også hver deres personlighed og livsmuligheder. Her beskæftiger folklorister sig både med det skabte og det skabende i mennesket (Bogatyrev og Jacobson 1929). Faget kan således bidrage til at belyse vekselvirkningen mellem individuelle og kollektive betydningsdannelser både i et historisk og et tolkende perspektiv.

I vore dage tilvejebringer folklorister, der beskæftiger sig med nutiden, ofte et empirisk materiale ved at gå tæt på nogle få mennesker. Tættere end det var almindeligt under den første dokumentariske bølge, hvor Olrik netop så det som en fordel, at folkeminderne var så enkle, at de egnede sig til en videnskabelig analyse. Nogle få fortællinger – eller en enkelt – kan danne udgangspunkt for en analyse af betydningsdannelser, som er blevet overleveret gennem lang tid inden for et større geografisk område. Studiet af narrativitet hos enkeltindivider kan således godt bidrage til at belyse mere stabile, ja omfattende kollektive betydningsdannelser. Her udgør den traditionshistoriske indsigt hos forskeren en nødvendig forudsætning for studiet af de konkrete narrative situationer, eller mere dybtgående faglige analyser af særlige fortællere eller sangere. Det er således ikke den kvantitative mængde af optegnelser eller personer, som er udslagsgivende for den faglige kvalitet i en folkloristisk undersøgelse, men sammenhængen mellem kilder, problemstilling og analyse.

Også jeg har valgt at beskæftige mig med tekster, der er udformet af ganske få personer. I kap. 6 har jeg brugt individuelt formede tekster – medicinhistoriske oversigtsværker – som mit konkrete udgangspunkt. Det er herfra citater og eksempler er hentet. Men målsætningen har ikke været at beskrive Vilhelm Ingerslev, Kristian Carøe, Vilhelm Møller-Christensen, Albert Gjedde og andre medicinhistorikere som litterære forfattere endsige privatmennesker. Deres mere private holdninger, som måske kan belyses ud fra psykologiske perspektiver, har jeg ikke tillagt nogen faglig interesse i forbindelse med den narrative kulturanalyse. Kilderne er blevet udvalgt, fordi de bruges som oversigtsværker inden for medicinhistorien. Derfor kan jeg som folklorist bruge dem som grundlag for analysen af medicinhistoriens historie(r) om fortiden. Udgør de mange meddelelser om begivenheder brudstykker af *en større fortælling*, som bidrager til en mere sammenhængende forståelse af fortiden?

Syn på tid og udvikling

Også i synet på udviklingen har meget ændret sig siden den klassiske folkloristiks tid. I dag vender folklorister ikke blikket mod den mytiske fortid, men mod den tid de beskæftiger sig med, dens historiske rødder og den udvikling som kan påvises. For historiske folklorister er tidsbegrebet ofte knyttet til historieforskningen, og det er uhyre almindeligt at anvende kronologien som arbejdsredskab til at bringe orden og system i data. For en tolkende folklorist er tid ikke et arbejdsredskab, men et begreb, som ikke lader sig definere entydigt. Når det narrative hos mennesket gøres til genstand for historiske analyser, krydser forskellige tidsopfattelser hinanden (Eriksen 1994; Rørbye 1993b). Herved kan der opstå en vekselvirkning mellem forskellige tidsbegreber: cyklisk tid, kalendertid, kronologisk tid, lineær tid, etc. (Frykman & Löfgren 1979; Rørbye 1993b; jvf. Rørbye & Kirk 1991).

Inden for filosofien har man diskuteret virkningen af disse krydsninger mellem flere tidsdimensioner i forbindelse med vilkårene for dette at forstå noget. Specielt inden for hermeneutik og fænomenologi har man påpeget, at betydninger kan ændre sig over tid og beskrevet det som *et virkningshistorisk princip*. I *Folkloristiske Horisonter* har jeg diskuteret spørgsmålet nærmere og fremhæver i den forbindelse to forhold som særlig centrale:

> Enhver handling (hertil hører også sproghandlinger) er uafsluttet, idet man ikke kan kende alle de mulige virkninger og konsekvenser, som denne handling har haft, har eller kan få i fremtiden. Mennesket har – som Heidegger beskriver det – en væren hen mod døden og en væren i tiden. Derfor kan mennesket forstå noget af historien, fordi vi selv lever i den. Men mennesket kan ikke sætte sig ud over tiden. (Rørbye 1982,27 ff; Heidegger 1967(1927)).

Det virkningshistoriske princip får betydning for min analyse af historisk faglitteratur. De medicinske oversigtsværker, jeg har studeret, er således blevet til i bestemte historiske perioder. Derfor er der opstået en dialektik mellem den fortid, de beskriver, den samtid, de er en del af, og den fremtid, hvori de bliver anvendt og videreudviklet.

Tomrummet mellem den historiske og den tolkende folkloristik

Siden Glassie's artikel kom for mere end ti år siden, er der sket meget inden for folkloristikken både internationalt og i Norden. Inden for nordisk folkloristik har ikke mindst den fornyede debat om mundtlighed bidraget til, at tolkende folklorister via deres prioritering af interne kilder er blevet styret ind på nutidige problemstillinger. Kun her er det muligt at anvende dialogen som samtaleform; kun her kan der opstå en samvirken mellem informant og forsker; kun her kan analysen af de informationsrige budskaber finde sted.

I de seneste år har studier, hvori der indgår kvalitative forskningsinterviews, derfor sat sig væsentlige spor inden for den nordiske tolkende folkloristik (bl.a. Alver 1990; Alver & Selberg 1992; Blaakilde 1991). Ved Institut for Folkloristik i København og ved søsterinstitutioner i Finland, Norge og Sverige hviler en række hovedfagsopgaver, specialer, ph.d.-afhandlinger, doktorafhandlinger, etc. ligeledes på dette empiriske og analytiske grundlag. Interne kilder i bredeste forstand udgør således et væsentligt arbejdsmateriale i nordiske folkloristmiljøer – om ikke det væsentligste – for tolkende folklorister, vel at mærke når de beskæftiger sig med nutidige problemstillinger.

Jeg opfatter imidlertid ikke fortiden som et mindre væsentligt studiefelt for folklorister, selv om vi her er henvist til eksterne kilder, der ofte fremtræder i nedskrevet eller trykt form. Når nutidens tolkende folklorister i så ringe grad har vendt sig mod fortiden, tror jeg det beror på, at relativt få har vovet at give sig i kast med tolkninger af kildematerialer, der har så få lighedspunkter med det, som kan produceres via det kvalitative forskningsinterview, eller som allerede findes i de folkloristiske arkiver. De, der har valgt historien, har i almindelighed gjort det som historiske kulturforskere. Her findes både færdige metoder og veludviklede kildekritiske redskaber. Muligheder for at tolke sammenvævede betydningsdannelser giver disse metoder dog ikke.

I praksis er der derfor opstået et tomrum mellem den historiske essentialistiske folkloristik og den tolkende ikke-essentialistiske folkloristik. Hvor den historiske essentialistiske folkloristik beskæftiger sig historisk både med fortiden og nyere tid, beskæftiger den tolkende folkloristik sig især med nyere tid. Derfor savnes der mere omfattende tolkende, ikke-essentialistiske studier af fortiden.

Jeg mener ikke, der kan påvises nogen årsag til, at dette tomrum findes. Så vidt jeg kan se, er der rige muligheder for tolkende folklorister for at beskæftige sig med fortiden, også i tilfælde, hvor det sker ud fra en ikke-essentialistisk tænkning. Det vil sige, at både den historiske *og* den tolkende folkloristik har forudsætninger for at beskæftige sig med fortiden. Om vi med Alver og Selberg mener, at æblet skal spises med skrællen på, eller om der skal skrælles og skrælles dybt, afhænger helt af de forskellige problemstillinger og kildekritiske udgangspunkter, som adskiller en essentialistisk forskning fra en ikke-essentialistisk; en historisk folkloristik fra en tolkende folkloristik.

Hvordan tomrummet skal fyldes ud, giver den nyeste folkloristik imidlertid ikke mange anvisninger på. Selv om Glassie og mange andre forskere, der bevæger sig inden for det folkloristiske forskningsfelt i og uden for Norden i 1980erne og 1990erne, har vist betydelig interesse for studiet af sammenvævede betydningsdannelser, har interessen ikke sat sig særlig tydelige spor i form af mere omfattende studier af sammenvævede betydningsdannelser i fortiden. Det vil sige studier, der er henvist til eksterne kilder i trykt form. Her kommer de historiske folklorister sommetider tættere på, selv om tolkningerne ofte udgør et sidespor eller en flot sløjfe i forbindelse med et større arbejde. I analysen af *Heksejægeren på Rugaard. De sidste trolddomsprocesser i Jylland 1685-87* beskæftiger Gustav Henningsen sig således i et kort afsnit af det første kapitel, der kaldes *Forhistorien,* med en så sammenvævet begrebsdannelse som "lykke" i afsnittet *det magiske univers* (Henningsen 1991a,20-23, jvf. kap. 7).

Inspirationskilder er der således nok af – både i den klassiske kulturforskning og den kulturvidenskabelige opbrudsforskning, både i den historiske folkloristiks studier af fortiden og i den tolkende folkloristiks studier af nutidige forhold. Alle disse forskningstraditioner kan hver for sig bidrage til at bane vejen for en tolkende folkloristik, der ønsker at beskæftige sig med sammenvævede betydningsdannelser i fortiden.

Hvis jeg – på essentialistisk vis – havde forestillet mig, at mit studium af sammenvævede betydningsdannelser knyttet til fortiden kun kunne gennemføres, hvis der på forhånd forelå en færdigudviklet folkloristisk metode, ja så kunne min undersøgelse være endt blindt. På grund af Olriks tidlige død – og manglende forskningsinteresse – kom han aldrig nærmere til at beskæftige sig med de temaer og kildegrupper, han henfører til folkloristikkens udkantsmeddelelser. På samme måde går det Glassie, der går i stå med studiet af de sammenvævede betydningsdannelser, fordi han opfatter dem som usynlige, mens Holbek trods sin interesse for polyvalente symboler nøjes med at sætte fokus på de symboler, han tillægger en stabil betydningskerne. Også for mine mange kolleger inden for den tolkende folkloristik, der har kastet sig over nutidige problemstillinger og forfinet det kvalitative forskningsinterview og den tilsvarende kvalitative analyse, udgør fortidens sammenvævede betydningsdannelser analytisk set en blindgyde. Metoden ligger ikke parat.

KAPITEL 4

EN NARRATIV KULTURANALYSE

4.0. INDLEDNING

Kapitlet fastlægger systematisk rammerne for en narrativ kulturanalyse af eksterne kilder, der udgør meddelelser om noget, der opfattes som begivenheder, der er sket. Til denne bestemmelse hører, ud over diskussioner af grundbegreber og teori, også drøftelser af kilder, metode og metodiske nøglebegreber, som specifikt knytter sig til den empiriske hoveddel. Kapitel 4 udgør således både en afrunding på første og anden hoveddels teoretiske og forskningshistoriske kapitler, samtidig med at det giver en introduktion til hoveddel III og den empiriske analyse i kap. 5, 6 og 7.

Inden for kommunikationsforskning og sprogfilosofi har mange ikke-essentialistiske forskere beskæftiget sig med narrativitet og tilsvarende temaer, der er relevante i forbindelse med en tolkende folkloristiks grundforskningsproblemer. I kapitel 4 lægges vægten imidlertid på narrativitet som folkloristisk begreb (kap. 4.1) og narrativ analyse som folkloristisk kulturanalyse. En mere indgående introduktion til andre fagtraditioners narrativitetsforskning er ikke medtaget.

Specielt henvises til Habermas og Ricœur (kap. 4.2). Begge har gjort sig tanker om betydningskompleksitet i forbindelse med studiet af meddelelser, der fremstiller noget som en sket begivenhed – tanker, som kan bidrage til de konkrete indkredsninger af sammenhængende og sammenvævede betydningsdannelser i de tekstrum, jeg begiver mig ud i.

Efter de teoretiske drøftelser i kap. 4.1 og 4.2 følger afsnit, som specifikt knytter sig til den foreliggende undersøgelse. I kap. 4.3. udarbejdes en oversigt over udgangspunkter og indfaldsvinkler, der kan danne grundlag for den videre indkredsning af opfattelsen af perioden før etableringen af en offentlig forvaltning på sundhedsområdet, og de virkelige lægers betydning for denne udvikling. Oversigten udgør den indledende bestemmelse af rammerne for en narrativ kulturanalyse som en metode, der kan bruges til studiet af *en fortalt virkelighed*. Den videre diskussion af metoden og den afsluttende drøftelse af dens muligheder og begrænsninger i forbindelse med studiet af sammenhængende og sammenvævede betydningsdannelser indgår i de følgende kapitler. Til kap. 4.3 hører også præciseringer af nøgleord i forbindelse med den narrative kulturanalyse – ord (og afledninger af disse ord) som "begivenhed", "billede", "fokus" og "fortælling".

Kapitel 4 afrundes med en introduktion til de traditioner for historieskrivning, som kendetegner de danske medicinhistoriske oversigtsværker, som udgør de primære kilder i den empiriske analyse i hoveddel III (kap. 4.4). Fremstillingen giver en indledende præsentation af de temmelig forskelligartede tekstrum, jeg kommer til at beskæftige mig med i den empiriske del, og nogle af de problemer – og muligheder – som knytter sig til tolkningen af den form for sprogliggjort virkelighed, som oversigtsværkerne repræsenterer.

Kapitlet – og dermed også de teoretiske og forskningshistoriske hoveddele I og II – afsluttes med en sammenfatning, hvor den rumlige dimension – ikke mindst *tekstens rum* – udfoldes som et billede, der opfanger væsentlige sider af en tolkende kulturvidenskabelig praksis (kap. 4.5).

4.1. NARRATIVITET

At forstå sproglige meddelelser – et studie af narrativitet
Når jeg skal indkredse det centrale i min aktuelle fagforståelse af faget folkloristik, bruger jeg begrebet *narrativitet.*

Med nogen beklagelse har jeg valgt at opgive at bruge Olriks gode danske ord *meddelelse* som et folkloristisk nøglebegreb. Det kan imidlertid alt for let drukne som fagudtryk i en skriftlig, fremadskridende fremstilling, netop fordi ordet er så almindeligt brugt i talesproget. I en mundtlig fremlæggelse ville jeg have haft lidt nemmere ved, gennem betoninger og gentagelser, at angive, at her er der tale om et nøglebegreb. Når jeg alligevel gerne ville have brugt ordet meddelelse, beror det på, at ordet falder godt på dansk, samtidig med at det giver mange associationer i retninger, som jeg fagligt set anser for væsentlige. Det kan bruges både som substantiv "meddelelse", der henviser til et genstandsfelt, som verbet "at meddele sig til", etc. I en af de mere sammenfattende beskrivelser i *Ordbog over det Danske Sprog* angives ordets spændvidde: "det som meddeles; mundtlig eller skriftlig tilkendegivelse af en vis officiel karakter, beretning (om begivenheder ell. forhold) af (væsentlig) betydning ell. interesse ell. af en fortrolig art" (ODS bd. 13, spalte 1167 (1932)).

Hvordan ordet end bruges, angiver det en mellemmenneskelig relation og et ønske om at etablere en situation, hvor der foregår en betydningsdannelse. Men dette "at meddele" er netop ikke det samme som "at forstå". Det ligger ikke i ordet at det meddelte kan forstås, eller at det kun kan forstås på én måde. Meddelelsen behøver heller ikke at foregå i en bestemt form. Den kan gives i form af et tegn, et symbol, i et dokument, som en ordre, etc. Axel Olrik er da også omhyggelig med at understrege, at det han beskæftiger sig med, er "sproglige meddelelser". Han pointerer derimod ikke med selve ordet "meddelelse", om det sker mundtligt eller skriftligt.

Når jeg på trods af de mange gode egenskaber alligevel fravælger ordet "meddelelse" som fagligt nøglebegreb, er det fordi der allerede er etableret en anden sprogbrug inden for forskningen. Denne etablerede sprogbrug ønsker jeg ikke at gå imod, selv om jeg i den foreliggende undersøgelse skriver på dansk og beskæftiger mig med danske forhold. Jeg foretrækker derfor at anvende ordet "narrativitet", som har fået vid udbredelse internationalt inden for de seneste år, både i og uden for folkloristikken. For Henry Glassie var ordet "kontekst" 1960'ernes "store ord". Samme ære vil jeg i 1990'erne tildele ordet "narrativitet".

Narrativitet – indkredsning af begrebet

Etymologisk udspringer begrebet narrativitet af det latinske verbum 'narrare'. I mangel af bedre ord på dansk oversættes det gerne med 'at fortælle'. Dette at fortælle kan gøres langt eller meget kort. Det, som er afgørende, er, om der sprogligt gives udtryk for – eller at noget opfattes som – en betydningsdannelse. Det vil sige noget som er meningsgivende. Også et udråb, en poetisk vending eller et digt er meningsgivende set ud fra en kontekstuel synsvinkel. Til narrativitet henregner jeg således ikke alene det, der i dagligsproget opfattes som fortællinger, men også længere og kortere betydningsgivende udtryk, udsagn i form af prosa og poesi, mundtlige og skriftlige fremstillinger, etc. I overensstemmelse med den internationale narrativitetsforskning arbejder jeg her med et meget bredt tekstbegreb, hvor jeg til det narrative henregner ethvert udtryk, der fremtræder i en sprogliggjort, meningsgivende form.

Narrative handlinger og episke forløb

Hvor begrebet *narrativ* ofte dukker op i den nyere folkloristik, anvendes begrebet *episk* ofte i den ældre forskning. I *Grundsætninger for sagnforskning* gennemgår Axel Olrik i kapitel III "Sagnets bygning: de episke love" (Olrik 1908,69-89; 1921,66-82). Olrik fremhæver her i den indledende §7, at han med ordet episk henviser til komposition og fortællemåde. Tankevækkende er det imidlertid, at Olriks *Grundsætninger for sagnforskning* i en engelsk oversættelse fra 1992, godkendt af bl.a. Dan Ben-Amos og Bengt Holbek, kommer til at hedde *Principles for Oral Narrative Research*. For at opfange Olriks ord "sagn", vælger oversætterne altså både at bruge ordet "oral" og ordet "narrative".

Siden Olriks tid har begrebet "episk" været almindeligt brugt inden for folkloristikken. En af dem, der bruger ordet, er Brynjulf Alver. Som allerede nævnt beskriver Alver sagntraditionen som en "episk iklædning" (Alver 1962, jvf. kap. 3.2).

Begrebet *episk* ligner begrebet *narrativ* derved, at det også henviser til noget fortællende. I en episk tekst fremtræder handlingen som et forståeligt forløb, hvor de enkelte dele indgår i en større sammenhæng. Betydningssammenhængen er således teksten iboende. Ofte går fremstillingens form og indhold op i en højere enhed, således at begivenhedernes rækkefølge og oplevelsen af handlingsforløbet synes at passe sammen. En kronologisk fremstilling af en kæde af begivenheder er således et eksempel på et typisk episk forløb.

Begrebet *narrativ* anvender jeg i en anden betydning. Hvor det episke begreb med sin teori om den iboende sammenhæng udspringer af en essentialistisk tænkning, knytter det tolkende kulturanalytiske begreb *narrativitet* an til aksiomet om betydningsdannelse inden for filosofiske retninger, der styrer uden om en essentialistisk tænkning. Betydningsdannelsen opfattes her som del af en uafsluttet proces, hvor teksten igen og igen aktualiseres som sprogligt udtryk, således at muligheden for nye betydningsdannelser ikke nødvendigvis lader sig udtømme.

Med begrebet *narrativitet* udelukker jeg ikke, at visse betydningslag i særlige situationer fremtræder som teksten iboende. Disse lag vil imidlertid altid glide sammen med andre lag, således at der opstår nye former for betydningskompleksitet, hver gang teksten kommunikeres. I modsætning til essentialisten tillægger jeg således ikke de oprindelige betydningslag en større gyldighed fremfor andre betydningslag. Dette gælder også den klassiske fortælletradition eller berømte forfatteres værker. Når den kloge mand Erik Lassen Andersen fortæller historier om dumme læger og sagførere, når et drama beskrives som et af William Shakespeares hovedværker, eller når Heidegger udtaler sig om "Sein und Zeit", opfatter jeg ikke de omtalte personers egen grundholdning til de sproglige udtryk som en essens, men som del af betydningsdannelsen, hvorom jeg og andre kan udtale sig med større eller mindre sikkerhed. En narrativ kulturanalyse af betydningsdannelser må derfor altid bestå i *indkredsninger*. På dette punkt er min teori grundlæggende relativistisk.

Noget relativistisk dødvande behøver der imidlertid ikke at opstå af denne grund. Inspireret af bl.a. de kulturvidenskabeligt interesserede forskere, historikeren Bente Rosenbeck og filosoffen Uffe Juul Jensen, der begge har beskæftiget sig med temaer af medicinhistorisk relevans, ønsker jeg at slå ind på *en tredje vej*. Bestemmelsen af den tredje vej forudsætter, at der udformes en empirisk analyse. Metode, begreber, problemstillinger, kildevalg og kildeanalyse er her gensidigt med til at kaste lys over hinanden. I modsætning til en essentialistisk metode opfattes en ikke-essentialistisk metode aldrig som noget alment eller afsluttet. Først ved brug står den sin prøve, og det er også her, at den viser nogle af sine begrænsninger og muligheder. Til metoden hører derfor, at vekselvirkningen mellem analyse, analyseresultater og nye problemstillinger skaber grundlag for nye indkredsninger.

Målet for den narrative kulturanalyse består således ikke primært i at afdække betydningslag, der opfattes som teksten iboende eller oprindelige. Med adjektivet "narrativ" i forbindelse med ordet "kulturanalyse" angiver jeg, at kulturanalysens overordnede formål er en tolkning ud fra en ikke-essentialistisk tænkning. Via indkredsninger ønsker jeg at bestemme og tolke betydningsdannelser, der fremtræder som sammenhængende eller sammenvævede billeddannelser.

4.2. DEN TREDJE VEJ

Indledning
For at komme ind på den tredje vej til det folkloristiske studium af en sprogliggjort virkelighed, har jeg valgt at knytte min argumentation til nogle udvalgte studier af Jürgen Habermas og Paul Ricœur.

Hvor Habermas er en af *den kritiske teoris* nøgleskikkelser, fremhæves Ricœur ofte som en af de førende repræsentanter for en sprogfilosofisk tilgang til narrativitet (Vor Tids Filosofi 1982, Rørbye 1982; 1993c). Som allerede anført ønsker jeg kun at knytte min argumentation til nogle udvalgte studier. Når jeg derfor har valgt Habermas og Ricœur ud, er det fordi de begge har interesseret sig for studiet af betydningskompleksitet, og hvordan man mere konkret kan nærme sig analysen. Det er ikke min hensigt at give en mere omfattende introduktion til de to forfatterskaber og deres ikke-essentialistiske tankegang, kun at vurdere hvordan de kan bidrage til udformningen af systematiske indfaldsvinkler i forbindelse med den narrative kulturanalyse.

Habermas' kompleksitetstænkning

I *Folkloristiske Horisonter* har jeg beskæftiget mig mere indgående med Habermas' forfatterskab og en lang række andre forskere, som kan henregnes til *den kritiske skole*. Især interesserede jeg mig for de perspektiver, teorien rejste for folkloristikken som videnskab. Via en erkendelsesteoretisk videnskabsdiskussion – en drøftelse af paradigmer – forsøgte jeg her at bestemme folkloristikkens muligheder som videnskab set i lyset af den kritiske teori.

I den foreliggende undersøgelse bevæger jeg mig på et andet niveau. Her drejer det sig om en mere konkret metodeudvikling, som skal sætte mig i stand til at synliggøre eller forstå de mere sammenhængende og sammenvævede billeddannelser, der knytter sig til en bestemt gruppe og en bestemt periode i fortiden. I denne sammenhæng har jeg valgt at koncentrere mig om et enkelt arbejde af Habermas, en artikel om universalpragmatik, hvor Habermas systematisk afgrænser de centrale – samvirkende – komponenter i det, han kalder "talehandlingen" (Habermas 1981 (1971)).

Habermas' artikel udkommer første gang 1971 under titlen *Was Heisst Universalpragmatik*. I 1981 udgives en oversættelse og kommentar på dansk af Habermas-specialisterne Jørgen Dines Johansen & Jens Glebe-Møller som artikel nr. 4 i bogen *Teorier om samfund og sprog* (Habermas 1981,119-92).[1]

I artiklen opstiller Habermas en model for sproglig kommunikation. I forbindelse med talehandlingen skelnes der mellem fire realitetsområder. I modellen knytter Habermas realitetsområderne til deres *fremtrædelsesform*, deres *implicitte gyldighedskrav*, samt *talehandlingens almene funktioner*. I sin uddybning af de enkelte begreber fremhæver han:

> Sprog er mediet, som taler og hører realiserer deres afgrænsningsformåen igennem. Subjektet afgrænser sig (a) fra en omverden, som det tematiserer med en iagttagers propositionelle indstilling, (b) fra en omverden, som det oplever med en deltagers performative indstilling; det afgrænser sig (c) fra dets egen subjektivitet og endelig (d) fra selve sprogmediet.

For den talende er disse samvirkende komponenter sjældent særligt tydelige i den situation, hvor italesættelsen finder sted. Som et eksempel på at den talende prøver at forholde sig til den kompleksitet, der knytter sig til nogle af de perspektiver, der aktualiseres via talehandlingen, kan nævnes folkloristen Henry Glassie's overvejelser, som omtalt i kap. 3.3. Glassie understreger her blandt andet, hvor underligt det er at tænke på, at sproget, som han oplever som en del af sig selv, alligevel – også – er så meget uden for ham selv.

Habermas navngiver de fire realitetsområder, idet han som noget af en provokation rettet mod essentialistiske kolleger kalder dem "temmelig vilkårligt valgte termer".[2] Habermas afslutter herefter sin introduktion til realitetsområderne med det, som er det allersværeste budskab i hele argumentationen.

---

[1] Det er via den danske udgave jeg fremover henviser til teksten som (Habermas 1981), med mindre jeg specielt henviser til Johansen & Glebe-Møllers bemærkninger.

[2] Til disse realitetsområder har jeg foreslået følgende temmelig vilkårligt valgte termer: ydre natur, samfund, indre natur og sprog (Habermas 1981,180).

Habermas fremhæver nemlig, at de fire områder aldrig eksisterer alene, men altid sammen:

> I enhver talehandling er gyldighedskrav uundgåeligt impliceret, og dette medfører at disse fire regioner altid samtidigt må komme til syne i den forståelsesorienterede tale (Habermas 1981,180).

Enhver opdeling i komponenter er således en konstruktion, som har noget med virkeligheden at gøre uden at være virkeligheden.

Ud fra en overfladisk betragtning kan det måske se ud som om, Habermas gør det samme som Tylor, da han skulle definere ordet "kultur". Tylor siger først, at kultur er et komplekst hele, men deler den herefter op i viden, kunst, lovgivning, skikke og andre nok så operative komponeneter. Også Habermas mener, at talehandlingen er en kompleksitet. For at beskrive kompleksiteten sprogligt må han imidlertid nævne nogle af kompleksitetens komponenter. Men i modsætning til essentialisten Tylor fremhæver Habermas, at det øver vold på virkeligheden, hvis kompleksiteten herefter isoleres inden for de enkelte komponenter, således at de studeres hver for sig. De enkelte komponenter findes kun som arbejdsredskaber i forskerens hånd. I virkelighedens verden implicerer de uundgåeligt hinanden, fordi ingen tale kan løsrives fra sit gyldighedskrav.

Med Habermas vil jeg derfor drage den slutning, at opdelinger i komponenter altid er nødvendige, hvis en kompleksitet overhovedet skal synliggøres, selv om denne opdeling samtidig truer med at slå kompleksiteten i stykker, så den kommer til at fremtræde i form af pæne og ordentlige smådele. Kompleksiteten er jo netop noget kvalitativt mere og kvalitativt andet end smådelene. Men helt uden smådele fatter vi ikke kompleksiteten som mangfoldighed. Her bliver sammenvævningen usynlig, som Glassie sagde. Derfor kan vi ikke undvære smådelene. Ofte vil den indledende fase derfor bestå i at nævne eksempler og give ideer om, hvad det hele egentlig går ud på. Det er dette Glassie gør, når han i kort form skal prøve at beskrive, hvordan mening usynligt indvæves i prosa og poesi, i en sang, der synges, i huse og landskaber:

> ... context is that which is invisibly woven into texts, into songs or singing events, into houses or whole landscapes, to make them meaningful. Context is one way to approach human motivation, to get at purpose, at creativity and meaning (Glassie 1983,125).

Tilsyneladende vælger Glassie her nogle temmeligt tilfældige eksempler. De afspejler imidlertid en stor bredde, som taler til kolleger, der beskæftiger sig med såvel åndelig kultur som materiel kultur, menneskeskabte produkter og situationer, hvor mennesker gør noget; natur og kultur. Så helt så tilfældige som de måske kunne se ud ved første øjekast, er de nok heller ikke. Netop dette at vælge eksempler er imidlertid en uhyre vanskelig del af enhver analyse, hvori der indgår en synliggørelsesproces af noget, der fremtræder som usynligt. I den essentialistiske forskning omtales denne kreative del af forskningsprocessen ofte slet ikke. Ofte er det her overladt til forskerens større eller mindre talent at kunne få øje på noget interessant eller tankevækkende.

Betydningsmarkante udtryk

I den foreliggende undersøgelse, hvor jeg beskæftiger mig med sproglige udtryk, der foreligger som eksterne kilder, styrer jeg i den indledende synliggørende fase ofte efter det, jeg omtaler som betydningsmarkante udtryk. Med *betydningsmarkante udtryk* henviser jeg til udtryk i sproglig form, der peger ud over sig selv og derfor kan bruges som *indfaldsvinkler* til synliggørelse af betydningskompleksitet. Undersøgelsen af udvalgte betydningsmarkante udtryk, f.eks. ord, ledemotiver, billeddannelser og mere sammenhængende dramatiske handlingsforløb kan således bidrage til en indkredsning af opfattelsen af perioden før etableringen af en offentlig forvaltning på sundhedsområdet og de virkelige lægers betydning for udviklingen (mere om denne metode følger i kap. 4.3).

Næste fase i en synliggørelsesproces af en kompleksitet bliver at undersøge om de eksempler, der er fremdraget, kan sammenføjes til mønstre, og om nogle af disse mønstre virker sammen. Her er det, jeg kan følge Habermas' kritiske tænkning deri, at analyser som den skitserede har sine begrænsninger. Med Habermas mener jeg, at en analyse, hvor en enkelt eller nogle ganske få komponenter anvendes som operative indfaldsvinkler, principielt set altid vil få en foreløbig karakter. Til en analyse af kompleksitet hører, at kompleksiteten studeres fra flere sider, ud fra flere udgangspunkter.

Habermas' model over komponenter i talehandlinger

For at begribe talehandlingens kompleksitet udstikker Habermas fire realitetsområder og opstiller herefter en samlet model. Her gengives hvert enkelt realitetsområde for sig for overskuelighedens skyld.

realitetsområde	ydre natur
realitetsrelationernes fremtrædelsesform	objektivitet
implicitte gyldighedskrav	sandhed
talehandlingens almene funktioner	fremstilling
realitetsområde	samfund
realitetsrelationernes fremtrædelsesform	normativitet
implicitte gyldighedskrav	rigtighed
talehandlingens almene funktioner	meddelelse
realitetsområde	indre natur
realitetsrelationernes fremtrædelsesform	subjektivitet
implicitte gyldighedskrav	vederhæftighed
talehandlingens almene funktioner	udtryk
realitetsområde	sprog
realitetsrelationernes fremtrædelsesform	intersubjektivitet
implicitte gyldighedskrav	forståelighed
talehandlingens almene funktioner	performans

(Jvf. Rørbye 1982,36; Habermas 1981,182).

Habermas har ikke selv noget ord for talehandlingens almene funktion i forbindelse med sproget. Det er således min tilføjelse, når ordet 'performans' er indføjet i modellen.[3]

Når sprog bliver til narrativitet

Inspireret af Habermas' forsøg på systematisk at beskrive de samvirkende komponenter i en talehandling, har jeg nedenfor skematisk opstillet en model over, hvordan de samvirkende komponenter ser ud, når sproget bliver til narrativitet.

Model over samvirkende komponenter i tekstbegrebet

narrativitet	realitetsrelation	gyldighed
fremstilling	objektivitet	sandhed
meddelelse	normativitet	rigtighed
udtryk	subjektivitet	vederhæftighed
performans	intersubjektivitet	forståelighed

I overensstemmelse med modellen kan enhver tekst teoretisk set beskrives som en kompleksitet, hvor sandhed, rigtighed, vederhæftighed og forståelighed går op i en højere enhed. Hverdagen synes imidlertid ofte at vise noget andet. Her foregår der tilsyneladende bestandig reduktioner, som fører til en isolering af en enkelt eller nogle få komponenter. Med tiden kan dette komme til at virke helt "naturligt", og jo mere udbredt og almindelig reduktionen bliver, desto større indsats kræver det overhovedet at få øje på de andre komponenter som usynliggjorte, fordi de fremtræder som irrelevante.

Mellem synlige og usynliggjorte komponenter

Når tekster fremtræder som faglitteratur, er det inden for en essentialistisk præget fagtradition først og fremmest objektiviteten som kommer i fokus. I en essentialistisk gyldighedsdiskussion lægges vægten derfor på det kildeanalytiske begreb *sandhed*. Eventuelt sættes objektiviteten i modsætning til det subjektive, idet objektivitet og subjektivitet opfattes som noget forskelligt, der kan holdes adskilt, fordi essentialisten mener, de er knyttet til hvert deres betydningsunivers. Inden for en erkendelsesteoretisk retning som positivismen, der i nyere tid har spillet en væsentlig rolle for de klassiske naturvidenskaber, herunder medicinen, lægges vægten derfor primært på det, Habermas henregner til "den ydre natur". Positivismen opfatter derimod det, der vedrører samfund, indre natur og sprog, som fejlkilder. Det er her Habermas siger nej. Habermas mener, at den positivistiske konstruktion i sin yderste konsekvens er dømt til at mislykkes, fordi tingene hænger sammen i praksis via den forståelsesorienterede italesættelse.

---

[3] Ordet 'performance' har haft en fremtrædende plads inden for international folkloristik siden 1970erne og 1980erne, hvor forskningen for alvor satte fokus på kontekststudier. En dansk oversættelse til 'optræden' eller 'fremførelse' vil ikke uden videre være fagligt præcis. Dette ville bl.a. utydeliggøre forbindelsen til den internationale performanceforskning. En tidlig nordisk oversigt over performance-forskningen er givet af Reimund Kvideland i 1981 i artiklen: *Folkloristikkens nye paradigmer: performans* (Kvideland 1981).

Også inden for den forskning, der beskæftiger sig med tekster, der fremtræder som fortællinger, finder en isolering sted. Her undgås ofte enhver drøftelse af objektivitet og sandhed. Inden for litteraturvidenskaberne har subjektivitet og intersubjektivitet været et almindeligt udgangspunkt og først i nyere tid er samfundsniveauet blevet inddraget i højere grad. I praksis vedrører denne forskning ofte fortællinger, der opfattes som kunst eller i det mindste som kreative produkter, mens faglitteratur sjældent anskues ud fra denne synspvinkel. Også her siger Habermas nej.

Enhver talehandling implicerer alle komponenter. Også under den videnskabelige talehandling – hvad enten den foreligger som interne eller eksterne kilder – er alle komponenter til stede mere eller mindre synligt. Det er således i god overensstemmelse med Habermas, når jeg hævder, at faglitteratur også kan studeres som det, der i modellen betegnes som meddelelse, udtryk og performans – eller for at bruge mit eget grundbegreb: som fortælling (kap. 4.3).

Indfaldsvinkler til studiet af usynliggjorte komponenter

Bestemmelsen af, hvordan en bestemt komponent prioriteres på bekostning af andre komponenter, kan udgøre den første indfaldsvinkel til synliggørelsen af betydningsdannelser, der ikke umiddelbart virker i øjnefaldende. Ved at flytte fokus til de usynlige eller mindre synlige komponenter i Habermas' model kan der etableres en sammenhæng mellem det, der fremtræder pænt og naturligt som orden, og de fragmenter, der fremtræder som kaos eller kompleksitet. Konfronteres den dominerende komponent – f.eks. tendensen til at fokusere på objektivitet i forbindelse med videnskabelige talehandlinger – med de andre komponenter i Habermas' model, synliggøres således ofte nogle oversete perspektiver eller alternativer. Disse alternativer kan igen blive en forudsætning for den videre synliggørelse af en kompleksitet.

Det er denne strategi, samfundskritiske forskere som Foucault, Habermas og mange andre har brugt, når de har påvist at "sandhed" ikke kan isoleres fra samfundsniveauet. Via vidensarkæologi, ideologikritik, diskursanalyser etc. har de påvist en sammenhæng mellem objektivitet og normativitet (jvf. bl.a. kap. 2.3). Habermas' model kan således bruges til at synliggøre nogle vigtige positionsforskelle mellem essentialistiske videnskaber, der som bl.a. Uffe Juul Jensen udtrykker det, skaber idylliske billeder af videnskabens muligheder (kap. 1.2) og samfundskritiske forskningstraditioner, der hævder, at videnskabelig praksis er alt andet end idyllisk, men tværtimod et spændingsfelt, hvor der foregår en intens strid mellem forskellige (forsknings)interesser.

Selv taler den kritiske skoles forskere nødigt om *det* naturlige, men hellere om "anden natur" (die Zweite Natur) og "kvasi-natur" eller om "naturliggørelse", som en synliggørende – usynliggørende proces, der udspiller sig i situationer og dermed udgør et forhandlingsgrundlag både i samfundet og inden for videnskaberne (Rørbye 1982,85-87). Selv om det naturlige derfor *først og fremmest* fremtræder som noget objektivt og forståeligt, kommer også normativitet og subjektivitet i spil, når det naturlige sættes i tale på en forståelig måde. På samme måde vil det, der inden for videnskaberne fremstilles som f.eks. neutralt, generelt, almindeligt og typisk være med til at kaste lys over alle fire realitetsområder. Det objektive kan derfor aldrig adskilles fra det subjektive, selv om en reduktion og koncentration i praksis kan være hensigtsmæssig i forbindelse med konkrete undersøgelser.

Tilsvarende gælder for det, der tydeligt opleves som værdiladet, at det ikke kan isoleres fra objektiviteten. Det, der tematiserer godt og ondt, smukt og grimt, fremskridt og forfald, etc., bliver først rigtig forståeligt, når alle realitetsområder inddrages. Også det stærkt værdiladede har noget med den ydre verden at gøre.

I samtiden eller inden for den kreds, hvor en fortæller er accepteret, opleves det naturlige, det almindelige, (etc.) sjældent eller aldrig som noget modsigelsesfuldt. De udvikler sig tværtimod til stereotyper[4] og vanetænkning, der netop ikke virker problematiske. Derfor er de så lette at bruge. Tilsyneladende forstås de umiddelbart af alle. Jeg er her enig med Gustav Henningsen, når han i sin artikel om folketro er inde på, at afdækning af stereotyper og vanetænkning vedrører analysen af forestillinger (Henningsen 1992). Dette gælder også for forskere, der skriver deres værker i normalvidenskabelige perioder. I videnskabelige fremstillinger fremtræder det naturlige, neutrale, generelle, almindelige, typiske – og andre konstruktioner, der forudsætter en accepteret stereotypisering – derfor sjældent som relationer med en gyldighed, der henviser til flere samvirkende realitetsområder eller som spændingsfelter, endsige som holdninger eller fordomme.[5]

I de medicinhistoriske værker, som deler et fælles grundsyn på den periode, jeg beskæftiger mig med, finder jeg da heller ikke mange eksempler på forhandlinger om det, der opfattes som generelt eller neutralt. Studerer jeg derimod forfattere, som er uenige, ændrer billedet sig radikalt. Så kommer forhandlingerne om det såkaldt neutrale og generelle helt op til overfladen.[6] I tekstrum, der som de essentialistiske faglitterære genrer hævder objektivitet og neutralitet, er det derfor ikke alene det tydeligt værdiladede, som udgør den eneste, endsige den vigtigste indfaldsvinkel til tekstens rum. Lige så afgørende er det at se på det, der fremtræder som neutralt og objektivt. Ligesom stereotyper og vanetænkning er også udformningen af det neutrale, generelle (etc.) med til at gøre noget synligt og andet usynligt.

Hvordan en analyse skal se ud, som er mindre optaget af det kritiske potentiale, og mere optaget af betydningskompleksitet som kompleksitet, mener jeg dog ikke, Habermas' model giver nærmere anvisninger på, fordi han ikke som tekstforsker går i dybden med relationerne omkring det forståelige.

---

[4] Ordet "stereotyp" anvendes inden for typografisk virksomhed. Inden for de seneste årtier har ordet fået en omfattende anvendelse som begreb inden for forskning, der i bredeste forstand beskæftiger sig med æstetik og kommunikation. Når jeg anvender begrebet, henviser jeg til betydningsdannelser præget af vane- og mønstertænkning.

[5] I overensstemmelse med tidligere forskning, hvor jeg har beskæftiget mig mere indgående empirisk med studiet af fordomme, anvender jeg her ordet i følgende betydning: Til fordomme henregner jeg enhver holdning, der tegner et forkert proportioneret og ofte stærkt værdiladet billede af virkeligheden. Fordomme kan komme til udtryk som billeddannelser, der f.eks. fremtræder som fjendebilleder, skræmmebilleder eller glansbilleder, i form af diskrimination, latterliggørelse, usynliggørelse, forherligelse, idealisering og lignende, eller som direkte forfølgelse, terror – eller tilbedelse. Levende fordomme er aldrig ens overalt i verden, fordi de ligesom andre traditionelle forestillinger indgår i en vekselvirkning med deres omverden (jvf. Rørbye 1995b).

[6] Se f.eks. diskussionen mellem Helle Blomquist og Gerda Bonderup i kap. 5.

Sammenhængende og sammenvævede billeddannelser

I den foreliggende undersøgelse ønsker jeg som tidligere nævnt ikke at arbejde som historisk kulturforsker. Derfor har jeg ikke foretaget nogen selvstændig historisk analyse af objektiviteten i forbindelse med de virkelige læger og den valgte periode. I stedet er jeg gået til historikerne selv: faghistorikere, kulturhististorikere og ikke mindst medicinhistorikere. I kap. 5 indkredser jeg, hvad fag- og kulturhistorikerne har at sige om perioden og de virkelige læger. Med den historiske fagtradition til hjælp tager jeg således udgangspunkt i objektiviteten og bevæger mig herfra ud i de andre felter, fra sandhed til rigtighed, vederhæftighed og forståelighed. Når jeg herefter går videre, vælger jeg at følge to spor. Først går jeg i kap. 6 i dybden med billeddannelserne i den medicinhistoriske faglitteratur. Herefter går jeg til kilder fra tiden for at forstå nogle af de uklarheder og uforståeligheder, som de to første indkredsninger har affødt. Jeg søger altså at finde ud af, hvad jeg forstår og heri indgår en fokusering på det, jeg ikke forstår. Jeg har således to røde tråde i den empiriske del af afhandlingen. På den ene side søger jeg hele tiden at forstå. Dette gøres via indgående studier af *sammenhængende* billeddannelser i empirien. Samtidig forsøger jeg at finde ud af, hvad jeg ikke forstår. Det er denne manglende forståelse, som danner udgangspunkt for nye indkredsninger af det *sammenvævede*, komplekse og næsten usynlige. Dette *ikke at forstå* er således et vigtigt led i en narrativ kulturanalyse. Det er først, når vi indser, at vi ikke forstår noget, at vi kan spørge til sagen og komme videre i analysen.

Ved i kap. 5 og 6 at vælge faglitteratur som genstand for min indkredsning af opfattelsen af de virkelige læger og perioden før etableringen af en offentlig forvaltning på sundhedsområdet kan man måske mene, at jeg som kulturforsker har kastet mig selv ud i en malstrøm mellem mindst to dominerende forskningstraditioner: 1) den der siger, at faglitteratur primært henter sin gyldighed via objektivitet (normativitet) og derfor skal studeres i forhold til dette gyldighedsområde; 2) den der siger, at fortællinger primært henter deres gyldighed via subjektivitet (intersubjektivitet) og bør studeres i forhold til dette gyldighedsområde. Ved at studere faglitteratur som fortællinger får jeg imidlertid i overensstemmelse med Habermas netop mulighed for at sammenføre de forskellige gyldighedsområder.

Hvordan dette skal gøres i praksis har den kritiske skoles teoretikere ikke meget at sige om. Deres studier har altid primært haft et filosofisk, historisk og ikke mindst samfundskritisk sigte. Derfor viser de kun, hvordan nye sider af virkeligheden kan opspores og synliggøres. Selv om Habermas i sin undersøgelse af talehandlinger går et skridt videre og her også omtaler talehandlingens forståelighed og intersubjektiviteten, arbejder han stadig som filosof og samfundsteoretiker og ikke som tekstforsker. Derfor anviser han ingen veje til at studere de sammenhængende og sammenvævede billeddannelser i praksis. For at komme videre i udformningen af den narrative kulturanalyse som en analyse, der tager udgangspunkt i narrativitet og forståelighed, vender jeg mig derfor til Ricœur.

Paul Ricœur og den sprogfilosofiske tilgang

Den franske filosof og sprogforsker Paul Ricœur beskriver forståelsesniveauet set i relation til det samfundsmæssige niveau, når han understreger *vekselvirkningen* mellem det der sker, og den betydning det tillægges. Vekselvirkningen beskrives som en *kobling*, hvorfra der udgår en *refiguration*. Min tematisering af vekselvirkningen mellem narrativitet og betydningsdannelse er inspireret af denne tænkning.

Ricœur og hans teorier om sprog og verden, fortolkning og narrativitet blev banebrydende inden for den humanistiske forskning i 1970erne og 1980erne (Vor tids Filosofi 1982: Valdés 1991). Ud fra et sprogfilosofisk udgangspunkt påpeger Ricœur, hvordan tekster forankrer det, der er sket, i sproget. Sprogliggørelsen overlejrer virkeligheden med betydning. Samtidig udgør de sproglige betydningsdannelser i sig selv nye former for virkelighed. Ofte beskrives dette som en proces. Jeg foretrækker imidlertid ordene "vekselvirkning" og "kobling", fordi disse ord mere præcist angiver, at der ikke er tale om en lineær sammenhæng, et kronologisk forløb eller en spiralformet udvikling, men netop en *vekselvirkning og en kobling* som fører til en kompleksitet, der ikke længere kan opsplittes i sine enkelte dele, i sin begyndelse eller sin slutning. Betydning og virkelighed udgør begge hinandens forudsætning. Det er i denne forstand – og i overensstemmelse med Ricœur – at jeg taler om *betydningsdannelse*.

Konstruktion af tid, begivenheder og handling

Jeg skelner i overensstemmelse med Ricœur mellem kosmisk (kronologisk) tid og oplevet tid (Ricœur 1988; 1991; Rørbye 1993b,9). De to tidskonstruktioner er koblet til hinanden, det vil sige at de udgør hinandens forudsætning. I enhver tekst krydser de hinanden som *narrated time* eller, oversat til skandinavisk, som *berettet tid*. Den berettede tid indgår således i en omverden. Det er dette, jeg sprogligt forsøger at udtrykke, når jeg omtaler tiden og teksten som *tidens rum* og *tekstens rum*.

Riceour fremhæver, hvordan også historiske begivenheder formes som sekvens (sequence) og mønster (pattern): "To tell and to follow a story is already to reflect upon events in order to encompass them in successive wholes "(Ricœur 1991,106 (1979)).

I en fortælling omformes det, der sker, til begivenheder, der fremtræder som reflekterede beretninger. Dette gælder også en faglitterær historieskrivning, hvor f.eks. fastlæggelser af mærkeår og kulminationsperioder er udtryk for denne sammenkobling til *successive wholes*.

Det jeg særlig lægger mærke til hos Ricœur er, at han ud over begrebet *story*, som jeg vil oversætte til historie eller fortælling, introducerer yderligere to nøglebegreber: *event* og *plot*. Selv om Ricœur angiver, at begreberne event og plot tilhører hver sin begrebsverden (temporal/narrative concept), understreger han samtidig, at de gensidigt definerer hinanden:

> This implication is already suggested by the fact that the notions of historical event, as a temporal concept, and plot, as a narrative concept, are mutually definable. To be historical an event must be more than a singular occurence, a unique happening. It receives its definition from its contribu-

tion to the development of a plot. Reciprocally, a plot is a way of connecting event and story. A story is made out of events, to be extent that plot makes events into a story (Ricœur 1991,106).

Som fagbegreber er event og plot ikke helt lette at oversætte til dansk. I dagligsproget kan "event" oversættes til f.eks. "hændelse", "begivenhed" eller "historisk begivenhed", mens "plot" ofte oversættes til "handling", "handlingsforløb" eller "intrige". For at undgå misforståelser ved at vælge mellem disse uskarpe udtryk, foretrækker jeg i vid udstrækning at bruge Riceours egne ord, når jeg henviser til hans argumentation. Det er således i Ricœurs betydning, at jeg fremover anvender begreberne *event* (a temporal concept) og *plot* (a narrative concept), idet jeg ligesom han mener, at de gensidigt er med til at definere hinanden. I tilfælde, hvor jeg lægger vægt på at udtrykke mig på dansk med udtryk som ligger tæt på det talte sprog, anvender jeg i stedet for "event" ordet "begivenhed" og i stedet for "plot" udtrykket "den røde tråd".

Komparativ betydningsanalyse

En historieskrivning består i almindelighed af flere historier, der hver for sig og sammen er fortællinger om større og mindre begivenheder. De fortælles i en vis rækkefølge, med angivelse af mærkeår, tidsforløb og sammenhænge. Beskriver vi en udvikling som "fremskridt" eller "tilbageskridt", har vi foretaget en tolkning. En begivenhed eller en periode sættes her ind i en større sammenhæng. I forbindelse med formgivningen af enhver faglitterær tekst, der handler om virkeligheden, vil der således foregå en kobling mellem event og plot, mellem fremstillingen af de enkelte begivenheder og den røde tråd i historien.

Hvordan denne sammenhæng egentlig etableres, og hvilke præmisser "sammenhængen" sætter for de resultater der kan opnås, udgør et af de kapitler som alt for sjældent beskrives i de videnskabelige værker. Inden for forskningsfelter præget af normalvidenskabelighed skyldes det, at denne del af den videnskabelige praksis giver sig selv. Her sætter den videnskabelige tradition rammerne.

Inden for kulturvidenskaberne har disse rammer i mange år været knyttet til de såkaldte kulturelle dimensioner. I *Människan som kulturvarelse* – en af de centrale lærebøger inden for nyere nordisk kulturforskning – skelner den svenske etnolog Nils-Arvid Bringéus systematisk mellem tre forskellige kulturelle dimensioner i overensstemmelse med Sigurd Erixon og den diffusionistiske[7] tradition (Bringéus 1990). Bringéus udskiller her den historiske, den geografiske og den sociale dimension og drøfter dem inden for lærebogens rammer i forbindelse med konkrete undersøgelser. Ofte henviser den sociale dimension her til temmelig forskellige former for netværk: mindre og større grupper, organisationer, sociale strukturer og samfundsdannelser.

I kort mundtlig form omtales de tre dimensioner i den faglige jargon næsten som en remse. Her kan det hedde "tid, rum og gruppe" eller "historisk

---

[7] Med ordet "diffusionisme" henviser Bringéus til "teori om att kulturyttringars utbredning sker kontinuerligt från en ort til en annan" (Bringéus 1990 (1976)). Selv har jeg i undervisningsmateriale fra 1976 beskrevet diffusionismen som "Teorien om at kulturers og kulturelementers relative alder kan bestemmes gennem udbredelsesstudier".

perspektiv, geografisk perspektiv og socialt miljø". Også nyere kulturforskning
– ikke mindst den historiske kulturforskning – tillægger i almindelighed det
historiske og det tværkulturelle perspektiv særlig vægt, når enkeltdele skal
placeres systematisk i en større helhed. Også i afgrænsningen af mit tematiske
formål står jeg i gæld til denne tænkning om de tre kulturelle dimensioner
derved, at jeg her angiver historiske og geografiske afgrænsninger, samt hvilken
gruppe, jeg specielt beskæftiger mig med: Opfattelsen af perioden før etablerin-
gen af en offentlig forvaltning på sundhedsområdet i Danmark med særligt
henblik på den position, de virkelige læger tildeles.

Inden for kulturforskningen opfattes dette arbejde med de fastlagte kulturelle
dimensioner ofte som noget næsten naturligt og helt neutralt. Det vil sige ikke
som en metode, der kræver nærmere begrundelse, men som en teknik eller et
arbejdsredskab uden implikationer. Metoden udvikler imidlertid et billede af
sammenhæng og kontinuitet, som bl.a. må henregnes til et strategisk eller
moralsk projekt (Rørbye 1982; Glassie 1983). De kulturelle dimensioner er
ingenlunde naturgivne.

Også set i et teoretisk perspektiv fortjener teknikken at blive diskuteret mere
indgående. I overensstemmelse med Habermas og Ricœur har jeg i tidligere
undersøgelser påvist mere eller mindre usynliggjorte betydningslag knyttet til
udformningen af sammenhænge i forbindelse med tids- og aldersbegreber, som
bl.a. understøtter vanetænkning og fastholdelsen af fordomme (især Rørbye
1982,101-120; Rørbye 1993b; 1995b). For at understrege, at de historiske,
geografiske og sociale dimensioner udgør konstruktioner, hvor forskeren må
foretage nogle valg og udforme nogle rammer, foretrækker jeg derfor som ikke-
essentialistisk forsker inspireret af bl.a. Riceour og den danske filosof Hans Fink
at tale om, at tekster etablerer rum.[8] Rum, der som verdensrummet fremtræder
uden andre grænser end dem, mennesker forstår og fastlægger, og som altid ses
ud fra en bestemt position. Forskeren vælger et udgangspunkt og nogle indfaldsvinkler. Tekstens rum formes da i en vekselvirkning bl.a. med tidens rum
og det sociale rum.

4.3. UDGANGSPUNKTER OG INDFALDSVINKLER

Oversigtsværker som fortællinger
Når tolkninger af situationer og adfærd bliver til fortællinger, som gentages,
nedskrives eller fremstilles i trykt form, foregår der en særlig formgivning. Disse
transformationer fra en formidlingsform til en anden kan føre til en stærk
forenkling af fortællingen. Dette gælder også faglitteratur af historisk karakter.
Måske kommer historien kun til at handle om et lille brudstykke med en
velafvejet argumentation om noget af det, der skete, selv om forløbet var broget,
og tvivlen hos forskeren igen og igen var til stede undervejs i formuleringspro-
cessen.

Inden for en essentialistisk tænkning opfattes det modsigelsesfyldte, det tvivl-
somme og lignende ofte som problemer, der afspejler, at forskeren ikke har gjort
sit arbejde godt nok. Essentialismen kan kun opfatte kaos som noget ikke-

---

[8] Fink anvender bl.a. begrebet "betydningsunivers" jvf. kap. 3.3).

rationelt, irrationelt eller prærationelt. Det kaotiske må derfor udelukkes eller retoucheres væk. Som tolkende kulturforsker er mit udgangspunkt et andet. Ud fra en ikke-essentialistisk tænkning opfatter jeg dette at noget opleves som orden og uorden som betydningshandlinger. Via en faglitterær formgivning og bearbejdelse af fortiden har de historiske forfattere via deres historieskrivning forsøgt at modarbejde tendensen til en modsigelsesfyldt fremstilling. Ligesom historikeren Kristian Erslev og medicinhistorikeren Vilhelm Ingerslev har de forøgt at konstruere anskuelige billeder.[9]

Foreligger det empiriske materiale som faglitteratur i skriftlig eller trykt form, mens fortællerne selv er borte, er der ikke længere mulighed for at dokumentere de mere modsigelsesfyldte erfaringsdannelser via indlevende samtaler og feltstudier i almindelighed. I forbindelse med eksterne kilder må betydningsanalysen altid tage sit udgangspunkt i tekstens rum.

I min analyse har jeg som primære kilder valgt en særlig faglitterær genre nemlig *oversigtsværker* (eller den del af oversigtsværket som er relevant for perioden).[10] Med et oversigtsværk mener jeg, at værket har – har haft eller har fået – en vis almen brugsværdi inden for en akademisk fagkreds. Det afspejler også, at værket fra forfatterens (eller redaktørerens) side er bredt udtænkt, og at sigtet har været dette at skabe overblik og forståelse over et stort og broget stof og en lang periode. I det foreliggende tilfælde drejer det sig om perioden før udformningen af en offentlig forvaltning på sundhedsområdet. Et oversigtsværk kan således beskrives som et storstilet fagligt ordensprojekt.

V. Ingerslev udtrykker sig eksplicit om dette i forordet til sit livsværk, som gennemgås mere indgående i kapitel 6.1. I *Fortalen* understreger han ønsket om at udforme "et anskueligt Billede" og "en sammenhængende Fremstilling" (Ingerslev 1873, bd.I,IV). En sammenhængende fremstilling af mange begivenheder, som udformer et anskueligt billede, er i min faglige sprogbrug *en stor fortælling*. Den store fortælling består da af en række meddelelser. Hver for sig fremtræder en række af disse meddelelser som fortællinger, der gengiver noget, der er sket, som en begivenhed. I den store fortælling kædes mange meddelelser og mange fortællinger om begivenheder sammen til et sammenhængende billede.

Billeder af fortiden

For Ingerslev består et anskueligt billede af vidt forskellige dele. Men alligevel passer de enkelte dele sammen. Som brikker i et puslespil, hvor enkelte brikker måske mangler, men hvor helhedsindtrykket dog står klart. Med Ricœur kan vi sige, at der er foregået en sammenvævning af event og plot, når det anskuelige billede bliver tydeligt.

Vi kunne også beskrive det således, at det store anskuelige billede (den store fortælling) består af mange små billeddannelser (fortællinger), der føjes sammen

---

[9] Et ubesvaret spørgsmål er, om de altid findes. Under alle omstændigheder vil uorden og diskontinuitet ofte fremtræde mindre synligt eller usynligt, fordi forfatterne opfatter det som deres opgave som forfattere til en forskningsoversigt at udvikle denne usynlighed.
[10] Dette gælder Vilhelm Møller-Christensen og Albert Gjeddes arbejde fra 1979, som indgår i et storstilet oversigtsværk om Københavns Universitet gennem 500 år (Møller-Christensen & Gjedde 1979).

som perler på en snor. De enkelte billeddannelser beskriver forskellige historiske begivenheder (med hver deres plot), men udgør samtidig en del af en sammenhængende perlekæde med et mere sammenhængende og overordnet plot, der går som en rød tråd gennem det hele. Perlekædens kæde er den røde tråd. På den sidder hver enkelt perle, den ene efter den anden. Går den røde tråd i itu falder hele perlekæden fra hinanden, selv om de enkelte perler ikke har lidt nogen skade.

Selv om fremstillingen af de enkelte begivenheder (events) hver for sig er rigtige, må de også udgøre forståelige dele, hvis historieskrivningen skal udvikle sig til en sammenhængende fremstilling og et anskueligt billede. I overensstemmelse med Ingerslev taler jeg derfor om medicinhistorikernes billeddannelser af fortiden, og undersøger om disse billeder udgør et bidrag til en større, mere sammenhængende og anskuelig fortælling. Det er som en vigtig del af denne indkredsning, at opmærksomheden samtidig rettes mod de mere sammenvævede, usammenhængende eller uforståelige billeddannelser, som er med til at sætte billedet af sammenhæng i relief.

Inspireret af Ingerslev anvender jeg ordet "billede" (eller billeddannelse) i en faglig sammenhæng, og ligesom han i en udvidet betydning. At jeg herved indskriver mig i en udbredt faglitterær metaforisk tradition anser jeg kun for en fordel. Den faglitteratur jeg har præsenteret, omfatter så forskellige forskere som medicinhistorikeren Vilhelm Ingerslev, der taler om "et anskueligt billede", historikeren Kristian Erslev, der fremhæver, hvordan historikeren konstruerer sine billeder, mens filosoffen Uffe Juul Jensen er mere kritisk, når han omtaler essentialismens idyl, ligesom samfundsforskeren Lars Tornstam, der sætter ord på videnskabernes *inomvetenskapliga mytbilder* (se kap. 4.4).

Som eksemplerne antyder, viser begrebet *billede* hen til en omfattende forskning inden for bl.a. retorik, litteraturvidenskab, kunsthistorie, medieforskning, kommunikationsforskning og andre videnskaber, der beskæftiger sig med æstetik i bredeste forstand (som jeg ikke her skal komme nærmere ind på). Når jeg sætter pris på billed-metaforen, skyldes det dog ikke alene, at ordet er så populært, samtidig med at det bruges af de historieskrivende selv. Afgørende er at det hører med til hverdagslivets erfaringer, at et billede består af vidt forskellige dele, som virker sammen uden at mulighederne for tolkning uden videre lader sig udtømme ved at registrere bestanddelene enkeltvis. Ordet kan derfor lette den forståelse af kompleksitet som meningsgivende, som udgør en af afhandlingens grundantagelser.

Opfattes et billede som anskueligt, angiver dette ikke alene, at motivet forestilller noget – det vil sige har et indhold – men også, at det har et budskab, der kan iagttages og forstås af andre. Det anskuelige billede gengiver en kobling mellem event og plot.

Ofte må der hele serier af billeder til, før budskabet bliver tydeligt. Oplevelsen af en sammenhæng kan bero på, at de enkelte billeddannelser ligner hinanden – eller er forskellige. Ofte tydeliggøres en sammenhængende betydningsdannelse netop ved hjælp af en *kontrastering*.

Et foto af noget, der sker, kan gengive den "samme" virkelighed på mange måder. Et billede af et brudepar kan f.eks. udformes vidt forskelligt. Men forestillingen om "de rigtige billeder" sætter alligevel deres eget spor og betyder bl.a. at bryllupsbilleder i en bestemt tidsperiode ligner hinanden, samtidig med, at de ændrer sig over tid (Wang Hansen 1982,111-114). Selv om et foto derfor afspejler en unik begivenhed, er det således ofte ganske let for den, der kender mønstret, at placere et tilfældigt billede både i tidens rum, i det geografiske rum, og i det sociale rum, hvor det er blevet til og bruges.

Billeddannelsernes nøglebegreber
I forbindelse med begreberne billede og billeddannelse vil jeg fremhæve en række nøglebegreber, som kan være praktiske i forbindelse med en tolkning.

Valg af *fokus* udgør en forudsætning for al videnskab. Fokuseringen i et faglitterært værk udtrykkes bl.a. gennem valg af problemstillinger og hele afgrænsningen af det videnskabelige ordensprojekt. Valget af fokus vil derfor altid være præget af det, jeg med Lars Tornstam kalder "interne videnskabelige mytebilleder". Selv om visse problemstillinger fremtræder som særligt relevante inden for en given forskningstradition, har den enkelte forsker i almindelighed rige valgmuligheder. Ikke alene i valget af problemstilling, men også for senere at sortere, producere og redigere de kilder, som drages ind i undersøgelsen. Arbejdet med fokuseringen er derfor en uhyre kreativ opgave inden for det videnskabelige arbejdsfelt, som enhver forfatter bruger mere eller mindre bevidst, når en historie skal fortælles.

Motiver kan iagttages meget tæt på eller på stor afstand. Fokus kan være rettet mod en lille detalje eller på noget, der er så omfattende, at det er svært at overskue. Når det drejer sig om billedgengivelser af virkeligheden, er der inden for de seneste årtier udviklet en omfattende teknologi, som giver mulighed for at ændre proportionerne i denne virkelighed og gøre dét synligt, som ellers ikke kunne iagttages, f.eks. gennem forstørrelser, formindskelser, røntgenbilleder etc. Teknologien har samtidig medvirket til at skabe større indsigt i, at ethvert billede er en konstruktion, som tildeler – eller fratager – motivet nogle betydningsmuligheder.

Aspekter som disse har relevans, når jeg beskæftiger mig med narrativitet. Enhver sprogliggørelse af virkeligheden afspejler det, jeg beskriver som fokus. Gennem valg af fokus styres opmærksomheden mod et brændpunkt. Samtidig sløres opmærksomheden for det, som er ude af fokus. Valg af fokus medfører mange andre valg, f.eks. af afstand, perspektiv og position. Ved at arbejde med serier og kontrastering og foretage skift i valg af fokus har den enkelte forfatter således rig mulighed for at gengive samme hændelse på vidt forskellige måder.

I forbindelse med sproglige billeddannelser i de medicinhistoriske hovedværker har det afgørende indflydelse på betydningsdannelsen, om forfatteren belyser et tema ved hjælp af en indlevende og intim beretning, en mere almen beskrivelse, eller en oversigt, som gengiver strukturer og tendenser. Når forfatteren bevæger sig på ét niveau, sløres opmærksomheden ofte for de andre niveauer, med mindre det fremgår af sammenhængen, at en almen oversigt illustreres med konkrete eksempler, eller en individuel beretning skal opfattes som typisk.[11]

---

[11] Som det vil fremgå af kap. 6 bruges Henrick Smid ofte af de medicinhistoriske forfattere netop på denne måde.

Ofte præges også faglitteraturens sproglige billeddannelser af holdninger som ironi, begejstring, engagement og vrede, som tilføjer teksten forskellige grader af *intensitet*.

Ved at vælge et bestemt historisk eller geografisk perspektiv eller skifte mellem forskellige perspektiver får forfatteren mulighed for at kaste skiftende belysninger over fortiden. I en historisk fremstilling kan fortiden anskues ud fra nutiden. Men forfatterne kan også vælge at gå kronologisk frem og forsøge at lade som om deres egen verden ikke eksisterer. "Kronologien er historiens moder", som historikeren Jens Christian Johansen udbryder i indledningen til forsvaret af sin afhandling om hekseforfølgelser (Johansen 1991).

En forfatter kan således beskrive den samme periode i fortiden både som "fremtid" og som "fortid". Set fra tiden omkring år 2000 er 1800 fortid, men set fra tiden omkring 1600 er 1800 fremtid. At de medicinhistoriske forfattere benytter sig af begge teknikker kommer til at fremgå af analysen i kap. 6. Kobles "fremtid" herefter til "modenhed" eller "fremskridt", og "fortid" til "umodenhed" eller "forfald", afspejler disse koblinger af event og plot en fokusering, hvor betydningsdannelsen er med til at formgive en større fortælling. At denne strategi også kan dokumenteres hos de medicinhistoriske forfattere kommer ligeledes til at fremgå af kap. 6.

Det videnskabelige ordensprojekt

I historiske værker er det ikke ualmindeligt, at forfattere fremhæver, at kilderne – desværre – har været alt for få. Alligevel kan der ofte opspores og produceres store mængder af oplysninger, som i klassisk kildekritisk forstand udgør både gyldige og præcise spejlinger af virkeligheden i den pågældende periode. Det, der er problematisk, er snarere, at oplysningerne er alt for fragmentariske. Det vil sige, at de fremtræder som usammenhængende informationer med uklare, mangetydige budskaber. At bringe orden i noget af dette materiale er en del af den videnskabelige proces, og det er dette ordensprojekt, som skal kaste nyt lys over fortiden. Videnskabelig argumentation, videnskabelig systematik, metoder, modeller etc. bliver her arbejdsredskaber styret af forskeren, som tjener det formål at få sat skik på det kaotiske og fragmentariske.

Den arbejdsform, som kendetegner de medicinhistoriske oversigtsværker, kan beskrives som en *homologisering* og en *genealogisering*. I bogen *Kulturanalys* fremhæver kulturforskerne Billy Ehn og Orvar Löfgren, at "Avsikten med "homologisering" är att med alla medel upptäcka de rottrådar som antas förbinda en kulturs olika delsystem med varandra, det mönster som i skiftande uppenbarelser omärkligt men effektivt präglar människors medvetande." (Ehn & Löfgren 1982,115). Mere konkret betyder det for forskningen, at "Man pendlar i analysen mellan enskilda fakta och generella teman för att visa hur en kulturell grundstruktur har genomslagskraft på olika nivåer och i olika delstrukturer" (Ehn & Löfgren 1982,115).[12]

Via en homologisering foregår der således en sammenkædning mellem det, jeg i overensstemmelse med Riceour omtaler som event og plot. De røde tråde

---

[12] Ud over homologisering, der omtales som en af fire kulturanalytiske analysemetoder, nævnes perspektivering, kontrastering og dramatisering (Ehn & Löfgren 1982,105-117).

bindes. Gennem den skriftlige historiske fremstilling bliver hændelser til begivenheder, folk til hovedpersoner og bipersoner. Tiden får karakter af forløb, hvor særlige perioder og mærkeår træder frem, kulminationer og stilstandsperioder synliggøres, etc. En videnskabelig homologisering kan derfor altid studeres i et narrativt kulturanalytisk perspektiv. Det samme gælder genealogiske studier. Med direkte henvisning til dansk medicinhistorie retter historikeren Gerda Bonderup en kritik mod denne form for historieskrivning. Bonderup fremhæver her, at "De toneangivende og teseskabende i lægestandens historieskrivning har taget udgangspunkt i en genealogisk – tilbageskuende – model", og tilføjer: "Den er metodisk set ret så tvivlsom, selv om dens resultater tilsyneladende a priori har fat i den rigtige ende" (Bonderup 1992,58). Historikeren er her på vagt over for de (efter)rationaliseringer, som den genealogiske model så let fører med sig. Som kulturforsker er jeg ikke uenig i dette. Alligevel må jeg spørge, om forsøget på at forstå og beskrive en begivenhed – en fortid – ikke altid lægger op til (efter)rationaliseringer? Enhver beskrivelse kræver et mere eller mindre tydeligt fastlagt udgangspunkt. Selv et uhyre indgående studium af f.eks. koleraens tid, som udgør det konkrete grundlag for Gerda Bonderups kritik, skaber et før og et efter. Og sådan vil det være med enhver undersøgelse inden for tidens rum. Vi kan trænge langt ind i tiden og anlægge et indefra-syn – melde os ud af tidens rum, kan vi dog ikke. Når vi ønsker at bruge den viden, vi har opnået om fortiden, må vi gå ud af fortiden igen. Herved opstår dette evindelige før og efter. Et af den historisk orienterede forsknings største dilemmaer, men også en del af de historiske videnskabers dynamik.

Begivenheder

Der vil altid være afgørende forskel på gengivelsen af "det, der sker" – og det, der formes som *begivenheder*. Denne udformning kan – som allerede Erslev var inde på – beskrives som en konstruktion. Ved konstruktionen af en begivenhed får noget fra virkeligheden betydning som del af en større helhed. Der sker en kobling historisk, geografisk og socialt mellem det, Ricœur kalder event og plot.

Den ikke-essentialistiske kulturforsker Kirsten Hastrup har drøftet samme problemstilling i flere værker. Ofte i forbindelse med konkrete eksempler, der henviser til egne oplevelser. Som eksempler på antropologiske konstruktioner af en begivenhed omtaler Hastrup således en islandsk vædderudstilling, mens en anden af hendes historier handler om en ko, hun har ønsket død (Hastrup 1992). Ligesom Riceour skelner mellem "singular occurrence" og "unique happening" versus "event", trækker Hastrup i sin forskning en grænse mellem hændelser og begivenheder, idet hun her udtaler sig i et ordvalg, som har overordentlig mange overensstemmelser med Ricœurs markering af relationen mellem event og plot:

> Enhver begivenhed er unik, men netop fordi den er kulturelt markeret som begivenhed, bærer den præg af andet end sig selv. Begivenheden peger derfor ud over sig selv og hen til en større helhed, fra hvilken den får sin betydning, og hvis betydning den bidrager til (Hastrup 1992,33).

Nogle begivenheder opleves helt fra starten af stort set alle som "en begivenhed". Dette gælder f.eks. et bryllup, en jubilæumsfestlighed og en 100-års dag. Disse hændelser iscenesættes netop *som* begivenheder. Andre gange er bestemmelsen af en begivenhed mere usikker. Det, der udløser bevidstheden om begivenheden kommer måske først meget senere som resultat af en refleksion eller en debat inden for en kreds af interesserede (Hastrup 1986; Favret-Saada 1980; Honko 1962; Klintberg 1973). En del af de sagn, som blev indsamlet under folkloristikkens første empiriske bølge, er netop beretninger, som er blevet husket og fortalt videre, fordi det, der skete, senere udlægges som en begivenhed. Det der i situationen blev opfattet som noget tilfældigt eller ligegyldigt, udgør måske nu kernen i en fortælling om mødet med et overnaturligt væsen eller noget uheldssvangert, som kræver at kloge folk må tages med på råd.

I overensstemmelse med Hastrup og Riceour skelner også jeg mellem hændelser (det der sker) og begivenheder, der som meningsfulde hændelser peger ud over sig selv. Hertil føjer jeg som narrativ kulturforsker endnu en dimension, nemlig sprogliggørelsen. Det er som sprogliggjort virkelighed, at begivenheder formes til *fortællinger om* begivenheder.

Disse hændelser, der bliver til fortællinger om begivenheder, udgør udgangspunktet for den indkredsning af sammenhængende og sammenvævede betydningsdannelser, som gennemføres i den empiriske hoveddel.

Fremskridtshistorier, forfaldshistorier og kaosfortællinger
I undersøgelsen sætter jeg fokus på fortællinger om begivenheder, der vedrører fortiden. Når denne fortid skal fortælles via en historieskrivning, må mange brudstykker lægges til rette. Den geografiske ramme må etableres. Tidens rum må foldes ud. Hændelser og personer i historien må bringes på bane. Der må fastlægges rækkefølger, grupperinger, overgange, begyndelse og slutning.

Dette historiske ordensprojekt føjer det, der er skel, ind i en mere sammenhængende fremstilling, hvor gengivelsen af det, der foregik, omformes til fortællinger om begivenheder. Sammenføjes fortællinger om den ene begivenhed efter den anden, formes en kæde af begivenheder. Den sproglige fremstilling af noget, der foregår eller er foregået, kan således udvikle sig til et mere sammenhængende handlingsforløb, hvor gengivelsen af de enkelte historier udgør en del af en større fortælling. Herved udvikles sammenhængende billeddannelser, hvor event og plot går op i en højere enhed.

Hvis forløbet i større sammenhængende fortællinger tegner en profil, hvor billeddannelserne er præget af optimistisk fremskridtstro, vil jeg beskrive dem som *fremskridtshistorier*. Tegner forløbet derimod en profil, hvor billeddannelserne er præget af pessimistiske forestillinger om stilstand, nedgange og tilbageskridt, beskriver jeg denne sammenhængende fortælling som en *forfaldsfortælling*. Billedet af perioder, der fremtræder som usammenhængende eller uforståelig, omtaler jeg derimod som en *kaosfortælling*.

Sammenfatning vedrørende folkloristik og narrativitet
Efter min opfattelse har folkloristikken særlige forudsætninger for at beskæftige sig med det narrative hos mennesket. Inden for den klassiske folkloristik arbejder både Svend Grundtvig og Axel Olrik med tekster, de vurderer som

udtryk, der viser ud over sig selv. Via teksterne ønskede de klassiske folklorister ud fra en evolutionistisk kulturteori at indkredse en mytisk fortid. Derfor beskriver Olrik de relevante tekster som "levninger". Levninger af noget. Teksterne bruges således som spor, der fører forskerne ind på en bane, hvor de kan forfølge et videnskabeligt mål. I vore dage anviser den evolutionistiske kulturteori ikke længere nogen målsætning for folklorister. Men også for nutidens folklorister fremtræder tekster som spor. Dette gælder også for de to førende retninger i Danmark: *Den historiske folkloristik* og *den tolkende folkloristik.* (Se kap. 3.2)

Ud fra en historisk folkloristisk synsvinkel kan menneskers narrative handlinger studeres som kilder, der kan gøres til genstand for en analyse, der afdækker i hvilken grad og på hvilken måde de bidrager til belysning af en virkelighed.

Ud fra en tolkende folkloristisk synsvinkel opfattes menneskers narrative handlinger som kommunikation, der kan studeres som betydningsdannelser. En tolkende folkloristik, der hviler på en essentialistisk tænkning, vil her studere teksterne som genstand f.eks. via indholdsanalyser. For en ikke-essentialistisk forsker udgør dette kun én mulighed blandt flere. Nogen grundlæggende eller almen gyldighed kan netop denne analyse ikke tillægges.

Ud fra en ikke-essentialistisk tænkning er teksten foranderlig. Den har således aldrig kun én betydning, men mange potentielle betydninger, som bl.a. afhænger af, hvordan teksten bruges og af hvem, i hvilke situationer, etc. Efter denne opfattelse er det således ikke kun enkelte, men alle tekster, der kan beskrives som "multi-layered". Som eksempel på tekster, hvor det i historiens løb er blevet særligt tydeligt, at de kan gøres til genstand for fortsatte tolkninger, kan nævnes religionernes hovedværker, f.eks. Biblen og Koranen.

Tre samvirkende udgangspunkter

For at skabe overblik over analysegrundlaget i den foreliggende undersøgelse har jeg nedenfor opstillet en model, som angiver tre – samvirkende – udgangspunkter for analysen med angivelse af en række eksempler på konkrete indfaldsvinkler. Med betydningsmarkante udtryk henviser jeg som nævnt til udtryk i sproglig form, der peger ud over sig selv, og derfor kan bruges som konkrete indfaldsvinkler til synliggørelse af betydningskompleksitet, det vil sige sammenvævede betydningsdannelser.

Det skal understreges, at de tre udgangspunkter for den narrative kulturanalyse består af *samvirkende* komponenter, og at modellen udgør et led i et kulturvidenskabeligt ordensprojekt, som opsplitter det, der i virkeligheden ikke lader sig adskille.

I modellen over de tre udgangspunkter anføres evt. faglig inspirationskilde og forskere med en nøgleposition, samt – i kort skematisk form – stikord til betydningsmarkante udtryk, der kan synliggøres via en empirisk undersøgelse.

BETYDNINGSMARKANTE UDTRYK

Udgangspunkt 1: mellem tidens rum og det sociale rum
Tæt på den klassiske kulturvidenskabs kulturelle dimensioner ligger den narrative kulturanalyse af tekstens rum som betydningunivers, hvor tidens rum og det sociale rum er med til at give tekstens rum form og indhold.

Indfaldsvinkler – udformningen af rum:
– tidsafgrænsninger: mærkeår, milepæle og periodiceringer etc.
– geografiske afgrænsninger: fokus, position, perspektiv og afstand
– nationale og andre ideologiske afgrænsninger, f.eks. danskhed og Danmark
– grupperinger og sociale strukturer

Udgangspunkt 2: omkring det forståelige
Tæt på Jürgen Habermas' bestemmelse af talehandlinger og samvirkende realitetsområder ligger den narrative kulturanalyse af betydningskompleksitet som forståelig

Indfaldsvinkler – udtryk som afspejler spændingsfelter:
– mellem godt og ondt
– mellem fremskridt og forfald
– det almindelige, generelle, naturlige, neutrale, typiske, etc.
– stereotyper og fordomme
– kontrasteringer
– mellem det forståelige og det sande, rigtige og vederhæftige

Udgangspunkt 3: mellem virkelighed og fortælling
Tæt på Paul Ricœurs betoning af vekselvirkningen mellem event og plot ligger den narrative kulturanalyse af en sprogliggjort virkelighed

Indfaldsvinkler – koblinger mellem event og plot:
– fra virkelighed til fortalt begivenhed
– fra begivenhedsforløb til sammenhængende fortælling
– mellem fragmenter og orden
– udvikling, kontinuitet, forløb – ændringer, variationer, etc.
– fra personer til hovedroller, biroller, statister, etc.
– mellem fremskridtshistorier, kaosforællinger og forfaldshistorier

4.4. FAGLITTERÆRE TRADITIONER I DANSK MEDICINHISTORIE

Videnskabens mytebilleder
Når forskere skal skrive om deres fags fortid, farves deres grundholdning af det, der fremstår som naturligt og neutralt inden for deres forskningsområde på deres egen tid. Dette gælder også den forskning, hvis mål det er at gengive oplysninger fra fortiden i overensstemmelse med den klassiske kildekritik. Netop fordi sådanne klassiske faghistoriske arbejder har det formål at give en

fremstilling af fortidige forhold ud fra et "neutralt" og kildekritisk forsvarligt udgangspunkt, vil disse undersøgelser samtidig afspejle forfatternes engagement og grundsyn. Dette får særlig betydning i forbindelse med kategorier, som er historisk og kulturelt betingede, uden at dette står forfatterne klart, fordi de opfattes som neutrale eller veldefinerede. Forsøget på at fastholde en faglig objektivitet kan derfor medføre visse former for kulturel blindhed. På denne måde opstår der "mytbilder", som socialmedicineren og samfundsforskeren Lars Tornstam kalder dem:

> Det synes som om också vi forskare är mer eller mindre oförmögna att på ett grundläggande sätt ifrågasätta de populära teoretiska utgångspunkterna. Istället för att göra det, finner vi på mer och mer raffinerade resonemang för at "rädda" våra teorier. Det verkar vara så att också vi forskare behöver våra teoretiska myter. På samma sätt som allmänhetens mytbilder av åldrandet och de äldre verkar att leva sitt eget liv, oberoende av fakta, verkar också forskarnas inomvetenskapliga teorimyter vara närmast opåverkbara av motsägande forskningsresultat (Tornstam 1993,168).

Ligesom Tornstam mener jeg, at enhvert forskningsområde har det, jeg på dansk vil kalde *interne videnskabelige mytebilleder*. Selv om Tornstam i citatet især beskæftiger sig med problemer inden for gerontologien (læren om aldring), er hans synspunkt vedrørende de fagbetingede myter relevant for enhver forsker. Hvad enten han eller hun beskæftiger sig med mennesker med en høj alder, et billede af en celledeling eller et gen, et historisk kildematerale eller en serie tal, bliver der brug for forklaringer. Og det er, når forskerne skal tolke, hvad det, de iagttager, egentlig betyder, at de fagbetingede myter altid står parat.

Tornstam oplyser, at det er svært at forandre videnskabernes interne mytebilleder. Billeddannelserne er tydeligvis blevet en del af den faglige tænkning. Tornstam understreger i den forbindelse, at myterne sommetider er så livskraftige, at de ikke engang er beroende på fakta, men lever deres eget liv i videnskabernes verden. Ud fra en essentialistisk tankegang kan de interne videnskabelige mytebilleder, der modsiges af fakta, kun opfattes som fejl og fejlkilder. Som tolkende kulturforsker interesserer jeg mig for Tornstams oplysning på en anden måde. Hvis de interne mytebilleder ikke lader sig ændre af fakta hos forskere, som er velskolede i en essentialistisk tænkning, ja, så har de tydeligvis en vigtig funktion for dem, som bruger dem og lytter til dem. Meget tyder på, at de skaber og vedligeholder en orden eller en identitet. Interne videnskabelige mytebilleder kan således opfattes som grundsten i en faglig identitet (og måske også en menneskelig identitet), der ikke uden videre lader sig rokke, fordi denne identitet er langt mere betydningsfuld end virkelighedens fakta, der skaber uorden i de vante tankebaner.

Traditioner for historieskrivning
For en ikke-essentialistisk forsker, der interesserer sig for interne videnskabelige mytebilleder som betydningsmarkante udtryk, kan den essentialistiske fagkritiske forskning sommetider give en hjælpende hånd, når mytebillederne skal bestemmes.

Selv om mytebilleder ud fra en essentialistisk betragtning ubetinget må opfattes som fejl, der bør rettes, betyder det ikke, at de altid er lette at få øje på. Mange mytebilleder fremtræder som mere eller mindre usynligt indlejret i de videnskabelige vaner og traditioner, som foreskriver hvordan god videnskab skal se ud.

Set i et længere historisk tidsperspektiv ændrer disse vaner sig imidlertid. Derfor er det sommetider lettere at afdække interne videnskabelige mytebilleder i en faglitterær genre, som historisk set virker fremmedartet. Særligt tydelige er de forandringer, som essentialismen fører med sig. Faglitterær forskning skrevet før den essentialistiske tænkning begynder at sætte sine spor i forskningsmiljøerne, ser derfor i almindelighed helt anderledes ud end den forskning, der skrives efter. Dette gælder også de medicinhistoriske oversigtsværker, jeg beskæftiger mig med som primære kilder i kap. 6.

For forskere skolet i klassisk kildekritik og essentialistisk tænkning vil det derfor næppe virke særligt overraskende, at et så engageret værk som Ingerslevs fra 1873 kan analyseres i overenstemmelse med en kulturanalyse. Her udgør det malende sprog og de mange anekdotiske historier og ikke mindst de billedrige kommunikationsformer et iøjnefaldende udgangspunkt for en narrativ kulturanalyse.

For forskere skolede i klassisk kildekritik vækker det måske mere undren, at et så neutralt, udramatisk og personligt uengageret værk som f.eks. *Den danske Lægestand 1479-1900* også kan gøres til genstand for en kulturanalyse. Også i opslagsværker og leksika er der imidlertid foregået en disponering og formning, som kan danne udgangspunkt for en analyse af sammenhængende og sammenvævede betydningsdannelser.

I ethvert faglitterært værk foregår der således en tilrettelæggelse af stof og oplysninger, som forfatterne har haft til deres rådighed eller har kunnet få i stand.

I værker, der udspringer af forskningstraditioner knyttet til essentialisme og klassisk historisk kildekritik, kan vi som udgangspunkt analysere det skelet og den tidskonstruktion, værket bygger op. Hvilke oplysninger opfattes som dele af en sammenhæng? Formes der et eller flere forløb præget af mærkeår, intensive perioder eller måske ligefrem kulminationer? Har oversigternes særlige perspektiv ført til proportioneringer eller efterrationaliseringer af fortiden, som afspejler sig i de oplysninger, som *ikke* er medtaget eller brugt?

Selv om en del af de betydningsmarkante udtryk ofte falder mest i øjnene inden for den historieskrivning, som ligner Ingerslevs, er analysen lige så relevant i forbindelse med værker skrevet som Carøes værk. Her får de få billedrige udtryk ofte så meget desto større vægt og intensitet, netop fordi de er så få.

Vi skal dog ikke lade os forblænde af Ingerslevs blomstrende stil, som ikke alene kan virke fremmedartet, men måske også mindre seriøs for essentialistiske forskere i 1990erne, der er blevet skolet i en videnskabelig sprogføring, som ligger tæt på Carøes tradition. Også hos Ingerslev kan der afdækkes konstruktioner af forløb og systematik.

En genre – to traditioner
En indledende indkredsning af betydningsmarkante udtryk i forbindelse med udtryksform og opbygning viser, at de primære og supplerende medicinhistoriske værker kan opdeles i to hovedgrupper.

Som folklorist mener jeg, at Bengt af Klintbergs definition på en genre (kap. 3.3.1) kan synliggøre nogle vigtige kendetegn også i forbindelse med de faglitterære oversigtsværker, jeg arbejder med i den empiriske analyse i kapitel 6. Mine primære kilder har således mange lighedspunkter med en genre i folkloristisk forstand, selv om Klintbergs definition egentlig sigter på det, der i overensstemmelse med den klassiske folkloristik opfattes som mundtlige kilder. Ligesom andre videnskabelige arbejder kendetegnes de medicinhistoriske værker i deres udformning, indhold og hele anvendelse ved bestemte regler og konventioner (se oversigterne over ledemotiver nedenfor). Men afspejler de også en "kognitiv grammatik" og gengiver de samme historie på samme måde eller med variationer?

Selv om jeg mener oversigtsværkerne repræsenterer én genre, består den af to hovedgrupper, der kendetegnes ved hver deres forskningstraditioner. De afspejler således forskellige regler og konventioner både i form, indhold og fremtoning. Eller udtrykt i overensstemmelse med Klintberg: Som historieskrivning arbejder de med hver deres kognitive grammatik. Den første tradition omtales her som "Ingerslevs tradition", mens den anden kaldes "Carøes tradition".

Som en indledende indkredsning af betydningsmarkante udtryk har jeg i de to traditioner afdækket nogle af de ledemotiver, der optræder mere almindeligt i henholdsvis Ingerslevs genre og Carøes genre. Disse ledemotiver har jeg for oversigtens skyld fremstillet i skematisk form.

Ingerslevs genre

En historieskrivning

- med mange informationer
- med kronologien, alfabetet eller numeriske værdier som skelet for stoffets opbygning.
- med synligt engagerede indledninger, efterskrifter, tilføjelser, etc.
- med iøjnefaldende forsøg på overvejelser eller vurderinger af perioder, sammenhænge, fremskridt, stagnation, tilbagegang etc.
- ofte med billedrige udtryk
- ofte med illustrerende småhistorier, omtale af "helte" og "skurke", glansbilleder og skræmmebilleder

Ingerslevs tradition kendetegner også Mansa 1873, Smith & Bladt 1872; 1885, Troels Lund 1900, samt Møller-Christensen & Gjedde 1979. Herudover optræder den i Gotfredsen 1973 i hans afsnit om de ældste tider, specielt i indledningen til *Forhistorisk tid* (Gotfredsen 1973,1-8).

Carøes genre

En historieskrivning

- med mange informationer
- med kronologien, alfabetet eller numeriske værdier som skelet for stoffets opbygning.
- mangel på iøjnefaldende engagement i indledninger, efterskrifter, tilføjelser, etc.
- mangel på tydelige forsøg på overvejelser og vurderinger omkring perioder, sammenhænge, fremskridt, stagnation, tilbagegang etc.
- mangel på illustrerende småhistorier, omtale af "helte" og "skurke", glansbilleder og skræmmebilleder

Carøes tradition møder vi også hos Gotfredsen 1973 i hans afsnit om nyere tid, samt hos Knud Brøchner-Mortensen 1979.

Tendenser i medicinhistorisk historieskrivning
Den indledende indkredsning af betydningsmarkante udtryk i de primære og supplerende værker viser, at der kan skelnes mellem to tendenser i den medicinhistoriske historieskrivning.

Den første afspejler en paradigmeudvikling, som kendetegner historieskrivningen i almindelighed (jvf. kap 2). Ikke overraskende viser det sig, at de yngste medicinhistoriske værker i almindelighed kan henføres til Carøes genre, der følger den klassiske historieskrivning, mens de ældre medicinhistoriske værker tilhører Ingerslevs genre, som ligger forud for den klassiske historieskrivning.

Den anden tendens er mere tankevækkende. Det viser sig her, at også medicinhistorikere fra nyere tid, som har vist, at de behersker klassisk historieskrivning, forlader denne tradition, når de beskæftiger sig med de ældste tider. Dette gælder Gotfredsen i 1973, når han i *Medicinens Historie* beskriver *Primitiv terapi* og *Primitiv sygdomsopfattelse* i kapitlet *Forhistorisk Tid* (Gotfredsen 1973,1-9).[13] Hos Gotfredsen udgør universitetsmedicinen tydeligvis et nødvendigt afsæt for beskrivelserne af "de andre" og "det andet" i spændingsfeltet mellem sygdom og sundhed. Derfor smuldrer fremstillingen af de ældste perioder, hvor holdepunktet er borte. Fortiden beskrives som vild og eksotisk, og det vil samtidig sige som mindre forståelig eller ligefrem kaotisk (jvf. kap. 2). På denne baggrund fremtræder universitetsudviklingen så meget desto klarere som det første trin på vejen til fornuft og orden.

---

[13] Også hos Møller-Christensen & Gjedde gør den samme tendens sig gældende. Her drejer det sig imidlertid om en fremstilling skrevet i 1979, en beskrivelse at perioden 1479-1841, og en fremstilllingsform som - for Møller-Christensens vedkommende - adskiller sig fundamentalt fra andre værker af forfatteren (jvf. kap. 6.2).

4.5. SAMMENFATNING PÅ HOVEDDEL II

I næste hoveddel tager jeg fat på den empiriske undersøgelse. Jeg arbejder her ud fra den antagelse, at en forudsætning for at synliggøre og begribe både sammenhængende og sammenvævede betydningsdannelser – kontinuitet og kompleksitet – forudsætter en vekselvirkning mellem forskellige indfaldsvinkler. Jeg bevæger mig derfor ind i forskellige tekstrum. På hver deres måde afspejler de tidens rum. Selv om jeg beskæftiger mig med "samme periode" og "samme hovedproblemstilling" i alle kapitler, ændres fokus i kap. 5, 6 og 7. Fra *kronologiens rum* går jeg over til *fortidens rum* og ender i *samtidens rum*. Skematisk fremgår dette af følgende oversigt:

Kap. 5: De lange linier i kronologiens rum

Kap. 6: At fortælle fortiden i fortidens rum

Kap. 7: I smitsomme sygers tid i samtidens rum

Jeg går således ikke direkte til kilder, der beskæftiger sig med en periode længe før min egen, uden først at indkredse, hvad de lange linier viser. Når jeg først trækker de lange linier op, er det imidlertid både tematisk og metodisk begrundet.

Tematisk, fordi jeg bevæger mig ind i et stort rum. Tidens rum. Selv befinder jeg mig 1990'erne. De medicinhistoriske forfatteres oversigtsværker er fra 1870'erne til 1970'erne, og den periode, jeg sætter fokus på, er 1500-1800.

Metodisk, fordi jeg i den foreliggende undersøgelse ønsker at afprøve den narrative kulturanalyse og undersøge dens muligheder for i tekstens rum at afdække sammenhængende og sammenvævede betydningsdannelser. Hertil hører:

– At undersøge om den narrative kulturanalyse kan bruges i studiet af tekster, der består af meddelelser om begivenheder, der er sket, til at indkredse større fortællinger og deres plot(s). (Kap. 5 og kap. 6).

– At undersøge om den narrative kulturanalyse i forbindelse med større fortællinger kan bruges til at bestemme plots og begivenheder, der kan bidrage til en videre indkredsning af nye relevante tekster, der ud fra nye vinkler kan bidrage til at belyse en periode og en udvikling. (Kap. 7).

HOVEDDEL III

AT FORTÆLLE FORTIDEN

Indkredsning af en fortalt virkelighed: En narrativ kulturanalyse af perioden før etableringen af en offentlig dansk forvaltning på sundhedsområdet

----

KAPITEL 5

VIRKELIGE LÆGER

Første indkredsning: De lange linier

5.0. INDLEDNING

I kap. 5 foretages den første indkredsning af perioden før etableringen af en offentlig dansk sundhedsforvaltning. Her trækkes de lange linier op ved hjælp af faghistorisk og specialiseret historisk forskning. Som faglitteratur bruges, ud over almene oversigtsværker, især faglitteratur af medicinhistorisk, professionshistorisk, mentalitetshistorisk, kulturhistorisk samt sproghistorisk karakter. Særlig vægt lægger jeg på at vurdere, hvordan den historisk orienterede forskning kan bidrage til at afgrænse perioden, og hvordan den kan være med til at ridse en profil op, der sætter *de virkelige læger*, deres position og betydning for udviklingen i relief.

Kap. 5.1 introducerer en række arbejdsbegreber knyttet til den historiske fremstilling. Hertil hører mærkeår, periodeangivelser, nøglebegreber, mv. Efter en præsentation af de tidligste medicinhistoriske mærkeår og en systematisk opstilling af periodebegreber i forbindelse med den akademiske lægeuddannelse, forsøger jeg nærmere at bestemme nogle af historieforskningens billeder af udviklingen, deres vurdering af de virkelige lægers position, og deres afgrænsning af perioden for etableringen af en offentlig forvaltning på sundhedsområdet. En nøjere bestemmelse af de *temaer*, som oversigtsværkernes danske medicinhistorikere selv opfatter som udtryk for tidlige ansatser eller forløbere for den udvikling, som fører frem til nyere tid, indgår derimod først i den empiriske analyse af de enkelte værker i kapitel 6. I min afrunding i kapitel 6 vender jeg derfor tilbage til en nærmere diskussion af fastlæggelsen af mærkeår, periodeopdelinger og nøglebegreber, som er med til at bestemme fortiden inden for dansk medicinhistorie, og ikke mindst de virkelige lægers betydning for udviklingen. I afrundingen til kap. 6 drøfter jeg også mere indgående, hvilke præmisser, der for medicinhistorikerne har været afgørende for udformningen af grænser, overgange og periodemarkeringer, og hvilke rødder medicinhistorikerne selv peger på, når de skal redegøre for overgangen til "den nye tid".[1]

Kapitel 5.1 indeholder endvidere en oversigt over den medicinallovgivning, som medicinhistorikerne har tillagt særlig betydning. Dette fører i sidste del af kapitlet over til en præcisering og diskussion af en række medicinhistoriske nøglebegreber bl.a. *det danske sundhedsvæsen*, *den offentlige sundhedssektor*, diverse *læge*begreber, etc. I forbindelse med de empiriske analyser i kapitel 5, 6 og 7 vender jeg tilbage til flere af disse forsøg på afgrænsninger og udvikling af arbejdsbegreber, og drøfter her mere indgående deres brugbarhed og skiftende betydning i forbindelse med konkrete sammenhænge. Og ikke mindst de problemer et bestemt ordvalg kan give anledning til.

I kap. 5.2. præsenteres hovedlinier i den danske udvikling på sundhedsområdet, således som de tegner sig, når fokus rettes mod de virkelige læger. Jeg lægger her særlig vægt på, om billedet af hovedlinierne kendetegnes ved en rolig kontinuitet eller er præget af mere urolige eller springende forløb.

I tredje afsnit, kap. 5.3, anskues de virkelige lægers position i lyset af andre faggrupper. Her bidrager bl.a. den kulturhistoriske faglitteratur, herunder studier af folkemedicin og kloge folk med oplysninger, som kan være med til at sætte de virkelige læger og deres position i relief.

I sammenfatningen, kapitel 5.4, forsøger jeg ud fra de lange linier at drage nogle indledende sundhedsvidenskabelige og kulturvidenskabelige konklusioner.

5.1. MÆRKEÅR OG NØGLEORD

Indledning
I dette arbejde er mit forskningsmæssige udgangspunkt 1990ernes Danmark og som arbejdsbegreber har jeg i udstrakt grad valgt nutidige ord. I overensstemmelse med moderne sprogbrug henviser jeg f.eks. til den fortid, jeg beskæftiger mig med, som tiden før etableringen af en offentligt forvaltning på sundhedsområdet, eller endnu mere specifikt som tiden før udviklingen af "et dansk sundhedsvæsen" eller "en offentlig dansk sundhedssektor" vel vidende, at dette er formuleringer og begrebsdannelser, som hører min egen tid til.

Jeg kunne have valgt at udtrykke mig anderledes og f.eks. brugt ord der var gangbare i ældre tid, men dette ville ikke have løst det problem, at en konstruktion og præcisering af et udviklingsforløb, der omfatter lange historiske perioder præget af skiftende strukturer og varierende betydningsdannelser, altid vil

---

[1] I den videre analyse i kapitel 6 og 7 leder jeg således ikke efter de "rigtige" eller bedst mulige årstal historisk set. Denne opgave må løses af historieforskningen. For en kulturforsker er det fortællingerne om de valgte tidsrum, der er blevet udarbejdet af medicinhistorikere med de historiske kilder som råstof, der har faglig interesse i kapitel 6.

indebære formuleringsvanskeligheder. Begreber skifter mening, nye ord kommer til, og gamle forkastes.

Til de allersværeste ord i en afhandling som denne hører bl.a. de ord, som bruges igen og igen, både i daglig tale, medier, faglitteratur, lovtekster etc. Ord som "læge", "offentlig", "sundhed", "sundhedsvæsen", "sygdom", etc. Det vil sige ord der hele tiden er i spil, både i min egen fremstilling, i den faglitteratur jeg anvender, og i de kilder jeg analyserer – men som ikke desto mindre anvendes i mange skiftende eller upræcise betydninger, ikke mindst set i et længere historisk tidsperspektiv.

I det foreliggende arbejde er problemerne iøjnefaldende, fordi jeg selv skriver i 1990erne, mens de medicinhistoriske oversigtsværker, jeg analyserer i kapitel 6, er skrevet mellem 1873-1979, og den fortid, de beskriver, ligger mellem 1479 og 1800. Til den empiriske kulturanalyse hører derfor også en indkredsning af nogle af de betydningslag, der knytter sig til de begreber, som historisk orienterede forskere knytter til perioden 1479-1800.

Virkelige læger

Behovet for at trække grænser mellem rigtige læger og "de andre" har i tidens løb givet sig mange sproglige udtryk. I nyere tid er det ofte "de andre" som har fået hæftet særlige navne på sig. F.eks. naturhelbredere, alternative behandlere eller i mere sjældne tilfælde alternative læger. Ordet "læge" har her i almindelighed været forbeholdt de universitetsuddannede læger.

I slutningen af 1800-tallet bruger Vilhelm Ingerslev en anden strategi. Her er lægebegrebet for uskarpt til at blive brugt alene. Derfor har han brug for flere ord, når han ønsker at præcisere, at den gruppe læger, han tænker på, er de universitetsuddannede læger. Det er her adjektiverne "virkelig" og "egentlig" kommer ind i den medicinhistoriske faglitteratur (jvf. kap. 6.1). Også medicinhistoriens første lærer Julius Petersen anvender ordet "virkelig læge" (jvf. kap. 2.1.2). Ordet "læge" hører således til et af nøgleord, som kræver en nøjere udredning (se nedenfor).

Et tidsrum

I den empiriske analyse sætter jeg fokus på et bestemt tidsrum. Dette tidsrum har jeg beskrevet som "perioden før etableringen af en offentlig dansk forvaltning på sundhedsområdet". Når jeg ikke på forhånd har fastlagt bestemte årstal, afspejler dette bl.a., at den nærmere bestemmelse af perioden – også inden for den nyeste historiske forskning – giver anledning til betydelige afgrænsningsproblemer. I den historiske faglitteratur fremtræder perioden således ikke som en epoke afgrænset af indiskutable årstal. Temmelig mange og ret så forskellige årstal bringes på bane, når "den nye tid", overgangsperioder og fortiden skal bestemmes. I overensstemmelse med dansk medicinhistorie og den sundhedsvidenskabelige professionshistorie beskæftiger jeg mig dog primært med tidsrummet 1479-1800. Afgrænsningen af dette tidsrum er dog af rent foreløbig art.

Tidlige mærkeår for akademiske lægeuddannelser
I 1479 blev det første danske universitet grundlagt. Universitetet blev placeret i København, og der blev oprettet fire fakulteter. Det betydeligste var det teologiske, mens de juridiske, medicinske og filosofiske fakulteter havde en mere beskeden position. Det medicinske Fakultet eksisterede til 1841.

Academia Chirurgorum Regia – eller Kirurgisk Akademi (som jeg kalder det i lighed med mange andre forfattere) blev oprettet i 1785 på et tidspunkt, hvor det medicinske fakultet var mere end 300 år gammelt. Herefter fandtes der i en kort periode på godt 50 år to konkurrerende akademiske læreanstalter i Danmark. Ved Kgl. Resolution d. 30.1. 1838 blev den forenede medicinske og kirurgiske embedseksamen indført, og et par år senere blev Kirurgisk Akademi og det medicinske fakultet sammensmeltet til et nyt fakultet ved Københavns Universitet ved Kgl. Resolution af 17.12. 1841. Det nye fakultet kom til at hedde Det lægevidenskabelige Fakultet. Siden har der kun eksisteret én akademisk lægeuddannelse i Danmark. I 1992 ændrede det københavnske fakultet igen navn til Det sundhedsvidenskabelige Fakultet.

Periodeangivelser
I overensstemmelse med fakultetets navneændringer opdeler jeg som arbejdsbegreber systematisk lægestandens universitetsperioder i tre perioder.

Lægestandens universitetsperioder i Danmark

1. Den medicinske periode – 1479-1841, ca. 350 år.

2. Den lægevidenskabelige periode – 1842-1991, ca. 150 år.

3. Den sundhedsvidenskabelige periode 1992ff.

Perioderne følger kronologisk efter hinanden. De to første epoker har, som det fremgår af oversigten, meget forskellig varighed, mens den sundhedsvidenskabelige periode endnu er i sin vorden.

Historikernes konstruerede billeder
I følge den historiske forskning skal ansatserne til en udvikling af sundhedsområdet som offentligt ansvarsområde søges i den medicinske periode. Enighed hersker der også om, at den offentlige udvikling på sundhedsområdet, i hvert fald i de sidste 100 år, skal ses i lyset af en professionaliseringsproces knyttet til de universitetsuddannede læger. Tidsmæssigt hører denne udvikling til i den lægevidenskabelige periode. Men herefter hører al enighed op.

Nogle klare svar på, *hvilken position* de universitetsuddannede læger skal tillægges i forbindelse med udviklingen af en offentlig sundhedsforvaltning mellem 1700 og 1900, *hvilke faggrupper, begivenheder og mærkeår*, der er særligt væsentlige for at forstå og beskrive denne udvikling, og navnlig *hvordan perioden 1750-1850* skal vurderes i denne sammenhæng, findes ikke i den historiske faglitteratur. Eller rettere sagt: Det er let at finde svar, men mange forskellige svar. Og det svirrer med årstal, vel at mærke forskellige årstal. Historisk konsensus og primær historisk forskning, der i overensstemmelse med klassiske kildekritiske præmisser beskæftiger sig med hele udviklingsforløbet, findes ikke. Den essentialistiske forskning kan således ikke levere ét solidt og velunderbygget billede af udviklingen, der kan fungere som et holdepunkt, der sætter alle andre billeder i relief og får andre tolkninger til at blegne.

Jeg står derfor i den situation, at jeg til min rådighed kun har dét Kristian Erslev i sin artikel om *historie* beskrev som historikeres "konstruerede billeder" (Erslev 1898, 964).[2] Som historiske forskningsresultater fremtræder disse billeddannelser som fortællinger, der hver for sig hviler på former for fakta i essentialistisk forstand, konstateret med større eller mindre sikkerhed, som Erslev forsigtigt udtrykker det.

Ikke sjældent geråder historikere indbyrdes i diskussion om den historiske gyldighed af hinandens billeddannelser. Alligevel mener jeg, at det er yderst usædvanligt, at dette at to forskere når frem til forskellige billeder om samme tema og samme tidsrum, alene kan forklares som udtryk for manglende viden eller manglende kildekritik. Det vil sige som rene og skære kvalitetsfejl. Som ikke-essentialistisk forsker mener jeg, at forskellene snarere skal ses som udtryk for varierende intentioner og forudsætninger i forbindelse med bestemmelsen og videregivelsen af fakta. Hertil kommer, at nogle billeder har lettere ved at vinde gehør, mens andre skubbes til side.

For at tydeliggøre den forskningsbaserede billedkompleksitet, der råder i forbindelse med de virkelige læger og deres betydning for udviklingen af en offentlig forvaltning på sundhedsområdet, har jeg inddraget fire historisk arbejdende forskere. De fire forskeres billeder udspringer af forskellige faglige forudsætninger, og en selvstændig empirisk forskning vedrørende forskellige tidsperioder. Hvor de to ældste billedkonstruktioner publiceres i årtierne før 1900, udformes de to andre i årtiet før 2000. Hver for sig har de fire forskere i kraft af deres position og formidlingsform med deres billeddannelser bidraget til at sætte de virkelige læger og deres betydning for etableringen af en offentlig forvaltning på sundhedsområdet i relief. I kronologisk rækkefølge drejer det sig for de ældstes vedkommende om Julius Petersen, der er læge og den første universitetsansatte medicinhistoriker, samt kulturhistorikeren Troels Troels-Lund. Begge disse forfattere, der deler en populærvidenskabelig interesse, offentliggør deres forskning i form af selvstændige bøger, mens nutidens forskere Helle Blomquist, retshistoriker og professionsteoretiker, og Gerda Bonderup, der er historiker med mentalitetshistoriske forskningsinteresser, publicerer deres arbejder i førende danske fagtidsskrifter.[3]

Blandt disse fire er Helle Blomquist den, som mest direkte har forsøgt at bestemme de lange linier, selv om hendes udgangspunkt er årene 1870-90, og hun ikke går længere tilbage end til tiden omkr. 1800.

---

[2] "Ud fra de enkelte Fakta, som Historikeren har konstateret med større eller mindre Sikkerhed, søger han at konstruere Billeder af Fortidens Mennesker, Tildragelser og Tilstande." (Se også kap. 2.2).
[3] Empirisk suppleres Bonderups artikel senere af hendes disputats (Bonderup 1994).

Helle Blomquists billede

Retshistorikeren Helle Blomquist har studeret den danske udvikling i slutningen af 1800-tallet ud fra professionsteoretiske antagelser, bl.a. udbygningen af sundhedssektoren i forbindelse med den såkaldte monopolisering af lægestanden (Blomquist 1991). Med henvisning til J. Lehmann og hans beskrivelse af *Reformbevægelsen på vor civile Medicinalforfatnings område* (Lehmann 1889) beskriver Helle Blomquist udviklingen således:

> Der er en sammenhæng mellem lægevidenskab og sundhedsvæsenets opbygning og funktion, og i 1889 opfattede den officielle lægeverden det således, at der i hele 1800-tallet havde udspillet sig en reformbevægelse på sundhedsvæsenets område med lægerne som aktører (Blomquist 1991, 230).

I overensstemmelse med "den officielle lægeverden" i slutningen af 1800-tallet drager Blomquist herefter følgende konklusion:

> Med et udtryk fra professionsteorien kan man sige, at lægerne allerede fra 1800-tallets begyndelse var den siddende og dominerende profession i dette samlede system[4] (Blomquist 1991,230).

Følger vi Blomquist, findes der i slutningen af 1800-tallet en stemning af opstemthed i danske lægekredse: "Lægevidenskabens udøvere havde en fornemmelse af at stå i et gennembrud", skriver Blomquist, og giver hele afsnittet overskriften "Lægevidenskabeligt gennembrud 1870" (Blomquist 1991,226-27).

Ud over henvisning til Lehmann og hans beskrivelse af en reformbevægelse, omtaler Blomquist også fremskridtstænkningen set ud fra et noget længere medicinhistorisk perspektiv via et citat fra Julius Petersens første bog, som indeholder udgivelser af forelæsninger holdt på Universitetet i årene før han udnævnes til medicinhistorisk professor. Det valgte citat lyder således:

> Medicinens unge exakte Æra er ved at udvikle sig i sin fulde Flor, alle Kræfter optages af forudsætningsløs Detailforskning efter en streng induktiv Methode, man bærer med uhyre Energi fra alle Sider Stene sammen til Lægevidenskabens store Fremtidsbygning, uden at have Tid til at tænke nærmere paa, hvorledes Bygningen tegner til at blive og end mindre paa, hvilke Fundamenter tidligere Tider allerede have lagt (Petersen 1876,1).[5]

Det fremgår tydeligt af citatet, at "den unge Æra" er knyttet til en essentialistisk forskning i form af en videnskabelig induktiv medicin, og det vil på Julius Petersens tid sige universitetsmedicinen. Blomquists fremstilling giver således

---

[4] Blomquist har netop omtalt "et samlet sundhedsvæsen".
[5] Citatet gengives direkte fra Julius Petersens *Hovedmomenter i den medicinske Lægekunsts historiske Udvikling* (1876). Det eksemplar af bogen, som jeg har haft til min rådighed, indeholder tre forskellige titelblade (se litteraturlisten). Jeg går dog ud fra at det beror på en skrivefejl, når Blomquist i sin artikel note 19 henviser til bogen som *Den Danske Lægekunsts historiske Udvikling* (Blomquist 1991, 226).

det indtryk, at der hos lægerne i slutningen af 1800-tallet ikke hersker megen tvivl om, *hvem* de skal udpege som aktører eller frontfigurer i forbindelse med udviklingen af en fremtidsbygning. Læger er universitetslæger. Blomquist kommer herved – indirekte – til at bidrage til et billede, hvor udviklingstænkningen knyttes til de universitetsuddannede læger. Set ud fra en klassisk kildekritisk synsvinkel opstår der herved tvetydigheder i fremstillingen, for selv om læger udgør en ret ensartet gruppe i slutningen af 1800-tallet, så er dette ikke tilfældet i første halvdel af århundredet. "Læger" kan således ikke, som Blomquist gør det, omtales som en entydig profession omkring år 1800. Selv om Blomquist derfor, under henvisning både til den klassiske danske medicinhistorie, samt til aktuel professionsteoretisk forskning, mener at kunne fastlægge en lægelig monopolisering og strategisk udvikling udgående fra universitetslægerne allerede i begyndelsen af 1800-tallet, kan denne udviklingsmodel og epokefastlæggelse kritiseres ud fra klassiske kildekritiske præmisser af historieforskningen. Og det bliver den. Allerede året efter offentliggørelsen tager historikeren Gerda Bonderup til genmæle.

Gerda Bonderups billede
I sin artikel "Lægestanden i historiografien og hvordan lægerne måske "virkelig" har været i det 19. århundredes Danmark" leverer historikeren Gerda Bonderup en kritisk kommentar til Blomquist's fremstilling (Bonderup 1992). Bonderup gør opmærksom på, at en omtale af én lægelig profession i Danmark i 1800-tallets begyndelse udgør en tilsnigelse, der må give anledning til faghistoriske indvendinger i overensstemmelse med en klassisk historisk kildekritik.

Bonderup fremhæver i stedet, at der omkring 1750 fandtes tre typer af behandlere, der betegnes således: "de universitetsuddannede medicinere", "håndsværksmæssigt uddannede kirurger", samt "de selvlærte "kloge" folk" (Bonderup 1992,46). I overensstemmelse med sin skelnen mellem medicinere og kirurger, som også gør sig gældende i begyndelsen af 1800-tallet, anfører Bonderup:

> Det er uklart, hvilken af disse to typer H. Blomquist tænker på, når hun mener at lægerne var den "siddende profession" allerede i begyndelsen af det 19. århundrede? Her kommer ulemperne tydeligt frem, når hun ukritisk applicerer en model på danske forhold (Bonderup 1992, 50).

Bonderup udvider her sin historiske kritik af Blomquists tidsbestemmelse til et fagligt angreb på den internationalt inspirerede professionsteoretiske forskning. Ud fra primær forskning i perioden for den danske kolera midt i 1800-tallet, som omtales i den foreliggende artikel og dokumenteres fyldigt i Bonderups disputats (1994), fremhæver hun, at teorierne slet ikke kan bruges om danske forhold i midten af 1800-tallet. Bonderup skriver bl.a.: "Koleraen, der grasserede midt i professionaliseringsperioden, kuldkaster hele professionsdebattens resultater, eller rettere sagt, gør dem meningsløse" (Bonderup 1992,59). Bonderup konkluderer samtidig, at "...sociologernes kontinentaleuropæiske model med den stærke bureaukratiske stat som primus motor ikke passer på Danmark" (Bonderup 1992,58). Bonderup udvider herefter endnu engang sin kritik, denne gang til hele "lægestandens historieskrivning" idet hun understreger, at:

De toneangivende og teseskabende i lægestandens historieskrivning har taget udgangspunkt i en genealogisk – tilbageskuende – model. Den er metodisk set ret så tvivlsom, selv om dens resultater tilsyneladende a priori har fat i den rigtige ende. For vel er lægerne i det 20. århundrede professionaliserede, men for det første blev de det ikke på den skitserede målbevidste og strategibestemte måde, og for det andet er flere af resultaterne efterrationaliseringer (1992, 58).

Bonderup fremhæver herefter bl.a. kirurgernes rolle i lægestandens professionaliseringsproces, ligesom hun nævner hvordan disse tendenser kan iagttages allerede i 1700-tallet. Samtidig fremhæver hun (som allerede nævnt) koleraens tid som en periode, der "... ugyldiggør sociologernes flotte modeller. Lægerne biede ikke, de arbejdede op til 20 timer i døgnet. Midt i den industrielle og naturvidenskabelige brydningsfase levede de op til deres professionelle ansvar, også ved at nivellere autonomien, evt. monopoler og uddannelseskrav." (Bonderup 1992,55).

Selv om Bonderup primært beskæftiger sig med 1800-tallets lægestand, udvides tidsperspektivet således, bl.a. i forbindelse med kirurgerne, til anden halvdel af 1700-tallet. Perioden før 1750 beskæftiger Bonderup sig derimod ikke nærmere med, men trækker her en skarp grænse, idet hun konstaterer følgende:

> Inden 1750 kan man næppe tale om læger i vores forstand eller et sundhedsvæsen, da der kun fandtes et ganske fragmentarisk behandlingssystem og enkelte forordninger. Der fandtes godt nok tre typer behandlere, men af de første to kun få (Bonderup 1992,46).

Med de første to tænker Bonderup på de universitetsuddannede medicinere og de håndværksmæssigt uddannede kirurger, mens den tredje gruppe består af de såkaldte "selvlærte "kloge" folk" (Bonderup 1992,46).

Diskussion af 1990ernes billeder

Bonderups massive kritik af den professionssociologiske modeltænkning kan historisk set bidrage til at rejse tvivl om, hvad det egentlig er for en tidsfæstelse, Blomquist foretager, når hun fremhæver "at lægerne allerede fra 1800-tallets begyndelse var den siddende og dominerende profession i dette samlede system". Historisk set står og falder hele argumentationen om udviklingen af en siddende og dominerende profession i 1800-tallets begyndelse tilsyneladende med ordet "læge".

Så vidt jeg kan se, hviler Blomquists slutning imidlertid ikke kun på en aktuel og internationalt udviklet professionsteoretisk model og et historisk set tvetydigt lægebegreb. Konklusionen spejler også en inspiration fra dansk lægevidenskab, således som den bl.a. lægges frem af A. Lemann, der taler om en "reformbevægelse" og Julius Petersen der henviser til "lægevidenskabens store fremtidsbygning". At disse forskere ikke er ene om at beskrive udviklingen i 1800-tallet som et fremskridt båret i vej af "læger", viser mine undersøgelser både i dette og i de følgende afsnit. Blomquists markering af en ny tid, der bestemmes til tiden efter

1800, er således ikke grebet ud af luften, selv om formuleringen er upræcis, fordi ordet "læge" historisk set er upræcist.

Ofte overses det dog, at problemet er mest aktuelt inden for den moderne faglitteratur, hvor ordet "læge" anvendes ukritisk, også om faggrupper i ældre tid. En universitetsuddannet fagmand som Julius Petersen, der skriver i slutningen af 1800-tallet, er mere omhyggelig i sin sprogbrug og undgår derfor ordet "læge", hvis han ønsker at henvise til en bestemt sygdomsbehandlende faggruppe. Drejer det sig om Petersens egen samtid henviser ordet "læge" til en universitetsuddannet læge. Beskæftiger Petersen sig derimod med fortiden eller mere specielle sammenhænge, anvender han omhyggeligt specifikke ord, som f.eks. i forbindelse med klinikken, hvor han skelner mellem kirurgisk klinik og medicinsk klinik, ligesom en række endnu mere specifikke begreber tages i brug. Uklarheden i Blomquist's fremstilling opstår derfor kun, fordi hun – i 1990erne – bruger ordet "læge" om forhold, der ligger før den lægevidenskabelige periode, og hvor vi i dag i overensstemmelse med moderne historieforskning ved, at flere faggrupper – endog flere akademiske lægelige faggrupper – har deres virke side om side.

Spørgsmålet er imidlertid altid, hvor præcise vi som forskere kan og skal være. Også Bonderups opdeling i tre grupper kan give problemer. Selv om jeg ikke er uenig i, at en tredeling som Bonderups ville være uhyre praktisk, er en opdeling i universitetsuddannede, håndværksuddannede og selvlærte grupper – historisk set – ikke gyldig og slet ikke så sent som 1750.

Jeg mener således ikke Bonderup har ret, når hun siger, at de universitetsuddannede medicinere før 1750 "så godt som udelukkende var teoretikere uden praktisk(!) erfaring" (Bonderup 1992,46). Her udgør bl.a. Pesten 1709-11 en begivenhed, som tydeliggør, at medicinere i almindelighed, også før 1750, både yder og afkræves sygdomsbehandling (jvf. kap. 6 og 7). Det er heller ikke så hensigtsmæssigt at tale om "selvlærte" kloge folk. Mange blev lært op som børn og unge inden for det hushold, hvor de boede, efter samme mønster som børn og unge, der blev lært op via en mesterlære af et familiemedlem til et håndværk, der som binæring eller hovednæringsvej kunne supplere virksomheden på en fattig landejendom. Når Bonderup herudover nævner, at nogle af de kloge folk fik "autorisation", spekulerer jeg på, om dette henviser til den forordning, der vedtages d. 5.9. 1794, hvori der indgår en bestemmelse om, hvordan sygdomsbehandlere kan opnå autorisation, selv om de ikke er uddannet på regulær vis. Før 1750 findes autorisationsbestemmelsen i hvert fald ikke, selv om der rask væk udformes bevillinger og dispensationer især til delvist uddannede kirurger, samt til den gruppe, jeg omtaler som "empirikere" (se nedenfor).

Særlig problematisk er det at tale om kirurgien som en ren håndværksmæssig uddannelse omkr. 1750. Efter oprettelsen af Kirurgisk Teater og indførelsen af kirurgien som eksamensuddannelse, spiller håndværket ganske vist stadig en vis rolle i praksis, ligesom en del uddannes via en mesterlære inden for militæret, men netop derfor udgør "kirurger" omkr. 1750 en yderst sammensat gruppe. En gruppe som bartskærerne, der spiller en betydelig rolle som sygdomsbehandlere i 1600-tallet, er derimod uddannede som håndværkere. Et forsøg på at overføre Bonderups typeinddeling til perioden før 1700 er dog ikke mulig. Også her er billedet af faggrupper, der beskæftiger sig med sygdomsbehandling, væsentligt mere sammensat (se nedenfor).

I en undersøgelse som den foreliggende, hvor afgrænsningen og positionsbestemmelsen af de virkelige læger udgør et vigtigt anliggende, udgør Bonderups tre typer omkr. 1750 derfor ikke nogen fyldestgørende model. Men – selv om modellen er for grov til mit brug – rokker dette ikke ved rigtigheden af Bonderups indvending mod Blomquist.

Julius Petersens billede

I Blomquists artikel fremstår Julius Petersen som en af de læger, der via sit medicinhistoriske perspektiv bidrager til en fremskridtstænkning inden for lægestanden. Selv om jeg er enig med Blomquist deri, at Petersen udtaler sig optimistisk om den læge*videnskabelige* udvikling, er jeg mindre sikker på hans tro på lægestandens fremskridt. Nærlæser jeg det citat, som Blomquist har udvalgt, beskriver Petersen ikke alene "Lægevidenskabens store Fremtidsbygning", men han gør også – temmelig forbeholdent – opmærksom på, at ingen synes at "have Tid til at tænke nærmere paa, hvorledes Bygningen tegner til at blive og end mindre paa hvilke Fundamenter tidligere Tider allerede have lagt" (Petersen 1876,1). I sin næste bog, hvor Petersen udgiver forelæsninger, denne gang over *Hovedmomenter i den medicinske Kliniks ældre Historie,* beskæftiger han sig ligeledes med den internationale udvikling uden at hæfte mange blomstrende bemærkninger til nutidens og fremtidens udviklingsperspektiver. I forbindelse med den kirurgiske klinik bemærker Petersen dog "en stadig Fremskriden, forsaavidt som bestandig flere af dem optages under Universiteternes Ægide og derved faa et Stempel af større videnskabelig Betydning" (Petersen 1889,10-11). For Petersen er fremskridtet således knyttet til udvikling af videnskaben og mindre til standen.

Mindre kritisk og mere optimistisk udtrykker Petersen sig i 1893, hvor han igen udgiver en samling forelæsninger, der for første gang primært beskæftiger sig med emner fra dansk medicinhistorie: *Den danske Lægevidenskab 1700-1750 med Udsigter over de indvirkende Hovedstrømninger i Udlandets samtidige Lægevidenskab.* På titelbladet kan Petersen nu ikke alene som i 1876 og 1889 skrive "Dr. Med." men også "Professor i Medicinens Historie ved Kjøbenhavns Universitet". Petersen lægger heller ikke skjul på, at det er denne udnævnelse, først til docent og siden til professor, der udgør den væsentlige årsag til hans nye fokusering på danske forhold. Petersen skriver således direkte, at han "erholdt et Docentmandat, til hvilket der baade fra Medlemmer af Fakultetet og fra anden kompetent Side knyttedes Ønsket om, at jeg netop særlig vilde dyrke Fædrelandets medicinske Historie" (Petersen 1893,II). Petersen fremhæver herefter, hvordan også dette studium af danske forhold har givet ham gunstige betingelser for "at supplere Landets øvrige Kulturhistorie". Petersen opgiver dog ikke sin internationalt orienterede forskningsinteresse. Ud fra en faglig argumentation gør han tværtimod opmærksom på, at forskningen af "den danske Lægevidenskabs Historie kun kunde behandles og forstaaes i Relation til de ledende og indvirkende udenlandske Bevægelser" (Petersen 1893,II).

Selv om Petersen i sin forelæsningsudgivelse fra 1893 kun beskæftiger sig med en periode på ca. 50 år (1700-1750) trækker han i sin konklusion de lange linier op, og bestemmer midten af 1700-tallet som en gennembruddets tid, der danner grænseskel mellem et *før* og et *efter* inden for dansk lægevidenskab som videnskab. Trods den optimistiske tone er teksten ikke helt uden forbehold. Navnlig skinner det igennem i de første linier:

> Omend det frembrydende Nye ikke holder Alt, hvad det lover, og om det end ikke kan siges at fremkomme pludselig omtrent ved Aarhundredets Midte, idet spirer dertil som altid, og som vi have set, kunne paavises at være tilstede langt længere tilbage, saa er dog Midten af Aarhundredet det Tidspunkt, hvor et Grændseskjel nærmest kan drages, hvor den hidtidige dels halvt pietistiske dels endnu halvt skolastiske Aand ligefrem fortrænges af den nye Naturvidenskab, og hvor Oplysningsperiodens hele Reform- og Fremskridtsvarme for Lægevidenskabens vedkommende maa siges at afløse den Mathed, som prægede det danske Lægevidenskabelige Liv tidligere i Aarhundredet. Den nye Tid for den danske Lægevidenskab kan saaledes siges først ved Aarhundredets Midte *fuldt* at begynde; dets første Halvdel, altsaa den Periode, som her er behandlet, afgiver kun den første svage Begyndelse og Indledning til den følgende Tids rigere videnskabelige Liv (Petersen 1893,296-97).

I overensstemmelse med Julius Petersens begreb "den nye tid", der i citatet beskrives ved hjælp af kendetegn, der peger frem mod Petersens egen samtid, kommer jeg til at beskrive perioden *før* den nye tid som "den gamle tid". *Den gamle tid* kendetegnes, som Julius Petersen udtrykker det ved, at den ligger før naturvidenskaberne, før reformbevægelser og før fremskridtsvarme. *Den gamle tid* ligger før 1700, idet Petersen omtaler perioden 1700-1750 som "en overgangsperiode". Petersen går således længere tilbage end både Blomquist og Bonderup, når han ikke alene tidsfæster det videnskabelige gennembrud, men også reformbevægelser og "fremskridtsvarme" til midten af 1700-tallet.

Hvor historikeren Gerda Bonderup således lægger særlig vægt på opbruddet i midten af 1800-tallet, mens retshistorikeren Helle Blomquist, i overensstemmelse med en international professionsteoretisk forskning, sætter fokus på første halvdel af 1800-tallet, trækker medicinhistorikeren Julius Petersen grænseskellet midt i 1700-tallet.

Troels Troels-Lunds billede
Hverken Blomquist eller Bonderup omtaler Troels-Lunds *Sundhedsbegreber i det 16. Aarhundrede*, der udkommer år 1900 og igen 1911, hvor der er tilføjet en række noter. Troels-Lund omtales sjældent som faglitteratur inden for den forskning, der beskæftiger sig med sygdom og sundhed i ældre tid.

I det foreliggende tilfælde kan det ud fra en overfladisk betragtning måske synes rimeligt, i og med at Blomquist og Bonderup beskæftiger sig med tidsmarkeringer i 1800-tallet, mens Troels-Lunds værk vedrører 1500-tallet. Som tidligere nævnt er Troels-Lunds forskning vedrørende 1500-tallets sundhedsforhold også i vid udstrækning blevet nuanceret og præciseret via nyere historisk forskning (kap. 1.4). Derfor er det måske ikke så overraskende, at han sjældent anvendes som faglitteratur. Troels-Lunds kulturhistoriske metode er imidlertid

– ligesom Julius Petersens og mange andre kulturforskeres – en komparativ metode. Bestandig relaterer Troels-Lund iagttagelser og begivenheder, der historisk set er knyttet til 1500-tallet, til "noget andet". Hvor Julius Petersens komparative metode får ham til at studere danske forhold i lyset af en international udvikling, det vil sige en analyse med et tværkulturelt perspektiv i det geografiske rum, anvender Troels-Lund i højere grad et før-nu perspektiv. Det vil sige en analyse med et komparativt perspektiv i tidens rum. Troels-Lunds studium af *Sundhedsbegreber i det 16. Aarhundrede* handler derfor i mindst lige så høj grad om hans egen tid og årene i slutningen af 1800-tallet, som om 1500-tallet. Når jeg derfor i min korte oversigt over historiske fremstillinger medtager Troels-Lund, er det fordi, jeg opfatter ham som en forsker, der selvstændigt har beskæftiget sig med de lange linier i udviklingen, selv om han gør det på en anden måde end Petersen, Blomquist og Bonderup. Troels-Lunds sammenlignende kontrasteringer, perspektiveringer og dramatiseringer, der både vedrører hans egen tid og 1500-tallet, samt mere almene spørgsmål om liv og sundhed, anser jeg ingenlunde for forældede.

Ikke overraskende er Troels-Lund den af de fire forskere, der tydeligst taler om fremtid som "fremskridt", også i relation til sundhedsområdet. I *Sundhedsbegreber i det 16. Aarhundrede* beskriver han således den lægelige udvikling i slutningen af 1800-tallet som et eksempel på fremskridtsspiralen:

> Hvor det drejer sig om Lægekunstens Nytte, er det afgørende Vidne: Hvad Nytte har den hidtil gjort? Vi staar saaledes atter over for det Spørgsmaal, som vi ovenfor opsatte at faa besvaret: Hvad Forskel er der mellem dengang og nu? Historiens Svar lyder: Paa faa eller ingen Omrader ligger Fremskridtet saa tydeligt for Dagen som netop paa dette. Lægekunstens samlede Udbytte i dens uafbrudte Kamp i de sidste forløbne tre hundrede Aar for at tæmme, opdrage, værne, helbrede det store Folkelegeme i Norden er rigere end, hvad der kan opvises paa nogetsomhelst andet af Kulturhistoriens Enemærker. Vil man maale Omfanget af Lægekunstens Sejr, sammenligne man blot Forholdene i det 16. Aarhundrede med Tilstanden nu (Troels-Lund 1911,209).

For at give sin argumentation ekstra vægt vender Troels-Lund endnu engang tilbage til 1500-tallet, idet han forsøger at vække den dybeste afsky hos læserne ved at beskrive nogle af de mest ulækre sider af dagliglivet i 1500-tallet. Med kraftige penselstrøg taler han til alle sanser ikke mindst lugtesansen, idet han udpensler hverdagens stank og uhumskheder hos både høj og lav. Herefter vender han tilbage til nutiden, idet han understreger, at når det lykkedes at få "hele denne Svinesti" renset, så skyldtes det ikke blot tilfældigheder og modeluner, men først og fremmest hærgende farsoter og "en ligesaa utrættelig Lægekunst, der aldrig tabte Modet, men uafbrudt søgte at tyde Svøbeslagenes Runer" (Troels-Lund 1911 (1900),210). Troels-Lund tildeler herefter lægerne og deres kunst den centrale plads i udviklingen af fremskridtet på sundhedens område, et fremskridt, som består i udviklingen af det, han i overensstemmelse med almindelig sprogbrug i slutningen af 1800-tallet kalder "en offentlig Sundhedspleje":

> Hvert enkelt Fremskridt er en dyrekøbt Overensskomst mellem Lægekunsten og Folkets sunde Sans, hvilken det endelig lykkedes den at faa rystet vågen. Paa den offentlige Sundhedsplejes Omraade har Lægekunsten fejret en af sine mest uomtvistelige Triumfer (Troels-Lund 1911,210).

Til at sætte kulminationen i Troels-Lunds egen samtid i relief bruger han således fortiden, dens problemer og mangler til at synliggøre fremskridtet. For yderligere at forstærke dette billede af lægekunstens fremskridtsspiral afslutter han beskrivelsen med endnu en perspektivering i tidens rum. Her sætter Troels-Lund sin egen samtid i relation til fremtiden. I denne fremtidsvision tildeles lægerne rollen som førere – "de naturlige førere", som han kalder dem:

> At denne Kamp mod Samfundets Ladhed, Urenlighed og Selvsmitte med fuld Kraft fortsættes den Dag i Dag, veed vi alle. Fremtiden vil utvivlsomt i Kundskab, Forholdsregler og Gennemsnitslevealder naa videre frem, end vi er naaede. I denne Kamp vil Lægerne som de naturlige Førere stadigt være kaldede til som hidtil at gaa i Spidsen (Troels-Lund 1911,210-11).

Helt uden ende er fremskridtsspiralen dog ikke, når det angår sygdomme. For Troels-Lund er sygdom som fænomen ikke et onde, der vil forsvinde engang med tiden, når de rette måder at bekæmpe hver enkelt sygdom på er fundet. For ham er både sygdom og sundhed former for liv og dermed en del af den historiske udvikling: "Sygdom er ikke en lavere Form for Livsytring end Sundhed; begge er sideordnede, ligeberettigede Former for Liv." (Troels-Lund 1911 (1900),211. Derfor vil sygdomme opstå, udvikle sig og forsvinde, mens andre kommer til. Lægevidenskaben vil således hele tiden have nye arbejdsopgaver foran sig. Derfor er muligheden for lægevidenskabelige fremskridt i princippet uden ende:

> Der er for det første ingen Grund til at tro, at Sygdom mere end anden Historie skulde ophøre. Tværtimod synes Erfaringen allerede nu at tale for, at Sygdomme afløser hverandre, at de selv er underkastede Udvikling, har deres Historie ligesom alt andet. De lader til hver for sig at fødes, leve og dø. De enten forsvinder, naar Mennesket har lært at helbrede dem, eller, naar de er ved at forsvinde, mener Mennesket at have lært at helbrede dem (Troels-Lund 1911,211).

Troels-Lund ser en sammenhæng mellem, hvordan sundhed og sundhedsbegreber opfattes i en bestemt periode og de sygdomme, som optræder og vækker opmærksomhed i denne samtid. For Troels-Lund er der én slags sygdoms- og sundhedsopfattelsen år 1600, men en anden i år 1900:

> Hvis – hvad der ikke er usandsynligt – Sygdommene har deres Historie, saa at hver Tidsalder har sine bestemte Sygdomme, der ikke er optraadte saaledes før og ikke vil vende ganske saaledes tilbage, saa svarede i det 16. Aarhundrede Sundhedsbegreber og Sygdomme ypperligt til hverandre. Den samme Heftighed og utrættelige Gaaen paa under nye Former, der

udmærkede Sundhedsbegreberne, betegnede ogsaa Sygdommene. Næppe er i den historiske Tid noget Aarhundrede blevet i den Grad plaget af voldsomme, vekslende Farsoter, som det 16de. (Troels-Lund 1911,198).

Det er de samme tanker Thorkild Kjærgaard giver udtryk for, når han i sin disputats *Den grønne Revolution 1500-1800* beskriver det, han med en billedmetafor kalder sygdomspanorama (Kjærgaard 1991).[6] Ligesom Troels-Lund påpeger Kjærgaard, hvordan sygdomspanoramaet er en del af den historiske udvikling, og at panoramaet mellem 1500 og 1800 ændrer karakteren af de menneskelige lidelser, således at elimineringen af sygdomme som pest og kopper, der førte til voldsomme og pludselige ryk i den demografiske udvikling, afløses af det, Kjærgaard beskriver som "en mere rolig, en mere "moderne", glidende befolkningskurve. Den demografiske vækst blev hurtigere og mere stabil." (Kjærgaard 1991,175). Thorkild Kjærgaard tilføjer dog at det "ikke var alle aspekter af sygdomspanoramaets forandring, som var positive. De demografiske rystelser forsvandt, og børnene levede mere trygt. Til gengæld steg dødeligheden blandt unge. Tuberkulosen, der meget ofte rammer mennesker i tyverne og trediverne, kastede en mørk skygge ind over samfundslivet" (Kjærgaard 1991,176).

Troels-Lunds fremstilling af udviklingen fra 1500 til 1900 viser et billede af et fremskridt. Men ikke et fortsat fremskridt uden afbrydelser, snarere et fremskridt med nogle forudsætninger, som ikke fandtes i 1500-tallet. Skal vi følge Troels-Lund udgør det 16. århundrede en væsentlig periode for forståelsen af hans egen nutid, fordi også dette århundrede var en grødetid. Selv om Troels-Lund ikke går nærmere ind på udviklingen i de århundreder, som ligger mellem 1600 og hans egen tid, er det værd at bemærke, at han ikke finder det nødvendigt at fremhæve mærkeår eller begivenheder i denne periode. Tværtimod. Som optakt til sin begejstrede omtale af den lægevidenskabelige kulmination i hans egen samtid, omtaler han kort den nære fortid i temmelig pessimistiske toner med en af tidens mest kendte læger Carl Emil Fenger (1814-1884) som talerør.[7] Uden direkte citater beskriver Troels-Lund med henvisning til en artikel af Fenger i Hospitalstidende 1859, hvordan "den samvittighedsfulde Læge" som forholdene er, må nære tvivl om "selve den medicinske Lægekunsts Grundvold, idet saa godt som aldrig Anvendelsen af det enkelte Lægemiddel, den enkelte Behandlingsmaade, lader sig godtgøre som nødvendig" (Troels-Lund 1911 (1900),205). "Dette er unægtelig trøstesløse Betragtninger," føjer Troels-Lund til, idct han lader Fenger drage følgende konklusion: "Den nødvendige følge af alt dette – mener Fenger – maa blive, at Befolkningen taber Tilliden til Lægen, og Lægen Tilliden til sin Kunst." (Troels-Lund 1911 (1900),208). Som den kontrasteringens mester Troels-Lund er, bliver Fengers trøstesløshed imidlertid ikke det sidste ord i sagen. Troels-Lund fremstiller det snarere som Fengers private problem: "At Fengers Resultat var fattigt og utilfredsstillende, blev formentlig ogsaa godtgjort ved, at han selv opgav at være Læge for at vende sig til anden

---

[6] At Kjærgaard og Troels-Lund efter min opfattelse giver udtryk for beslægtede tanker er min tolkning. Som allerede nævnt henviser Kjærgaard ikke til Troels-Lunds *Sundhedsbegreber i det 16. Aarhundrede.*

[7] Carl Emil Fenger aflagde eksamen ved Kirurgisk Akademi 1835 og blev Dr. Med 1842.

mere tilfredsstillende Virksomhed som Finansminister og Borgmester" (Troels-Lund 1911 (1900),209). Troels-Lunds egen optimisme lader sig ikke kue. Som han siger – idet han foretager en positionsændring – udtrykker Fengers betragninger "kun en enkelt Side af Sagen, ikke hele Sandheden". (Troels-Lund 1911 (1900),208). Troels-Lunds egen konklusion er derfor denne: "Og naar Fenger grundigt gør op med Fortiden ved at brænde hele den selvsikre Myndigheds Tempel af, saa er den Ild, hvormed han tænder, ikke blot Tvivlens, men der lysner i den Begejstringens Lue, Troen paa de nye Fremgangsmaader; Fysiologiens og Statistikens, som Fremtiden vil anvende" (Troels-Lund 1911 (1900),208).

Tæt på Gerda Bonderup lægger Troels-Lund således den foreløbige kulmination inden for den danske lægevidenskab i slutningen af 1800-tallet, uden at vægte hverken 1700-tallet eller størstedelen af 1800-tallet særlig højt.

Sammenfatning af historikernes konstruerede billeder

Undersøgelsen af billeder, der er blevet til via historisk forskning, viser, at der – også inden for den nyeste professionshistoriske forskning – hersker betydelig usikkerhed om, hvornår universitetslægerne for alvor opnår en nøgleposition og navnlig hvilket kildegrundlag, som kan give svaret på dette spørgsmål. Til gengæld er der ingen uenighed om, at universitetslægerne har opnået denne nøgleposition senest i slutningen af 1800-tallet, at den stadig gør sig gældende i vore dage, samt at denne position har givet anledning til "efterrationaliseringer", som Bonderup kalder det, eller som Tornstam lige så kritisk ville udtrykke det: "Interne videnskabelige mytebilleder". Selv foretrækker jeg – bl.a. ligesom Erslev – at se historeskrivernes forsøg på at påvise udvikling og kontinuitet som videnskabelige konstruktioner, der kan beskrives som sammenhængende billeddannelser, der fremtræder som fortællinger, når de via faglitteraturen sættes i ord.

Blomquist's fremstilling tyder på, at disse fortællinger skal ses i relation til de kredse, hun beskriver som "den officielle lægeverden" i slutningen af 1800-tallet. Set i et professionshistorisk perspektiv er det også værd at lægge mærke til, at Julius Petersen i slutningen af 1800-tallet ansættes på Universitetet for at varetage en lærestol, som kan bidrage til at give lægeprofessionen en *national* historie. At der står professionshistoriske interesser på spil fremgår af hans forord til udgivelsen fra 1893. Ligesom hans forudgående værker indeholder dette værk forelæsninger over medicinhistoriske temaer, men denne gang med udgangspunkt i danske temaer og en periode, der kaster et temmelig positivt lys over udviklingen af kirurgien. Samme periode har også Bonderups bevågenhed. Hverken Petersen eller Bonderup sætter således udelukkende fokus på de virkelige læger, men tillægger også andre faggrupper central betydning, specielt dem, de beskriver som "kirurger".

Sammenligningen af de fire billeder, der alle er udformet over historisk funderede fakta viser, at det er afgørende for vurderingen af forfatterens argumentation, om det kan lade sig gøre at bestemme hvilket lægebegreb, der er blevet lagt til grund for billeddannelsen. Nogle særligt nuancerede begrebsdannelser fremlægges dog ikke, og Bonderup siger lige ud, at det næppe er muligt før 1750 at tale om "læger i vores forstand eller et sundhedsvæsen". Efter hendes opfattelse findes der kun et ganske fragmentarisk behandlingssystem og enkelte forordninger før 1750.

Men tales skal der også om tiden før 1750, selv om jeg er enig med historikerne i, at ordene er svære og hurtigt bliver misvisende. Som kulturforsker søger jeg til tekstens og tidens rum. Det vil sige, at jeg som udgangspunkt vælger tekster fra tiden, som kan bidrage til at udrede terminologi og grundstrukturer inden for det lægelige felt. Via tidens medicinalordninger ønsker jeg at lytte til, hvordan man i samtiden offentligt italesætter de forskellige faggrupper.

Medicinalordninger i den medicinske periode
I *Medicinalordningens Historie indtil Sundhedskollegiets Oprettelse 1803* har lægen og medicinhistorikeren Kristian Carøe gennemgået medicinalordningernes historie fra Frederik I's tid (Carøe 1917). Carøe beskæftiger sig således her med den medicinske periode, og i overensstemmelse med Carøe henviser jeg specifikt til forordninger af 1619,[8] 1645 og 1672.

I den medicinske periode forsøgte myndighederne ikke sjældent at gribe ind over for de problemer, de ønskede løst ved hjælp af en lovgivning. Denne lovgivning kunne være meget generel og overordnet, eller den kunne være meget specifik f.eks. begrænset til en bestemt sag eller et lokalområde. Ofte blev lovbestemmelserne udformet uden de helt store overvejelser om, hvorvidt de nu også udgjorde de mest hensigtsmæssige løsningsmodeller. Men uanset om en lov får stor eller lille virkning i praksis, er den dog med til at synliggøre, hvilke problemer man har haft opmærksomheden rettet mod i tiden. Derfor kan også lovforslag udgøre væsentlige kilder i en narrativ kulturanalyse, fordi de bidrager til at belyse betydningsdannelserne inden for den offentlige verden.

Ud over de medicinalordninger, der får lovkraft i 1619, 1645 og 1672, inddrager jeg således også den lange række af forslag til medicinalordninger, som Carøe omtaler i sin oversigt.

Medicinalordningernes mærkeår
Forordningen af 10. januar 1619 inklusiv apotekertakst gjaldt kun for København. I praksis udgjorde København imidlertid et centrum for al behandling i første del af 1600-tallet. Med *Apotekertaksten af 4. maj 1645* ekstenderes apotekertaksten fra 1619 til hele landet. *Medicinalforordningen af 4. december 1672* blev dog den første alment udtænkte, landsdækkende lov. Selv om der siden blev gjort flere forsøg på at udforme nye almene ordninger, skulle den komme til at gælde i mere end 250 år. En almen dansk lægelov vedtages d. 14.3.1934.

I 1500-tallets Danmark var de fleste sygdomsbehandlere håndværkere underlagt interne laugsbestemmelser. Disse ordninger kunne ikke løse de

---

[8] Forordningen, som oprindelig blev udformet på dansk, kendes ikke mere i sin oprindelige affattelse og er ikke indført i Sjællandske Registre. Thomas Bartholin har gengivet den på latin i Cista Medica 1662, og herfra er den blevet genoversat til dansk. Herudover kendes den del af forordningen, som her er citeret fra Carøe 1917, 7 fra åbent brev af 1.11. 1629, med følgende ordlyd: "Eftersom vi forfare atskillig uordning paa apotekerne udi vor kiøbstad Kiøbenhafn at forløbe, da paa det saadant maa først afskaffis og siden forekommis" (Secher 1887-1918, bd. 4, nr. 335).

problemer, der opstod, da medicinere og apotekere begyndte at gøre sig gældende i slutningen af 1500-tallet først i København og i løbet af 1600-tallet også ud over landet.

Omkring år 1600 fandtes der således faggrupper med sammenfaldende økonomiske interesser knyttet til sygdomsbehandling med vidt forskellige forudsætninger for at udøve deres erhverv. I den medicinske periode udvikler sygdomsbehandlingen i Danmark sig hermed til flere næringsgrene.

Medicinalordningerne består primært af bestemmelser vedrørende apotekere, medicinere, bartskærere og empirikere, det vil sige de faggrupper, som tegner den offentlige behandling (se nedenfor). De lovgivningsindgreb, som blev udformet i kongens navn, pointerede forskelle og hierarki. Lovgivningen udgør således et forsøg på med eksterne midler at kontrollere, styre og værne om vidt forskellige faggruppers rettigheder og pligter inden for et arbejdsområde, som ikke udgør en samlet næringsgren. Den ældste medicinallovgivning blev hermed en *konkurrencelovgivning*.

Carøe skelner mellem medicinalordninger og medicinallovgivning, idet han pointerer, at det kun er medicinalordningernes, og ikke hele medicinallovgivningens historie, han har gennemgået (Carøe 1917,2). En medicinalordning beskriver Carøe som et "forsøg på at skaffe riget et ordnet medicinalvæsen med fastansatte læger og apotekere med nogen vis løn og underholdning" (Carøe 1917,3).

I overensstemmelse med Carøe mener jeg, det kan være praktisk at udskille medicinalordningerne som en lovgivning med særlige kendtegn. En medicinalordning udgør således en form for medicinallovgivning.

Lovgivning vedrørende sygdom og sundhed

I perioden før udformningen af en mere sammenhængende medicinallovgivning på sundhedsområdet er det de medicinalordninger, der får lovkraft 1619, 1645 og 1672, som medicinhistorikerne tillægger den grundlæggende betydning for lægernes virksomhed i perioden.

I den medicinske periode omfatter medicinallovgivningen ud over denne konkurrencelovgivning imidlertid også en lang række geografisk specifikke bestemmelser, bevillinger, privilegier, irettesættelser, mv. til enkelte læger eller apotekere.

Herudover udformes en række bestemmelser, som i bredere forstand vedrører sygdom og sundhed, bl.a. om karantæne, affald, renlighed og drikkevand. Derfor henviser jeg mere alment til *sundhedsforvaltning* eller lovgivning på sundhedsområdet.

Det danske sundhedsvæsen

I Danmark er *det danske sundhedsvæsen* en begrebsdannelse, som bliver almindelig i offentlig sprogbrug i nyere tid. Tidlige mærkæar er i denne forbindelse oprettelsen af *Det kongelige Sundhedskollegium* 1803, 13.5, samt etableringen af *Sundhedsstyrelsen* 1909, 30.4 (lov 111).

I en lærebog med titlen *Det Danske Sundhedsvæsen*, som blandt andet er blevet anvendt i den socialmedicinske undervisning på danske universiteter i vore dage, diskuteres begrebet "det danske sundhedsvæsen" nærmere. Indledningsvis anføres en bred definition:

> De fleste vil umiddelbart finde det rimeligt at definere sundhedsvæsenet som: de servicefunktioner, der har det overordnede mål at medvirke til opretholdelse eller forbedring af befolkningens sundhedstilstand (Juul, Sabroe & Holme Hansen 1984, 9).

Den brede definition giver anledning til afgrænsningsproblemer, og forfatterne fremhæver selv nogle eksempler. Hertil hører "funktioner, som ikke traditionelt medregnes i sundhedstjenesten"[9] samt hele det sociale område[10]. Lærebogens forfattere medtager herefter en arbejdsdefinition, som de mener bedre svarer til den almindelige opfattelse af sundhedsvæsenet i nutidens Danmark:

> Det, der nærmest svarer til den almindelige opfattelse af sundhedsvæsenet, er: den afgrænsede del af den offentlige sektor, der har som *formål* at yde en indsats inden for sygdomsbehandling og sygdomsforebyggelse, og som er domineret af personer med en overvejende human-biologisk uddannelse. De største uddannelseskategorier, der er tale om, er sygeplejersker, læger, tandlæger og fysioterapeuter. Endvidere kan lægemiddelforsyningen medtages (Juul, Sabroe & Holme Hansen 1984,9).

I vore dage kædes udtrykket "det danske sundhedsvæsen" således sammen med

– sygdomsbehandling og sygdomsforebyggelse
– en naturvidenskabelige tænkning og et essentialistisk videnskabsparadigme
– den offentlige sektor

Den offentlige danske sundhedssektor

Ligesom "det danske sundhedsvæsen" hører "den offentlige sundhedssektor" som begrebsdannelse nyere tid til. Til "den offentlige sundhedsssektor" henregnes i vore dage forvaltningsområder inden for stat, amter og kommuner.

Tidlige mærkeår i forbindelse med den offentlige sundhedssektor er *Loven om tilvejebringelse af Sundhedsvedtægter* 1858, revideret 1862, *Loven om Sundhedsvæsenets Centralstyrelse* 1909, *Embedslægeloven* 1914, samt *Lov om udøvelse af Lægegerning* 1934. I denne lovgivning, som bliver til i den *lægevidenskabelige* periode, henviser ordet læge til faggruppen af universitetsuddannede læger. Går vi herefter endnu engang tilbage til den medicinske periode, gør forsøget på en

---

[9] "Foranstaltninger, der sigter mod en højere boligstandard, at bedre befolkningens arbejdsvilkår, at sikre bedre levnedsmidler og ikke mindst at beskytte mod miljøforurening. Disse foranstaltninger er af væsentlig betydning for befolkningens sundhed, men adskiller sig fra indsatsen i sundhedssektoren i snævrere forstand ved at de har et mere forebyggende sigte" (Juul, Sabroe & Holme Hansen 1984,9).

[10] "I praksis vil det ofte være absurd at forsøge at lave en skarp grænse mellem de to områder, idet mange sociale ydelser gives som følge af sygdom og med henblik på at afhjælpe følgerne af sygdom (f.eks. plejetillæg til pensionister)" (Juul, Sabroe & Holme Hansen 1984,9).

sammenligning det tydeligt, *at ordet "læge" overhovedet ikke bruges i de ældste danske medicinalordninger.*

Begrebet læge

Inden for danske medicinhistoriske kredse er der ikke nogen tradition for at drøfte fagets grundbegreber. Drøftelser af en række af fagområdets grundbegreber som går i dybden med etymologiske, kulturhistoriske og idehistoriske spørgsmål savnes således i vid udstrækning.

I *Dansk Kulturhistorisk Opslagsværk* har historikeren, dr. med. Signild Vallgårda, som arbejder ud fra både humanistiske og sundhedsvidenskabelige forudsætninger, forsøgt at indkredse begrebet "læge" lidt nærmere. Vallgårda beskriver her læger som "personer, hvis erhverv er at forsøge at helbrede syge og skadede mennesker" (Vallgårda 1991 I,588).

Dansk Kulturhistorisk Opslagsværk er en håndbog, der dækker perioden ca. 1400 – ca. 1914. Definitionen henviser således til den medicinske periode og en del af den lægevidenskabelige periode.

Lægebegrebet i den lægevidenskabelige og sundhedsvidenskabelige periode

I nyere tid har de personer, som arbejder med at helbrede syge og skadede mennesker som deres lovlige erhverv, en uddannelse, en eksamen og en autorisation, der giver dem forudsætninger for at arbejde som sygdomsbehandlere. I vore dage betegner ordet "læge" uden særlige forstavelser altid universitetsuddannede sygdomsbehandlere. Dette gælder i princippet for hele den lægevidenskabelige periode, idet ordet "læge" blev lanceret som de universitetsuddannedes fagbetegnelse i 1841, hvor det afløste begreber som "mediciner" og "kirurg".

Kombineres ordet "læge" med en forstavelse, f.eks i begreber som benbrudslæge, tandlæge eller dyrlæge, angiver dette, at der knytter sig særlige forudsætninger eller kendetegn til behandlingsvirksomheden.

I vore dage har ordet "læge" således fået en yderst specifik betydning. Ikke alene *handlingen* (at behandle som erhverv) og *målsætningen* (at helbrede), men også *uddannelse*, *eksamen* og *autorisation* udgør væsentlige komponenter i denne begrebsdannelse.

Sproghistoriske stikord til begrebet læge

Som verbum henviser "at læge" ikke blot til dette at helbrede, men mere specifikt til dette at gøre rask ved hjælp af lægemidler, kur og lignende. I *Ordbog Over Det Danske Sprog* (Bind 13, 1932) pointeres specielt: "Tidligere især om udvortes behandling". Før 1785 var den såkaldte indvortes behandling universitetsmedicinernes speciale, mens den udvortes behandling blev varetaget af sygdomsbehandlere som bartskærere, kirurger og empirikere. Også i den medicinske periode har ordet "læge" således en relativt specifik betydning. Men den specifikke betydning er en ganske anden end nutidens.

Betegnelser for universitetsuddannede læger i den medicinske periode

Fra begyndelsen af den medicinske periode betegnes en universitetsuddannet læge med ord som "medikus", i flertal "medici", eller "doctor medicinæ". Disse ord anvendes bl.a. i universitetsbestemmelser, medicinallovgivning og andre offentlige bestemmelser i 1500- og 1600-tallet, også i tekster som er forfattet på dansk (Møller-Christensen & Gjedde 1979; Carøe 1917, Secher 1887-1918). Ofte udvikles specielle titler, f.eks. "livmedikus" eller "fysikus".

I fordansket form bliver "doctor medicinæ" til "mediciner" og "doktor". Historisk set er tituleringen "doktor" en forholdsvis præcis betegnelse i mere end 300 år, selv om den faglige angivelse (medicinæ) er forsvundet. 1479-1788 udgjorde doktorgraden således den eneste lovfæstede afslutning på en medicinsk universitetsuddannelse, selv om enkelte med en medicinsk baccalaureusgrad fik ret til praksis (Carøe 1902-22).

Den medicinske embedseksamen blev ligesom embedseksaminer i andre fag indført 7.5. 1788. Efter oprettelsen af Det kirurgiske Teater og Kirurgisk Akademi samt udformningen af en medicinsk embedseksamen findes der således flere offentlige eksamensuddannelser for sygdomsbehandlere i Danmark. Det er i denne overgangsperiode, at ordet "læge" bliver mere almindeligt.

Lægebegrebet omkring 1800
Umiddelbart før etableringen af det lægevidenskabelige fakultet udgiver medicineren F.A. Uldall i 1835 *Haandbog den gjeldende civile Medicinal=Lovgivning for Danmark* (Uldall 1835). Nærlæser vi de lovtekster, Uldall omtaler fra tiårene omkring 1800, viser det sig, at tidligere tiders meget omhyggelige sprogbrug er blevet afløst af ord, hvor ikke mindst begrebet læge og hermed beslægtede ord anvendes i flæng uden den store konsekvens.

Selektiv, kronologisk oversigt over brug af ordet læge i medicinallovgivningen i tiårene omkr. 1800. (Min kursiv).

- autoriserede *Læger*; 1775, 30.8; Fundats for den almindelige Enkekasse
- duelig examineret *Læge*; 1782, 17.4. Frd. ang. de fornødne hjelpemidler
- egentlig *Læge*; 1794, 5.9. Frd. ang. straf for Quaksalvere
- beskikket *Læge*; 1797, 25.11. Canc. Skriv.
- legitimeret *Læge*; 1798, 31.5. Canc. Plac.
- tjenestetiden for de *Læger* og Chirurger, der oversendes til Grønland; 1802, 9.4. Kgl. Resol.
- Landphycisi, Distriktschirurger og andre praktiserende *Læger*; 1803, 20.12. Canc. Circ.
- [...] §6 om nogen uberetiget tilbereder, falbyder eller handler med Apotheker=varer, og hvorledes Saadant bedst kan forebygges; Det skal være alle autoriserede *Læger* som en ufravigelig Regel, at sætte navn og Charakter under enhver Recept, [...]; 1809, 17.1. Canc. Plac.
- §4 [...] Hvor de beskikkede Physici, *Læger* og Chirurger [...] §5 For at de beskikkede Medici og Chirurger [...]; Frd. 1810, 3.4.
- Stiftphysicus [...] er bemyndiget til at affordre ikke alene de ham underordnede *Læger*, men ogsaa enhver anden autoriseret og praktiserende Læge i hans Distrikt de Oplysninger, [...]; 1813, 13.2. Canc. Cirk.
- For Fremtiden maa ingen Vaccinationsattester af *Læger* eller andre berettigede Vaccinatører udgives til dem ... undtagen de, med Attest fra Præsten eller

anden autoriseret Vaccinateur, kunne bevise Koppernes Ægthed [...]; 1817, 11.5. Canc. Circ.

– 3) Enhver *Læge* og enhver autoriseret Vaccinateur bør, snarest muligt, af Øvrigheden forsynes med en saadan Protokol ...; 1811, 19.11. Canc. Plac. tillæg til Frd. 1810, 3.4.

– [...] Enhver, der, som *Læge*, vil øve medicinsk eller chirurgisk Praksis i hans Physikat, at fremvise sin lovmæssige Adgang og Tilladelse dertil. Skulde Nogen uden denne Rettighed drive *Læge*kunsten, da maa Physicus, naar han derom faar Kundskab, angive saadant Quaksalveri for vedkommende Øvrighed, [...]; 1818, 4.3. Instrux for Stifts- og Landphysici i Danmark stk.32 (efter Uldall 1835.)

Eksemplerne viser med stor tydelighed, at ordet "læge" ikke udgør nogen entydig og veldefineret begrebsdannelse inden for lovgivningen i årtierne omkring 1800. Ordet kan bruges alene i en mere specifik betydning – eksempelvis 1810, 3.4. (beskikkede Physici, Læger og Chirurger) – og i en bredere betydning – eksempelvis 1818, 4.3. (enhver, der, som Læge vil øve medicinsk eller chirurgisk Praksis). I udstrakt grad forsynes ordet "læge" dog med adjektiver som præciserer, hvad der egentlig menes, og her er variationen særdeles stor.

Alfabetisk opstillet omtales:

autoriseret læge
beskikket læge
duelig examineret læge
egentlig læge
legitimeret læge
praktiserende læge
underordnet læge

Ordet "virkelig læge", der bruges af medicinhistorikerne Vilhelm Ingerslev og Julius Petersen i slutningen af 1800-tallet, findes således ikke i lovsproget omkring 1800. Udtrykket "egentlig læge", som ligeledes anvendes af Ingerslev, optræder derimod i Forordningen af 5.9. 1794. Her henviser det imidlertid ikke specifikt til universitetsuddannede læger, men til enhver sygdomsbehandler, der er autoriseret til den virksomhed, han/hun udøver.

Først med etableringen af det *læge*videnskabelige fakultet bliver sprogbrugen igen mere systematisk og indvarsler hermed den sprogbrug, vi er vant til i vore dage, hvor en læge er en universitetslæge.

Et ord med mange betydningslag

I nyere tid er ordet "læge" blevet overlejret med en specifik betydning (universitetslæge), som strider mod ældre tiders betydningsdannelser (bl.a. sårlæge). Ordet "læge" udgør således ikke et historisk og samfundsmæssigt uforanderligt begreb, der henviser til bestemte faggrupper eller erhverv i tiden efter 1479. Derfor kan ordet ikke tildeles et nogenlunde entydigt, endsige konkret historisk indhold, som dækker en længere periode.

Problemerne er særlig store, når det drejer sig om den medicinske periode, som jeg beskæftiger mig med. I første del af perioden bruges ordet ikke om universitetsuddannede læger, og i overgangsperioden til den lægevidenskabelige periode bruges ordet i flæng om vidt forskellige faggrupper. Selv om ordet "læge" i nutiden relativt entydigt angiver, at den person, der udfører en handling som sygdomsbehandler, har en bestemt uddannelse, eksamen og autorisation, kan denne definition således ikke føres tilbage til den medicinske periode. Som konsekvens af dette problem foretrækker jeg at anvende ordet "læge" i overensstemmelse med begrebets mere oprindelige etymologiske betydning.

Læge som grundbegreb

Ordet "læge" har været kendt både på gammeldansk og oldnordisk som substantiv i betydningen: person, der giver sig af med at helbrede syge og sårede, og som verbum i betydningen: at gøre rask. Disse betydninger er ikke identiske. Hvor substantivet især tematiserer lægens forhold til syge og sygdom, det vil sige en form for medikalisering, angiver verbet en handling, der vedrører sundhed. Netop derved angiver de oprindelige betydningslag en spændvidde i begrebsdannelsen, som jeg finder er uhyre vigtig, når man skal indkredse betydningsdannelser vedrørende sygdom og sundhed.

Samtidig skal jeg understrege, at dette at gøre rask ifølge min begrebsbestemmelse ikke nødvendigvis består i et praktisk arbejde. At gøre rask kan også henvise til dette at *udvikle* forudsætningerne for en helbredelse eller *forklare* lidelsens årsag. I min artikel om *folkemedicin* i *Dansk Kulturhistorisk Opslagsværk* fremhæver jeg et tilsvarende perspektiv i forbindelse med kloge folk: "De kloge folk har ofte haft vidt forskellige arbejdsområder, og sommetider udgjorde sygdomsbehandlingen kun en mindre del af deres virksomhed." (Rørbye 1991,223). Jeg omtaler herefter bl.a. virksomhed i forbindelse med ulykker og lidelser, der vedrører så forskellige temaer som smørkærning, gengangere og tyveri. Som en arbejdsdefinition på begrebet folkemedicin anfører jeg følgende:

> Folkemedicin eller etnomedicin betegner inden for nyere forskning alle befolkningsgruppers egen formåen, erfaringer og forestillinger i forbindelse med såvel velbefindende og sundhed som lidelse, svækkelse og sygdom (Rørbye 1991,223).

I overensstemmelse med denne tænkning foretrækker jeg med ordet "læge" at anvende følgende arbejdsbegreb:

> Med ordet "læge" henviser jeg til en person, som udfører et arbejde. En læge giver sig i bredeste forstand af med at gøre rask med det sigte at lindre og/eller helbrede, herunder udvikle forudsætningerne for en helbredelse eller forklare lidelsens årsag.

Disse krav kan beskrives som nødvendige, men ikke tilstrækkelige til at bestemme om en person er læge i en bestemt periode. I matematisk forstand kan dette udtrykkes på den måde at alle a er b, men ikke alle b er a. Med ordet læge henviser jeg således *ikke* til nogen bestemt faggruppe eller en lægelig virksomhed eller profession udført under særlige historiske og samfundsmæssige omstændigheder. Til en tilstrækkelig definition på en læge hører altid en nøjere bestemmelse af historisk og geografisk bestemte vilkår, herunder uddannelse, eksamen og autorisation. Omtaler jeg derfor bestemte faggrupper i denne undersøgelse, hvor jeg beskæftiger mig med danske forhold, anvender jeg *specifikke* betegnelser, som henviser til bestemte uddannelser, eksaminer og autorisationer.

Universitetslæger
I overensstemmelse med min periodeopdeling for den danske lægestand skelner jeg systematisk mellem "universitetslæger" som et mere alment og overordnet begreb, og "medicinere" som et mere specifikt begreb.

> Med betegnelsen "universitetslæge" henvises til en læge uddannet og eksamineret på et universitet.

En universitetslæge kan være uddannet ved et hvilket som helst universitet, hvor og når som helst. I Danmark var muligheden formelt set til stede efter oprettelsen af Københavns Universitet 1479. Den første danske medicinske doktorgrad stammer dog først fra 1544 (se kap. 5.2).

> Ved en "mediciner" forstås mere specifikt en læge uddannet og eksamineret på et universitet i den medicinske periode 1479-1838.

Hvor der er brug for en særlig pointering, omtales medicineren som "universitetsmediciner". En mediciner ansat hos kongen eller inden for den kongelige kreds omtales også, hvor der er behov for en tydeliggørelse, som *livmedikus* eller *medikus*. En mediciner behøver således ikke nødvendigvis at være uddannet på Københavns Universitet, og navnlig i 1500-tallet aflagde medicinerne i almindelighed deres eksamen i udlandet.

Det er medicinerne, der beskrives som "de virkelige læger" af Vilhelm Ingerslev (jvf. Prolog, se nærmere i kap. 6.2). Også Københavns Universitets første medicinhistoriker Julius Petersen følger Ingerslev og anvender begrebet. I *Hovedmomenter i den medicinske Kliniks ældre historie* fra 1889 udgives forelæsninger holdt ved Københavns Universitet. Her bruger Petersen i sin indledning udtryk som "virkelige læger" og "virkelig klinik", idet han fremhæver at klinikken er "Kronen paa Værket, der fremfor noget gjør Medicineren til *virkelig Læge*" (Petersen 1889,2; orig. kursiv).

Kirurger – håndværkere og akademikere
Selv om ordet "kirurg" anvendes som en fællesbetegnelse for flere lægegrupper i 1700- og 1800-tallet, anvender jeg så vidt muligt specifikke fagbetegnelser.

> Ved en "teaterkirurg" forstås en læge eksamineret på Theatrum Chirurgium 1740-1785. Denne kirurgiske læreanstalt blev oprettet 1740 og nedlagt ved oprettelsen af Kirurgisk Akademi 1785[11].

---

[11] Johan Daniel Herholdt var den sidste der aflagde eksamen på Kirurgisk Teater 1785, senere blev han akademikirurg og Dr. Med.

Ved en "akademikirurg" forstås en læge uddannet og eksamineret på Academia Chirurgorum Regia 1786-1838. Den første akademikirurg bestod sin eksamen i 1786. Uddannelsen eksisterede herefter i godt 50 år, indtil den forenede medicinske og kirurgiske embedseksamen blev indført ved Kgl. Resolution d. 30.1 1838. Hvor begrebet "mediciner" således dækker perioden 1479-1838, dækker de to kirurgiske begreber tilsammen perioden 1740-1838.

Andre læger i den medicinske periode

I den medicinske periode findes der ud over medicinere, teaterkirurger og akademikirurger også andre sygdomsbehandlere, som udøvede et lovligt – eller ulovligt – erhverv. For at løse de sproglige problemer har jeg nærmere studeret medicinallovgivningen med det formål at afgrænse nogle gyldige arbejdsbegreber, som kan bruges, når jeg beskæftiger mig med første del af den medicinske periode. I forordningen 1672, 4.12 er den fælles fagbetegnelse "empirikus":

> Ingen empirikus, broksnider, okulist, kvaksalver og deslige omløbere, mand eller kvinde, må holde hemmelig eller offentlig fal nogle af de varer, ... som henhører til apoteket (Medicinalforordningen af 4.12. 1672, 30 cf. Carøe 1917,35).

Også i Forordningen af d. 10.1. 1619 anvendes ordet "empirikus":

> Og eftersom vi haver erfaret, at adskillige empirici drister sig til at forordne invortes medicamenta, ville vi at "ingen herefter tilstedes de syge noget at indgive eller medicin indvortes at adhibere uden dennem alene, som er promoti og approbati medici, de andre, være sig bartskærer, apotekere, kymister, okulister, broksnidere, kvaksalvere og adskillige empirici skal sig derfra entholde, uden hvis vunddrik for fald, stikken og huggen indgives, dog skal da såvel som i andre udvortes farlige skader medikus konsulteres"(10.1 1619, cf. Carøe 1917,7).

I lighed med ordet "mediciner", der er en fordanskning af ordet "medikus", anvender jeg således som arbejdsbegreb ordet "empiriker", der er en fordanskning af ordet "empirikus":
Ved en "empiriker" forstås en læge, der udfører et lovligt erhverv, men ikke er mediciner eller bartskærer.
Da ordet "empiriker" i modsætning til mediciner, teaterkirurg og akademikirurg ikke knytter sig til en bestemt uddannelse og eksamen, er det ikke her muligt at fastsætte en bestemt periodeangivelse. Da ordet benyttes både i 1619 og 1672, tillægger jeg det en historisk gyldighed, i hvert fald i 1600-tallet og en væsentlig del af 1500-tallet.
Empirikeres specialer var mangfoldige. Særlig betydning havde behandlingen af tænder, syn og brok. I Flensborgskråen nævnes det, at selv om der nu må være fire bartskærermestre i byen, så må også "Item doctores edder meisters in der medicinen, ogenarste, tennebrekers unde de reptu brukenn, mogen er kunst in vunser stadt (gelick in andern) duen" (D.12.10, 1515 efter Nyrop 1977 (1895-1904 nr 80, stk. 2; jvf. Gotfredsen 1956,370).

Tandbehandlingen kom til at indtage en særstilling i de følgende århundreder. Dette sætter stadig sine klare spor, ikke mindst inden for den moderne sociallovgivning. Som den eneste del af organismen opfattes tænders sygdomme ikke uden videre som "sygdom". For nutidens bistandsklienter og pensionister er det derfor ikke uden videre muligt at få tilskud til behandling af tandlidelser.[12] Denne tænkning, som stadig er udbredt inden for den offentlige planlægning, bunder i den afvisende, ja nedladende holdning til tandbehandlingen, som gjorde sig kraftigt gældende netop i årene omkring udviklingen af en offentlig sundhedssektor. 1800-tallets læger forkastede specialet som mindre betydningsfuldt, og overlod det i stedet til empirisk uddannede behandlere. Tandlæger kunne søge om privilegium efter Forordningen af 5.9. 1794, § 6, som bl.a. også blev anvendt, når de såkaldte benbrudslæger (se nedenfor) fik tildelt bevilling. En tandlæge fik derfor ligesom benbrudslægen udstedt et privilegium, som kun var gældende inden for et nærmere angivet geografisk område. Før år 1700 udgjorde behandlingen af tandlidelser imidlertid stadig et centralt lægeligt speciale blandt empirikere, og i 1900-tallet har det igen udviklet sig til et fag, som kræver en specialiseret og omfattende uddannelse.

Flere af empirikernes specialer har således i vore dage udviklet sig til yderst krævende grenspecialer inden for lægevidenskaben eller selvstændige uddannelser som tandlægefaget. 1900-tallet har derfor det fællestræk med tiden før 1700, at sygdomsbehandling ofte er uddelegeret til specialister (speciallæger/tandlæger). I første omgang – og det vil sige i løbet af 1700-tallet og 1800-tallet – var det dog kirurgerne og medicinerne som overtog – eller tilkæmpede sig – de fleste opgaver.

Lægekompetence i tiårene omkring 1900, som har rødder i perioden omkring 1600[13]

– den indre og den ydre sygdomsbehandling – denne kompetence fandtes især hos medicinere, bartskærere og kirurger
– øjenlidelser – denne kompetence fandtes især hos okulister/øjenlæger
– operationer – denne kompetence fandtes især hos broksnidere, stensnidere og operatører

Som faggruppe har nyere tids universitetslæger således ikke alene rødder tilbage til universitetsuddannede medicinere, men også til kirurger, bartskærere og empirikere.

Offentlig sygdomsbehandling
På grundlag af Medicinalforordningen af 10.1. 1619 har jeg mere systematisk opstillet en liste over tidens sygdomsbehandlere, som kan bidrage til at skabe oversigt over 1600-tallets lægeverden. Forordningen omtaler følgende lovligt arbejdende læger:

---

[12] En protese regnes eksempelvis ikke for et nødvendigt tilskudsberettiget hjælpemiddel, fordi tandlidelser ikke er en sygdom. Derfor beror det på et kommunalt skøn om der gives tilskud.
[13] Hertil kommer en række nye specialer, som ikke har rødder tilbage til faggrupperne før 1800.

- læger med en akademisk uddannelse (eksaminerede og autoriserede medicinere)
- læger med en håndværkeruddannelse (bartskærere)
- speciallæger, ofte uddannet i udlandet (empirikere, herunder kymister, okulister, broksnidere, samt læger med andre specialer end de nævnte)

Det, jeg med et samlende begreb vil betegne som *den offentlige sygdomsbehandling i 1600-tallet* blev udført af disse sygdomsbehandlere som en del af deres hoveder hverv. Forudsætningen for lægernes lovlige virksomhed var derfor bestemt af forskellige uddannelser, eksaminer, mesterlære eller privilegier.

Grænseproblemer

Enhver læge kunne gøre sig skyldig i overtrædelser af andres privilegier. I 1649 er det bartskærerne, som får besked på ikke at rejse omkring og give sig ud for broksnidere:

> Eftersom vi komme udi forfaring, hvorledes at atskillige badskere her i landene sig skal udgifve for bruchsnidere, oc enten lidet eller slet intet udi samme kunst vere forfaren, och saaledis fattige folk baade pengene og helbreden affixere, da ... ville vi hafve forbudet ..., at ingen slige badskere sig skal maa understaa saaledes landene at omløbe og for brouchsnidere udgifve eller sig bruge lade uden de, som ere boesiddendis skatteborgere her i landet och bevisliggiøre sig samme kunst at forestaa och at hafve lert, paa det fattige folk icke derefter baade paa helbrede och formue skulle af dennem, som hidindtil sked er, fixeres och lide skade... (D. 11.7. 1649, cf. Secher 1887-1918, bd. 5, nr.407).

Bestemmelsen indeholder to traditionelle formuleringer (jvf. kap. 6.2). En faglig – *ulovlige behandlere kan lidt eller intet* – og en økonomisk – *patienter mister penge og helbred*. Derimod gøres det ikke særlig klart, hvem bestemmelsen egentlig skal beskytte. Ifølge bestemmelsen skal retten til brokoperationer forbeholdes eksaminerede brokoperatører, men da der hverken fandtes institutioner eller uddannelser i Danmark, som kunne give kompetence som brokoperatør, kunne kravet ikke uden videre omsættes til praksis. Netop i samme periode (1636) udstedte Chr. IV imidlertid en bevilling til Georg Selmer, der gav ham eneret som okulist og broksnider i Jylland (Mansa 1873,349). Kongen kunne altså i særlige tilfælde skære tværs igennem alle faglige regler og sørge for et privilegium til særligt udvalgte personer.

Ideen er fremme også i de følgende år. 14. april 1669 indgav Simon Paulli, som tilhørte kredsen omkring kongen, et forslag til en medicinalordning. I 6. kapitel er der medtaget forslag om mulighed for en eksamination for "Oculisten, Stein- und Bruchschneidern, wann andere". Hvis empirikeren bestod denne eksamen, kunne han forvente at få tildelt et privilegium i løbet af 14 dage. Forslaget blev dog aldrig lovfæstet. (Paulli 1669, efter Carøe 1917,132-33).

Regional sygdomsbehandling
Også andre faggrupper er med til at præge billedet af sygdomsbehandlingen i 1600-tallet. Selv om enkelte af disse grupper nævnes i medicinalforordningerne eller har selvstændige laugsregler, er det dog ikke med et hovederhverv som sygdomsbehandlere. Det drejer sig især om apotekere, badere, bødler og præster. Også blandt by- og bondebefolkningens mænd og kvinder fandtes der specialister, som blev søgt af en større kreds, og formodentlig har også bartskærernes kvindelige familiemedlemmer samt jordemødre og hjælpekoner haft en vis praksis.

Når disse vidt forskellige grupper gav sig af med sygdomsbehandling, lå det tæt på grænsen til det ulovlige. De blev dog yderst sjældent retsforfulgt, med mindre de overtrådte andre regler, f.eks. trolddomslovgivningen (Jacobsen 1966; Johansen 1991). Ingen af disse erhverv gav således udøverne privilegium på sygdomsbehandling. For mange blev den alligevel en vigtig bibeskæftigelse, og sygdomsbehandlingen ligger derfor i en gråzone mellem den offentlige behandling og familiebehandlingen (se nedenfor). Da den altid kendetegnes ved en lokal forankring, beskriver jeg den som en *regional sygdomsbehandling*.

Familiebehandling
Uden for faggruppernes kreds stod familierne. For mange kvinder med ansvaret for den daglige husholdning udgjorde plejen af syge og skrøbelige medlemmer af husstanden eller nabofællesskabet en arbejdsopgave, som de måtte løse bedst muligt, når der var behov for det. Her er der således hverken tale om en hoved- eller en bibeskæftigelse, men om en sammenhængende indsats i kortere eller længere perioder. Ansvaret påhvilede ofte de voksne husmødre i by og på land inden for alle stænder, selv om også tjenestepiger, børn og mænd kunne påtage sig arbejdet. Da sygdomsbehandlingen er knyttet til hverdagen inden for familien, betegner jeg denne form for sygdomsbehandling som en *familiebehandling*.

Systematisk oversigt over sygdomsbehandling i midten af 1600-tallet
For at skabe et vist overblik over den offentlige behandling, den regionale behandling, samt familiebehandlingen, har jeg udarbejdet en oversigt, som i skematisk form udstikker rammerne for den sygdomsbehandling, der udfolder sig i det danske samfund midt i 1600-tallet.

sygdomsbehandling	*offentlig behandling*	*regional behandling*	*familiebehandling*
sygdomsbehandler	mediciner bartskærer empiriker	apoteker, bader, bøddel præst, jordemoder, hjælpekoner, kloge folk	husmoder
praksis	hovedbeskæftigelse	bibeskæftigelse	ved behov
behandlingsområde	især bymæssig	by og land	by og land
behandlers køn, især	mænd	mænd og kvinder	kvinder
lovgivning om lovlig sygdomsbehandling	medicinallovgivning 1619, 1645, 1672 kirkeord. 1537/39 universitetsregler bl.a. 1479, 1537, 1571	laugsbestemmelser trolddomslovgivning kirkeordinans 1537/39	ingen specifikke

Interessemodsætninger

Det er karakteristisk, at de ældste danske medicinalordninger udspringer af konkrete konflikter, der opstår i takt med, at sygdomsbehandlingen i slutningen af 1500-tallet udvikler sig til et hoveder hverv inden for nogle konkurrerende fag. De første medicinalordninger vedrører lovlig og ulovlig virksomhed inden for den offentlige behandling, mens den regionale behandling og familiebehandlingen forbigås. I flere tilfælde skyldes det ikke, at man har overset betydningen af disse grupper, men at der allerede eksisterede en relevant lovgivning inden for disse områder, som blev tillagt større vægt, f.eks kirkeordinansen 1537/39 eller trolddomslovgivningen.

1600-tallets medicinalordninger (1619, 1645 og 1672) lagde en arbejdsfordeling og et hierarki fast mellem de faggrupper, som tegner billedet af den offentlige sygdomsbehandling. 1600-tallets love kan således tolkes som et symptom på øgede spændinger mellem faggrupper med forskellige interesser.

Antallet af offentlige behandlere, som i udstrakt grad skulle leve af deres lægevirksomhed, steg i denne periode, og de fungerede stort set allesammen i de større eller mindre byer, inden for de offentlige institutioner, eller rejste – især for empirikernes vedkommende – omkring fra marked til marked.

Faggrupperne konkurrerede indbyrdes om et meget begrænset købedygtigt publikum. I første halvdel af 1600-tallet steg befolkningstallet formodentlig lidt i de danske byer, især på grund af indvandring overvejende fra landdistrikterne, men også lidt fra udlandet (Ladewig Petersen 1980). I anden halvdel af århundredet steg befolkningstallet kraftigt i København, mens det stagnerede eller faldt i de fleste købstæder (Ladewig Petersen 1980). Selv om der er tale om en meget usikker, og i visse perioder stærkt skiftende demografisk udvikling (bl.a. på grund af krige og epidemier) kan vi dog med stor sandsynlighed konstatere, at antallet af købedygtige patienter ikke steg i samme takt som antallet af sygdomsbehandlere.

Denne konflikt førte i den konkrete historiske situation ikke til nogen tilnærmelse mellem medicinere, bartskærere og empirikere. Tværtimod. For disse faggrupper var det på ingen måde synligt, at de måske kunne siges at have et vist interessefællesskab. Problemerne fandt således ikke nogen løsning ved en fælles lønkamp, hvor betalingen for de enkelte behandlingsydelser blev mere rigelig, således at den enkelte kunne leve af en mindre omfattende praksis. Der er heller ikke noget, der tyder på, at faggrupperne nærmede sig hinanden i et forsøg på at få det købedygtige publikum til at udvikle et øget behov for sygdomsbehandling. Nogle eksempler på samarbejde grupperne imellem kan der således ikke dokumenteres. I stedet førte spændinger og sammenstød mellem faggrupperne til, at de statslige myndigheder kom ind i billedet, og det redskab, myndighederne tog i brug for at løse problemerne, var lovgivningen. Hermed kom også den ulovlige behandling i søgelyset.

Land(e)farer

Inden for dansk medicinhistorie omtales de udenlandske læger ofte som "land(e)farere". Traditionen for at bruge ordet land(e)farer kan føres tilbage til den tidlige danske medicinhistorie (Ingerslev 1873, Mansa 1873). Ingerslev skriver således:

Endelig fandtes i Middelalderens anden halvdeel endnu en Klasse Mennesker, hos hvem man kunde søge Raad i Sygdomstilfælde, nemlig de saakaldte Landfarere (Circumforanei), omreisende Kjøbmænd, der tilligemed andre Handelsvarer, ogsaa medbragte Medicamenter ... At disse Landfarere maatte kunne angive Brugen af de Varer, de solgte, følger af sig selv, og de har saaledes ogsaa fungeret som en Slags Læger (Ingerslev 1873 I,23).

Ligesom Ingerslev henviser også Mansa til ordet "Circumforanei" og oversætter det til "landfarer". De understreger også begge, at denne landfarer er en omrejsende handelsmand. Ordet land(e)farer ligner således ordet "doktor" ved at det ikke har noget fagligt lægeligt indhold.

Inden for medicinhistorien har begrebet siden Mansas og Ingerslevs tid imidlertid været anvendt som en fagbetegnelse for en omrejsende læge, ofte med henvisning til Henrick Smids rasende omtale af vandrelæger, der bl.a. gengives af Møller-Christensen & Gjedde:

Om "Vandrelæger" skrev den kendteste af middelalderens danske lægebogsforfattere, Henrik Smid (ca. 1495-1563) i 1557 i fortalen til sin sidste lægebog, at "sådanne læger er adskillige og mange til/lige som disse: wlærde muncke/prester/fordærffuede kiøbmend/theragelse og oliekremmere/som opsluge eder kopper/på det de diss bedre kunne bedrage den menige simpel almue/og der met selge deris vare diss dyrere. Disse bedragere vide raad til alle siugdomme som dem faarekomme/men ve den, som deris lægedom forsøger (Møller-Christensen & Gjedde 1979, 1).[14]

I nyere forskning skrives i almindelighed "landefarer" og ikke "landfarer". I *Medicinens Historie* skriver Gotfredsen således i sin præsentation af *Norden i det 16. Århundrede*:

Egentlige operationer udførte bartskærerne ikke. Dette område var overladt til de såkaldte landefarere, der som tandtrækkere, stærestikkere, brok- og stensnidere rejste fra sted til sted og gerne slog deres bod op på markeder, hvor mange folk forsamledes (Gotfredsen 1973, 181).

Studerer vi medicinallovgivningen i 1600-tallet, bruges ordet "land(e)farer" imidlertid lige så lidt som ordet "læge". Ordet bruges derimod i straffelovgivningen. I 1500- og 1600-tallet er ordet et andet ord for løsgængere, herreløse folk, omløbere, landløbere etc., som blev kriminaliseret i denne periode (se nærmere kap. 7.3). Også idag kendes det nærtbeslægtede ord "landstryger". I 1500- og 1600-tallet betyder en "land(e)farer" således ikke alene noget nedsættende, men også noget kriminelt, og både i 1619 og 1672 var "en omløber" en lovovertræder.

---

[14] Den omtalte lægebog er som oplyst udformet af Henrick Smid (Smid efter Brade 1976). Citatet indeholder en vis fordanskning.

Inden for medicinhistorien har ordet ikke desto mindre vundet så grundigt hævd i betydningen "omrejsende læge", at Gotfredsen i sit referat af indholdet i Medicinalforordningen 1672 bruger ordet "landefarer" som lægebetegnelse, idet han skriver: "Broksnidere, okulister og andre landefarere må ikke forhandle..." (Gotfredsen 1973,234). I selve loven står der imidlertid udtrykkeligt:

> Ingen empirikus, broksnider, okulist, kvaksalver og deslige omløbere, mand eller kvinde, må holde hemmelig eller offentlig fal nogle af de varer ... som henhører til apoteket (Medicinalforordningen af 4.12. 1672, 30 efter Carøe 1917,35).

Der er således tale om en bestemmelse, der skal sikre apotekernes interesser og forhindre ulovlig konkurrence. Gotfredsens referat kommer imidlertid til at angive, at det er ulovligt at være broksnider eller okulist, hvilket ikke var tilfældet på denne tid, og heller ikke står i loven.

Kvaksalver

Ligesom land(e)fareren omtales også kvaksalveren i medicinallovgivningen som en lovovertræder.

Sprogligt betyder en "kvaksalver" en person, som kvakler med salver. I den ældst bevarede bartskærerskrå fra Flensborg bestod bartskærerens mesterstykke ifølge Gotfredsen i tilberedningen af 9 forskellige slags salver eller plastre, mens der ikke blev aflagt prøver i barber- og sårarbejde (Gotfredsen 1956,370). Kvaksalver-begrebet er således oprindelig en betegnelse for en person, der overtræder bartskærernes laugsrettigheder.

En "bønhase" blev ligesom ordet "fusker" og "kvaksalver" brugt som en nedsættende betegnelse for "en ikke faglært arbejder, der fuskede i faget", og derfor overtrådte de interne faglige bestemmelser (Carøe 1919,425-26). I Sokkelunds Herreds Tingbøger omtales de også som "kludrere", der får pålagt et forbud mod at påtage sig at læge sårede (1621, 387; 1621, 447; Sokkelunds Herredstingbøger 1957-80; Sagregister 1985).

Efterhånden er det ordet "kvaksalver", som får den mest udbredte betydning både som nedsættende betegnelse i dagligsproget og som begreb i lovgivningen. Også i vore dage benyttes bartskærernes gamle laugsbetingede faglige skældsord i almindelig tale. Til den lange række af glidende betydningslag kom imidlertid den mere veldefinerede juridiske terminologi, som blev knæsat ved landets første landsdækkende kvaksalverilov d. 5.9. 1794. Allerede på dette tidspunkt var betegnelsen altså blevet så almen, at ordet kunne bruges som en samlende betegnelse, selv om uddannelsen til bartskærer forlængst var ophørt og erstattet med en akademisk institution for kirurger.

Oversigt over læger i den medicinske periode

Oversigten over den lovlige og ulovlige sygdomsbehandling viser, at der ikke hersker den store usikkerhed i fagbetegnelserne i 1600-tallets medicinallovgivning, hvor ordet "læge" ikke anvendes. Ud over medicinere uddannet ved et universitet, fandtes håndværkere. Mange bartskærere var opvokset i Danmark og primært uddannet her, mens mange empirikere var opvokset og uddannet i udlandet. Herudover fandtes ifølge medicinallovgivningen sygdomsbehandlere, som overtrådte loven. Hvis de overtrådte laugsregler, blev de i loven betegnet som "kvaksalvere". Hvis de derimod overtrådte løsgængeri-bestemmelserne, blev de i loven betegnet som "omløbere". Herudover kunne apotekere, bartskærere, empirikere samt medicinere overtræde hinandens privilegier.

Ud over den offentlige sygdomsbehandling fandtes en regional sygdomsbehandling samt familiebehandling, som ikke omtales i medicinallovgivningen.

I løbet af 1700-tallet opstår der nye fagbetegnelser inden for den offentlige sygdomsbehandling ikke mindst i forbindelse med at der opstår nye kirurgiske eksamensuddannelser, samt en medicinsk embedseksamen. I tiårene omkring 1800 medfører dette en udbredt usikkerhed inden for lovgivningen i forbindelse med brugen af fagbetegnelser, ikke mindst i forbindelse med ordet "læge".

Læger omkring år 1800 – et kaleidoskopisk billede

I tiårene omkring år 1800 er etableringen af den offentlige danske sundhedssektor ved at være en historisk realitet ifølge danske medicinhistorikere. Men sektoren var befolket af en yderst broget skare af læger. En oversigt over autorisationsproblematikken i tiårene omkring 1800 kan anskueliggøre de komplicerede forhold. Oversigten fremhæver i stikordsform de vidt forskellige stillingsbetegnelser og uddannelsesmæssige forudsætninger.

Universitetslægerne, medicinerne, udgjorde ud fra en kvantitativ betragtning en relativt lille gruppe. Med samme rang virkede *akademikirurgerne* uddannet fra *Academia Chirurgium Regia* (Kirurgisk Akademi 1787-1838).

Ved siden af disse to hovedgrupper fandtes mange andre sygdomsbehandlere. *Teaterkirurger* uddannet fra *Theatrum anatomico-chirurgicum* (Kirurgisk Teater 1736-1787) skulle aflægge to eksaminer. Nogle teaterkirurger begyndte deres selvstændige virksomhed, når de havde bestået den praktiske del. Skønt en del af dem aldrig aflagde den teoretiske eksamen, fik dette sjældent nogen betydning for deres praksis. Formelt set måtte teaterkirurgerne ikke behandle indre sygdomme, med mindre de havde suppleret deres uddannelse med en eksamen i indre medicin på *Universitetet* efter 1774 eller ved *Akademiet* efter 1787. Adskillige af dem har dog udført lovstridige behandlinger, uden at der skete dem noget som helst.

Inden 1736 uddannedes *kirurgerne* gennem en *mesterlære* på 3 år efterfulgt af 4 års udenlandsrejse "på valsen". Disse kirurger betegnes som *bartskærere* eller *barberkirurger*. En del af dem blev ansat eller uddannet inden for militæret, hvor de startede som *feltskærere*. Andre købte en bevilling til virksomheden i hovedstaden eller en købstad og blev *(amts)mestre*. En del tog hyre på handelsskibe som *skibskirurger*.

Også efter indførelsen af eksamensuddannelserne blev en del kirurger fortsat uddannet gennem en mesterlære, idet lovændringerne mere eller mindre gik hen over hovedet på de bartskærerfamilier, som boede i afsides beliggende områder af Danmark. Efter akademiets oprettelse fik amtsmestrene formelt set deres rettigheder yderligere beskåret. Herefter gav bevillingen "i det Høiste Frihed til at aarelade, trække Tænder ud og sætte Klyster" (Ingerslev 1873,622).

Adskillige sygdomsbehandlende *håndværkere* fortsatte således deres virksomhed med såvel udvortes som indvortes behandling mere eller mindre uanfægtet trods relevant lovgivning 1736, 1774, 1787 og 1794.

Ved kvaksalveriloven af 1794 blev også den sygdomsbehandling ulovlig, som blev udført af *empirikere*, herunder markedernes omrejsende læger. En lang række *operatører* med udstrakt virksomhed blev herved formelt set kriminaliseret. De mange udfald mod deres praksis vidner dog om, at empirikerne fortsat drev deres virke.

I overensstemmelse med loven af 5.9. 1794 blev der imidlertid ikke alene sat nogle nye snævre grænser op. Der blev også åbnet for helt nye muligheder for autorisation i lovens § 6. I praksis fik den især betydning for tandlæger, benbrudslæger, de såkaldte nødhjælpere; samt kvinder, som i kraft af deres køn hverken kunne aflægge eksamen på universitetet eller Kirurgisk Akademi.

Tandlæger skulle først opbygge et erfaringsgrundlag, f.eks. gennem oplæring hos en ældre tandbehandler. Kunne de herefter dokumentere tilfredsstillende praktiske kundskaber ved en prøve på *Kirurgisk Akademi* kunne de søge om autorisation til praksis i overensstemmelse med paragraf 6. Tandbehandlingen blev i disse år opfattet som en mindre, temmelig ukompliceret og ikke særlig vigtig gren af lægevidenskaben. I sin undersøgelse af *Jyske benbrudslæger* gengiver Carøe en betænkning i sin helhed forfattet af overmedikus O.H. Mynster, som blev tilstilet Kancelliet d. 21.12. 1817. I denne betænkning udtrykker den universitetsuddannede læge sin utvetydige ringeagt på følgende måde:

> Ligtorneskæreri og tandtrækkeri er vel næsten de eneste smågrene af den udøvende lægekunst, som en person kan besidde kundskab nok om til at udøve uden at besidde almen omfattende kundskab i lægevidenskaben; disse tillades jo også, når personerne i deres indskrænkede fag er prøvede; og dog kommer disse personer ofte til kort med deres indskrænkede kundskaber; ikke at tale om, at disse samme ikke sjældent bruger deres kunst som et skalkeskjul, bag hvilket de udøver virkeligt kvaksalveri.
> (Mynster 1817, gengivet fra Carøe 1919,444).

Gennem bestemmelsen i § 6 i loven af 1794 kom tandlægernes uddannelse i høj grad til at ligne bartskærernes traditionelle *mesterlære*, som netop var blevet nedlagt.

Benbrudslæger fik i almindelighed autorisation til at behandle ledskader, forvridninger og brækkede knogler, men der kunne også gives autorisation efter § 6 til behandling af andre lidelser. Benbrudslægernes uddannelse bestod ligesom tandlægernes i en slags *mesterlære*. Ofte foregik den inden for snævre familiemæssige rammer, hvor den kommende læge allerede fik sin uddannelse fra barnsben af. En del af de traditionelt uddannede bartskærere kunne således, trods alle eksamensændringer i løbet af 1700-tallet, igen opnå en autorisation uden eksamen, men nu efter paragraf 6 i 1794-loven. I min bog *Kloge folk og skidtfolk – kvaksalveriets epoke i Danmark* omtales flere af disse familier, hvor professionaliseringen kendetegnes ved en mesterlære, der i flere tilfælde rækker over flere hundrede år. Hertil hører bl.a. familierne Kusk (Rørbye 1976a,93 ff), og Pilgaard-Grummesgaard (Rørbye 1976a, 157 ff; 182 ff; 187 ff.)

Benbrudslægernes virksomhed kom ikke til at danne optakt til udviklingen af en mere selvstændig erhvervsgren i løbet af 1800-tallet, således som det skete for tandlægernes vedkommende. Set med nutidens øjne står benbrudslægerne derfor ofte i et andet og mere folkeligt skær, selv om flere af dem i samtiden blev anset for at være fremragende specialister af anderledes væsentlig betydning end f.eks. tandlægerne.

De nye bestemmelser medførte, at kvinder for første gang kunne opnå bevilling til offentlig sygdomsbehandling. De første autoriserede *kvindelige sygdomsbehandlere* blev udnævnt for ca. 200 år siden, i begyndelsen af 1800-tallet, næsten et sekel tidligere end de første universitetsuddannede kvindelige læger. I almindelighed var de allerede uddannet som *jordemødre* eller tilhørte gamle bartskærerfamilier.[15]

Ud over de mange sygdomsbehandlere med vidt forskellige kompetenceområder og autoriseringsgrader opstod der en særlig gruppe, som blev betegnet som *nødhjælpere*. Deres tvivlsomme form for autorisation hvilede nærmest på en misforståelse. Ved afslag efter ansøgning om bevilling til sygdomsbehandling i overensstemmelse med lovens paragraf 6, gjorde myndighederne til tider opmærksom på, at det var alle menneskers pligt at yde nødhjælp. De formelle – men for mange folk – temmelig uforståelige ord på det fornemme offentlige dokument blev herefter opfattet som en form for autorisation.[16]

Myndighedernes imødekommende understregning af pligten til at yde nødhjælp må ses i lyset af befolkningens almindelig ret og pligt til at hjælpe ikke bare familiemedlemmer i forbindelse med sygdomme og lidelser, men også medmennesker i akut nød – en ret og pligt, som stadig er gældende i det danske samfund.

5.2. VIRKELIGE LÆGER – KONTINUITET ELLER DISKONTINUITET?

Universitetsmedicinens etablering

Den formelle konstruktion af et medicinsk fakultet foregik i 1479 i forbindelse med oprettelsen af Københavns Universitet. Udformningen af en universitetsmedicinsk eksamensuddannelse var ikke udtryk for et akut behov for undervisning i *sygdoms*behandling – tværtimod. Noget tomrum omkring den praktiske lægepraksis fandes der ikke, hverken på dette tidspunkt eller senere. Sygdomsbehandlere var der mange af. Det, medicinerne kunne tilbyde, var råd om indvortes behandlinger med medicin, og en videnskabelig tilgang til studiet af sygdomme, som havde rødder i den antikke tænkning og middelalderens kristne lærdom. Universitetskonstruktionen var derfor med til at introducere et internationalt medicinsk vidensgrundlag i det danske samfund.

---

[15] En oversigt over de første autoriserede kvindelige jyske sygdomsbehandlere er registreret af Carøe 1919. Her omtales bl.a. Maren Andersdatter Dahl, jordemoder i Dronninglund sogn, der fik bevilling som benbrudslæge d. 17.10. 1818. Her henvises der også til den privilegerede læge Ane Larsen, som Carøe med henvisning til V. Ingerslev samtidig beskriver som kvaksalverske i København 1810-30 (Carøe 1919,440).

[16] I forbindelse med Jens Knudsen fra Ølgod sogn skriver Carøe: "At de afslag, der for nemheds skyld her er kaldte bevillinger til nødhjælp, i reglen er blevet opfattede eller i hvert fald benyttede som almindelige bevillinger, giver den følgende bevilling tydeligt bevis for (Carøe 1919,484).

Den katolske universitetsmedicin
Til Universitetets ledelse hørte fra starten i 1479 en læge uddannet i Køln. De formelle eksamensbestemmelser for den medicinske universitetsgrad blev derfor stort set de samme som i Køln (Møller-Christensen & Gjedde 1979,7). Den studerende måtte i tre år følge de obligatoriske forelæsninger to gange om dagen for at indstille sig til baccalaureusprøven. Herefter måtte han mere selvstændigt studere de klassiske antikke forfattere, især Hippokrates og Galen. Efter to år kunne han indstille sig til licentiatprøven. For at opnå retten til en selvstændig lægevirksomhed – jus practicandi – måtte han herefter praktisere i 10-12 måneder. Studiet varede altså mindst seks år, og uddannelsen til den praktiske lægegerning lå sidst i studietiden.

Nogen særlig betydning fik de katolske eksamensbetemmelser dog ikke, for den egentlige etablering af det medicinske fakultet fandt først sted efterhånden. De studerende søgte i denne periode så vidt muligt til andre mere velrenommerede universiteter, om ikke før, så i forbindelse med de afsluttende eksaminer.

Den protestantiske universitetsmedicin
Ved Universitetets genoprettelse efter Reformationen kom undervisningen ind i lidt fastere rammer. I 1537 blev der oprettet to medicinske professorater: medicus primus og medicus secundus. Medicus secundus, der var den mere praktisk orienterede lærestol stod dog ubesat i flere perioder. Alligevel betød nyordningen, at medicinen vandt varigt fodfæste i Danmark både som teoretisk og som udøvende videnskab. Selv om den teoretiske medicin stadig blev anset for den mest fornemme lærestol, kom sygdomsbehandlingen således med næsten fra starten.

De første medicinere i Danmark
De medicinske professorer skulle opfylde visse krav. Ligesom før Reformationen skulle de beherske de klassiske antikke skrifter. Det var deres opgave at filosofere over dem og fortolke dem på rette måde. Det medicinske videnskabelige paradigme forudsatte derfor et bestemt *verdensbillede*.

I den korte periode før Reformationen måtte professorerne nødvendigvis være katolikker. Efter Universitetets genoprettelse måtte de derimod være protestanter. Navnlig i de første år var det lutheranske sindelag af helt afgørende betydning. Endnu i anden halvdel af 1600-tallet i de urolige år efter enevældens indførelse spillede religionen en afgørende rolle.

Dette kan belyses med et eksempel. I 1667 blev Niels Stensen udset til professor ved Københavns Universitet. Han konverterede til katolicismen, inden ansættelsesbrevet fra Danmark nåede ham i Firenze. For at kunne tiltræde stillingen måtte han derfor først søge kongen om ret til fri religionsudøvelse. I mellemtiden døde Frederik d. III, og Stensen blev aldrig professor i København (Gotfredsen 1973,205).

Første danske medicinske doktorgrad 1544

I de første århundreder af Universitetets historie blev der kun aflagt ganske få eksaminer i Danmark. Frem til 1675 – altså på ca. 140 år – blev der taget ialt l0 doktorgrader i medicin (Møller-Christensen & Gedde 1979).

Da undervisningsmulighederne i Danmark var så beskedne, måtte de videnskabeligt interesserede kandidater, som stilede efter en mere international karriere, stadig søge den videregående uddannelse i udlandet, ligesom det havde været tilfældet i middelalderen.

Studierne kostede mange penge. Men det var i lige så høj grad et spørgsmål om forbindelser. Det var af afgørende betydning for den vordende medicinske professor, at han fik kontakt med de mest kendte forskere i Europa, og at han blev optaget på et anset universitet. Derfor søgte ingen uden videre til København.

I de første århundreder havde problemerne på det medicinske fakultet derfor en sammensat karakter, som var med til at fastholde en ond cirkel. Det var vanskeligt at fastholde kompetente medicinere ved de medicinske lærestole ved Københavns Universitet. Samtidig søgte de få kvalificerede danske studerende helst til udlandet, og fra udlandet søgte ingen studerende uden videre til København.

Christian IIIs livmedicus Cornelius Hamsfort (1509-1580) tilbragte sit sidste studieår ved Universitetet i Rostock for at opnå tilstrækkelige kvalifikationer. Men han vendte hjem og aflagde sin afsluttende eksamen i Danmark, hvor han som den første dansker i 1544 fik tildelt den medicinske doktorgrad (Møller-Christensen & Gjedde 1979,15).

Siden 1544 har der således virket læger med en dansk universitetsuddannelse i Danmark.

Universitetsmedicinens mesterlære

Kun meget få danskere kunne opfylde de økonomiske, sociale og kulturelle forudsætninger, som var nødvendige, hvis de skulle erhverve sig tilstrækkelige kvalifikationer til at aflægge en medicinsk doktorgrad. Ressourcerne var især til stede i nogle få familier. Her blev de udviklet og vedligeholdt fra generation til generation.

I en periode udgjorde det medicinske forskningsmiljø i Danmark rene familieforetagender. Fædrene sikrede sønnernes løbebane. Ligesom det kendes inden for de fleste andre erhvervsgrupper i den feudale periode, udgjorde slægten således en betydningsfuld organisationsstruktur. Blandt så forskelligartede grupper som selvejerbønder, håndværkere, købmænd, adel og kongehus blev "virksomheden" så vidt muligt videreført i næste generation inden for slægten. Overalt foregik uddannelsen som en mesterlære, der begyndte, mens børnene var små (jvf. Ariès 1982).

Den meget tidlige socialisation til voksentilværelsen præger også de videnskabelige familiers "mesterlære". I 1628 udgav Caspar Bartholin (1585-1629) et lille skrift om det medicinske studium til brug for sine to sønner og en ung mandlig slægtning.[17] Sønnerne var på dette tidspunkt 12 og 3 år, men deres

---

[17] De studio medico inchoando, continuando et absolvendo.

fremtid var allerede lagt til rette inden for den familie, som skulle komme til at dominere det danske universitetsmiljø i 15-, 16- og 1700-tallet (Møller-Christensen & Gjedde 1979,26).

Fincke-dynastiet

Lægen Thomas Fincke (1561-1656) blev stamfader til et lægedynasti, som dominerede medicinen i flere generationer (se også kap. 5.3). Selv blev Fincke næsten 100 år. Fincke var også Universitetets rektor i fem perioder og professor i 66 år – rekorder som vist aldrig er blevet slået. Til familien hørte adskillige læger med europæisk anseelse med efternavnene Bartholin, Jakobsen, Worm, m.fl.

Familien arbejdede effektivt for det fælles mål. De sikrede hinanden gennem anbefalinger, rejser, stillinger, uddannelsesforløb, ægteskabsindgåelser og økonomi. Alle var protestanter, og flere af dem beklædte skiftende stillinger.

Trods sin relativt tidlige død nåede Caspar Bartholin (1585-1629) at beklæde ikke mindre end 4 forskellige professorater på 18 år inden for 3 forskellige fakulteter: pædagogus secundus, grammaticus, medicus secundus, samt theologus secundus.

I de første generationer var Fincke-dynastiets læger fortalere for den antikke medicin, mens de i slutningen af perioden var med til at gennemføre opgøret mod det klassiske paradigme (Møller-Chistensen & Gjedde 1979). Langsomt men sikkert var et opbrud på vej, som også skulle komme til at ændre forudsætningerne for, hvem der kunne blive medicinske professorer. Et nyt medicinsk verdensbillede var under udvikling.

Fra bartskærersvend til professor medicus primus

En langt mindre indflydelsesrig familiedannelse viser, at der også i 1600-tallet fandtes muligheder for en social og videnskabelig opstigning.

Sporet udgår fra den håndværksuddannede bartskærer Nils Bøje (1615-90). Helt i tidens ånd blev Nils Bøje læremester for en forældreløs nevø. Efter 6 års læretid drog nevøen – som uddannelsen krævede det – 4 år på valsen. Alt tydede stadig på, at han skulle følge den traditionelle løbebane og gå i sin onkels fodspor, så han hen ad vejen kunne udvikle sig til en dygtig håndværker inden for kirurgien.

Men denne nevø, som hed Johan de Buchwald (1658-1738), nøjedes ikke med at blive bartskærer. Selv om Johan de Buchwald ikke tilhørte en etableret videnskabelig slægt, blev dette savn opvejet af tilknytningen til det danske enevældige kongehus. Som livkirurg fulgte Buchwald kronprinsen på flere rejser i Europa. Undervejs fik han tilladelse til at studere medicin. Dette tog sin tid. Derfor gik der ikke mindre end 17 år fra Buchwald fik sit lærebrev som bartskærer til han blev medicinsk licentiat i Leiden. Herefter varede det kun 3 år, før han i år 1700 blev doktor i København og gled ind på en strålende løbebane, hvor han avancerede til justitsråd og professor medicus primus. Men da havde Johan de Buchwald også brugt 30 år af sit liv på sin uddannelse.

Efter denne succes lå vejen klar for *hans* søn. Balthazar de Buchwald (1697-1763) blev ikke håndværker, men tog doktorgraden og endte ligesom faderen som professor i medicin.

Universitetsmedicinens mesterlære på retræte
I Johan de Buchwalds tilfælde kunne gunsten fra den kongelige kreds erstatte savnet af et velkonsolideret videnskabeligt familienetværk. Dette kan naturligvis ses som et udtryk for både de kongeliges og Buchwalds rige evner og klogskab. Men det er også væsentligt at understrege, at årsagen til succesen ikke alene skyldtes individuelle fortjenester. Den var først og fremmest betinget af den udvikling, som var i gang i det danske samfund omkring år 1700, efter at den enevældige statsledelse begyndte at få øget gennemslagskraft i det danske samfund.

De stærke og etablerede slægtsdannelser var ved at have udspillet deres rolle. Samtidig opstod der i de første tiår af 1700-tallet en kraftig kritik af universitetsmiljøet, som havde vokset sig stadig stærkere og nu udgjorde en økonomisk magtfaktor. Det mægtige Fincke-dynasti blev gentagne gange offentligt udsat for heftige angreb. Familiens mest ansete medlemmer lod sig dog ikke true. Hædersbevisningerne nærmest strømmede ned i samme takt over den mest indflydelsesrige af dem alle, Caspar Bartholin, ofte kaldet den yngre (1655-1738). Han modtog udnævnelse til justitsråd og etatsråd, fik tildelt dannebrogsordenen og det hvide bånd, og blev til sidst adlet.

Udviklingen af en offentlig sundhedsforvaltning
Diskussionerne om nepotisme førte dog til, at der blev taget nogle initiativer, som afspejler tidens nye tendenser, hvor statsmagten blev en magtfaktor, der kunne styre og kontrollere den videnskabelige verden. Efterhånden som kongen og hans embedsmænd begyndte at udnytte de muligheder, som den enevældige statsdannelse gav dem i hænde, førte dette til vidtgående ændringer. Langsomt men sikkert blev den lægelige udvikling i løbet af 1700-tallet drejet i en ganske anden retning, end universitetsprofessorerne og den videnskabelige "overklasse" syntes om. Med myndighedernes velsignelse kom udviklingen af sygdomsbehandling og sundhedsplanlægning i denne periode i hidtil ukendt omfang til at foregå *uden for* det medicinske fakultet, men inden for Enevældens offentlige forvaltning og med kirurgerne i en nøgleposition.

Profil af en vordende medicinsk professor før 1700 under universitetsmedicinens mesterlære
I de første århundreder af Universitetets historie tegner der sig et meget tydeligt billede af de mænd, som havde en klar chance for en karriere på det medicinske fakultet. Ud over de formelle videnskabelige universitetseksaminer skulle vedkommende gerne opfylde en række *andre* krav; økonomisk, socialt og kulturelt.

Profil af en professorkandidat før 1700
Denne person er:
– en ung mand
– af god familie
– med god økonomi
– en stærk lutheransk overbevisning
– med venner og slægt inden for indflydelsesrige kredse i Danmark gennem klassiske studier allerede i barndommen og den tidlige ungdom
– i kontakt med videnskabelige personligheder i og uden for Danmark.

Denne lovende unge personlighed kunne være så heldig allerede i en meget ung alder at blive professor eller at få udstedt et såkaldt "ekspektancebrev" til et professorat, som han så kunne besætte, når det blev ledigt uafhængig af hans videre videnskabelige kvalifikationer.

Fra den medicinske til den lægevidenskabelige og sundhedsvidenskabelige periode

Billedet af en dansk medicinsk professor har naturligvis undergået en række ændringer i tidens løb, men visse forudsætninger er stadig de samme.

Den første kvindelige universitetslæge, Nielsine Nielsen, blev færdiguddannet i 1885. Selv om uddannelsen siden har været tilgængelig for begge køn, er der stadig kun ganske få kvindelige professorer i Danmark ved de sundhedsvidenskabelige fakulteter.

Betydningen af en god familie og en solid økonomisk baggrund kan også dokumenteres i nutiden. Også i vore dage rekrutteres medicinske studerende fra de øverste socialgrupper i befolkningen. Det er derimod ikke muligt at sige noget statistisk om, hvilken rolle det spiller i vore dage at være medlem af en bestemt slægt. Heller ikke betydningen af hjemlige og internationale videnskabelige og venskabelige kontaktnet kan dokumenteres systematisk. Men før som nu udgør kontakter og netværker et fordelagtigt grundlag, som omhyggeligt dokumenteres i ethvert curriculum vitae.

Et verdensbillede i ændring

Tilbage står verdensbilledet. For universitetslægerne i Danmark i de forløbne 500 år knytter verdensbilledet sig mere konkret til religionen og det videnskabelige paradigme.

I de første århundreder var et professorat nødvendigvis forbundet med en bestemt religiøs overbevisning – først katolicisme og siden luthersk protestantisme – samt en klassisk uddannelse i antikkens filosofiske og lægevidenskabelige forfattere.

I vore dage vil ingen dansk læge kunne blive professor alene på dette grundlag. Her er der sket nogle afgørende skred, som har banet vejen for en ny profil. Grundstenene i den faglige identitet for en moderne universitetslæge hviler på en essentialistisk tænkning (jvf. kap. 2). I den teoretiske sundhedsvidenskabelige litteratur fremhæves ofte det positivistiske paradigme, kvantitative metoder og en naturvidenskabelig forskningstradition (Jensen & Jensen 1976, Jensen 1986; Ramhøj 1993; Jensen & Andersen 1994).

Sundhedsvidenskabernes essentialistiske forskningstradition

I vore dage står den essentialistiske tænkning så stærkt, at det ofte udstikker målestokken for videnskabelighed inden for den medicinske forskning. Dette betyder naturligvis ikke, at andre former for tænkning slet ikke forekommer inden for lægevidenskaben. Anders Ottar Jensen og Hans Siggaard Jensen skelner systematisk mellem tre paradigmer inden for medicinsk videnskabsteori: den positivistiske tradition, den hermeneutisk-fænomenologiske tradition og den marxistiske tradition (Jensen & Jensen 1976).

De nye paradigmers gennemslagskraft er dog ofte sporadisk. Lige så lidt som en rationalistisk tænkende mediciner i 1700-tallet kunne blive doktor uden at beherske antikkens forfattere, kan en hermeneutisk eller fænomenologisk læge få sin eksamen idag uden – også – at beherske den essentialistiske medicins videnskabelighedskriterier.

En vordende professor, der i vore dage ikke er bekendt med dobbelte blindforsøg, den kliniske kontrollerede undersøgelse og placeboeffekter forstået som en fejlkilde, kan næppe dokumentere den nødvendige forskningsmæssige kompetence inden for det sundhedsvidenskabelige fagområde.

Dette betyder ikke, at en universitetslæge uden videre skal acceptere den klassiske essentialistiske lægevidenskab. Tværtimod. Han må gerne kritisere den, men vel at mærke ud fra en videnskabelig – helst naturvidenskabelig – argumentation. Men dette forudsætter netop, at han stadig har en solid indsigt i metoder og begreber, der hviler på et essentialistisk grundlag.

Denne almene tendens til at fastholde et paradigmes aksiomer er med til at afparere udviklingen af nye paradigmer. Hvis tendensen er så fremherskende, at der stort set kun eksisterer ét rådende paradigme inden for en videnskab, betegnes dette som *en normalvidenskabelig periode* (Kuhn 1973).

Skal vi følge Møller-Christensenen & Gjedde, ophørte universitetslægernes første normalvidenskabelige periode midten af 1600-tallet, da den antikke medicin blev anfægtet, mens der først opstod en ny normalvidenskabelig periode i Danmark med den naturvidenskabelige fremmarch i midten af 1800-tallet (Møller-Christensenen & Gjedde 1979).

Oversigt udarbejdet i overensstemmelse med Møller-Christensen & Gjedde 1979 over mærkeår for udvikling af verdensbillede (religion og videnskabeligt paradigme) blandt danske universitetslæger siden 1479

1479	Universitetet oprettes, herunder det medicinske fakultet. Antik middelalderlig orientering ud fra katolicisme.
1537	Universitetet genoprettes, herunder det medicinske fakultet. Antik, middelalderlig orientering ud fra protestantisme.
1640 ff.	De antikke, middelalderlige grundtanker anfægtes ud fra rationalisme, vitalisme, mesmerisme, m.m.
1830/40 ff.	Den naturvidenskabelige medicin lanceres og vinder fodfæste

(Jvf. Møller-Christensen & Gjedde 1979.)

I vore dage drøftes det i stigende grad, om universitetslægerne stadig befinder sig i en normalvidenskabelig periode. Noget tyder på, at der endnu engang er opbrud på vej både i Danmark og internationalt, ikke mindst inden for særlige grene af sundhedsvidenskaberne.

Opbrud i sundhedsvidenskabernes essentialistiske forskningstradition

Inden for gerontologi, kvindemedicin og andre specialer, der sætter fokus på aldersgrupper, køn, regionale eller tværkulturelle grupper er opbruddene i de sundhedsvidenskabelige forskningstraditioner måske særlig tydelige, fordi disse videnskabsgrene ikke alene sætter fokus på sygdom/sundhed. I kraft af specialet er forskningen inden for disse felter knyttet til bestemte udsnit af menneskeheden. Dette medfører at human-perspektivet bliver tydeligere, og at de teoriopbrud, som i udstrakt grad er udgået fra humaniora i nyere tid, er blevet introduceret i disse sundhedsvidenskabelige forskningsmiljøer.

Inden for den internationale gerontologi finder gennembruddet sted i løbet af 1980erne, således at det sætter sine tydelige spor i hovedværkerne fra omkring 1990. I *Emergent Theories of Aging* indkredses de nye tendenser og teorier for første gang mere bredt (Birren & Bengtsson 1988). I en oversigtsartikel fremhæver Harry R. Moody specielt fremvæksten af en dialektisk gerontologi, en hermenutisk gerontologi og – ikke mindst – en kritisk gerontologi (Moody 1988). I de følgende år bliver opbruddet fra essentialismen stadig tydeligere. Til hovedværkerne hører her *Handbook of the Humanities and Aging* (Cole, Tassel & Kastenbaum 1992); samt *Voices and Visions of Aging: Toward a Critical Gerontology* (Cole; Ackenbaum; Jacobi, Kastenbaum 1993).

I *Voices and Visions* indleder hovedredaktøren Thomas Cole med en skildring af gerontologiens nuværende situation, der beskrives som kritisk: "There is a widespread unease in gerontology today, an inchoate sense that old paradigms, conventional styles of research and practice are inadequate" (Cole 1993, VII). Cole henviser herefter til Harry R. Moody (1988), som har påvist, hvordan den flerfaglige gerontologi kendetegnes ved fundamentale epistomologiske problemer.

> On the one hand, various biological, psychological, sociological, and political theories of aging multiply in different conceptual worlds that bear no clear relationship to one another. On the other hand, gerontology's vast and rapidly growing accumulation of empirical data cannot be assimilated to existing theories or to any single, unified theory of aging. These problems, Moody rightly claimed cannot be resolved by methodological fiat, by improved posivistic "rigor", or by some form of physical, social, or psychological reductionism. They are inherent in contemporary gerontological theory and practice, where technical rationality generally ignores what cannot be reduced to quantitative methodology even as it conceals value commitments and forms of domination (Cole 1993, VII).

Det er disse problemer, som får de amerikanske gerontologer til at spore sig ind på en humanistisk tilgang, selv om humaniora naturligvis ikke kan løse alle problemer:

> But stock-in-trade of the humanities – self-knowledge, historical understanding, imaginative communication, and critical appraisal of assumptions and values – can promote a more intellectually rigorous gerontology in several ways (Cole 1991,VII).

Den humanistiske forskning har således internationalt været med til at afdække nye problemstillinger og vise, at gerontologien er fuld af spørgsmål, som ikke udelukkende kan besvares ud fra en essentialistisk indsigt i aldringen og alderdommens sygdomme. Til Møller-Christensen & Gjeddes essentialistisk udtænkte model føjer jeg derfor – bl.a. i overensstemmelse med Cole og Moody – yderligere et niveau, nemlig at:

> Fra 1980'erne anfægtes den essentialistiske medicin af hermeneutik, fænomenologi, kritisk teori, postmoderne tænkning, m.m.

Medicinsk professor under 1900-tallets naturvidenskabelige paradigme.
Profilen af den person, som har en vis chance for at blive medicinsk professor, har ændret sig med tiden. Ud over de formelle og faglige kvalifikationer vil følgende kendetegn i almindelighed være opfyldt i vore dage:

Profil af en professorkandidat under 1900-tallets naturvidenskabelige paradigme

Denne person er:
– midaldrende
– mand
– af god familie
– med god økonomi
– med et naturvidenskabeligt grundsyn
– gennem vidtgående studier i ungdom og voksenalder
– i kontakt med videnskabelige personligheder i og uden for Danmark.

Nutidens universitetslæge må først selvstændigt i voksenalderen opbygge en individuel, fagligt betinget autoritet, hvor hans forgænger for 200-400 år siden allerede i sin pure ungdom var bærer af slægtens myndighed og særlige kompetence.

For dem begge gælder det, at de tilhører dannede og velstillede lag af befolkningen, og at de er blevet opdraget til at være mænd inden for borgerskabet. Den afgørende forskel mellem de to professorprofiler viser sig således navnlig i, at det videnskabelige grundsyn helt har ændret karakter.

Universitetslæger gennem 500 år
Profileringen viser, at der er tale om mange ligheder og enkelte store forskelle. Nogle årstalskæder kan illustrere nogle af forandringerne.

Universitetslæger 1492 – 1592 – 1692 – 1792 – 1892 – 1992 er forskellige fagligt set. Den ældste mediciner fra 1492 har studeret den antikke medicin som katolik. Medicineren fra 1592 har studeret samme stof, men som protestant. De to yngste læger er derimod skolet i overensstemmelse med en naturvidenskabelig forskningstradition i 1892 på det lægevidenskabelige fakultet og i 1992 på det sundhedsvidenskabelige fakultet.

Endnu mere broget bliver billedet, hvis vi ændrer årtalskæden til f.eks. 1536 – 1636 – 1736 – 1836 – 1936. Det første årstal falder sammen med Reformationen, hvor grænserne mellem autoriseret og alternativ var under ændring. Kun den yngste læge fra 1936 er nu skolet i det naturvidenskabelige paradigme vel at mærke på det lægevidenskabelige fakultet. De ældre universitetslæger har derimod studeret på det medicinske fakultet. Lægen fra 1836 ovenikøbet i en periode, hvor der fandtes en anden akademisk læreanstalt, Kirurgisk Akademi, hvor de fleste akademiske læger kvantitativt set blev uddannet i årene omkring 1800.

Universitetslægernes faglighed har således undergået mange væsentlige ændringer i løbet af de 500 år siden 1479. Ikke mindst inden for de seneste 150 år, hvor de medicinhistoriske oversigtsværker er blevet til.

Et spændingsfelt omkring universitetsmedicinerne

I *Prologen* gengav jeg et kaleidoskopisk billede af læger omkring år 1800. Billedet var uhyre broget, selv om den medicinske doktorgrad på dette tidspunkt havde eksisteret i mere end 300 år i Danmark. Blandt tidens mange læger var skaren af universitetsuddannede læger stadig ganske lille. Men mindretal eller ej – følger vi Vilhelm Ingerslev, er det alligevel disse læger, som også i denne periode udstikker rammerne for en dansk lægestand.

Ud fra en vurdering af de lange historiske linier kendetegnes denne danske lægestand af faglig diskontinuitet i perioden 1479-1993. Indadtil kan der afdækkes dybtgående spændinger. Det faglige indhold har undergået en række afgørende ændringer i tidens løb, og der kan påvises mindst et gennemgribende paradigmebrud i den videnskabelige tænkning. Også udadtil er universitetslægernes verden præget af uro og faglige kampe. De har således aldrig stået alene som fagpersoner hverken i 1479 eller senere hen. Derfor opstår der også helt fra starten stærke spændinger mellem medicinere og andre faggrupper.

Skal vi pege på lighedspunkter og kontinuitet knyttet til den danske lægestand, må vi se på andre relationer end de faglige. Ud fra en vurdering af de lange historiske linier kan universitetslægernes verden karakteriseres som kønsspecifik og knyttet til specifikke socialgrupper. Dette kendetegner både den medicinske, den lægevidenskabelige og den sundhedsvidenskabelige periode. Universitetslægernes kulturelle tilhørsforhold til det højere akademiske borgerskab er blevet en livsnerve i universitetslægernes faglige identitet. Det er inden for rammerne af borgerskabets mandskultur, at den danske universitetsmedicin har udviklet sig gennem 500 år.

Set i et historisk langsigtet perspektiv består den afgørende lighed i universitetsmedicinernes verden således ikke så meget i en *faglig*, men snarere i en dyb *social og kulturel* kontinuitet.

5.3. VIRKELIGE LÆGER – PÅ ET SIDESPOR ELLER I EN NØGLEPOSITION?

Siden 1479, hvor København med pavens velsignelse fik et universitet, har den medicinske universitetsuddannelse haft officiel status i Danmark. Dette betyder ikke, at professionen opstod i et tomrum. Også før 1500 fandtes der sygdomsbehandlende grupper i Danmark. Det betyder heller ikke, at universitetslægerne kastede sig ud i en konkurrence med de andre sygdomsbehandlere. Medicinen var en filosofisk videnskab og den praktiske sygdomsbehandling udgjorde ikke nogen nødvendig del af videnskaben, selv om Universitetets medicinere efter

Reformationen ifølge Gotfredsen fik besked på at se til de syge på Universitetet og ved hoffet, i hele København, ja endog også i resten af det danske rige![18] (Gotfredsen 1973,179) Denne opgave var naturligvis helt umulig at opfylde, og bestemmelserne blev da heller ikke ført ud i livet.

Universitetsmedicinerne på et sidespor

Helt fra starten stod medicinerne med deres universitetsgrad tilsyneladende over alle andre sygdomsbehandlende faggrupper. Men med deres filosofiske kompetence og et speciale i indvortes medicin befandt de sig på et sidespor i forhold til den praktiske sygdomsbehandling. Kirurgisk virksomhed, sårbehandling, forbindinger, den praktiske behandling af epidemiske sygdomme og mange andre betydningsfulde opgaver påhvilede andre faggrupper, og flere af disse faggrupper havde etableret sig *inden* medicinerne gik i gang med deres praktiske sygdomsbehandling (bl.a. bartskærere, empirikere og badere).

Medicinernes primære praktiske opgaver bestod fra starten i rådgivning om og ordination af medicin til indvortes brug og efter 1619 i visitation af apotekerne. Dette var de i lovens forstand ene om. Medicinernes kompetence for sygdomsbehandling, ledende opgaver i forbindelse med en kur og tilsyn med andre sygdomsbehandlere var derimod nyheder, som først skulle lanceres og vinde gehør for at kunne gøre sig gældende.

Universitetsmedicinernes ledende position som sygdomsbehandlere var altså slet ikke så naturlig endda, hverken i 1479 eller i de følgende århundreder. De andre grupper havde også rettigheder, og medicinernes autorisation medførte ikke, at de konkurrerende sygdomsbehandlere herefter kan betegnes som "alternative".

Et alternativ?

Hvis nogen i den tidlige medicinske periode kan betegnes som et alternativ, må det, så paradoksalt det end kan lyde for moderne ører, være medicinerne. Først i slutningen af 1500-tallet kan der blandt medicinerne spores en interesse for at behandle patienter, og dette førte til konflikter med andre faggrupper, som hidtil havde været ene om udbuddet. Derfor opstod der voldsomme konkurrencestridigheder eller "uorden", som det hedder i forordningen af 10.1.1619.

> Såsom stor uorden dagligen bemærkes mellem medicos, chirurgos, empiricos og apotekere, haver dette foranlediget os til ved følgende forordning med guds bistand dette at forebygge (Forordning af 10.1.1619, cf. Carøe 1917,7).[19]

Spændinger var latente i visse faggrupper. Men andre udviklede sig til stærke og tilbagevendende konkrete sammenstød.

I vore dage ser det ud til, at de universitetsuddannede lægers nøgleposition opfattes som så indlysende, at der kan sættes lighedstegn mellem de u-auto-

---

[18] Det blev pålagt de medicinske professorer årligt at skrive en almanak, samt lade sig kalde til syge ved hoffet og universitetet, i staden og i riget (Gotfredsen 1973,179).

[19] Det beror ikke på en skrivefejl, at Gud skrives med lille g. Carøe anvender konsekvent små bogstaver også i et tilfælde som dette.

riserede og de alternative sygdomsbehandlere. Set i historiens lys er sagen ikke nær så klar. Medicinerne skulle komme til at kæmpe hårdt for at opnå den centrale position blandt sygdomsbehandlerne.

Konkurrencestridighederne tog til i styrke efterhånden som universitetsmedicinerne fik en øget kompetence i forbindelse med den udøvende sygdomsbehandling. Med reetableringen af universitetet i 1537, og oprettelsen af en mere praktisk orienteret lærestol (medicus secundus) samme år, og ikke mindst en bestemmelse om medicinernes ret til at opkræve betaling for deres sygdomsbehandling, fik stridighederne en ny drejning.

Sygdomsbehandling som liberalt erhverv for medicinere

I 1571 blev den katolske ide om barmhjertighed og hjælp som gratis ydelser på jorden, der blev belønnet af Gud, skubbet til side gennem en ny lov, som skulle få stor betydning for universitetets medicinere.

Det ulønnede katolske kærlighedsarbejde havde hvilet på en veludviklet struktur for økonomiske transaktioner med kirken som parthaver. Klostrene og hjælpearbejdet var blevet holdt i gang, fordi befolkningen i praksis gav rige gaver og andre ydelser til kirken. Den danske universitetsmedicin nåede imidlertid aldrig at blive en integreret del af denne struktur i den katolske kirke, og i første omgang forstærkede Reformationen tomrummet omkring de videnskabeligt uddannede medicinere. Inden for den katolske verden blev gode gerninger opfattet som sikre skridt på vej til Paradis, og derfor var der ikke tale om nogen udnyttelse af medicinerne i 1479, når man forventede, at de skulle yde en almen hjælp. Religiøst set udgjorde gode gerninger imidlertid ikke længere belønninger i sig selv efter Reformationen. Alligevel fastholdt man i første omgang kravet til de medicinske professorer om gratis sygdomsbehandling også efter konfessionsskiftet. Der kom således til at gå mere end 30 år, før en ny protestantisk, førkapitalistisk etik slog igennem (Weber 1976 (1905)).

Med bestemmelsen fra 1571 blev medicinernes problematiske lønbetingelser bragt i overensstemmelse med det nye verdensbillede. Professorgagen forblev ganske vist den samme, men medicinerne fik tilladelse til at supplere lønnen med indtægter fra en privat praksis (Møller-Christensen & Gjedde 1979,20).

Bestemmelserne er udtryk for en helt ny offentlig tankegang. Bare 40 år tidligere ved Reformationen var det blevet understreget, at en medicinsk professor skulle behandle alle og enhver som en del af sit universitetsarbejde. Nu blev dét, som før havde været et krav, ændret til en fri ydelse, som medicinerne selv fastsatte grænserne for. Reformationstidens respekt for arbejdet som et middel til økonomisk og religiøs succes fik således på lidt længere sigt betydning for medicinernes mulighed for at tjene penge på deres sygdomsbehandling. Udtrykt på en anden måde kan vi konstatere, at de medicinske professorer kunne drive et liberalt erhverv ved siden af deres universitetsvirksomhed efter 1571.

Medicinernes økonomiske fremgang

Det fik afgørende betydning for etableringen af de danske medicinere som erhvervsgruppe, at netværket bestandig blev vedligeholdt og udviklet i årene efter denne banebrydende lovbestemmelse. Dette kunne kun lade sig gøre inden for en stadig mere velkonsolideret familie med mange begavede og længelevende mænd, der giftede sig og fik børn, der overlevede barnealderen og viste sig i stand til at tage den videnskabelige og sociale arv på sig. Disse ressourcer fandtes inden for Fincke-slægten (jvf. kap. 5.2) Til gengæld voksede denne slægt sig så stærk i løbet af nogle få generationer, at familien kunne gøre sin indflydelse gældende inden for de fleste felter i samfundet. Herved var grunden lagt til nye konflikter, der skulle få vidtrækkende betydning for udviklingen inden for det medicinske fakultet i adskillige generationer fremover.

Slægtens kvindelige medlemmer spillede ikke en mindre væsentlig rolle end mændene. De udgjorde ægteskabspartnere og bindeled imellem familiens enkelte grene. Thomas Finckes dynasti blev således grundlagt ikke af hans sønner, men af tre døtre, der giftede sig med medicinere. 1612 giftede Anne sig med præstesønnen Jesper Bertelsen, der senere tog navnet Caspar Bartholin. 1613 giftede Margrethe sig med købmandssønnen Jørgen Fuiren. Endelig giftede Dorothea sig i 1615 med borgmestersønnen Ole Worm, som i sit andet ægteskab blev gift med en biskops datter, og i sit tredje ægteskab med en tante til Peder Schumacher, der måske er bedre kendt under sit adelige navn Griffenfeld.

Medicinernes økonomiske succes illustreres meget tydeligt i Dansk Socialhistorie:

> Københavns storkøbmænd og akademikere dominerer, købmænd som Hans Hagensen, Blasius Møller og Margrethe Rosenmeyers og blandt "de højlærde" naturforskeren og universitetspolitikeren Thomas Fincke samt familien Fuiren, som binder de to grupper sammen. 1638 registreres professorkollegiet for formuer på 207.600 rd., Fincke og Henrik Fuiren for henholdsvis 35.000 rd. og 57.500 rd. 1657 tegner familien Fuiren-Fincke sig for 187.000 rd., mens skiftet efter lægen og oldforskeren Ole Worm, som i 1638 havde haft en formue på 6.000 rd., opregner udestående fordringer på 38.200 rd. heraf 85% anbragt hos adelige. Tilsammen besad disse universitetsklaner, nært knyttet til det københavnske erhvervsliv ved familiebånd og pengeinteresser, i 1657 formuer på næsten 1/2 mill. rd. (Ladewig Petersen 1979,379).

I 1600-tallet behøvede Universitetets førende medicinsk uddannede professorer således ikke længere af dukke sig for teologerne af økonomiske grunde. Samme status opnåede de dog ikke.[20]

Et kompetenceområde i udvikling
Bestemmelserne fra 1571 kom til at udgøre et reelt vendepunkt for medicinerne. De førte til, at sygdomsbehandlingen blandt de velstillede kredse i København blev anderledes attraktiv. Medicinerne kunne nu få indpas i de bedste familier i kraft af deres faglige forudsætninger, samtidig med at de forbedrede deres økonomi. De nye muligheder førte til en styrkelse socialt, økonomisk og fagligt.

---

[20] Ved kongebrev af 18.2. 1679 fik Universitetets folk tillagt rang. Først kom Universitetets rektor, derefter det teologiske fakultet med Sjællands biskop, derefter det juridiske fakultet og det medicinske fakultet og længst nede det filosofiske fakultet (Ingerslev 1873, bd. II,3-4).

Medicinerne oparbejdede en anseelse. Hvor 1500-tallets medicinere bestod af en række personligheder uden megen tilknytning til det danske samfund, var forudsætningerne nu til stede for en begyndende erhvervsbetinget gruppedannelse – en professionalisering. I overensstemmelse med Webers analyse af det protestantiske verdensbilledes betydning for den tidlige kapitalisme, kan vi således konstatere, at den nye etik kom til at ændre på forudsætningerne for udviklingen af en offentlig sundhedssektor i Danmark med medicinere i en central position.

De lidendes problemer var ikke længere alene kirkens kompetanceområde, selv om de gejstlige indtil videre beholdt deres nøgleposition. Lægernes faggrupper og landets regering blev i stigende grad draget ind i sagen, selv om der skulle komme til at gå mange år, før de nye strukturer kom til at danne et mere sammenhængende billede (se kap. 6 og 7).

Præster i en nøgleposition i sundhedsanliggender

Kirken dannede et netværk, som var med til at strukturere samfundet som stat både før og efter Reformationen. Endnu fandtes der ingen offentlig sundhedssektor.

Præsterne udgjorde det eneste bindeled til den brede befolkning. Med deres universitetsgrad, offentlige myndighed og landsdækkende fordeling udgjorde de fagpersoner, som det skulle tage medicinerne mange århundreder at komme på højde med. Men det er tankevækkende, at det sjældent udviklede sig til åbne konflikter mellem de to faggrupper.

I de tilfælde, hvor præsterne efter Reformationen fortsatte med katolske sædvaner eller udførte trolddom, var der ingen tvivl om sagen. Flere præster blev således dømt for trolddom (Tørnsø 1986, Johansen 1991).

Mere vanskeligt er det at skabe sig et overblik over præsternes virksomhed, når de benyttede en behandling, som ikke var i konflikt med det religiøse verdensbillede. Et eksempel kan dog dokumentere, at spændingerne ulmede (Møller-Christensen & Gjedde 1979,30-31).

I 1593 blev en præst fra Falster anklaget. Præsten havde lært at bruge kalmusrod af den medicinske universitetsprofessor Klaus Hammer (1542-85). Dette middel havde han brugt i en behandling af nabopræsten og dennes lille søn. Barnet fik kramper, men kom sig, hvorimod præsten døde. Enken anklagede herefter den gejstlige sygdomsbehandler. Hverken lensmand eller biskop ville afgøre den spegede sag, før de havde fået oplyst om 1) medikamentet havde været giftigt, samt 2) om det var tilladt præster at give sig af med lægedom. Sagen faldt ud til præstens – og præsternes – fordel. De medicinske professorer oplyste, at lægemidlet var uskadeligt, mens de svarede anderledes vigende på spørgsmålet om præstens kompetence til at foretage en sygdomsbehandling. Ifølge Møller-Christensen & Gjedde valgte de imidlertid at henvise til Universitetets første rektor og medicinske professor efter Reformationen, Chr. Th. Morsing (ca. 1485-1560), som i en fortale til en af Henrick Smids lægebøger udtaler sig positivt om præsters forudsætninger for at udøve lægedom – vel at mærke i en sammenligning med kællinger, bisselæger og andre folk, som hverken kunne læse eller forstå både latin og dansk.

Den udprægede forsigtighed fra medicinernes side afspejler, hvor utilbøjelige medicinerne var til at gå ud i en åben konflikt med teologerne omkring år 1600. Man ville hellere undgå en konfrontation og dysse de latente spændinger ned.

Medicinere i en nøgleposition i sundhedsanliggender
I København fik medicinerne deres første nøgleposition i 1700-tallet (jvf. kap. 7). Dette skete i forbindelse med behandlingen af smitsomme sygdomme. Ved den sidste større pest, som ramte København i juni 1711, var det således ikke en gejstlig, men stadsfysikus, der blev udset til at lede den særligt oprettede sundhedskommission (Carøe, 1912,207).[21]

Ud over landet var det imidlertid stadig præsterne, som fik tildelt hovedansvaret i offentlige sundhedsanliggender. I forbindelse med den enevældige forordning om tvungen koppevacination fra 1810 blev mange præster uddannet til autoriserede vaccinatører. Det var også præster, som fik til opgave at syne og kontrollere de vaccinerede. Så sent som i 1830-31 var det præsterne, der blev udset til formænd for de sundhedskommissioner, som blev nedsat overalt i Danmark, da der opstod frygt for en epidemi af "asiatisk syge". Selv om ingen længere anfægtede lægernes faglige kompetence som sygdomsbehandlere, udgjorde de endnu ikke i landområderne ressourcepersoner, der som gruppe blev betroet ledende opgaver inden for den offentlige forvaltning.

Da koleraen var i anmarch 1853-54, havde forholdene langt om længe ændret sig. Også i landdistrikterne. Nogle nye brikker var faldet på plads. Universitetets medicinske fakultet og Kirugisk Akademi var sammmensmeltet til det lægevidenskabelige fakultet. Præsterne havde mistet deres administrative lederposition i lokalsamfundet, Grundloven var indført 5.6. 1849, og sidst, men ikke mindst, var det landsdækkende netværk af sygdomsbehandlende læger langt om længe begyndt at fungere blandt den udflyttede landbefolkning (Rørbye 1976b; Rørbye 1986a; Rørbye 1986b; jvf. kap 6). Nu var det lægerne, som stod i spidsen for den akutte indsats mod koleraen (Bonderup 1994). Også i den mere langsigtede kamp for bedre hygiejne var det lægerne som fik en nøgleposition (Blomquist 1991; Bonderup 1992; 1994; Rørbye; 1986a; 1986b; Schmidt & Kristensen 1986).

Sygdomsbehandlingens fem perioder
Jeg skelner mellem fem perioder i *Sundhedsformidlingens historiske baggrund* (Rørbye 1986a). Denne periodeinddeling kan bidrage til at skabe en vis oversigt over de lange linier i udviklingen af lægernes nøgleposition inden for sundhedsområdet.

Den første periode kaldes *hverdagskulturens periode*. Frem til midten af 1600-tallet udspillede næsten al sygdomsbehandling sig inden for hverdagskulturens rammer, hvis vi ser på befolkningen som helhed.

Den anden periode er *enevældens dekretperiode* med tiårene omkring 1800 som en særlig intensiv fase.

---

[21] 12. juni 1711 blev Johan Eichel (1666-1736) udnævnt til præces for Sundhedskommissionen i København oprettet til pestens bekæmpelse.

Tredje periode er *den folkelige sundhedsbevægelse*, som opstod efter Grundlovens vedtagelse i anden halvdel af 1800-tallet.

Herefter følger fjerde periode, som er en *konsolideringsfase* inden for den offentlige sektor i første halvdel af 1900-tallet.

Den femte og sidste periode, som hører nutiden til, kan kaldes *græsrodsbevægelsernes tid*.

I *Dagligliv i Danmark i Vor Tid* har jeg mere indgående beskrevet, hvordan forholdene i nutiden kendetegnes ved en *helsebølge* præget af en særlig intensitet på sundhedsområdet i 1970ernes og 1980ernes Danmark (Rørbye 1988).

Som kulturforsker er en af mine konklusioner i forbindelse med denne periodeinddeling, at det først er under den folkelige sundhedsbevægelse, at lægerne for alvor får en position inden for den offentlige sundhedsforvaltning, selv om rødderne for denne nøgleposition går tilbage til tidligere perioder (Rørbye 1986a). Denne konklusion støttes af den nyeste professionshistoriske forskning, selv om der her hersker uenighed om, hvor tidligt denne position egentlig udvikles (jvf. kap. 5.1). Ligesom historikeren Gerda Bonderup mener jeg således, at koleraen, og alt hvad den fører med sig, udgør en af de begivenheder, som på en iøjnefaldende måde er med til et profilere et omfattende opbrud, og at de nye positioner og konkurrenceforhold, der udvikles på sundhedsområdet i Danmark under den folkelige sundhedsbevægelse i anden halvdel af 1800-tallet, peger frem mod nutiden.

Den folkelige sundhedsbevægelse sidst i 1800-tallet

Til den folkelige sundhedsbevægelse i slutningen af 1800-tallet hører en omfattende interesse for studier af sundhedstilstanden, ikke mindst i lokalområder både på land og i by. I stigende grad lykkedes det lægerne at dokumentere en sammenhæng mellem befolkningens sundhedstilstand og miljømæssige og sociale faktorer. Sammen med borgerskabets mænd og gårdmændene gik de i spidsen for den folkelige sundhedsbevægelse.

> Fælles for mændene i denne folkelige sundhedsbevægelse var, at de ønskede en offentlig sektor, der aktivt medvirkede til at skabe bedre sundhedsforhold, og som virkelig kunne blive en ramme for sygdomsbehandlingen inden for alle befolkningsgrupper. Lægebehandlingen skulle ikke længere være en luksus for de mere velstillede borgere i byerne eller et nødvendigt onde, der medførte økonomisk ruin eller tab af borgerlige rettigheder for de dårligere stillede. Man fordrede, at sundhedssektoren skulle udbygges og organiseres bedre, så der kunne opstå et tættere og mere effektivt netværk med flere embedslæger, nye apoteker, bedre almene behandlingsinstitutioner og nye centre for behandling af lidelser, som man tidligere ikke havde gjort noget ved, f.eks. sindssygdomme. Den videnskabelige udvikling støttede disse bestræbelser. Fra at være en filosofisk, humanistisk videnskab eller en teknisk praktisk kunnen, blev medicinen i stadig højere grad en naturvidenskab. Også den borgerlige normdannelse gik hånd i hånd med den folkelige sundhedsbevægelse. De fremmelige også

i den jævne befolkning fik respekt for nye former for renlighed og orden, planlægning, system og disciplin (Rørbye 1986a,128-29).

Som overalt i den vestlige verden bliver hygiejnen et ledemotiv i bevægelsen mod nye tider (Blomquist 1991; Bonderup 1992; 1994; Cartwright 1977; Frykman & Löfgren 1979; Gustafsson 1987; Schmidt & Kristensen 1986; Starr 1984). Organisatorisk bliver det både offentlige og private råd og foreninger, som holder bevægelsen i gang, og videnskabeligt får den essentialistiske tænkning en stadigt stærkere position som det rigtige argumentationsgrundlag. Dette fører til, at mere individuelle forskelle i stigende grad usynliggøres inden for det lægevidenskabelige område. På Præstø-kanten klager en enkelt praktiserende landlæge over, at sygdomstænkningen tilsidesætter den menneskelige dimension og nævner som eksempel årsoversigten fra Frederiks Hospital. For lægen, som er en af Vilhelm Ingerslevs forgængere, er det fuldstændig absurd, at man i Hospitalets oversigt kan opregne 1259 patienter, men 1454 behandlede sygdomme (Giersing 1861).

I denne nytænkningens fase tilspidses også kampen mod kvaksalverne. Talende er Sundhedskollegiets opgørelse fra 1864 over antallet af kvaksalvere som fastsættes til 244. I forbindelse med lovrevisionsarbejde refereres afgørelsen i Rigsdagstidende 1867/68, Tillæg B. sp. 142. Disse forsøg fra myndighedernes side på at danne sig et overblik over og bekæmpe kvaksalveriets omfang omtales af Blomquist i hendes professionshistoriske oversigt, der vedrører perioden 1870-90. Jeg mener her, at Blomquist har helt ret, når hun i denne forbindelse samtidig forbeholdent konstaterer følgende: "Hvor mange kvaksalvere, der har været, var der næppe nogen i det officielle system, der har været klar over" (Blomquist 1991,230). Kun vil jeg tilføje: Nok heller ikke uden for det såkaldte "officielle system". Hvor kompliceret denne problematik er, skal her illustreres med eksempler fra Ringkøbing amt, som jeg har beskæftiget mig indgående med i flere sammenhænge (Rørbye 1976a; 1980b).

Kvaksalveri i slutningen af 1800-tallet
Cirka 400 år efter oprettelsen af Det medicinske Fakultet på Københavns Universitet 1479 udgiver Erik Holst, landfysikus over Ringkøbing Amt 1858-1906, som en del andre læger i disse år en oversigt over sundhedsforholdene i amtet (Holst 1877,525-582).[22]

Erik Holsts *Medicinsk-statistiske Meddelelser om Ringkøbing Amt for Aarene 1858-77* havde så stor almen interesse, at den blev trykt i *Bibliotek for Læger*. Til "meddelelserne" hørte også en omtale af amtets kvaksalverisager. Fra 1856-65 blev der afsagt 3 domme (Holst 1877; Rørbye 1980b).

Antallet tyder ikke i sig selv på, at den uretmæssige sygdomsbehandling havde noget større omfang i amtet. 3 domfældelser over en periode på 20 år lyder ikke af meget. Men antallet udtrykker kun, hvor mange domme der er blevet afsagt – ikke noget om omfanget af den uretmæssige sygdomsbehandling.

---

[22] Kulturforskeren Signe Mellemgaard har i 1992 analyseret en anden medicinsk topografi fra denne periode i sin bog *Distriktslægen og læsøboerne. En medicinsk topografi fra 1859 og dens forudsætninger.*

At afstanden var stor mellem *antallet* af domme og *omfanget* af kvaksalveri er ikke noget specielt for Ringkøbing amt eller perioden i slutningen af 1800-tallet. Tværtimod. Selv om de ældste love om uretmæssig sygdomsbehandling er fra 1500-tallet, har det altid været sådan, at det er lovens praksis, som er afgørende for antallet af domme.

Hvis vi vil profilere den uretmæssige sygdomsbehandling eller forholdet mellem de virkelige læger og "de andre" i ældre tid, udgør love og retspraksis en nødvendig indfaldsvinkel, når vi skal belyse emnet. Nogen målestok på forekomsten af kvaksalveri i en bestemt region på et givet tidspunkt giver retsmaterialet dog ikke, fordi det i retssalen kun kommer an på at belyse, om der er foregået noget kriminelt.

I min artikel "Interview under tvang" har jeg diskuteret denne problemstilling mere indgående og drager her følgende konklusion om forhøret:

> Gennem forhøret skal der belyses en retlig problemstilling gennem et retligt feltarbejde. Det vil sige, at spørgsmålet om lovovertrædelsens art og karakter stilles i fokus. Interviewet udgør derfor ikke et neutralt eller sandt materiale i klassisk videnskabelig forstand, men et produkt, hvor problemstillingen har konstitueret rammerne og indholdet (Rørbye 1991a).

Interviews foretaget i en retssal af forsvarer eller anklager adskiller sig således på væsentlige punkter fra det kvalitative folkloristiske interview, hvor forskeren forsøger at gå i dybden med forestillinger og erfaringer hos den, der interviewes, for at kunne belyse en videnskabelig problemstilling. Også denne forskel omtaler jeg nærmere i "Interview under tvang":

> Hvilket paradigme vi end arbejder ud fra, kan vi enes om, at den videnskabelige produktion af kilder aldrig på forhånd må afskære forskeren fra den mulighed at opdage noget nyt eller overraskende. Derfor gør vi os mange anstrengelser for systematisk og metodisk at åbne op for nye perspektiver og informationer, som vi ikke er forberedt på. [...] Inden for retssagens målrettede forløb, hvor opgaven består i at fremlægge en præcis og utvetydig dokumentation, vil disse former for horisontudvidelse imidlertid ikke alene fremstå som forstyrrende, men også som irrelevante aspekter (Rørbye 1991a,56).

Ved hjælp af lovgivning, retssager, domme og forhør kan vi således hverken kvantitativt eller kvalitativt foretage en gyldig bestemmelse af de alternativer til de legale lægers virksomhed, som optræder i en bestemt region på et givet tidspunkt. Selv om vi i udstrakt grad er henvist til at kortlægge forekomsten af kvaksalveri ad denne vej, er der behov for supplerende kilder, hvis vi vil trænge dybere ind i, hvordan den alternative praksis udgør en del af hverdagslivet.

Kloge folk i Ringkøbing amt sidst i 1800-tallet

Netop i Ringkøbing amt, hvor Erik Holst udarbejder sine *Medicinsk-statistiske Meddelelser om Ringkøbing Amt for Aarene 1858-77*, kan vi i anden halvdel af 1800-tallet dokumentere, at der fandtes mange sygdomsbehandlere uden autorisation i samme periode og samme geografiske område, som han beskæftiger sig med. Formodentlig flere end i noget andet amt i denne periode.

Ud fra en interesse for folkeminder, kulturhistorie, hjemstavn, lokalhistorie, etc. har mange bidraget til belysning af de kloge folk netop i Ringkøbing amt i årtierne før og efter 1900. Hertil hører ikke mindst læreren Evald Tang Kristensen (1843-1929), præsterne Hans Kau (født 1861) og H.F. Feilberg (1831-1921), samt museumslederen H. P. Hansen (1879-1961). Netop i denne periode blev amtet – og ikke mindst heden – opfattet som et sandt eldorado for devolutionistisk og evolutionistisk tænkende indsamlere, forskere og digtere. Ud over mange trykte bøger, artikler og småhefter af både fag- og skønlitterær art, findes der derfor betydelige utrykte samlinger især på Institut for jysk Sprog og Kultur ved Århus Universitet og Herning Museum (H.P. Hansens Samlinger), samt frem for alt på Dansk Folkemindesamling i København.

Amtet var fattigt, præget af hede og udrænede jorder. Befolkningen boede meget spredt og vejene var få og i dårlig stand. De autoriserede læger befandt sig i byerne, og rejsen ud i landdistrikterne kunne tage lang tid. De vanskelige forhold har jeg beskrevet mere indgående i forbindelse med min analyse af Peder Kragsig. Kragsig, der levede det meste af århundredet, nemlig fra 1812-95, var gårdmand i Skarrild sogn, der på dette tidspunkt var det næst-tyndest befolkede sogn i Danmark (Rørbye 1980b, 83-118). Peder Kragsig, og mange andre af de kloge folk, som havde deres virke i Danmark i 1800-tallet, har jeg også omtalt i mit bog *Kloge folk og skidtfolk*, der indeholder en topografisk og en kronologisk del (Rørbye 1976a). I den topografiske del er det længste kapitel netop afsnittet om Vestjylland, der omfatter Ringkøbing og Viborg amter (Rørbye 1976a,135-193). I indledningen til kapitlet skriver jeg mere alment:

> I Vestjylland og på heden var der langt op i tiden et reelt behov for de kloge folk, både benbrudslægerne, heksedoktorerne, urtespecialisterne og alle de andre. Begrænsningen af de kloge folks antal lå ofte mere i deres egen indbyrdes konkurrence.
>
> I disse afsides områder levede flere af Danmarks store kloge familier. Mads Weis og hans efterkommere, Ulfkjær-familien og Laust Glavind og hans slægtninge. Navnlig gjorde benbrudsdynastiet Pilgaard-Grummesgaard sig dog gældende; det er den største og mest forgrenede slægt af kloge folk, der har eksisteret i Danmark (Rørbye 1976a,135).

Selv om det således er hævet over enhver tvivl, at der fandtes endog mange mennesker i amtet, som – i princippet – kunne dømmes efter lovene, der vedrørte uberettiget sygdomsbehandling, var det tydeligvis ikke her, bestemmelserne blev brugt. Antallet af fungerende kloge folk og antallet af registrerede kvaksalvere ligger milevidt fra hinanden.

De få domme, Erik Holst omtaler, kan således ikke bruges som en dokumentation for, at der *ikke* foregik kvaksalveri i lovens forstand i Ringkøbing Amt 1858-1877. Det gjorde der. Når dommene alligevel blev så få, kan det have flere årsager. Blandt de årsager, der kan dokumenteres i kilderne, som samtidig er med til at sætte de virkelige lægers virksomhed i relief, skal her nævnes, at de to grupper ikke altid bekrigede hinanden, men tværtimod forsøgte at undgå konflikter eller udviklede et samarbejde. Det var således ikke usædvanligt, at sundhedsområdets autoriserede fagfolk havde en god kontakt til deres lokale kloge folk. For Peder Kragsigs vedkommende bestod det navnlig i et nært samarbejde med den lokale apoteker i Herning. Men bevarede breve dokumenterer også, at han stod på en god fod med egnens læger (Rørbye 1980b,111-115). Dette kom ham formodentlig til gode, da han ifølge H.P. Hansen blev forhørt i begyndelsen af 1880erne ved retten i Give på en anklage fra Præsten Uffe Birkdal i nabosognet Brande (Hansen 1961,239). Sagen kom aldrig længere, selv om det var uomtvisteligt, at Peder Kragsig havde en særdeles omfattende indtægtsgivende virksomhed som sygdomsbehandler. I perioder oversteg indtægterne som sygdomsbehandler langt hans indtægter som gårdmand (Rørbye 1980b,101-108).

Begrænsende for antallet af retssager var det også, at Landfysikus i visse tilfælde advarede sine distriktslæger mod at rejse sager mod de uautoriserede sygdomsbehandlere. Dette kunne nemlig bidrage til, at den anklagede forsøgte at få bevilling efter §6 i Forordningen af 5.9. 1794, således at han eller hun fik lovhjemlet ret til lægelig praksis. Anklagen kunne også medvirke til at skabe martyrier og god reklame for den anklagede, som direkte eller indirekte kom til at skade de virkelige læger på egnen (Rørbye 1980b,113).

Konfliktsituationer mellem virkelige læger og kloge folk

I *Kloge Folk og Skidtfolk* har jeg omtalt flere af de sammenstød, som fører til, at kloge folk får autorisation eller vinder berømmelse og sympati via retsforfølgelser. Her skal jeg belyse konfliktsituationerne med fem eksempler, der omtales i kronologisk rækkefølge:

– Ane Hansdatter, gift Grunnet, Lundmøllekonen, 1823-72
– Anne Kirstine Steentoft, Stine Kusk, 1809-85
– Jens Christian Andersen Dybdahl, Doktor Stagstrup eller Doktor Dybdahl, 1849-90
– Jens Pedersen, den kloge mand i Pedersborg, 1840-1924
– Christian Jensen Mann, Bratbjergmanden, 1876-1956

(Fra Rørbye 1976a)

På en rutinemæssig visitats på Grindsted apotek 30. juni 1866 blev der beslaglagt ikke mindre end 26 recepter indleveret inden for de sidste par dage udstedt af "en ukendt kvaksalver". Det er denne begivenhed, der fører til anklage og dom over Ane Grunnet. Selv boede Ane Grunnet i Snejberg, og herfra opstår der aldrig nogen klager. Tværtimod tyder alt på, at Ane Grunnet var særdeles vellidt, og at denne popularitet ikke bliver mindre på grund af retssagen, hvor hun bl.a. kan fremlægge 71 erklæringer fra taknemmelige patienter. 18. januar 1868 sætter Ane Grunnet en annonce i Herning avis. Her retter hun en inderlig tak til befolkningen i hele Hammerum Herred, fordi de har betalt den bøde, hun er blevet idømt, og i det hele taget har vist hende og hendes familie så stor menneskekærlighed, også "da nød og armod gæstede os".

Stine Kusk, der bliver gift ind i en benbrudslægefamilie og ved ægtefællens død selv får bevilling 1849, bliver aldrig hverken anklaget eller dømt. I 1870 bliver hun imidlertid genstand for en avispolemik startet af en praktiserende læge. I forbindelse med en ulykkelig begivenhed, hvor en ung kvinde dør efter at have fået knust sine ben i et mølleværk, går den praktiserende læge til aviserne. Om selve episoden kan han ikke sige noget, for da den hårdt sårede kvinde bringes til Stine Kusk, kontakter hun omgående distrikslægen og overlader al behandling til ham. Kritikken retter han derimod til hendes, hele Kuskslægtens og andre kloge folks virksomhed i almindelighed, ligesom han vender sig mod de mennesker, som bakker dem op og hele lokalbefolkningen. Straks tager tilhængerne til genmæle og er ikke mindre personligt ubehagelige. Som degnen og skolelæreren i Morsø skriver: "Hr. Doktorens opdagelse går ud på, at thyboerne og morsingboerne med er et slags kreaturer, vanføre og skæve, pukkelryggede og halte" (Rørbye 1976a,96). Bag alle personlighederne ligger modsætningsforholdet mellem lokalbefolkningen og den københavnske akademiske læge. Sammenstødet fører til, at lægen få måneder efter forlader Thy for stedse efter næsten 20 års praksis på egnen.

Også for Jens Dybdahl, der dømmes for anden og tredje gang at have begået kvaksalveri i 1879, spiller avisen en vigtig rolle. I et interview samme år udtaler han bl.a., at han i det sidste års tid har været besøgt af 15.000-16.000 mennesker, idet han tilføjer, at af denne omfattende patientskare er der "måske næppe 500, der har søgt læge i mange år på grund af, at de mente ej, det kunne hjælpe dem" (Rørbye 1976a,99). Jens Andersen opfatter tydeligvis sig selv som en sygdomsbehandler, der tilbyder en alternativ behandling, som de virkelige læger ikke kan give. Derfor mener han heller ikke, at han tager patienter væk fra lægerne. Måske skal de tre anklager og domme på tre år (1877-79) ses som et udtryk for, at lægerne ikke deler denne opfattelse. Så meget er sikkert, konflikterne mellem Jens Dybdahl og de danske læger hører op. I september 1879 udvandrer han til Amerika, hvor han køber en professortitel og i de følgende år bygger en stor lægepraksis op.

På Sjælland får Jens Pedersen en større festmodtagelse i 1912, hvor han løslades efter sin 4. og sidste dom. Til Dansk Folkemindesamling har en deltager i optoget senere givet følgende beskrivelse, der sætter konflikten med en bestemt lokal læge i relief: "Den dag han skulle løslades, stillede egnens befolkning i et langt vogntog, politiet forbød optoget at passere hovedgaden, samt at holde stille i byen, men Jens Pedersen stod på rådhusets trappe, den forreste vogn svingede hen, tog ham op og tog atter stilling i spidsen af toget. Dr. Kårsberg, som havde udvist stor omsorg for at få Jens Pedersen dømt, gjaldt det nu om at drille. Kårsberg boede i hjørneejendommen ved klosterporten, og hele vogntoget svingede nu derned forbi, langs kirkegårdsmuren, gennem Saxogade, Fægangsvej, hjem til Pedersborg." (Rørbye 1976,35).

En endnu større fest får Christian Jensen Mann 16 år senere i 1928. Ved denne lejlighed, der bl.a. illustreres af tegneren Alfred Schmidt i vittighedsbladet Blæksprutten samme år, bliver modstanden vendt mod centralstyret i København, lægeorganisationerne og deres "organisationsvælde", der, som en tidligere folketingsmand udtrykker det, "er ved at kvæle alt i sit egenkærlige favntag, også friheden over os selv" (Rørbye 1976a,91). Bølgerne går således højt, da de 4-5000 mennesker, som strømmer til, på grund af pladsmangel må flytte ud af kroen, hvor det var planlagt at arrangementet skulle foregå, og i stedet samles under åben himmel på dyrskuepladsen. Her bliver Christian Jensen Mann hyldet med taler og gaver, han får bl.a. overrakt et guldur og 3100 kr. – 100 kr. for hver dag i arresten. I de følgende år omtales Bratbjergmanden flere gange i forbindelse med forarbejderne til loven om udøvelse af lægegerning, der vedtages 14.3. 1934 og yderligere kendt i befolkningen bliver han via ASA-filmen *Den kloge mand*, hvor rollen som den kloge mand spilles af en tidens store skuespillere, Carl Alstrup.

Ligesom Stine Kusk, den kloge mand fra Pedersborg og andre folk, som virkelig bakkes op af lokalbefolkningen via demonstrationer, gaver og lignende, dømmes Bratbjergmanden aldrig siden, trods sin fortsat omfattende praksis med behandling af eksem, benbrud, forvridninger og lignende udvortes lidelser. Når Erik Holst og andre ledende læger, der allerede under den folkelige sundhedsbevægelse i slutningen af 1800-tallet maner til tilbageholdenhed i anklager af kvaksalvere, sker det således ud fra en temmelig realistisk erfaring om, at retsforfølgelser i befolkningens – og mediernes – øjne kan opfattes som alt andet end belastende for den anklagede. De kan også tolkes som udtryk for misundelse og smålighed fra de virkelige lægers side, og føre til at folk i øget omfang strømmer til den dømte kvaksalver.

Også i vore dage har kriminaliseringen ofte været en vej til omtale og reklame (Rørbye 1988). I 1970erne konstaterede en behandler tørt, at en bøde på 5000 kr. i hans tilfælde normalt ville give det ti-dobbelte i indtægt i den periode, hvor retssagen gav ham en øget omtale i aviserne.

Positionsændringer sidst i 1800-tallet
I sidste del af 1800-tallet er det således ikke alene lægerne, der har fået en nøgleposition i forbindelse med den offentlige udvikling. Også befolkningen og "den offentlige mening", som den bl.a. kommer til udtryk via medierne, er blevet parter, som både myndigheder og læger må regne med. Lige så stille er de blevet magtfaktorer, man må tage hensyn til. Tendensen peger dog i to retninger, for selv om respekten for befolkningen vokser, foregår der også en udgrænsning af hverdagens erfaringsverden.

I århundreder havde befolkningen stort set været overladt til sig selv i sygdomssituationer. Hverdagens sundhedstilstand havde i generation efter generation først og fremmest været et anliggende for familien og de nærmeste, mens de sygdomsbehandlende faggrupper først blev trukket ind i behandlingen, hvis der var tale om specielle situationer. Det velkendte klarede folk selv. Det er dette billede, der ændrer sig i løbet af 1800-tallet (Rørbye 1976b; 1986b). I samme takt sker der en udgrænsning af det, jeg har kaldt *familiebehandlingen* (kap. 5.1).

Også kvaksalverne bliver udgrænset i denne periode. Men i virkeligheden går myndighederne temmelig forsigtigt til værks mod de lokale sygdomsbehandlere på landet, selv om vi kan få et andet indtryk, hvis vi kun lytter til de ophidsede indlæg fra de anklagedes tilhængere på de store demonstrationer, hvor f.eks. Jens Pedersen og Bratbjergmanden forlader deres fængsel. I byområderne er det ofte en anden sag. En væsentlig del af de retssager, som belyser kvaksalveri i Danmark i anden halvdel af 1800-tallet, er således knyttet til bymæssige bebyggelser, hvor lægerne har deres bolig. Her opstår der hurtigere konkurrencestridigheder, og de anklagede opfattes ikke i samme grad som "en af de lokale", der står over for en akademiker uddannet på Københavns Universitet, som en lokalbefolkning mistænker for ikke at have forstand på eller respekt for den hverdag, folk lever i.

En af de grupper, som volder lægerne særlige problemer i denne periode, er farmaceuterne. På grund af omfattende arbejdsløshed i lange perioder forsøgte nogle af dem at slå sig igennem som materialister med en udvidet, og i ikke få tilfælde ulovlig, virksomhed som sygdomsbehandlere (Rørbye 1991e,225).[23]

Også blandt lægerne selv opstod der uro. Nye forklaringsmodeller som magnetisme og homøopati skabte modsætninger, som førte til anklager. I København blev lægen Hans Thomsen (1802-64), som aflagde kirurgisk eksamen 1835, dømt flere gange for forseelser som læge (1838 og 1857). I 1862 stod han igen anklaget for sin homøopatiske behandling, men blev frikendt ved Højesteret "uanset Sundhedskollegiets bestemte udtalelse om behandlingens uforsvarlighed" (Rørbye 1976a,6-9).

Universitetslægernes nøgleposition i slutningen af 1800-tallet

Den kulturhistoriske forskning viser, at den folkelige sundhedsbevægelse i slutningen af 1800-tallet bliver båret frem af et fælles håb om en fremtid præget af fremskridt (Rørbye 1991e,226). Med opbakning fra både borgerskab, landbefolkning og myndigheder befinder de universitetsuddannde læger sig nu i en nøgleposition. Ja, mere end det. Nu mener man også, at de er de rette til at gå i spidsen for fremskridtet. Som bl.a. Troels-Lund, Georg Brandes og mange andre er inde på, fremtræder den virkelige læge i årtierne omkring år 1900 som tidens fører og tidens helt.

Der skulle således komme til at gå næsten 400 år, fra den medicinske universitetsgrad blev indført i Danmark 1479, før universitetslægerne langt om længe opnåede en relativt utvetydig nøgleposition i kølvandet på den folkelige sundhedsbevægelse i slutningen af 1800-tallet. Siden er det gået hurtigt. I vore dage har man næsten glemt præsternes nøgleposition gennem flere hundrede år. Mange synes også, det lyder meget rimeligt, når sygdomsbehandlere rask væk betegnes som "alternative", hvis de ikke er uddannet på et universitet. De 400 år, hvor universitetsmedicinerne har haft en tvetydig position blandt mange andre sygdomsbehandlende grupper, har på mindre end 150 år udviklet sig til en historisk parentes.

5.4. KONKLUSIONER OG NYE SPØRGSMÅL

Den første indkredsning af perioden før etableringen af en offentlig forvaltning på sundhedsområdet har taget sit udgangspunkt i faghistorisk forskning (kap. 5.1) og specialiseret historisk, især kulturhistorisk og folkloristisk forskning (kap. 5.3).

---

[23] "Disse farmaceuter overskred deres kompetence og blev dømt efter samme anklagepunkter som de uuddannede folkemedicinske behandlere, det vil sige forordningerne af 4.12. 1672 og 5.9. 1794." (Rørbye 1991e,225).

Fælles for denne historisk orienterede forskning er konstruktionen af et billede, som viser, at udviklingen af den offentlige sundhedssektor og lægernes nøgleposition er på plads i slutningen af 1800-tallet. Oversigten viser endvidere, at der er enighed om, at der optræder en betydelig kontinuitet i udviklingen på sundhedsområdet inden for de sidste 150 år.

Hvornår etableringsprocessen af den offentlige sundhedssektor finder sted, og hvilken rolle de virkelige læger spiller i denne udvikling, hersker der derimod ikke samme enighed om. I den kulturhistoriske forskning gives der ingen svar på dette, bl.a. fordi de kilder, kulturforskerne primært beskæftiger sig med, først er blevet til i anden halvdel af 1800-tallet.

Historiske undersøgelser af "hvad der virkelig skete" kunne naturligvis have bidraget til at sætte denne problematik i relief. Men som gennemgangen af de udvalgte historiske fremstillinger viser, kan det være vanskeligt at bestemme præmisserne og kildegrundlaget for en gyldig bestemmelse af, "hvad der virkelig skete". Meget hurtigt opstår der tvetydigheder og alvorlige kildekritiske problemer, også i kølvandet på en historisk forskning, der ønsker at bestemme og vurdere de virkelige lægers fortid før 1800. Skarpest udtrykt af historikeren Gerda Bonderup, som slet ikke mener, at vi i slutningen af 1900-tallet kan tale om læger og sundhedsvæsen "i vores forstand" før 1750.

Som tolkende folklorist har jeg valgt ikke at fordybe mig yderligere i den kildekritiske problematik, men endnu engang at søge til tekstens rum og tidens rum. Idet jeg på grundlag af kap. 5 konkluderer, at selv om de lange linier tydeligt synes at pege i en bestemt retning, når det gælder nyere tid, hvor lægernes essentialistiske tænkning, naturvidenskabeligt inspirerede metoder og professionaliseringen synes åbenbar, så hjælper disse spor os ikke til med faghistorisk vægt at bestemme, *hvornår* overgangen til den nye tid finder sted eller til at udrede *hvad* det er, der er særlig relevant at lægge mærke til som de første spor i etableringen af en offentlig forvaltning på sundhedsområdet.

KAPITEL 6

MELLEM FORTID OG FREMSKRIDT

Anden indkredsning:
Den store fortælling om fortiden i medicinhistoriske oversigtsværker

6.0. INDLEDNING

I kapitel 6 indkredser jeg ligesom i kapitel 5 opfattelsen af perioden før etableringen af en offentlig forvaltning på sundhedsområdet med særligt henblik på at synliggøre hvilken position, de virkelige læger tillægges. I kapitel 6 drejes fokus væk fra de meget lange linier, som i kap. 5 blev trukket op ved hjælp af faghistorisk og kulturhistorisk faglitteratur. I kap. 6 bevæger jeg mig over til studiet af fremstillinger i medicinhistoriske oversigtsværker, der vedrører perioden 1479-1800.

I overensstemmelse med Axel Olrik studerer jeg meddelelser, der videregives som fortællinger om begivenheder, der er sket (jvf. kap. 3). I det foreliggende tilfælde fortællinger om begivenheder, der er sket i en bestemt periode, nemlig ca. 1500-1800. Særlig vægt lægger jeg på indkredsningen af de mere sammenhængende billeddannelser, som disse meddelelser bidrager til at udforme, både om perioden før etableringen af en offentlig dansk forvaltning på sundhedsområdet, og om de virkelige læger og deres betydning for udviklingen. *Et anskueligt billede* som Vilhelm Ingerslev kalder disse fortællinger.

Via den narrative kulturanalyse indkredses først de fortællinger, som følger Ingerslevs tradition (Kap. 6.1 og 6.2), og herefter studeres de fortællinger, der følger Carøes tradition (kap. 6.3).

Kapitlet slutter med konklusioner udarbejdet på grundlag af kapitel 5 og 6. Her gør jeg foreløbig status over tendenser i de fortællinger, som analysen har afdækket om tiden før etableringen af en offentlig forvaltning på sundhedsområdet og de virkelige lægers position. Ud over en vurdering af, om fortiden kunne være fortalt anderledes, undersøger jeg om der findes spor af en – eller flere – større fortællinger. I den kulturvidenskabelige del af konklusionen gør jeg endvidere foreløbig status over brugbarheden af den narrative kulturanalyse og dens muligheder i forbindelse med de undersøgte kildegrupper og den valgte problemstilling.

Kapitlet munder ud i formulering af problemstillinger for afhandlingens syvende kapitel, hvor jeg foretager den tredje og sidste indkredsning i tidens og tekstens rum.

6.1. FORTÆLLINGEN OM UDVIKLINGEN AF EN VIRKELIG DANSK LÆGESTAND

Vilhelm Ingerslev (1835-1918)[1] aflægger sin afsluttende eksamen 1859 på det lægevidenskabelige fakultet, ca. 20 år efter sammenlægningen af det medicinske fakultet og Kirurgisk Akademi. Herefter finder han sit virke på Præstø-kanten, først som praktiserende læge og siden som distriktslæge (1888-1913).

Ingerslevs faglige livsværk er *Danmarks Læger og Lægevæsen fra de ældste Tider indtil Aar 1800*. Værket, som er i to digre bind, udkommer i 1873. 1894 – året efter, at Julius Petersen udnævnes til personlig professor i medicinens historie – nyder Ingerslev den ære at blive udnævnt til æresdoktor ved Københavns Universitet.

I sin *Fortale* redegør Ingerslev for sit hovedværk. Han beskriver, hvordan planen blev til og efterhånden tog form, således at der fremkom en mere sammenhængende fremstilling af historien, hvori der indgik kilder af vidt forskellig art:

> ... det blev mig saaledes klart, at kun ved at gjennemgaa en stor Mængde historiske, litteraturhistoriske, personalhistoriske og topographiske Arbeider kunde jeg efterhaanden samle de paa saa mange Steder spredte Oplysninger, som tilsammen kunde give et nogenlunde klart og tilfredsstillende Billede af vort Medicinalvæsens Udvikling fra den tidligste Tid og dets Standpunkt og Skikkelse i de forskjellige Tidsperioder. Ved da hertil at anvende Størstedelen af den Tid, som levnedes mig fra min Virksomhed i det practiske Liv, lykkedes det mig virkelig ogsaa i Løbet af endeel Aar at samle et ret betydeligt Materiale, hvoraf der syntes mig at fremgaa et ret anskueligt Billede af hele vort Medicinalvæsens Udvikling og de det vedrørende Personer, og da en sammenhængende Fremstilling af disse Forhold endnu ikke var given, og der saavidt mig bekjendt heller ikke var Udsigt til at noget Saadant kunde ventes af en Anden, som muligen var dygtigere dertil, saa besluttede jeg at benytte det samlede Materiale til saa godt, jeg formaaede, at give en saadan Fremstilling (Ingerslev 1873, bd. I,III-IV).

Ingerslev omtaler den sammenhængende fremstilling som et *billede*, og skriver at hans hensigt har været at gøre dette billede "nogenlunde klart", "tilfredsstillende" og "ret anskueligt". I sit ordvalg ligger Ingerslev her uhyre tæt op til Kristian Erslev, der 25 år senere om historieskrivningens intentioner anfører: "Ud fra de enkelte Fakta, som Historikeren har konstateret med større eller mindre Sikkerhed, søger han at konstruere Billeder af Fortidens Mennesker, Tildragelser og Tilstande" (Erslev 1898,964) (jvf. kap. 2.2 og 5.1).

Via en homologisering og genealogisering arbejder Ingerslev således målbevidst på at tilrettelægge fortiden som et sammenhængende billede, hvor de enkelte begivenheder taler for sig selv, samtidig med at de kan ses som en del af

---

[1] Johan Vilhelm Christian Ingerslev omtales her som Vilhelm Ingerslev i overensstemmelse med, at jeg præsenterer forfatteren ved fornavn og Ingerslev selv anvendte initialet V.

en større sammenhæng. Det er denne sammenkædning af events og plot, jeg beskæftiger mig med i den narrative kulturanalyse i dette kapitel. Til dette studium hører ikke alene en analyse af de enkelte fortællinger, der henviser til specifikke hændelser, men også en undersøgelse af de røde tråde i fremstillingen, som henviser til udformningen af det, Ingerslev omtaler som det tilfredsstillende og anskuelige billede af fortiden.

Hvordan ser dette billede ud, hvad er det, der gør det nogenlunde klart og anskueligt, og kan kulturanalysen også bidrage til at belyse, hvorfor det inden for den ramme, der fastlægges af Ingerslev, virker så tilfredsstillende?

Inddelingsprincipper
Danmarks Læger og Lægevæsen består af to bind. Bind I er på 587 sider og består af Fortale og 7 afsnit, mens bind II er på 692 sider og består af yderligere 5 afsnit.

De første fire afsnit afsluttes med Christian d. IIIs død. Herefter følger Ingerslev kongernes regeringstid i overensstemmelse med periodekriterier opstillet i *Fortalen*. De enkelte afsnit får herved et meget forskelligt omfang. Især 12. og sidste afsnit, som ovenikøbet kun udgør et udsnit af en konges regeringstid, har et omfang som en hel bog med sine knap 200 sider.

Med undtagelse af de to første afsnit følger Ingerslevs fremstilling en bestemt model. Først kommer Universitets læger (A), Livlæger (B) og læger uden for Universitetet og Hoffet (C). Herefter følger Chirurger (D) og Fødselshjælpere (E). Til sidst omtales institutionerne: Først Hospitaler (F) og herefter Apoteker (G). Denne meget overskuelige model gør det muligt at trække de lange linier op på tværs af de enkelte afsnit. Den, der kun vil læse om apoteker, læser altid kapitel G i hvert afsnit. Modellen afspejler samtidig en rækkefølge, som er hierarkisk opbygget, således at universitetslæger nævnes før chirurger og fødselshjælpere.

Ingerslev nævner først, at han har lært inddelingsmåden af D.H.P. Cold, der skrev en medicinhistorisk disputats i 1858, men føjer samtidig til, at det er en rækkefølge som "ganske naturligt frembyde sig, saa at sige, af sig selv" (Ingerslev 1873 bd.I,VI; Cold 1858). Hvorfor finder Ingerslev det nødvendigt at angive to årsager og understrege at rækkefølgen er "naturlig"?

Opdelingen betyder, at værket ikke kommer til at indeholde afsnit, som trækker de lange linier op. Overgangene fra afsnit til afsnit er meget kortfattede eller helt udeladt, og der findes ikke nogen forsøg på at forme mere overgribende afsnit. Ingerslev fortæller om det, der sker fra år til år. Forsøget på at fremstille et sammenhængende billede af udviklingen afspejles således ikke i værkets form, men i indholdet. Det er betoningerne og beskrivelsen af udvikling og fremskridt, som kommer til at udgøre den røde tråd i "den sammenhængende Fremstilling", som giver "et ret anskueligt Billede af hele vort Medicinalvæsens Udvikling", som Ingerslev fremhæver i sin indledning. De meget abrupte opdelinger virker således på ingen måde "naturlige" ud fra denne målsætning. Tværtimod modarbejder de læserens mulighed for at skabe sig et overblik.

I modsætning til den historiske afgrænsning af perioder diskuteres den geografiske afgrænsning af Danmark ikke nærmere, selv om netop dette udgør et særdeles vanskeligt tema, når det drejer sig om perioden før 1800. Tilsyneladende arbejder Ingerslev med en relativt bred afgrænsning, således at også læger bosat f.eks. i Norge og Skåne omtales i de biografiske afsnit.

Hovedroller, biroller og statister
Ligesom det såkaldt "naturlige" udgør udtryk som "virkelige" eller "egentlige læger" betydningsmarkante kommunikationsformer. Når Ingerslev omtaler de universitetsuddannede læger som "virkelige" eller "egentlige" læger trækker han en grænse til andre typer af læger. Særligt iøjnefaldende virker dette ikke mindst fordi udtrykkene anvendes både før og efter oprettelsen af Kirurgisk Akademi.

Ingerslevs interesse for de virkelige læger går som en rød tråd gennem hele værket. Ingerslev bruger dog også meget plads på andre behandlergrupper, f.eks. badere, bartskærere, stensnidere, broksnidere, landefarere, feltskærere og kirurger af enhver art.

Ingerslev har imidlertid foretaget en prioritering. Om sine livshistoriske beskrivelser siger han udtrykkelig: "dog har jeg i den sidstnævnte Henseende væsentlig indskrænket mig til de egentlige Læger og af de andre Klasser kun meddelt de mere fremragende Personers Biographier" (Ingerslev 1873 bd I,V). Læger, som ikke er virkelige læger, tilhører således en anden klasse, formodentlig i betydningen en anden kategori. I overensstemmelse med denne argumentation udgør de virkelige læger andet og mere end et malende ordvalg. Ingerslevs projekt går netop ikke ud på at give en alsidig og ligelig beskrivelse af alle de læger, der kan skaffes oplysninger om, som har haft deres virke før 1800. Hans målsætning er snarere at tildele de virkelige læger en nøgleposition. For at gøre dette må han sætte gruppen i relief, og her er det at han får brug for "de andre".

Ingerslev bygger en scene op. Her får de universitetsuddannede læger de store roller, mens kirurgerne og de mange behandlere, som ikke tilhører nogen gruppe, tildeles birollerne eller optræder som statister. De læger, som befinder sig uden for universitetslægernes kreds, og de anliggender som angår disse marginale grupper, er imidlertid stadig vigtige for helheden, især fordi de kaster lys over udviklingen af en stand af virkelige læger. Ofte er det derfor i afsnit om operatører og ikke mindst bartskærere og kirurger, at Ingerslev udtaler sig tydeligst og mest engageret om de universitetsuddannede lægers nøgleposition. I disse afsnit arbejder han med kontrasteringen som metode. Ved at beskrive "de andre" får han lejlighed til at synliggøre standen af virkelige læger.

Ingerslev udformer et rollespil, og i dette drama indgår der nogle tilbagevendende motiver, som føjer flere betydningslag til forståelsen af "de andre" versus de virkelige læger. Jeg har valgt at indkredse følgende ledemotiver:

Ingerslevs ledemotiver:
nationalitet og danskhed
dannelse
videnskab

Fælles for disse ledemotiver er, at de alle kendetegnes ved deres hyppighed i teksten. Hertil kommer, at Ingerslev knytter en særlig intensitet til disse ledemotiver, som kommer til udtryk i form af engagerede udtalelser, følelsesladede kommentarer, etc.

En virkelig dansk lægestand
I 4. afsnit, der beskæftiger sig med perioden 1530-1559, giver Ingerslev en vurdering af forholdene på det nyoprettede protestantiske fakultet. Med stor beklagelse omtaler han de dårlige forhold på det medicinske fakultet. I en yderst vanskeligt konstrueret sætning på ikke mindre end 18 linier, indfletter han en bemærkning om grundlæggelsen af "en virkelig dansk lægestand". Her nøjes jeg med at gengive 4 linier fra bogen. Med deres inderlige ordvalg tilkendegiver formuleringen samtidig et engagement, som gennemsyrer hele Ingerslevs livsværk:

> [...] der kunde være Haab om snart at uddanne en saa rigelig Mængde vel oplærte Læger, at Landet dermed kunde forsynes overensstemmende med Kongens Plan og Ønske og en virkelig dansk Lægestand grundlægges [...] (Ingerslev 1873 bd.I,80).

Der skulle komme til at gå flere århundreder før dette skete, og dette ved Ingerslev naturligvis udmærket. Ud fra en historisk betragtning kan det derfor virke overraskende, at Ingerslev fremhæver dette aspekt allerede i forbindelse med første halvdel af 1500-tallet, få årtier efter oprettelsen af det medicinske fakultet ved Københavns Universitet. Ingerslev opnår imidlertid noget, som er vigtigt for konturerne i det sammenhængende billede, som han ridser op. Allerede fra begyndelsen gøres det klart, at virkelige læger tilhører en stand og har en nationalitet, og at et mål for udviklingen består i en samfundsmæssig etablering af en dansk lægestand.

Standsfæller og standsånd
Standsånden omtales flere steder i Ingerslevs værk, ikke mindst i fortalen, som er skrevet til "mine standsfæller" (Ingerslev 1873 bd.I,IV). Han fremhæver også, at han har forsøgt at skabe et billede "af vort Medicinalvæsens Historie og af de Mænd, som indtil vort Aarhundredes Begyndelse har virket i vort Fædreland i den Videnskabs og Kunsts Tjeneste, som ogsaa vi have viet vort Liv og vore Kræfter" (Ingerslev 1873 bd.I,V). Med de personlige pronominer anslår Ingerslev en tone af samhørighed og identitetfølelse knyttet til både danskheden og lægestanden. Her kan han og hans læsere føle sig hjemme både fagligt og nationalt.

"Det danske Sprog sad på Tærskelen og gnavede Been"
Andre steder får det nationale motiv en skarpere klang. I omtalen af Christian d. V og hans regeringstid kommer Ingerslev med heftige udfald, som kulminerer i et billede af det danske sprog som et levende væsen, der lider nød:

> Faderen (Frederik d. III, min tilføjelse) havde søgt at kue den mægtige Adel og opnaaet det ved Souverænitetens Indførelse (Enevælden 1660, min tilføjelse), hvorpaa det var hans Ønske, saavidt muligt, at skabe et Folk, hvis Klasser vare lige for Loven; Sønnen søgte vel end mere at kue den gamle Adel, men vilde opnaa det ved at skabe en ny Adel af Grever og Baroner, for det meste Tydskere, indførte Rangen, hvorved den høiere Embedsstand hævedes i Veiret, og dannede et glimrende Hof, hvor tydske Ynglinge og nybagte Adelsmænd havde en altfor stor Indflydelse på den

svage Konge. Frederik III var selv lærd og yndede Lærdom og Videnskabelighed; for Christian V. gjaldt dette Intet, og navnlig havde for ham i denne henseende det Nationale ingen betydning, tydske og franske Sæder, Skikke og Litteratur fik Indpas ved Hoffet, medens det danske Sprog sad på Tærskelen og gnavede Been (Ingerslev 1873 bd.II,1).

Ud fra en historisk bagklogskab kan vi måske undre os over Ingerslevs argumenter. Som flere historikere, bl.a. Ole Feldbæk, har fremhævet, hører nationalfølelse ikke 1670erne til (Dansk Identitetshistorie 1991). Den begivenhed som udløste de første nationale bevægelser i Vesteuropa er revolutionen i Frankrig 1789 (Feldbæk, Dansk Identitetshistorie 1991,9).

Det er også i slutningen af 1700-tallet, at dansk får øget betydning som offentligt sprog i Danmark. Der skulle dog gå adskillige år, før dansk også blev opfattet som et hovedsprog i den danske universitetsverden. Det er først i forbindelse med sammenlægningen af Kirurgisk Akademi og det medicinske fakultet, at dansk bliver eksamenssprog ved mundtlige eksaminer inden for lægevidenskaben (16.2.1837, cf. Brøchner-Mortensen 1979,93).

Ingerslev vælger altså at fortælle sin egen historie. Ser vi på udgivelsesåret for *Læger og Lægevæsen,* udkommer den syv år efter tabet af Sønderjylland 1864 i en periode præget af stærke nationale følelser, som kom til udfoldelse overalt i samfundet lige fra den danske folkemindebevægelse til hedesagen.

Historien om de forfærdelige bartskærere
Det lange citat, som tematiserer danskhed, henviser også til videnskab og dannelse. Dette motiv gennemspiller Ingerslev ofte i forbindelse med kirurgerne versus de egentlige læger. De ulærde og udannede sætter de lærde og dannede i relief. Læser man kirurgernes historie, og det vil sige kapitel D i hvert hovedafsnit, kan man følge temaet op igennem historien.

For at give sine ord særlig vægt foretager Ingerslev et spring. Ligesom mange medicinhistorikere efter ham, søger han til historierne hos Henrick Smid (ca. 1495-1563).

Henrick Smid gav sig af med lægevirksomhed i Malmø i midten af 1500-tallet. Selv havde han ikke nogen medicinsk universitetsgrad, men afbrød sine studier efter en teologisk baccalaureusgrad fra Rostock i 1515. Fra 1535 var han vejer og måler i Malmø og udviklede samtidig en lægevirksomhed.

Smid stod fra ungdomsårene på en god fod med medicinerne i København og ikke mindst medicus primus, Chr. Morsing (ca. 1485-1560) blev ham en god støtte. Morsing skrev om hans værker, at de udgjorde "et uddrag, af de bedste lægevidenskabelige bøger, og indeholder mange gode kure, der kan anvendes og tilberedes af de ting som findes her i riget" (Smid 1577, cf. Brade 1976).

Henrick Smids tilknytning til den medicinske kreds kommer til udtryk flere steder i hans bøger, hvor han retter heftige udfald mod medicinernes konkurrenter. To af historierne er blevet særligt populære blandt historikere og medicinhistorikere. Den ene historie handler om de fordærvelige bartskærere, mens den anden historie handler om de fordærvelige jordemødre.[2]

---
[2] Om jordemødre se også kap. 6.3 og 7.

Ingerslev medtager historien om bartskæreren, der spekulerer i patienternes lidelser i afsnit 4 D. Hos Smid lyder historien således:

> Jeg seer oc daglige forfarer / at nogle grouffue og uforstandige Bartsker (huilkcke sandelig mange ere til) som uden all ret forstand og konst / handle met sterke oc gamle Saar / idet at de forderffue mangen erlig Persone som kommer faar deres Haand met it lidet oc føie Saar / til huilket de bruge de Lægedommer som Saaret værre gjør / end det vaar før end det kom til dem / oc saaledis skilie de mangen baade ved helbrede og Pfenninge (Smid 1577, Bog III, En skøn nyttelig Lægebog etc. Fortalen, cf. Brade 1976).

Henrick Smid supplerer sit udfald mod bartskærerne med en afskrækkende personlig *hverdagshistorie* (etnomedical story of everyday life) med det samme grundtema.[3] Smid foretager her med stor dramatisk effekt en perspektivændring fra det mere almene til det konkrete og selvoplevede:

> Jeg hauffuer kient en Bartskerer/ oc hørt hannem rose sig der aff / at hand kunde gjøre oc berede en Smørelse til Bønder som haffde de onde Saar / oc naar som de kiøbte aff samme Smørelse / oc lagde aff dem paa deris Saar / da bleff det saa ont oc forderffuet inden faa dage / saa at ingen kunde læge det / før end det kom til hans Haand igien / saa fick hand ti eller tolff Marck for it Saar / for huilket hand ellers skulde icke haffue faaet ti eller tolv <skilling> (Smid 1577, Bog III, En skøn nyttelig Lægebog etc. Fortalen, efter Brade 1976).

Henrick Smids beretning, som Ingerslev gengiver i sin helhed i afsnit 4 (1530-59), tilhører en livskraftig tradition af smædehistorier fortalt af engagerede parthavere. Henrick Smid skulle leve af sit arbejde i Malmø, og når han gav sig af med lægevirksomhed, skete det i skarp konkurrence med andre behandlere. Henrick Smid selv havde imidlertid ingen som helst uddannelse eller autorisation i modsætning til f.eks. bartskærerne, som han angriber så hårdt. Selv om han udtaler sig med stor selvsikkerhed, har en betydelig viden og står på en god fod med de førende universitetslæger, ændrer dette ikke på, at han savner ethvert privilegium som læge.

Mange smædehistorier har bund i virkeligheden. I klassisk forstand udgør de dog aldrig historiske kilder (kap. 3.3). Smædehistorier fortælles altid med den hensigt at trække en grænse mellem "os og de andre". Sommetider fortælles de af læger om lægernes konkurrenter. Andre gange er det lægerne selv, der må stå for skud. Dette "at skille folk fra helbred og penge" er her blevet et af de stereotype grundtemaer i smædehistorier om sygdomsbehandlere op gennem historien (jvf. kap. 5.2).

---

[3] Begrebet er en dansk oversættelse af mit begreb som blev lanceret på svensk som *etnomedicinske upplevelsesberättelser* (Rørbye 1980, 195-202), samt på engelsk som *etnomedical story of everyday life* (Rørbye 1982, 75-81).

Smædehistoriernes grundtema indgår også som argumentation i de offentlige sager. I en klage til kongen fra bartskærere i Ribe redegøres der for, hvordan de mange overskridelser fører til "stor skade" i bartskærernes "nering och biering":

> [...] af kvaksalver, landfering och andre, som der udi byen under tiden foretager dennom at bruge alle hande medicin och legedom dermet at ville curere och hielpe dennom, som fange skade och ere met siugdom beladene, hvorpaa de dog skulle hafve liden eller ingen forstand och en part derofver komme om deris helbrede och pendinge (10.1. 1579. Secher 1887-1918, bd. 2, nr. 146).

Når kritiske røster skal fortælle om dårlige behandlere, omtales de også i vore dage som mennesker, der udnytter deres patienter og narrer folks penge fra dem under falske omstændigheder. I en analyse af personlige hverdagshistorier fra nyere tid, hvor jeg henviser til eksempler fra Dansk Folkemindesamlings sagnmateriale fra 1800- og 1900-tallet, samt 1970ernes ugeblade, er det tydeligt, at manglende kvalitet og økonomisk vinding stadig udgør tilbagevendende stereotype motiver (Rørbye 1980a,199-200 + 1982, 79;).

I modsætning til mange andre medicinhistorikere drager Ingerslev ingen vidtgående historiske konklusioner ud fra Henrick Smids smædehistorie (jvf. kap. 6.3 og 7.3). Tværtimod udtrykker Ingerslev forsigtigt, at der nok også har været folk inden for disse erhverv, som efter omstændighederne var dygtige. Ingerslev bruger imidlertid fortællingen som et afsæt for nogle markeringer, som mere alment angiver bartskærererhvervets position:

> [...] men paa den anden Side er det sandsynligt nok, at Henrik Smids Skildring har passet paa en overmaade stor Deel af Bartskjærerne, da disse jo vare aldeles udannede Mennesker, som kun havde faaet en saare tarvelig og rent empirisk og haandværksmæssig Undervisning, hvormed sikkert de Fleste har ladet sig nøie (Ingerslev 1873 bd.I,117).

Ingerslev har ikke meget til overs for kirurgernes håndværksmæssige uddannelse. Igen og igen udtaler han sig nedladende om denne praktiske kunnen og dens mænd. I citatet omtales den som "saare tarvelig", et andet sted som "den gamle Slendrian" (8. afsnit, D[4]; Ingerslev 1873 bd.II,82). En håndværksmæssig uddannelse beskrives således som en andenrangsuddannelse, og bartskærere/kirurger som andenrangslæger. Ingerslev bruger temaet "en andenrangs håndværksmæssig uddannelse og virksomhed" til at underbygge og illustrere sine ledemotiver. Ingerslev sammenkæder det således både med videnskab/uddannelse, samt med dannelse/status.

Videnskabelig dannelse
Ved at veksle mellem fortællinger om manglende videnskab, dårlig uddannelse og ringe dannelse i form af et tarveligt håndværk, etc. over for fremskridtshistorier om udviklingen knyttet til en boglig uddannelse, sætter Ingerslev fokus

---

[4] En trykfejl i bd. II, side 81 angiver C. Chirurger i stedet for D. Chirurger.

på den akademiske tradition, som den *rigtige* form for uddannelse. I almindelighed er dette med til at fremhæve de virkelige læger. Men ledemotivet skinner også igennem, når kirurgerne sammenlignes indbyrdes. For Ingerslev opfattes det som vigtige højdepunkter, når enkelte bartskærere og kirurger skiller sig ud fra mængden og f.eks. giver sig af med læsning eller udgivelse af bøger. Derfor får disse mere usædvanlige sider af kirurgenes virksomhed en relativt omfattende omtale (bl.a. Ingerslev 1873 bd.I,117; 1873 bd.II,82-83). I indledningen til afsnit 9, som omfatter perioden 1699-1730, præsenteres læseren for et af de mange kontrastrige billeder, der anslår de sædvanlige motiver:

> [...] thi de Chirurger, som i Livet øvede denne Kunst, vare nu som før Bartskjærerne, og deres Uddannelse og hele Stilling i Samfundet var ogsaa fremdeles ganske som i forrige Tidsrum. Den store Mængde af Bartskjærerne vare raa, udannede og i det Hele uvidende Personer, som øvede deres Kunst fuldstændig som det Haandværk, det i Almindelighed ansaas for at være, og for hvem enhver videnskabelig Dannelse, al Kundskab i Pathologi og en blot noget dybere gaaende Kjendskab til Anatomien, end den mest tarvelige og uundgaaligt nødvendige, var fuldstændig fremmed; men ligesom i forrige Tidsrum var det dog ogsaa nu Tilfældet, at der gaves Undtagelser fra den almindelige Regel, idet der fandtes Bartskjærere, som i Dannelse og chirurgisk Dygtighed stode langt over deres Samtidige, i hvilken Henseende vi da navnlig maa nævne Simon Kryger (Ingerslev 1873 bd.II,215-16).

Ingerslev går her et skridt videre, idet han sammenkæder de to ledemotiver videnskab/uddannelse og dannelse/status. Disse ledemotiver anførte jeg hver for sig, men Ingerslev ophæver denne grænse. Ingerslev taler således ikke alene om videnskabelige kundskaber og uddannelse, men også om *videnskabelig dannelse*. Og han fremhæver bartskærere "som i Dannelse og Chirurgisk Dygtighed" – og ikke alene i dygtighed – stod over deres kolleger. Herved opstår der nye betydningslag i fortællingen om udviklingen af en virkelig dansk lægestand. Billedet viser at dannelse, dygtighed og danskhed må gå hånd i hånd. Derfor peger fortællingen fremad. For selv om udviklingen har været i gang i århundreder, bliver den ud fra en kronologisk betragtning mere tydelig i 1700-tallet end den var i 1600-tallet. Og dog hører den egentlige kulmination fremtiden til.

En ny æra
I afsnit 10, som omfatter perioden 1730-46, skifter tonen, ja Ingerslev viger ikke tilbage for at bruge så stærke ord som "en ny æra" er på vej (Ingerslev II, 83; samme II, 332). Ingerslev knytter udviklingen til en enkelt person, kirurgen Simon Crüger (1687-1760). Således beskriver Ingerslev denne helteskikkelse:

> ... det var tværtimod fra de ulærde og udannede Bartskæreres Klasse, fra selve den Tids Chirurger, at Frelsen skulle komme, og hvad der da udrettedes, skyldes navnlig een Mands, Simon Krygers, ufortrødne Bestræbelser (Ingerslev 1873 bd.II,332).

Endnu engang tages kontrasteringen i brug, og denne gang er det medicinerne der må stå for skud:

> Det var imidlertid ikke fra Lægevidenskabens Repræsentanter, det medicinske Fakultet eller Landets Læger, at stødet udgik til Chirurgiens Opreisning (Ingerslev 1873 bd.II,332).

Det er illustrerende for Ingerslevs grundholdning til de virkelige læger som hovedpersoner i udviklingen, at han mener det ville have været rimeligt, hvis medicinerne var blevet den udfarende kraft, også når det drejer sig om kirurgernes verden. Dette blev altså ikke tilfældet, og dette tages som udtryk for at medicinerne befandt sig i en nedgangsperiode. Til gengæld gav det plads til, at en kirurg kunne overtage en af hovedrollerne.

Simon Crüger, som også blev omtalt i Ingerslevs kapitel 9, jvf. citatet ovenfor, introduceres allerede i 8. afsnit, der gennemgår perioden 1670-99. Crüger blev ganske vist først født 1687, men dette forhindrer altså ikke Ingerslev i at male et begejstret og kontrastrigt billede af fremskridtet, som sætter fokus på helten:

> [...] tvertimod stod vel nok den store Masse af Bartskjærere, som fandtes her i Landet, paa et saare lavt Standpunkt og øvede Chirurgien, som hidtil, som et rent Haandværk; men en hel Stand reiser sig jo heller ikke paa engang fra et lavt Trin i Samfundet, men maa have længere Tid til at arbeide sig op, og kun de enkelte Mænd, som i begyndelsen af en saadan Opreisningens Periode hæve sig frem over Mængden, staa som Vidnesbyrd om, at en bedre Tid begynder at grye og kaste dog tillige noget Lys over hele den Stand hvortil de høre. Der skulde vel endnu hengaae en hel Menneskealder inden den ny Æra egentlig oprandt for Chirurgien hertillands, da Simon Kryger fremstod i sin fulde Kraft [...] (Ingerslev 1873 bd.II,82-83).

Ved at vælge en tidligere periode lykkes det for Ingerslev at dreje perspektivet og finde en position, som får læserne til at opleve Crüger ikke alene som fremskridtet men også som fremtiden – unægtelig en vanskelig opgave i en kronologisk historisk fremstilling, hvor virkeligheden ellers i almindelighed gengives som "her og nu" eller som fortid. Ingerslev arbejder således med en fleksibel tidsperspektivering, som giver ham mulighed for at udforme sammenhængende billeder af længere tidsrum. Med få pennestrøg beskrives først Crüger som frelseren, der skal komme. Ingerslev fortæller her, hvordan han foregriber en ny æra. Denne nye æra får dog først gennemslagskraft en menneskealder senere. Regnet i år betyder det, at Ingerslev ridser et udviklingsforløb op, som omfatter ca. 100 år. Crüger introduceres omkr. år 1690 som fremtidshåb, æraens start tidsfæstes til omkr. år 1740, mens den nye tid for kirurgerne slår i gennem omkr. år 1790.

Hvilken frelse mener Ingerslev, han bringer? Hverken Crügers stand eller dannelse kan i Ingerslevs øjne gøre ham fortjent til den storslåede omtale. Ved hjælp af kontrasteringer lykkes det tværtimod for Ingerslev at fastholde billedet af bartskærerne som en ulærd og udannet gruppe også i tiden omkr. år 1740.

Det er således ikke Simon Crügers faglige forudsætninger, som gør ham fortjent til de smukke ord. Ingerslevs biografiske afsnit om Crüger slutter da også nok så prosaisk med ordene: "Han var ingen Lærd Mand, men har dog udgivet et Par Skrifter" (Ingerslev 1873 bd.II,345).

Det der gør, at Crüger fremstilles som noget særligt, er således ikke hans faglige uddannelse, men hans nøglestilling i en udvikling. For Ingerslev udgør den 30. april 1736 en mærkedato. På denne dag blev en kongelig forordning vedtaget, som tildelte Crüger en central position i udviklingen. Forordningen sikrede, at der opstod en kirurgisk læreanstalt, en faglig kirurgisk undervisning og ikke mindst kirurgiske eksaminer, samt udviklingen af en forvaltning af "det chirurgiske væsen" (Ingerslev 1873 II,340).

Ingerslevs fremskridtstanker er således ikke knyttet til mennesket eller kirurgen Simon Crüger, men snarere til udviklingen; institutionaliseringen af kirurgien som et fag kendetegnet af boglige og akademiske landvindinger. Derfor kontrasterer han også i dette hovedafsnit den nye udvikling med fagets håndværkertraditioner som fremskridtet mod stilstanden.

Selv om tiden omkring 1740 angiver en ny æra, udgør perioden derfor ikke nogen kulmination. Men den peger frem mod en tid, hvor ledemotiverne er videnskabelighed, lærdom og dannelse.

Principper og brud på principper

Værkets afsluttende kapitel munder ud før overgangen til 1800-tallet. Der angives ikke nogen eksplicit årsag til dette. På dette tidspunkt regerer prinsregenten, den senere Frederik VI, mens den afsatte Christian d. VII stadig var i live. Afrundningen bryder således med kriteriet om at følge kongernes regeringstid. Ingerslev anfører heller ikke andre markante begivenheder eller særlige årsager af medicinhistorisk art som begrundelse for sit valg. Dette kan naturligvis skyldes, at han ikke mente, der var nogen grund til at argumentere nærmere for dette "hvornår". Måske syntes han ikke, det kunne høre til historien at beskæftige sig med sit eget århundrede.

Hvad årsagen end måtte være, er resultatet blevet, at Ingerslev nøje redegør for sine periodeopdelinger, men helt undgår at tilkendegive, hvornår han egentlig mener, en ny tid for lægerne og lægevæsenet starter, og hvad der kendetegner overgangen til den nye tid. Værket indeholder en fortale, men ingen efterskrift.

Livshistorier for personer, som hovedsageligt har deres virke i 1700-tallet, men først dør efter århundredeskiftet, gøres dog færdige. Dette gælder f.eks. Johan Clemens Tode som dør 1805 (Ingerslev 1873 bd.II,517). Den egentlige beskrivelse af begivenheder inden for medicinalvæsenet standser derimod med udgangen af 1700-tallet. Dette udelukker dog alligevel ikke, at Ingerslev omtaler senere begivenheder. I en note på side 505 nævner han således den medicinske licientiatgrad som blev indført 1.11. 1808, og ophørte 10.5. 1854. Sundhedskollegiets oprettelse i 1803 omtales derimod aldrig. Ingerslev tillægger således ikke udviklingen af den offentlige danske sundhedssektor samme betydning som udviklingen af "en virkelig dansk lægestand".

Johan Daniel Herholdt og Frederik Vilhelm Mansa

Ingerslevs værk indeholder ikke mange forskningshistoriske henvisninger. I de første linier af sin *Fortale* omtaler han ganske kort disputatsen *Lægevæsenet og Lægerne under Chr IV's Regering* af D.H.P. Cold (1858), idet han nævner, at han lige siden forsvaret i 1858 har haft en levende interesse for medicinhistorien. Det var således Cold, som satte ham i gang for 15 år siden.

Set i historiens bakspejl er det tankevækkende, at Ingerslev kun omtaler denne ene inspirationskilde og ikke med et ord nævner andre medicinhistorikere. Med mindre der ligger nogle temmelig skarpe antydninger om manglende kvalitet i *Fortalens* ord, hvor han præsenterer sit valg af emne og forskningssituation:

> [...] et ret anskueligt billede af hele vort Medicinalvæsens Udvikling og de det vedrørende Personer, og da en sammenhængende Fremstilling af disse Forhold endnu ikke var given, og der saavidt mig bekjendt heller ikke var Udsigt til noget Saadant kunne ventes af en Anden, som muligen var dygtigere dertil, saa besluttede jeg [...]

Ingerslevs værk blev imidlertid ikke til i et tomrum. Også Frederik Vilhelm Mansa (1794-1879) arbejdede i disse år med samme tema.

Allerede i 1835 udgav Mansa sammen med Johan Daniel Herholdt *Samlinger til dansk Medicinalhistorie*. Værket angives som *Første Bind*. De fik dog aldrig skrevet mere end dette ene bind sammen. Herholdt (1764-1836) var den sidste, der aflagde eksamen på Kirurgisk Teater 1785. Herefter valgte han også at aflægge eksamen på Kirurgisk Akademi 1787.

I 1792 indførte Universitetet muligheden for at besvare prisopgaver. Der indkom to besvarelser. Den medicinske var skrevet af Herholdt, der på dette tidspunkt fungerede som divisionskirurg. Det vakte ikke udelt begejstring, at en kirurg besvarede prisopgaven. Selv om den i 1793 blev tilkendt guldmedalje, gav episoden anledning til en præcisering af, at præmier kun kunne tilkendes "ubefordrede Cives academici" (Ingerslev 1873 bd.II,491). Herholdt afsluttede herefter sin akademiske karriere med at blive Dr. Med. i 1802.

Herholdts brogede eksamensforløb afspejler de uklare grænser mellem kirurger og medicinere og illustrerer, hvor svært det kan være at anvende rette betegnelse. På 17 år gennemløber Herholdt stort set de tilbud om meritering og eksamen som fandtes: 1. teaterkirurg, 2. akademikirurg, 3. medicinsk guldmedaljevinder og 4. medicinsk doktor. Bruger vi Ingerslevs terminologi, var Danmarks første medicinske guldmedaljevinder således slet ikke "en virkelig læge".

Også Mansa (1794-1879) var både kirurg og mediciner, først med eksamen fra Kirurgisk Akademi 1818 og siden Dr. Med. i 1831 i Halle. Mansa mistede aldrig sin medicinhistoriske interesse fra de yngre år. Mange år senere tager han tråden op og udgiver igen et større værk inden for medicinhistorien. Denne bog kom til at hedde *Bidrag til Folkesygdommenes og Sundhedspleiens Historie i Danmark*.

Mansa skriver med en egen patos i sin *Forerindring*, at bogen er blevet til i hans høje alder i et otium efter et langt liv som stabslæge i Søetaten og praktiserende læge. Herefter omtaler Mansa omhyggeligt sit samarbejde med medicinhistorikeren J.D. Herholdt og sine mange større og mindre medicinhistoriske studier, som han har udgivet i de forløbne år. Mansa begrunder herefter, hvorfor hans store alderdomsværk ikke lægger særlig vægt på lægevidenskabens historie, når det egentlig altid havde været hans plan, og planen blandt andet var angivet i hans disputats 1831. Han skriver her:

> Jeg har dog troet i dette Skrift at burde afvige noget fra min tidligere Plan om at skrive en så vidt muligt fuldstændig pragmatisk Historie af Lægevidenskaben i Danmark, da en talentfuld og flittig yngre Forfatter, Cand. med. et chir. V. Ingerslev, forinden jeg ret havde taget fat paa mit Arbeide, havde paabegyndt og senere med prisværdig Udholdenhed fortsat et Skrift om Danmarks Lægers og Lægevæsens Historie og derved for en Deel gjort et saadant fra min Haand overflødigt (Mansa 1873,II-III).

Mansas og Ingerslevs bøger udkommer samme år. 1873 er derfor noget af et mærkeår inden for dansk medicinhistorie. Hidtil har medicinhistorien kun været repræsenteret med relativt få arbejder, men nu udkommer pludselig ikke mindre end to omfangsrige værker, oven i købet med samme trykkeår.

Ligesom Mansa har Ingerslev sin personlige historie at fortælle. Også han fremhæver, at *Danmarks Læger og Lægevæsen* har været længe undervejs. Også for Ingerslev opstod ideen i de yngre år. Men han er ikke helt så længe om at bringe ideen til virkeliggørelse. Derfor kan Ingerslev "kun" henvise til 15 år og ikke som Mansa til 41 år.

Når jeg har fremdraget sagen, er det ikke for at diskutere eventuelle faglige stridigheder, personlige uoverensstemmelser eller jalousi mellem to af tidens førende medicinhistorikere, der tilhører hver deres generation, og som begge beskæftiger sig med danske forhold i modsætning til Julius Petersen, der i starten af sin karriere udelukkende beskæftiger sig den internationale udvikling. Sagen er nævnt af to andre årsager.

For det første siger den noget om den professionshistoriske stemning. Mansa angiver, at han egentlig ikke ville have skrevet sin bog alene om sygdommene og sundhedsplejen i ældre tid, men også om lægerne og lægevæsenet – hvis planen altså ikke var blevet ændret. Også Mansa opfattede altså dette at give lægerne som stand en historie som en vigtig opgave i 1870erne. Ingerslev og Mansa deler således en professionshistoriske tænkning, som er fremme i tiden, men knytter den, i modsætning til den internationalt orienterede Julius Petersen, til den danske fortid. Først i forbindelse med sin ansættelse som docent i 1889 – fem år før Ingerslev udnævnes til æresdoktor – foretager Julius Petersen en kursændring efter direkte anbefaling fra fakultetets medlemmer og "kompetente personer", der udtrykkelig udtrykker et ønske om, at han særlig vil "dyrke Fædrelandets medicinske historie" (Petersen 1893,II).[5]

---

[5] I sin helhed lyder citatet: "Efter at jeg i 1889 ved det lægevidenskabelige Fakultets og Konsistoriums velvillige Anbefaling havde erholdt et docentmandat til hvilket der baade fra Medlemmer af Fakultetet og fra anden kompetent Side knyttedes Ønsket om, at jeg netop særlig vilde dyrke Fædrelandets medicinske historie" (Petersen 1893, II).

Eksemplet er samtidig medtaget, fordi det illustrerer, hvordan enhver historie lægges til rette gennem de oplysninger, der udvælges, og det perspektiv de ses i. Begge fortæller en historie om, hvorfor de skrev deres værk. Mansa fortæller *en personlig historie* om en gammel mand, der aldrig opgav en plan han lagde i sin ungdom.[6] Da tiden kom, var opgaven imidlertid løst af en anden. Også Ingerslev bruger en personlig historie, når han fortæller, at han fik ideen for længe siden, og at bogen er et resultat af 15 års slid. De to personlige historier handler om "det samme". Men den gamle læge giver unægtelig sin historie en særlig vinkling, når han angiver, at Ingerslev overtog hans plan, mens Ingerslev selv i sin historie – med nogen skarphed – helt undgår at omtale Mansa.

Ingerslevs medicinhistoriske perspektiv på fortiden

I 1873 havde universitetslægerne opnået en utvetydig nøgleposition i det danske samfund (jvf. kap. 5.2 og 5.3). Men det var ikke så længe siden. Så sent som i 1841 blev Kirurgisk Akademi og Universitets medicinske Fakultet lagt sammen under et nyt fælles navn: Det lægevidenskabelige Fakultet. Derfor var begrebet *en virkelig læge* et hensigtsmæssigt begreb for Ingerslev og hans fagfæller. Herved kunne Ingerslev markere, at deres faglige fortid lå på Universitet, selv om han – i sandhedens navn – også beskrev bartskærere, kirurger, operatører, broksnidere, eller hvad han nu kalder dem, som *alle de andre*.

I Ingerslevs tilfælde kan vi konstatere, at han tilhører de relativt bredt orienterede medicinhistorikere. Men ingen i hans samtid kunne mistænke ham for at trække en uønsket fortid frem. Vægten lægges altid på medicinerne, hvis livshistorier er gjort så fyldige og nuancerede som muligt. Ingerslevs grundsyn er således utvetydigt dette, at medicinerne er de rigtige læger, men at der skulle komme til at gå mange år, før etableringen af en virkelig dansk lægestand var en realitet.

Set på denne baggrund er det mindre overraskende, at Ingerslev slutter sin historie uden at overholde det fastlagte formale inddelingsprincip knyttet til den siddende konges regeringstid. Det formale inddelingsprincip bruges kun som et hjælpemiddel, når det er praktisk og ikke som en konsekvent metode. Derfor anvendes det ikke i de indledende afsnit, som ligger før etableringen af det medicinske fakultet ved Københavns Universitet (1. og 2. afsnit). Men inddelingsprincippet bruges heller ikke i de første årtier af Universitetets historie. Her overskygger universitetsudviklingen det formale princip. Etableringen af Københavns Universitetet tillægges således en afgørende vægt.

Valg af slutning – en slutning på hvad?

Periodeopdelingens principper forlades ikke alene i begyndelsen, men også i værkets sidste periode. Endnu engang er det historiens indhold, som bliver bestemmende for en omdisponering. I den historie Ingerslev fortæller, er det åbenbart "naturligt" at slutte i slutningen af 1700-tallet.

Etableringen af en virkelig lægestand foregår imidlertid over en lang periode fra midten af 1700-tallet til midt i 1800-tallet med udviklingen af et landsdæk-

---

[6] Inden for international folkloristik anvendes ofte i overensstemmelse med Sandra K. Dolby Stahl begrebet *personal narrative* (Stahl 1977a;1977b;1985, jvf. kap. 3.3).

kende netværk af distrikslægeembeder i slutningen af 1700-tallet, oprettelsen af Sundhedskollegiet 1803 og sammenlægningen af Kirurgisk Akademi og Det medicinske Fakultet til Det lægevidenskabelige Fakultet i 1841 som nogle af de vigtigste begivenheder.

Alligevel slutter Ingerslev med udgangen af 1700-tallet. Herved opnår han flere ting. Ved at standse før 1800 undgår han at beskrive konsolideringsfasen af den offentlige danske sundhedssektor, hvor etableringen af Sundhedskollegiet 1803 må udgøre en kulmination. Han undgår også at fortælle om kirurgernes indslusning på Universitetet som en kulmination på en lang udvikling. Dette ville have tildelt kirurgerne en mere central plads i historien, og fået deres indslusning på Universitetet til at tage sig ud som en afgørende kulmination. Ingen anden læge har vel opnået et så overbevisende fremskridt som dette: fra uorganiseret, måske også uærlig[7] behandler, til laugsorganiseret håndværker, eksamineret kirurg og universitetsuddannet læge. Men denne historie undgår Ingerslev at fortælle. Han fremstiller den kirurgiske udvikling som en stadigt stigende tilnærmelse til medicinerne og ikke som et selvstændigt udviklingsforløb præget af magtkampe og gensidig tilpasning mellem de to dominerende lægegrupper. Når kirurgerne selv tog et stort spring fremad omkr. år 1740, forklares det med, at medicinerne befandt sig i en nedgangstid, og at en enkelt kirurg – men ikke standen som helhed – blev initiativtager til udviklingen.

Ingerslev undlader ikke at omtale, hvordan kirurgerne får en øget samfundsmæssig status, som kan iagttages allerede i slutningen af 1600-tallet og begyndelsen af 1700-tallet. Men samtidig er det ofte i disse afsnit, at han medtager kontrastrige og dramatiske beskrivelser af gruppen som helhed. Han forklarer således ikke den tidlige udvikling af samfundsmæssig status som noget knyttet til standen. I stedet kæder Ingerslev kirurgernes nye status sammen med fremragende enkeltpersoner – der kaster glans over standen. Han omtaler også gerne andre former for undtagelser, der bekræfter reglen om, at kirurgerne stadig er tilbagestående som stand. Det, der tillægges afgørende betydning, er en bogliggørelse og akademisering af den kirurgiske uddannelse. Derfor mener Ingerslev, at den nye æra først slår igennem i anden halvdel af 1700-tallet.

Kirurgernes historie kunne hurtigt komme til at ligne en fremskridtshistorie, hvis gruppen fik tildelt en selvstændig hovedrolle op igennem tiden helt frem til 1841. Ingerslev fortæller imidlertid en anden historie, når han trækker en grænse i den kirurgiske udvikling i slutningen af 1700-tallet. Her skilles vandene. I slutningen af 1700-tallet afslutter Ingerslev de håndværksorganiserede lægers fortællling som en forfaldshistorie, mens fremskridtshistorien for den akademiske lægestand kan fortsætte. Det er denne historie Ingerslev og hans standsfæller er arvtagere til.

En fremskridtshistorie med tre kulminationer – og nogle forfaldshistorier

Ingerslev fortæller en fremskridtshistorie, der har tre kulminationer. De to første er markeret ved brud på de formale inddelingskriterier. Første kulmination

---

[7] Med ordet "uærlig" henvises til den juridiske betydning. I praksis betød det at den uærlige tilhørte en kategori som stod uden for samfundet. Til de uærlige hørte bl.a. rakker, natmand og bøddel (Egardt 1962).

knyttes til etableringen af et medicinsk fakultet på Københavns Universitet. Anden kulmination indtræffer i slutningen af 1700-tallet med etableringen af en virkelig dansk lægestand. I Ingerslevs fremskridtshistorie tillægges videnskab og dannelse særlig betydning, og medicinerne tildeles hovedrollen, selv om de fremstilles som forsømmelige omkring 1740. Det er medicinerne, vi følger op gennem historien. Det er deres historie, som afspejler fremskridt og kulminationer. Ingerslev beskriver detaljerigt de mange problemer undervejs, men taber aldrig sit mål af sigte.

Ingerslevs historie er en fortælling om mennesker, men han er forsigtig med at udnævne bestemte mennesker til "helte" og "skurke" i kraft af deres personlige egenskaber. Heltene er snarere nøglepersoner i en udvikling.

Fortællingen er lagt til rette, så de mange enkelte historier angiver et grundlæggende forløb. Derfor brydes det formale inddelingsprincip to steder, så historiens start og slutning kommer til at understøtte "den sammenhængende fremstilling" og det "anskuelige billede". Forfaldshistorierne tjener samme formål. De ødelægger ikke oplevelsen af fremskridt i den store fortælling.

Ligesom i eventyr er det helten, der klarer sig. Derimod må det gerne gå skidt for andre, f.eks. bipersoner og skurke. Derfor gør det ikke noget, at historien om de håndværksuddannede læger ender i rent forfald. Det gør det også for den onde prins, stedmoderen eller de onde søstre, som tildeles skurkerollerne i eventyret. Det ødelægger heller ikke billedet af de virkelige lægers fremdrift, at medicinerne har nogle enkelte nedgangsperioder. Det går jo heller ikke altid så godt for prinsens brødre eller prinsessens mange friere. Dette er kun med til at tydeliggøre det centrale forløb og sætte helten i relief. Den virkelige lægestand er den, som går sejrende ud af den historiske udvikling i slutningen af 1700-årene. Dette er det væsentlige budskab i Ingerslevs tilfredsstillende historie.

Alligevel har Ingerslev stadig et problem. Ved at vælge slutningen af 1700-årene standser han i en periode, hvor danskheden først så småt er begyndt at vinde offentligt fodfæste. Denne danskhed udvikler sig først som nationalromantisk bevægelse i løbet af 1800-årene og spiller en særlig rolle for Ingerslevs nationale identitet i slutningen af 1800-tallet. Derfor ligger den egentlige kulmination i Ingerslevs egen samtid. For Ingerslev er udviklingen af en national lægestand først en realitet i 1870ernes Danmark, og hans glæde og stolthed over selv at tilhøre denne stand gennemsyrer hans ord til standsfællerne om "vort Fædreland" og et virke "i den Videnskabs og Kunsts Tjeneste, som ogsaa vi have viet vort Liv og vore Kræfter." Derfor udgør fortalen en nødvendig del af Ingerslevs hovedværk om *Danmarks Læger og Lægevæsen*, fordi det er her, han samler trådene i sin store fortælling om fortiden og viser billedet af en lægestand, hvor dannelse, dygtighed og danskhed går hånd i hånd.

6.2. FORTÆLLINGEN OM UDVIKLINGEN AF EN NATURVIDENSKABELIG LÆGEVIDENSKAB

Den nyeste og mest omfattende historiske oversigt over udviklingen inden for dansk universitetsmedicin i ældre tid består af to nogenlunde lige omfattende fremstillinger trykt i bind VII i det stort anlagte oversigtsværk på 14 bind, der blev udgivet i anledning af Københavns Universitets 500 års jubilæum i 1979.

Medicinhistorikerne Vilhelm Møller-Christensen (1903-1988) og Albert Gjedde (f. 1946) har skildret den første periode ved Det medicinske Fakultet fra 1479 til 1841 (Møller Christensen & Gjedde 1979,1-89). Knud Brøchner-Mortensen (f. 1906) har herefter beskrevet udviklingen ved *Det lægevidenskabelige Fakultet* 1841 til 1979 (Brøchner-Mortensen 1979,91-188). Det skal pointeres, at når jeg henviser til Møller-Christensen & Gjedde i den angivne rækkefølge sker det i overensstemmelse med bogen. Der er således ikke anvendt en alfabetisk rækkefølge i henvisningen til de to forfattere.

1841 – hvilket mærkeår?
Skæringsåret mellem de to artikler er 1841 – et mærkeår som ofte fremhæves af danske medicinhistorikere. Men mærkeår for hvad?

I 1841 blev der sat punktum for en kort epoke i Danmarkshistorien med to konkurrende akademiske læreanstalter. Kirurgia Academia – Kirurgisk Akademi – blev oprettet 1785, mens Det medicinske Fakultet ved Københavns Universitet blev oprettet som fakultet i 1479 samtidig med etableringen af Universitetet. Siden 1841 har der således kun været én akademisk lægeuddannelse i Danmark. Men det er ikke historien om kirurgernes indslusning på Universitetet, Møller-Christensen & Gjedde og Brøchner-Mortensen vil fortælle i deres medicinske universitetshistorie, selv om skæringsåret er 1841.

Ved Kgl. Resolution d. 17.12. 1841 førte sammenlægningen af Kirurgisk Akademi og Det medicinske Fakultet til etableringen af et nyt fakultet ved Københavns Universitet. Det er dette nye fakultets historie, Brøchner-Mortensen skriver om. 1841 udgør derfor et mærkeår for Det lægevidenskabelige Fakultet. 1841 sætter fokus på en markant begivenhed i universitetsverdenen og ikke på en begivenhed i kirurgernes verden. Artiklernes afgrænsning bestemmes således ikke af en kirurgisk *epokeafslutning*, men af en *nydannelse* i Universitetets verden.

I overensstemmelse med min periodeopdeling (kap. 5) markerer 1841 overgangen fra den medicinske periode til den lægevidenskabelige periode. Da jeg beskæftiger mig med oversigtsværker, der beskriver perioden før etableringen af den offentlige danske sundhedssektor, er den primære kilde i min analyse derfor Møller-Christensen & Gjedde, som arbejder med den første periode, selv om jeg som supplerende kilde inddrager Brøchner-Mortensen (jvf. kap. 1).

Nutidens universitetslæger om fortidens universitetslæger
Møller-Christensen & Gjedde og Brøchner-Mortensen tegner konturerne af et udviklingsforløb for dansk universitetsmedicin gennem et halvt årtusinde. De historiske oversigter er skrevet af nutidens universitetsfolk om fortidens universitetsfolk. Ud over at dokumentere fortiden bliver oversigterne derfor også en indgang til billeddannelserne af fortiden inden for danske universitetskredse i nyere tid.

I begge oversigter findes der et væld af historiske oplysninger. Alligevel fortælles historierne vidt forskelligt. Dette beror ikke alene på kildematerialets art, og de tidsperioder forfatterne beskæftiger sig med, men også på den tradition for historieskrivning, som kendetegner oversigterne. Brøchner-Mortensen følger Carøes tradition, som blev almindelig omkring 1900. Møller-Christensen & Gjedde følger derimod i vidt omfang Ingerslevs tradition.

Inddelingsprincipper

Møller-Christensen & Gjedde inddeler i overensstemmelse med flere andre forfattere i 14-bindsværket deres oversigt i kronologisk opbyggede afsnit. Inden for disse afsnit findes mindre tematisk afgrænsede afsnit, som også forsynes med en overskrift. Ud over indledningen har de seks hovedafsnit følgende overskrifter[8]:

1 Indledning
2 Christian I's universitet 1479-1531
3 Det medicinske studiums begyndelse 1537-1560
4 Opgøret med den antikke medicin 1560-1648
5 Fakultetets storhedstid og tilbagegang 1648-1728
6 Fakultetes stagnation 1728-1788
7 Det romantiske mellemspil 1788-1842

De krononologiske hovedafsnit (afsnit 2-7) har forskellig længde. Dette betyder, at nogle perioder behandles mere indgående end andre. En skematisk fremstilling kan illustrere den kvantitative prioritering af de enkelte afsnit:

hovedafsnit	periode i år		sideomfang år/side
2:1479-1531	53	5	10
3:1537-1560	24	9	3
4:1560-1648	88	15	6
5:1648-1728	80	18	4
6:1728-1788	60	20	3
7:1788-1842	54	19	3

Selv om oversigten kun kan være retningsgivende på grund af anvendelse af illustrationer, længere eller kortere citater, etc., afspejler den tydeligt, at den korte periode omkring universitctets start (afsnit 3) får en indgående behandling. Herefter følger afsnit 4 og 5, som behandler længere perioder. Selv om sideomfanget også stiger, får de enkelte år her i gennemsnit en mindre indgående behandling. De afsluttende hovedafsnit (afsnit 6 og 7) er derimod nogenlunde lige lange både med hensyn til periode og sidetal. Disse afsnit ligner det vigtige hovedafsnit 3 derved, at det gennemsnitlige antal år pr. side ligger på ca. 3. Skemaet tyder på, at Møller-Christensen & Gjedde arbejder med en relativt stram kronologisk model, som både afspejler hovedbegivenheden i afsnit

---

[8] Talangivelserne (1-7) på de enkelte afsnit er mine egne. De er medtaget af praktiske årsager med det formål at lette henvisningerne til de enkelte afsnit i forbindelse med analysen.

3, men også dette, at mængden af kilder ofte bliver større, jo tættere vi kommer på nyere tid.

Konturer af et forløb
Studerer vi overskrifterne til de enkelte hovedafsnit nærmere, tegner de konturerne af en udvikling. Der anvendes ord som "begyndelse" (afsnit 3), "opgør" (afsnit 4), "storhedstid" (afsnit 5), "tilbagegang" (afsnit 5), "stagnation" (afsnit 6) og "mellemspil" (afsnit 7). Set i sammenhæng beskrives forløbet som en kurve, der har en begyndelse, derefter er præget af uro, for så at stige stejlt og falde brat. Efter faldet kommer der ingen nye stigninger. Kurven fortsætter i et leje på et lavere niveau som stagnation. Men herefter følger et mellemspil – et mellemspil til hvad?

De seks første afsnit af Møller-Chrisensen & Gjeddes oversigt kan beskrives som en optakt. Denne optakt afspejler et forløb, hvori der indgår en kulmination omgivet af uro, forfald og stilstand.

Til det syvende afsnit har Møller-Christensen & Gjedde valgt ordet "mellemspil" – oven i købet "romantisk" mellemspil. Dette udgør en tvetydig, men billedrig begrebsdannelse, som skaber en forventning om noget, der skal komme. Da det er den sidste periode, der beskrives på denne måde, tillægger jeg ordene særlig vægt, fordi enhver slutning altid er med til at sætte den forudgående beretning i relief. For nærmere at indkredse betydningsdannelsen i hovedforløbet i Møller-Christensen & Gjeddes oversigt, læser jeg derfor historien bagfra og begynder med slutningen.

At begynde med slutningen
Sidste afsnit i Møller-Christensen & Gjeddes oversigt omfatter 19 sider og dækker en periode på 54 år. Ser vi nøjere til, viser det sig imidlertid, at 18 1/2 af de 19 sider – stort set – beskriver tiden fra 1788 til omkring 1800. De sidste ca. 40 år omtales i et par afsnit på i alt 14 linier helt til slut. Hvordan skal vi tolke denne proportionsdannelse?

Ud fra en kvantitativ betragtning kunne vi fristes til at sige, at dette må opfattes som en massiv negligering af en periode, som må være fagligt begrundet, eller i det mindste udtryk for en faglig forestilling om, at de første fire årtier af 1800-tallet ikke spiller den store rolle. For at vurdere denne mulighed, må vi se nærmere på Møller-Christensen & Gjeddes egne tolkninger. De afrunder selv deres historie således:

> Med disse specialfag (botanik 1801, farmakologi, retsmedicin, anatomi, fysiologi 1819; min tilføjelse) begyndte den nyere tid, der i 1838 førte til sammenlægningen af den kirurgiske og medicinske uddannelse i et lægevidenskabeligt fakultet. Hermed var den udvikling fuldendt, som i 1537 tog sit udgangspunkt i medicinernes behov for udlægning af de antikke medicinske skrifter i en teologisk ramme og kirurgernes udførelse af praktiske håndværksmæssige opgaver hos befolkningen (Møller-Christensen & Gjedde 1979,85).

I denne slutning markerer Møller-Christensen & Gjedde, at noget er "fuldendt", men også at "en ny tid" begynder. Det, jeg beskrev som "optakten", kan i overensstemmelse hermed beskrives som en *kulminationshistorie*. Møller-Christensen & Gjedde angiver, at den tidsmæssige ramme for dette forløb er 1537 og 1841. Kulminationshistorien slutter således med stagnation. Herefter følger efter et mellemspil en ny tid.

Betyder dette, at Møller-Christensen & Gjedde alligevel skitserer en fremskridtshistorie, således at den kurve, som deres fortælling om fortiden følger, igen bevæger sig opad? Hvornår finder denne retningsændring sted, er den opadstigende bevægelse mere eller mindre stejl, eller drejer det sig om en helt ny bane?

I citatet fra slutningen får vi ikke mange stikord til at belyse dette spørgsmål. Det nævnes kun, at indførelsen af "specialfag" udgør et vigtigt kendetegn ved den nye tid. Ud over de konkrete fag som omtales, forklares sammenlægningen af de kirurgiske og medicinske uddannelser samtidig som et led i denne udvikling. Uden at det står mig klart, hvordan udviklingen af specialfag (specialisering) og sammenlægningen af to hovedområder kan beskrives som udtryk for samme tendens, er det tydeligt, at forfatterne opfatter udviklingen som betydningsfuld.

Indkredsning af den nye tid

Ud fra en kronologisk betragtning hører beskrivelsen af overgangsperioden til den nyere tid hjemme i sidste del af hovedafsnit 7. Men her var der ikke meget at finde. Alligevel kan det lade sig gøre at afdække betydningsdannelser om den nye tid både i dette og i de foregående afsnit. Når dette er muligt, beror det på, at Møller-Christensen & Gjedde udformer en historieskrivning, der som genre tilhører Ingerslevs tradition.

I beskrivelsen af fortiden anvendes i udstrakt grad kontrastering, glansbilleder og skræmmebilleder, et persongalleri af helte og skurke, meget billedrige ord, dramatiske citater, etc. Disse betydningsmarkante udtryk vedrører i deres indhold tiden *før* 1800, men samtidig angiver de et tidsperspektiv, der peger frem mod nyere tid. Forfatterne opnår herved, at overgangen til den ny tid konsekvent beskrives som fremtid – og vel at mærke en lys fremtid, som angiver et epokegørende fremskridt.

I oversigten for 1479-1842 giver Møller-Christensen & Gjedde således ikke alene mange informationer om Det medicinske Fakultet ved Københavns Universitet. De inddrager også helt andre oplysninger, som er med til at sætte det historiske forløb i relief. Udviklingen ses i sort og hvidt. De enkelte historier om bestemte mennesker og konkrete begivenheder tildeles herved ikke sjældent en pointe, som peger ud over begivenheden, idet den bidrager til at belyse den mere sammenhængende fortællings plot.

Forfaldsperioden omkring år 1750

I forbindelse med redegørelsen for stagnationsperioden omkring 1750 vælger Møller-Christensen & Gjedde en position, som kontrasterer nutiden med fremtiden. Nutiden er mørk, men fremtiden så meget desto lysere.

Der var ingen forståelse for naturvidenskaberne på universitetet eller i Det medicinske Fakultet. Naturvidenskaberne måtte først bane sig andre veje, før de opnåede anerkendelse i Det medicinske Fakultet, hvor de dog naturligt hørte hjemme. Det var udelukkende de medicinske professorers skyld, at det varede længe, før naturvidenskaberne fandt deres rette leje inden for universitetets rammer, således som det allerede havde været tilfældet andre steder i Europa (Møller-Christensen & Gjedde 1979,62).

Møller-Christensen & Gjedde forsøger ikke at give læserne nogen historisk beskrivelse, som bygger på tidens egne opfattelser. Vi bliver ikke klogere på tænkningen i 1700-tallet. Det, der interesserer Møller-Christensen & Gjedde, er ikke denne periode, men udelukkende dette, at den naturvidenskabelige tænkning ikke er slået igennem. Skylden lægges på nogle personer, som stillede sig hindrende i vejen for fremskridtet, og tiden fremstilles som en forfaldsperiode.

For at illuminere den naturvidenskabelige tænkning maler Møller-Christensen & Gjedde et sort billede, men de argumenterer ikke fagligt for, hvorfor det ene er godt og det andet skidt. I stedet bruger de et betydningsmarkerende ordvalg som angiver, at sagen slet ikke kan diskuteres. Den naturvidenskabelige tænkning kædes sammen med ord som "sit rette leje", "hørte hjemme" og ikke mindst nøgleordet "naturligt".

Opgangstider i slutningen af 1600-tallet

For at sætte forfaldsperioden midt i 1700-tallet i relief beskrives ikke alene "fremtiden" men også "fortiden" som mere lys. 1600-tallet omtales således som en frugtbar tid præget af landvindinger i realismens spor:

> Det 17. århundrede var en frugtbar tid, præget af medicinske landvindinger, der skyldtes realismens indtog i de to hovedskoler, iatrokemien og iatrofysikken. Begge retninger udnyttede francis bacons (1561-1620) lære om den induktive metode (Møller-Christensen & Gjedde 1979,34).

Ud over Francis Bacon fremhæves også Descartes' filosofi, bl.a. *Discours de la Methode* (1637). Set ud fra et naturvidenskabeligt paradigme var medicinen således inde på det rette spor i 1600-tallet.

Ved Københavns Universitet knyttes fremskridtet til familien Bartholin. I afsnit 5 "Fakultetets storhedstid og tilbagegang 1648-1728" handler det første underafsnit om "Familien Bartholins Glansperiode", mens det sidste hedder "Nepotismen bringes til ophør".

Historier om "de andre"

Til glansperiodens nøglepersoner hører Thomas Bartholin (1616-1680). Bartholin benyttes her som talerør til at beskrive "de andre". Møller-Christensen & Gjedde gengiver i den forbindelse en beskrivelse af Bartholin, som oprindelig er skrevet på latin (*De danorum medicina domestica* 1666). Historien gengives på dansk med direkte henvisning til Ingerslev. Selv om der anvendes citationstegn, er der sket andre ændringer end en modernisering af sproget og retskrivningen. Fra Ingerslevs lange citat medtages således kun første del. Møller-Christensen & Gjedde medtager således ikke udfaldet mod kloge koner og

"Kjærlingers Midler" men kun Bartholins kontrastering mellem medicinere og landløbere (Ingerslev 1873 I,510-511). I forbindelse med landløberne beskrives lægerne og deres patienter herefter således hos Møller-Christensen & Gjedde:

"Men den i lærdom, erfaring og gode sæder prøvede læge vil man næppe hilse, ham lader man sulte og forfølger man med skjældsord, og når engang den yderste nød og de heftigste smerter driver folk til at søge lægerne, dømmer de fejl på fejl. Thi de hverken lyder lægernes ordrer, eller tillader en metodisk kur, da lægerne sjældent kaldes før alt er forsøgt og almuens midler forgæves prøvede". At denne tilstand var utålelig for lægerne syntes klart (Ingerslev 1873, I, s. 510) (Møller-Christensen & Gjedde 1979,47).⁹

Bartholins beskrivelse har udviklet sig til det, jeg som folklorist vil beskrive som "en vandrehistorie". Som vi møder den hos Møller-Christensen & Gjedde fremtræder den i trykt form.¹⁰ Når det som her drejer sig om faglitteratur, kender vi ofte historiens oprindelse. Afgørende er det imidlertid at også faglitteraturens vandrehistorier lever videre i forskellige varianter.

Når det drejer sig om Bartholins historie er det således tankevækkende, at Ingerslev forsigtigt drøfter beskrivelsens værdi som historisk kilde og fremhæver, at det ikke kun er Bartholin, men også andre læger i samtiden, som klager over forholdene, således at der kan være grund til at opfatte det som "et almindeligt anerkjendt Onde" (Ingerslev 1873 I,511). Hos Møller-Christensen & Gjedde findes der derimod ingen modifikationer. Tværtimod indskyder de en sætning efter citatet, som får det til at se ud som om, det er Ingerslevs konklusion der gengives, idet henvisningen til Ingerslev følger umiddelbart efter. Dette er imidlertid ikke tilfældet. Det er således ikke Ingerslev, men Møller-Christensen & Gjedde som skriver: "At denne tilstand var utålelig for lægerne syntes klart" (Møller-Christensen & Gjedde 1979,47).

Andre vandrehistorier henter Møller-Christensen & Gjedde ligesom Ingerslev hos Henrick Smid (jvf. kap. 3.2). I første afsnit omtales vandrelæger (Møller-Christensen & Gjedde 1979,1). I samme afsnit gengives Henrick Smids omtale om de forfærdelige bartskærere (Møller-Christensen & Gjedde 1979,3), mens Smids beskrivelse af jordemødrene omtales i afsnit 5 (Møller-Christensen & Gjedde 1979,49).

Smædehistorien om de forfærdelige jordemødre
Møller-Christensen & Gjedde beskrivelse af jordemødrene lyder således:

---

⁹ I det udsnit der citeres indgår også nogle mindre afskrivningsfejl. Hos Ingerslev står der: "Men den i Lærdom, Erfaring og gode Sæder prøvede Læge vil man neppe hilse, ham lader man sulte og forfølger med Skjældsord, og naar engang den yderste Nød og de hæftigste Smerter drive Folk til at søge Lægerne, dynge de Feil paa Feil. The hverken lyde de Lægernes Ordre, eller tillade en methodisk Cur, da Lægerne sjeldent kaldes før Alt er forsøgt og Almuens Midler forgjæves prøvede" (Ingerslev 1873 bd.I,510).
¹⁰ Som dansk folklorist i 1990erne skelner jeg som fremhævet i kap. 3.2. og 3.3. ikke som Axel Olrik og den klassiske folkloristik mellem mundtlige og skriftlige meddelelser. Jeg tillægger det heller ingen betydning, om jeg kender historiens oprindelse. Når jeg som folklorist bestemmer historier som denne som vandrehistorie sker det ud fra en iagttagelse af, at historien optræder i forskellige variationer – det være sig i mundtlig eller skriftlig form.

Jordemødrene var oprindeligt empirisk uddannede, selvlærde, grove, ofte fordrukne personer, der tit anvendte magi. Det fremgår af Henrik Smids Jordemoderbog (1557), at der "i disse lande og riger er stor brøst på retsindige jordemødre, som kan give det kvindfolk, som Gud har begavet med foster, gode råd". I det 17. århundrede var jordemødrenes manglende duelighed og moral uforandret (Møller-Christensen & Gjedde 1979,49).

Det mørke billede af jordemødrene i 1500- og 1600-tallet afspejler, at Møller-Christensen & Gjedde gengiver samtidens mest kritiske og vagtsomme røster.

I "Den fjerde Urtegaard" fra 1557, som vedrører frugtsommelige kvinder, og inden for medicinhistorien ofte omtales som den første danske lærebog for jordemødre, blev tidens jordemødre kritiseret af Henrick Smid (Smid 1557 cf. Brade 1976[11]). Som tidligere nævnt var Henrick Smid vejer og måler i Malmø. Smid udviklede her i bedste forståelse med medicinerne ved Københavns Universitet en lægevirksomhed uden at søge eller opnå autorisation som læge. I sine lægebøger retter Smid ofte angreb mod sine mere privilegerede konkurrenter, specielt bartskærerne. Møller-Christensen & Gjedde tager slet ikke denne konfliktsituation i betragtning, men henviser uden forbehold til Smids udfald som et historisk gyldigt vidneudsagn.

I Møller-Christensen & Gjeddes profil af tidens jordemødre omtales de også som fordrukne personer, der tit anvender magi. Disse facetter er ikke hentet hos Henrick Smid, men kan henføres til reformationstidens ledende skikkelse Peder Palladius (1503-60). I sin visitatsbog appellerer Palladius til de faggrupper, der specifikt omtales i Kirkeordinansen, det vil sige sognepræster, degne og jordemødre.[12] Palladius forsøger således ikke at give en almen beskrivelse af jordemødres virksomhed og kvalitet (Palladius 1543 jvf. Jacobsen 1911-26 bd 5,109-112). Når Palladius appellerer til jordemødrene, er det fordi han er opmærksom på, at de indtager en nøgleposition i forhold til befolkningen, ikke mindst kvinderne. Derfor advares jordemødre ikke alene mod ugudelighed, papisme og fuldskab, men også mod trolddom: "Det schal vere langt fra, at en iordemoder skal fare med løff, seynelse, manelse, heller traaldom..." (Palladius 1543, efter Jacobsen 1911-26, bd. 5,109).[13]

Ud over denne korte henvisning som direkte vedrører jordemødrene koncentrerer Palladius sig om troldkvinder, der signer, maner og anvender trylleformler, idet han henviser til flere konkrete eksempler fra samtiden, som hverken vedrører fødselsbegivenheder eller jordemødre.

I overensstemmelse med den klassiske kildekritik udgør Palladius' advarsel og Smids' udfald dybt engagerede udsagn fra mænd med en central position uden for jordemødrenes og kvindernes kreds. Omkring disse udsagn er der imidlertid opstået en livskraftig billeddannelse. Møller-Christensen & Gjeddes konstatering af, at jordemødre i 1500- og 1600-tallet var fordrukne og over-

---

[11] Citeret fra Henrik Smiths Lægebog I-VI, samlet udgave 1577. Bog III, En skøn nyttelig Lægebog etc. Fortalen. Ed. Anna-Elisabeth Brade. København 1976.
[12] Visitatsbogen dateres i det følgende til 1543, jvf. Jacobsen 1911-26, bd.5, 1ff; samt Jacobsen 1911-26,bd.5,240.
[13] Oversættes af G. Norrie 1935 til "tryllemidler, signelser, manen eller trolddom" og citeres ofte i denne form.

troiske, udgør således et aktuelt eksempel på en ukritisk brug af smædehistorier, der som interne videnskabelige mytebilleder har udviklet sig til faglitterære vandrehistorier, hvilke stadig sætter deres præg på dansk historie og medicinhistorie[14] (jvf. kap. 7.3).

En perlerække af historier

Møller-Christensen & Gjeddes mange afrundede småhistorier illustrerer, hvordan de fortæller den overordnede kronologiske historie om det medicinske fakultet ved hjælp af mange mindre historier, der ofte har et anekdotisk indhold, ligesom de udgør varianter af historier fortalt af andre. Denne form for begivenhedshistorie har jeg beskrevet som en perlerækkemodel (kap. 4.2).

Vandrehistorien fra Thomas Bartholin er tilsyneladende et citat. Men den udmærker sig ved, at den ikke gengives ordret fra den oprindelige kilde i form af en ny oversættelse fra latin, men udgør en variant til Ingerslevs fortælling, som forsynes med en helt ny rammebemærkning, der tildeler den en særlig kildeværdi.

Konstruktion af et mærkeår

En anden vandrehistorie angiver forfaldsperiodens start. Nedgangen bestemmes nøjagtigt til 1670 og knyttes ikke til en mediciner, men til Christian d. V. Uden at henvise til Ingerslev gengiver forfatterne hovedindholdet i Ingerslevs historie om Christian d. V (sml kap. 6.1). Således lyder historien i Møller-Christensen & Gjeddes variant:

> *Med Christian V's (1670-1699)*[15] tronbestigelse i 1670 begyndte nedgangstiderne for universitetet. Åndelige kvaliteter havde ingen særlig betydning for ham, gennem hvem tyske og franske skikke, moder og sprog fik indpas ved hoffet, hvor der ikke blev talt dansk (Møller-Christensen & Gjedde 1979,47).

1670 er således gået over i dansk medicinhistorie som et mærkeår, der angiver starten på en forfaldsperiode og afslutningen på en kulmination. Møller-Christensen & Gjedde har overtaget Ingerslevs nationalromantiske argumentation fra 1870erne, selv om det ud fra et nutidigt historiesyn står mindre klart, hvordan f.eks. en konge personlig kan gøres ansvarlig for en nedgangsperiode på universitetet, ligesom de nationale undertoner strider mod nutidens historiske viden om perioden (kap. 3.1). Samtidig er det værd at bemærke, at Møller-Christensen & Gjedde med denne angivelse af en nedgangstid går direkte imod Carøe, for hvem medicinalforordningen af d. 4.12.1672 udgør et markant højdepunkt, hvor fakultetet og ikke mindst Thomas Bartholin tildeles en nøgleposition (kap. 6.3).

Historien om de reaktionære medicinere

På baggrund af hovedlinierne i Møller-Christensen & Gjeddes kulminationshistorie kan begyndelsen af 6. afsnit *Fakultetets stagnation 1728-1788* virke over-

---

[14] F.eks. Gotfredsen (1973) og *Kvindfolk* (1991, bd. I, 33ff).
[15] Ved en trykfejl angives 1677 og ikke 1670.

raskende. Det lyder som en fanfare til århundredet, når Møller-Christensen & Gjedde skriver om en sejr for den sunde fornuft. Men under begejstringen lurer pessimismen:

> I det 18. århundrede sejrede den sunde fornuft. Den oplyste enevælde medvirkede til udbredelsen af en rationalisme, som på mange måder måtte vise sig fjendtlig over for den teoretiske medicin (Møller-Christensen & Gjedde 1979,52).

I deres begejstring over udviklingen anvender forfatterne sundhedsbegrebet i et af dets talesproglige facetter. Den *sunde* fornuft og den *oplyste* enevælde havde imidlertid svært ved at slå igennem inden for medicinen, og dette skyldtes ifølge Møller-Christensen & Gjedde bagstræberiske medicinske professorer, som stillede sig hindrende i vejen for fremskridtet.

Ligesom Ingerslev kæder Møller-Christensen & Gjedde således forfaldsperioden omkring 1740/50 sammen med et ansvar. Dette ansvar placeres hos universitetsmedicinerne. Når udviklingen ikke fulgte den bane, som burde have været naturlig, skyldtes det de reaktionære universitetslæger. Som allerede nævnt skriver Møller-Christensen & Gjedde direkte: "Det var udelukkende de medicinske professorers skyld, at det varede så længe, før naturvidenskaberne fandt deres rette leje inden for universitetets rammer" (Møller-Christensen & Gjedde 1979,62).

For Ingerslev hørte problemerne sammen med udviklingen af akademiske uddannelser og overflødiggørelsen af de håndværksuddannede læger. Her løses problemerne derfor i løbet af en generation i slutningen af 1700-tallet. For Møller-Christensen & Gjedde kendetegnes fremskridtet derimod af en paradigmændring, som først får gennemslagskraft i 1800-tallet.

Denne tids- og indholdsbestemmelse af kulminationer og højdepunkter afspejler sig også i valget af nøglepersoner. For Ingerslev opfattes Simon Crüger som en banebrydende skikkelse, der var med til at udvikle en ny æra. Også Møller-Christensen & Gjedde har øje for de banebrydende personligheder. Men i deres historie må de helt store helte findes i 1800-tallet. Blandt disse helteskikkelser får P.L. Panum (1820-85) og H.C. Ørsted (1777-1851) tildelt hver deres rolle.

P.L. Panum og fortiden

P.L. Panum bliver immatrikuleret ved Københavns Universitets 1841 og aflægger efter fire år sin lægeeksamen 1845. Panum er således uddannet på det lægevidenskabelige fakultet, og ud fra en periodebetragtning hører han slet ikke til i Møller-Christensen & Gjeddes beskrivelse af det medicinske fakultet. Alligevel tildeles Panum en ikke uvæsentlig rolle i historien.

Når Møller-Christensen & Gjedde skal karakterisere mellemspilsperioden sker det nemlig ved hjælp af en omtale skrevet af Panum i 1851. Endnu engang bruger Møller-Christensen & Gjedde perspektiveringsteknikken. Men denne gang springer de frem i tiden og ser tilbage på den mørke fortid med Panum som talerør.

Af denne grund blomstrede "ismerne", mesmerismen, homøopatien, rademacherismen, frenologien og Francois Broussais (1772-1838) "fysiologiske" skole. I Tyskland herskede Friedrich Schellings (1775-1854) vitalistiske naturfilosofi, der på panteistisk facon lod verdenssaltet gennemsyre af det samme princip. Om denne for en videnskabsmand aldeles kvælende atmosfære udtalte Panum (1851) at den "især i Tyskland havde overskygget medicinen således, at næsten alle dens discipliner var indhyllet i et mystisk halvmørke, hvori man drømte såre behageligt". Det er selvklart, at de fleste fremskridt inden for lægevidenskaben i det 19. århundredes første årtier kom fra England, hvor de mest nøgterne læger virkede (Møller-Christensen & Gjedde 1979,71).

Panum beskrives som en foregangsmand inden for lægevidenskaben i anden halvdel af 1800-tallet. Panum har således – som det almindeligvis fremhæves i dansk medicinhistorie – øvet sin indsats i første del af den lægevidenskabelige periode. Panums kritik af 1700-tallet er skrevet i denne opgørets tid, hvor naturvidenskaben endnu var på fremmarch. Det nye paradigme stod stadig svagt ikke alene ved Københavns Universitet, men også ved mange andre universiteter. Selv befandt den unge Panum sig i udlandet og havde endnu ikke opnået noget professorat.[16] I Møller-Christensen & Gjeddes oversigt opfattes Panums udsagn imidlertid ikke som et dybt engageret synspunkt, skrevet af en yngre, uetableret mediciner. Panum ophøjes derimod til autoritet, og han anses for så velkendt, at han blot omtales som "Panum" uden initialer eller årstal. Hans beskrivelse gengives som en korrekt, seriøs og utvetydig iagttagelse, der ikke kræver nogensomhelst kildeanalytiske overvejelser:

Ismerne opfattes udelukkende som forfejlede, sværmeriske afsporinger. Der findes ingen antydning af, at de nye ismer kan tolkes som et udtryk for en udvikling, der ligesom rationalismen førte til, at videnskabernes antikke, kristne eller autoritært opbyggede grundvolde blev rystet, så hele grundlaget blev taget op til revision.

Mellem sandt og rigtigt

Beskrivelsen af ismerne siger en hel del om det naturvidenskabelige engagement både hos Panum og Møller-Christensen & Gjedde. Når naturvidenskaberne sejrede, forklares det som en nødvendig og logisk konsekvens af en sandru forskning. Ud fra Møller-Christensen & Gjeddes perspektiv måtte det naturvidenskabelige paradigme nødvendigvis før eller senere endegyldigt erstatte alle de forældede tankegange af religiøs og metafysisk art. Med ord som "fremskridt", "selvklart" og "nøgtern" kontrasteres "mystisk", "halvmørke" og "drøm". Citatet illustrerer tydeligt konflikten mellem det naturvidenskabelige paradigme og andre grundsyn. Men læseren får ikke noget videnskabeligt funderet indblik i "det andet". Tværtimod. Der lægges et slør hen over både tilbagegangen, stagnationen og det romantiske mellemspils videnskabssyn.

---

[16] Panum blev ekstraordinær professor i fysiologi i Kiel 1853. Til København kom han først 1864, det år hvor krigen mellem Danmark og Tyskland endte med afståelsen af Sønderjylland.

I overensstemmelse med Habermas kan vi sige, at Møller-Christensen & Gjedde med autoritetens kraft siger "dette er rigtigt", og ikke med analysens vægt "dette er sandt" (jvf. kap 4.1). Men hvorfor påtager Møller-Christensen & Gjedde sig igen og igen denne autoritære og normative position i stedet for at argumentere? Inden for en positivistiske videnskabstradition må dette regnes for en alvorlig fejl. Kan årsagen være, at vi her står over for det, jeg med Lars Tornstam har beskrevet som interne videnskabelige mytebileder, og at det, som kendetegner disse myter, ikke alene består i en direkte og bevidst afvisning af fakta, men snarere i en form for blindhed? Selv om Møller-Christensen & Gjedde indgående kender Carøes analyse af Medicinalordningens historie og hans argumentation for 1672 som et højdepunkt, "ser" de tilsyneladende ikke, at dette sætter det ingerslevske mærkeår 1670 i relief.

Ud fra en essentialistisk og klassisk historisk kildekritisk vurdering kan Møller-Christensen & Gjeddes ukritiske brug af historier, som er lanceret af andre, vurderes som utvetydige og temmelig uinteressante overtrædelser af grundlæggende og nødvendige videnskabelighedskrav. Denne diskussion vil jeg overlade til andre fagfolk, det vil sige historikere og medicinhistorikere. I forbindelse med en narrativ kulturanalyse arbejder jeg ud fra en anden problemstilling. Her er min iagttagelse, at Møller-Christensen & Gjedde bruger historierne. Og det gør de, fordi de – fagligt bevidst eller fagligt ubevidst – tillægger dem betydning. Derfor søger de til Henrick Smid og hans historier om jordemødre og bartskærere, til Thomas Bartholin og hans historier om landløbere og utaknemmelige patienter, til Vilhelm Ingerslev og hans historier om reaktionære medicinere og Christian d. V's negligering af danskhed og danske skikke. Dette er altså anliggender, som ligger oversigtens forfattere på sinde i dén sammenhængende fortælling, de vil fortælle. Ligesom Ingerslev uden nogen forbehold kunne skrive om virkelige læger i 1794 (jvf. prolog), for at billedet af en virkelig dansk lægestand ikke skulle rokkes i 1873, kan Møller Christensen og Gjedde uden nærmere historisk kildekritiske overvejelser gengive nogle af de mere saftige medicinhistoriske historier i 1979.

Tidsbestemmelse af den nye tid

Møller-Christensen & Gjedde kæder overgangen til den nye tid sammen med en paradigmeændring i 1800-tallet. Ved at fremhæve en personlighed som Panum, der har sin karriere som læge i anden halvdel af 1800-tallet, kunne vi måske få det indtryk, at den nye tid udelukkende hører den lægevidenskabelige periode til og derfor først starter *efter* afslutningen af den medicinske periode. Efter Møller-Christensens & Gjeddes opfattelse indtræffer det naturvidenskabelige skred imidlertid allerede omkring 1830-40: "I løbet af de sidste årtier af det 19. århundredes første halvdel lagde denne "positive filosofi" grunden til lægevidenskabens senere eksplosive udvikling." (Møller-Christensen & Gjedde 1979, 83).

I forbindelse med tidsbestemmelsen af den nye tid, fremhæver Møller-Christensen & Gjedde, at den "positive filosofi" lægger grunden til lægevidenskabens udvikling. Denne udvikling beskrives som "eksplosiv".[17] De angiver

---

[17] Anvendelsen af ordet "eksplosiv" giver fremstillingen et dramatisk indhold. Ordet kan imidlertid betyde meget forskellige ting. Når det bruges i forbindelse med sprængstof og katastrofer

samtidig, at det varer noget før udviklingen får gennemslagskraft inden for lægevidenskaben. I Danmark stiger udviklingskurven således først efter 1841, som udgør den formelle grænse på Møller-Christensen & Gjeddes oversigt.

Selv om den nye tid således ikke gør sig gældende på det medicinske fakultet i det tidsrum, Møller-Christensen & Gjedde beskæftiger sig med, omtales flere af den nye tids internationale nøglepersoner, idet udviklingen udelukkende opfattes som et resultat af nogle bestemte indflydelsesrige forskeres virksomhed:

> Naturvidenskaberne udviklede sig langsomt men sikkert i skyggen af den romantiske vitalisme. Medvirkende til denne gradvise udvikling var dels det forhold, at vitalismens betydeligste forkæmpere tillige var grundige anatomer og fysiologer, som søgte at bevise vitalismen ved en omfattende eksperimentel virksomhed, der uvægerligt førte til udvidelse af den eksakte viden, dels at filosofferne Immanuel Kant (1724-1804) og Auguste Comte (1798-1857) i henholdsvis Kritik der reinen Vernunft (1781) og Cours de philosophie positive (1830-42) gjorde op med den metafysiske forplumring af videnskaberne. Herefter kan man alene forklare forhold i naturen ud fra love, som påvises verae causae (Møller-Christensen & Gjedde 1979, 83).

Følger vi Møller-Christensen & Gjedde, så det imidlertid stadig sort ud i København både i slutningen af 1700-tallet og begyndelsen af 1800-tallet, selv om den europæiske udvikling var så lys.

På denne baggrund er det måske mindre underligt, at perioden 1800-1840 også får en stedmoderlig behandling. Når Møller-Christensen & Gjedde mener, at den rigtige udvikling kun var i gang ude i Europa og blandt lægernes foregangsmænd, men endnu ikke havde nogen reel gennemslagskraft ved det medicinske fakultet i København, anvender de *tavsheden* som teknik. Ligesom i "ismernes" tid flytter Møller-Christensen & Gjedde deres fokus fra det, der sker i perioden, til en beskrivelse af periodens betydning set i et længere tidsperspektiv. Fokus flyttes fra en beskrivelse af begivenheder i en sammenhængende fortælling, der angiver et forløb, til plottet i en større fortælling, som i tid rækker *ud over* den periode, der egentlig skal beskrives. Møller-Christensen & Gjedde undlader således en mere indgående eller systematisk beskrivelse af, hvad der egentlig foregår og tænkes i perioder præget af tilbagegang, stagnation og mellemspil. I tid omfatter de negligerede nedgangstider mere end 150 år (1670-1840). Til sammenligning kan det nævnes, at perioden er længere end hele det naturvidenskabelige paradigmes storhedstid frem til Møller-Christensen & Gjeddes egen tid (1840-1979).

I de negligerede perioder præsenteres vi i stedet for beskrivelser af begivenhedsforløb for fortællinger om "skurke" og "helte", uden at der skabes noget historisk overblik over perioden. Også stilstands- og forfaldsperioder udgør derfor dramatiske afsnit præget af kontrasteringer og ikke mindst tidsperspektiveringer, som sætter perioden i relief.

---

angiver det gerne noget farligt og truende. Når det derimod som her knyttes til beskrivelsen af en udvikling, mener jeg, det skal tolkes som en dramatisk, men særdeles postiv udvikling.

H. C. Ørsted

En af heltene fra mellemspilstiden er H.C. Ørsted (1777-1851). Ørsted gjorde lynkarriere omkring år 1800. Han blev farmaceut som 20-årig i 1797. Samme år skrev han guldmedaljeafhandling, to år efter fik han den filosofiske doktorgrad for en afhandling om grundtrækkene af naturmetafysikken, og som 23-årig blev han professor i fysik (physices experimentalis). Dette professorat, som var placeret på Det medicinske Fakultet, blev overført til det filosofiske fakultet i 1806 (Møller-Christensen & Gjedde 1979,83). Ørsted var således ikke mediciner, selv om han var ansat 6 år på det medicinske fakultet.

Alligevel omtales Ørsted temmelig indgående og med varme og begejstring i Møller-Christensen & Gjeddes oversigt. Beskrivelsen af Ørsted afsluttes med et fyldigt citat, som kan henføres til Universitetets 400-års jubilæum 1879. Citatet er skrevet i overensstemmelse med Ingerslevs tradition for historieskrivning, og en del af det lyder således:

> Alle vi, som har nydt godt af den elskværdige Lærers Undervisning, vil frede om hans Minde, det danske Folk vil bevare hans Navn blandt sine bedste Sønners, og så længe Telegrafen slynger sit bånd om Jordens Kreds, vil den forkynde H.C. Ørsteds Pris (Rørdam 1879,165, cf. Møller-Christensen & Gjedde 1979.)

Men hvorfor er H.C. Ørsted så fremragende i Møller-Christensen & Gjeddes øjne? Metafysikken og naturfilosofien, som udgør grundtemaer, både i Ørsteds doktorafhandling og i hans virke i den periode, han befinder sig på det medicinske fakultet, har de ikke meget til overs for. Derfor omtales de mindre gloriøse begivenheder, som af tidsmæssige årsager er relevante – det vil sige begivenheder fra tiden før 1806 – som del af en rammefortælling. Allerede i præsentationen af Ørsted angives det, at nu skal vi høre en fremskridtshistorie:

> Lærestolen i Physices experimentalis besattes i 1800 af den fremragende fysiker H.C. Ørsted (1777-1851), en af de berømteste danskere nogen sinde. Han gennemløb selv en udvikling fra Comtes metafysiske stadium til det positive videnskabelige stadium (Møller-Christensen & Gjedde 1979,83).

Ørsted er således helten i en lille fremskridtshistorie, der handler om positivisme og naturvidenskab, og hans tidlige metafysiske interesser kommer til at tage sig ud som et ungdommeligt genis forvildelser. Fra det metafysiske stadium i ungdommen overgår han som moden mand til det positive stadium, der betegnes som *videnskabeligt*. Indirekte kommer Møller-Christensen & Gjedde til at pointere, at metafysikken slet ikke fortjener navn som videnskab. Det videnskabelige kendetegner derimod fremskridtet og den nye tid, hvor det kædes sammen med den positive filosofi og naturvidenskaberne. "Herefter kan man alene forklare forhold i naturen ud fra love, som påvises verae causae", skriver Møller-Christensen & Gjedde (1979,83) og angiver hermed, at der ikke blot er tale om en ny kulminationsperiode, men om et gennemgribende brud, som angiver at en epoke er slut og en ny æra startet.

Ifølge Møller-Christensen & Gjedde når udviklingen på det medicinske fakultet således kun et foreløbigt højdepunkt i slutningen af 1600-tallet. Den lykkelige slutning lader derimod vente på sig. Den kommer først med naturvidenskabens sejr i midten af 1800-tallet. Først da begynder den ny æra, og det er denne æras historie, Knud Brøchner-Mortensen skal fortælle.

Vilhelm Møller-Christensen, Albert Gjedde og Knud Brøchner-Nielsen

Møller-Christensen & Gjedde fastlægger skæringsårene mellem lægevidenskabens to epoker til efter 1840. Det naturvidenskabelige paradigme i medicinen har således kun eksisteret i ca. 150 år. Medicinen har imidlertid været universitetsfag i mere end 500 år. Ud fra dette lange historiske perspektiv udgør den naturvidenskabelige forståelsesramme stadig et ungt paradigme, der til stadighed må kæmpe og værne om det fodfæste, det har vundet. Hvordan beskriver Brøchner-Mortensen da opgøret og kampen? Meget kort kunne svaret lyde: det gør han ikke. Brøchner-Mortensen er helt tavs, når det gælder paradigmediskussioner i lægevidenskaben.

Ligesom Møller-Christensen redegør Brøchner-Mortensen for videnskabelige personligheder, deres forskning og større – eller mindre – anseelse, ændrede autorisationsbestemmelser og eksamensvilkår, stridspunkter inden for faget, forhold til myndighederne og meget andet.

Brøchner-Mortensen følger Carøes tradition for historieskrivning, og vægten lægges på nyere tid. Det oplyses, at studieplanerne revideres adskillige gange i 1900-tallet, f.eks. i 1902, 1912, 1936, 1954, 1967, samt 1979.

Hovedændringerne knytter sig især til følgende forhold:

Varighed vedrører f.eks. studiet, voluntørtiden, de enkelte kurser.
Indhold: vedrører f.eks. nye områder, der tages ind, eller andre som glider ud.
Eksamen: vedrører f.eks. omfang og pensum.
Uddannelser: vedrører f.eks. specialer og almene videreuddannelser.

En normalvidenskabelig fase uden paradigmediskussioner

I modsætning til Møller-Christensen & Gjedde omtaler Brøchner-Mortensen hverken her eller andre steder direkte diskussioner af medicinens videnskabelige paradigme. Selv om der finder en lang række forskydninger sted i fagets *indhold* i nyere tid, rokkes der – ifølge fremstillingen – ikke ved selve videnskabelighedskriterierne. De to historiske oversigter adskiller sig således klart fra hinanden. Kun i den første for perioden 1479-1842 indgår der en række overvejelser, der vedrører skiftende videnskabelige paradigmer inden for medicin. I den historiske oversigt for 1841-1979 omtales de derimod ikke.

Om en videnskab, der klart er præget af et dominerende paradigme, siger filosoffen Thomas Kuhn, at videnskaben befinder sig i en normalvidenskabelig fase, hvor erkendelsesteoretiske diskussioner opleves som unødvendige eller uforståelige (Kuhn 1973, jvf. kap.1.2). Hvis rammerne for erkendelse og analyse fremtræder som fuldstændig fornuftige, forståelige og velkendte, giver de ikke anledning til kritik og diskussioner. Der er derfor ikke noget paradoksalt i, at *nutidens* paradigme kommer synligt frem i forbindelse med beskrivelsen af den *ældste* periode af universitetsmedicinens historie. Paradigmet træder frem på baggrund af de paradigmer, som de to oversigters tre forfattere anser for at være forældede. Brøchner-Mortensens manglende problematisering af nutidens lægevidenskabelige paradigme afspejler derfor *i lige så høj grad* en historisk betinget erkendelsesteoretisk situation som den anden oversigts tilbagevendende forsøg på at bestemme, hvornår de videnskabelige fremskridt, der opfattes som naturvidenskabernes rødder, blev afløst af stilstandsperioder eller tilbageskridt. Den videnskabelige forståelsesramme funderet på en positivistisk inspireret naturvidenskab – det vil sige en essentialistisk tænkning – er således den samme i begge oversigter. Netop derfor er det konsekvent, at paradigmemodsætningerne kun fremtræder synligt i oversigten for 1479-1842.

Dette kan også udtrykkes på den måde, at paradigmemodsætningerne ud fra det nutidige ståsted kun fremtræder *konkret* i forbindelse med den ældste periode, mens de er *latent* til stede i perioden 1841-1979.

Nye paradigmer?

Der kan naturligvis rejses tvivl om, hvorvidt den naturvidenskabelige medicin og den essentialistiske tænkning virkelig er så uantastet i perioden 1842-1979. Som påvist i forbindelse med den historiske indkredsning af de lange linier i kap. 5 kan der i allerhøjeste grad rejses tvivl om dette. Ud fra andre kilder kan der således dokumenteres en hel del konkrete modsætninger, som ikke kommer frem i jubilæumsværket fra 1979. I denne del af den narrative kulturanalyse drejer det sig imidlertid om at afdække oversigternes eget billede af den historiske udvikling. Da ingen af de to oversigter her berører konflikter i forbindelse med medicinens nutidige paradigme og heller ikke antyder, at der kan forekomme nye former for erkendelsesgrundlag, drager jeg den slutning, at i den historie, de tre forfattere vil fortælle, fremstilles det naturvidenskabelige verdensbillede ikke alene som rigtigt og sandt, men snarere som det eneste forståelige (jvf. Habermas kap. 4).

Den manglende paradigmediskussion i oversigten for 1842-1979 behøver således ikke alene at afspejle, at medicinen befinder sig i en såkaldt normalparadigmatisk periode, hvor videnskabens rådende aksiomer deles i så høj grad af alle kompetente forskere, at det fører til en teoretisk passivitet. Der kan også være tale om ansatser til *en mangfoldigt paradigmatisk situation*, hvor fremstillingen aktivt undgår erkendelsesteoretiske overvejelser i et forsøg på at usynliggøre alternative paradigmer, som kan true de naturvidenskabelige grundantagelser (Kuhn 1973, Ritzer 1977, Rørbye 1982, jvf. kap 1.2.). Tankevækkende er det her, at der i stigende grad – især internationalt – føres en livlig paradigmediskussion inden for fagområder, som har nær eller direkte tilknytning til lægevidenskaben, f.eks. inden for sygeplejerskeforskning, gerontologi, socialmedicin, samt i grænseområderne mellem psykologi, pædagogik og psykiatri (jvf. kap. 5.2). De diskussioner, som opbruddet fra essentialismen har introduceret i sundhedsvidenskaberne, har således endnu ikke sat deres spor på oversigtsværkerne inden for dansk medicinhistorie, selv om undervisningen i medicinsk videnskabsteori introduceres allerede før 1979.[18]

---

[18] Ved Københavns Universitet bl.a. med lærebogen *Medicinsk Videnskabsteori* (Jensen & Jensen 1976).

To historier: en kulminationshistorie – og en fremskridtshistorie

I overensstemmelse med det stort anlagte jubilæumsværk om Københavns Universitet fortæller Møller-Christensen & Gjedde en kronologisk opbygget historie med vægt på perioden fra 1479 til 1841. Konturerne af denne historie fremtræder tydeligt, når vi studerer dispositionen af de enkelte afsnit, det vil sige oversigtens form.

Den første historie er en kulminationshistorie, som ebber ud i begyndelsen af 1800-tallet efter en kulmination i 1600-tallet, der beskrives som *Familien Bartholins glansperiode* (Møller-Christensen & Gjedde 1979,34).

Medicinerne er hovedpersoner i denne kulminationshistorie. Samtidig indgår der bestandig kontrasteringer, som sætter *de andre* i relief, lige fra vandrelæger og landløbere til bødler og bartskærere. *De andre* får således ofte en særdeles fyldig omtale i anekdotisk form, selv om de ikke direkte har noget at gøre med det medicinske fakultet.

Efterhånden som den kronologiske historie skrider frem, kombineres kontrastering (medicinere versus *de andre*) med tidsperspektivering (samtiden versus fortid og fremtid). Konturerne af en ny historie, hvis tidsramme ligger uden for den bundne opgave, begynder at tegne sig. Møller-Christensen & Gjedde fortæller således med indirekte virkemidler med på en fremskridtshistorie, som indeholder brudstykker til en større sammenhængende fortælling.

Denne fremskridtshistorie starter i Europa og blandt andre fag allerede i 1700-tallet og får stigende betydning inden for international medicin i 1830erne og 1840erne. Fremskridtshistorien får gennemslagskraft i dansk lægevidenskab i anden halvdel af 1900-tallet og følger med op til Møller-Christensen & Gjeddes egen tid, hvor de to forfattere anvender formuleringer som denne: "Herefter kan man alene forklare forhold i naturen ud fra love, som påvises verae causae" (Møller- Christensen & Gjedde 1979,83).

I denne historie findes der ingen hovedpersoner uddannet på det medicinske fakultet ved Københavns Universitet. Selv om også fremskridtshistorien har sine helte, tilhører de andre verdener eller kommer fra en anden tid. Fremskridtet fører således til en udvikling, som ligger på et nyt niveau. Med overgangen til den nyere tid starter en ny æra, som sætter videnskaben – læs "den lægevidenskabelige naturvidenskab" – i højsædet.

6.3. FORTÆLLINGEN OM UDVIKLINGEN AF EN OFFENTLIG SUNDHEDSFORVALTNING

Inden for de seneste 150 år er der blevet udarbejdet en hel række personalhistoriske oversigter over lægestanden i Danmark. Det kan derfor lade sig gøre at give relativt fyldige beskrivelser af næsten alle de læger, som har haft deres virke i Danmark i ældre tid ved hjælp af trykte kilder.

Der kan findes livshistoriske oplysninger om lægers fødsels- og dødsår, hvor de er født, deres forældre og ægtefælle(r). Ligeledes gives der faglige meddelelser om lægernes uddannelse og stillinger samt offentlige hverv og hædersbevisninger.

Ud over beskrivelserne af de enkelte læger indgår der imidlertid også andet materiale, som vedrører medicinalforholdene. De personalhistoriske værker fungerer derfor ikke alene som opslagsværker. De udgør også kilder til lægestandens syn på fortiden set med en senere tids øjne.

De første udgaver af *Den danske Lægestand*
De første spæde ansatser findes i udgivelser af C.C. Birch 1832, Wigfus Arnason Erichsen 1834, 2. oplag 1839, 3. oplag 1843, samt tillæg 1844. Den første større udgave med titlen *Den danske Lægestand* er udarbejdet af H. Selmer 1850, 2. udgave 1852 og omarbejdet af H.P.C. Bentzen 1860 som 3. udgave.

1872 udkommer *Den danske Lægestand* derfor i 4. udgave, men med nye forfattere og flere nye kapitler. Lægen F.L.E. Smith og M.C.F. Curtius Bladt er også forfattere til den såkaldte 5. udgave fra 1885. Herefter følger 6. udgaven ved K.F. Carøe og J.H. Selmer under medvirkning af F.L.E. Smith (1894), 7. udgaven ved Kristian Carøe & Gordon Norrie (1901), samt 8. udgaven ved John Johnsson & Karl Dehlholm (1907).

De forskellige udgaver følger stort set mønsteret fra Selmers 2. udgave. Det vil sige, at værkerne udelukkende gengiver personoplysninger og tal. I denne henseende adskiller Smith & Bladt's udgaver sig ved også at medtage nogle ræsonnerende afsnit, der vedrører udviklingen af distriktslægeembeder og apoteker. Disse overvejelser bliver ikke mønsterskabende. De er således forsvundet igen i 6. udgaven, hvor Carøe og Norrie er hovedforfatterne, idet F.L.E. Smith (1829-1893) afgår ved døden, inden værket går i trykken.

Den danske Lægestand 1479-1900
1909-22 udkommer *Den danske Lægestand 1479-1900*. Dette fembindsværk er udarbejdet af Kristian Carøe (1851-1921). Sidste bind udgives på grundlag af Carøes efterladte manuskript efter hans død af J.W.S. Johnsson uden andre rettelser end det, Johnsson betegner som rene stavefejl og markering af et enkelt usikkert årstal.

Carøes værk føjer sig ikke direkte ind i rækken af udgaver af *Den danske Lægestand* fra 1800-tallet. Selv om den bygger på forgængernes arbejder og henviser til 6. og 7. udgaven, som udkommer i samme periode som Carøes historiske oversigt, er der tale om en gennemgribende ny indsats. Jeg vurderer derfor 5-binds værket som et selvstændigt oversigtsværk.

Anfører jeg konkrete oplysninger om bestemte læger i fortiden uden specifikke kildeangivelser er disse altid hentet i *Den danske Lægestand 1479-1900*.

Oversigt over indholdet i Den danske Lægestand 1479-1900

Bind 1 1479-1788 Doctorer og licentiater – Læger
Bind 2 1738-1785 Kirurger
Bind 3 1786-1838 Læger og kirurger
Bind 4 1838-1900 Læger
Bind 5   Supplement til bind 1-4

Oversigten taler sit eget sprog om Carøes afgrænsning af en dansk lægestand. Hertil henregnes ikke håndværksuddannede bartskærere og kirurger. De første kirurger som medtages i *Den danske Lægestand 1479-1900* er kirurger, som har aflagt en eksamen. Den første eksamen blev afholdt 1738 efter at Theatrum anatomico-chirurgicum – *Det kirurgiske Teater* – var blevet oprettet 1736.

Carøe skelner mellem læger og kirurger, men ikke mellem teaterkirurger og akademikiruger. De omtales dog i hvert sit bind. Oversigten over teaterkirurger findes i bind 2. Bind 3 indeholder derimod akademikirurger og læger side om side. Kirurger, som aflægger en medicinsk eksamen, henføres før 1786 under "Doctorer og licentiater – Læger."

I bind 1 findes der to titelblade. På det første står der "Doctorer og licentiater", på det andet "Læger". Den tidsmæssige afgrænsning 1479-1788 svarer til, at 1788 er det år, hvor den medicinske embedseksamen blev indført. Samtidig fremhæver Carøe specifikt, at disse læger før 1788 altid var doktorer eller licentiater. Ordet "Læger" anvendes således af Carøe som en mere samlende betegnelse for en bestemt faggruppe, nemlig de universitetsuddannede læger, uden sproglige ændringer i 1786 (mærkeår for Kirurgisk Akademi), 1788 (mærkeår for embedseksamen på Universitetet) og 1841 (mærkeår for sammenlægningen af akademiske lægeeksaminer og oprettelsen af Det lægevidenskabelige Fakultet på Universitetet). Anvendelsen af begrebet *læge* anslår en kontinuitet i udviklingen knyttet til Universitetsuddannelsen, som er i overensstemmelse med Ingerslevs tænkning. Carøe anvender derimod ikke ligesom Ingerslev ord som "virkelige" eller "egentlige" læger, men skelner i stedet mellem *læger* og *kirurger* og undgår – i modsætning til Ingerslev – helt de håndværksuddannede læger.

I Carøes værk findes ikke alene alfabetisk opstillede personalhistoriske informationer bind for bind. I de enkelte bind nævner han også enkelte nøglepersoner, ændringer i uddannelsesforløb og lignende. Herudover omtales en del mere almene medicinhistoriske oplysninger. Disse overvejelser er henført til de enkelte binds forord, indledninger og efterskrifter.

I kapitel 2.1: "Kildemateriale og kildebegreb" har jeg redegjort nærmere for de specifikke kildekrav, jeg stiller til et oversigtsværk – eller den del af et oversigtsværk – jeg gør til genstand for en kulturanalyse. I overensstemmelse med disse krav har jeg studeret oversigten over "Provinsialmedici og Fysici" mere indgående (Carøe 1922, V, 109-22). Oversigten er placeret i supplementbindet. I modsætning til de mange mere kortsigtede indledninger forsøger Carøe her at trække de lange historiske linier op for – som jeg skriver i kap. 1 – "at skabe overblik og forståelse over et stort og broget stof".

Ud over denne oversigt inddrager jeg i analysen andre arbejder af medicinhistorisk relevans, som kan sætte billeddannelsen i den komprimerede fremstilling i relief, ikke mindst arbejder fra Carøes egen hånd og fra Smith & Bladts udgaver af *Den danske Lægestand*.

Medicus og fysikus

Carøes oversigt over medicinere i embedsstillinger starter allerede i 1500-tallet og betegnelsen for de ældste embedslæger er gerne "provincialmedikus". Men også betegnelsen "fysikus" anvendes i 1600-tallet, f.eks. om stadsfysikus i

København. Fysikus-betegnelsen bliver efterhånden den almindelige i takt med oprettelsen af fysikater, uden at der dog er tale om en ensartet og utvetydig sprogbrug.

D. 27.8. 1762 deles Sjælland i to distrikter. C.L. Wernecke (1727-75) blev den første embedslæge i Sjællands nyoprettede søndre fysikat i 1762. Han omtales dog ikke som "fysikus", men som "provincialmedikus". De første år af "embedstiden" blev tilbragt på Herlufsholm, hvor han ikke alene arbejdede som læge, men også var lærer i botanik og fysik. Werneckes kollega i Sjællands nordre fysikat N.N. Storm (1731-71) fik derimod tildelt den nye titel *landfysikus*. Også Werneckes far kunne smykke sig med fysikus-titlen. I 1760 blev L. A. Wernecke ifølge Carøe udnævnt ikke alene til *provincialmedikus* i Ribe, men også til *stadsfysikus*.

Medicinske embedslæger?

I oversigten over "Provinsialmedici og Fysici" nævner Carøe, at allerede de læger, som blev lønnet med kanonikater "maa betragtes som embedslæger" (Carøe 1922 V,109). I overensstemmelse med Carøe – og hans stiltiende forudsætninger – anvender jeg i det følgende ordet "medicinsk embedslæge" som samlende betegnelse for de *medicinere*, Carøe selv bestemmer som *offentligt* ansatte i perioden før 1841.

Carøe er ikke blind for, at der knytter sig nogle afgrænsningsproblemer til disse bestemmelser. Her skal jeg pege på tre aspekter.

Det første aspekt er Carøe selv opmærksom på. Flere steder drøfter han således begrebet "offentlig", bl.a. i relation til begreber som "privat" og "kongelig ansat". Derimod diskuterer han ikke sin afgrænsning af faggruppen. Han berører således ikke perspektiver knyttet til, at han med "læger" udelukkende tænker på medicinere og ikke på kirurger.

Det tredje aspekt knytter sig til Carøes brug af ordet "embedslæge", og dets betydning for tidsperspektivet. Begrebet embedslæge hører nemlig Carøes egen tid til. Vigtige love i denne sammenhæng er *Loven om Sundhedsvæsenets Centralstyrelse* 1909 og *Embedslægeloven* 1914. Selv om Carøe har tilrettelagt sin fremstilling, så fortiden tilsyneladende beskrives kronologisk *fra* 1500-tallet og *op til* Carøes egen tid, kommer han samtidig til at fortælle en anden historie. Den anden historie starter i Carøes samtid. Med nutidens ord bygger han en kontinuitet ind i fortiden. Den anden historie handler således om rødderne til 1910ernes offentlige sundhedsforvaltning og embedslægeordning. Hvor historien om den fremadskridende beretning knyttes til begivenheder, der via deres årstal skaber et forløb, viser den anden historie, at udvælgelsen og udformningen af forløbet har mål og mening. Plottet i den anden historie har således afgørende betydning for den kronologiske fremstilling.

Carøes historieskrivning er et eksempel på en genealogisk historieskrivning, der spejler en tendens til homologisering (Bonderup 1992; Ehn & Löfgren 1982, jvf. kap. 4 og 5). Carøes opmærksomhed er derfor særligt rettet mod de data i fortiden, der opfattes som dele af en mere grundlæggende og sammenhængende struktur, som via nutidens ordning af den offentlige sundhedssektor er nær sin virkeliggørelse.

Et eksempel kan illustrere, hvordan denne kontinuitet bygges ind i fortiden:

> ... det er dog vel sandsynligt, at de fleste af de her anførte læger har virket som embedslæger, men sikkert vides det først fra H. Ebeling, der 16. Sept. 1693 blev provinsialmedikus (Carøe V, 1922,114).

Ved første gennemlæsning virker fremstilingen meget neutral. Der er tydeligvis tale om en forsigtig kildekritisk overvejelse, hvor 1693 udgør et mærkeår. Men det, der er sikkert, er, at Ebeling blev provinsialmedikus. Ebeling og hans samtidige blev netop ikke embedslæger. Det lille ord "det" spiller her en stor rolle for udformningen af en sammenhæng mellem en begivenhed (Ebelings udnævnelse) og et plot (udviklingen af en embedsordning). Hvad det er, der er så sikkert, er måske slet ikke så sikkert endda.

Betydningen af disse tre problemområder skal jeg vende tilbage til, når jeg har indkredset Carøes egne billeddannelser.

Den offentlige sundhedsforvaltnings kirkelige rødder

Carøe henviser flere steder til, at nyere tids embedslægestillinger i almindelighed kan føres tilbage til reformationstidens kanonikater. Konge- og adelsmagt, som i praksis tiltog sig en udstrakt råderet over kirkens midler, sørgede for, at indtægterne fra flere af de nedlagte kanonikater blev overført til medicinerne.

I visse perioder stod stillingerne ubesatte. Virksomheden som medicinsk sygdomsbehandler udgjorde en meget usikker levevej for universitetslægerne, selv om de fik tildelt et vist grundbeløb som fast indtægt. Først i slutningen af 1800-tallet bliver det mere almindeligt at læger, der ikke stiller særlig store krav til tilværelsen, kan slå sig igennem med en selvstændig praksis uden for København og de større byer.

Som et eksempel på vanskelighederne fortæller Carøe en mere sammenhængende historie om, hvordan Christian III og Frederik II var 20 år om at få en mediciner til at blive i Viborg. Først skænkede kongen det lokale hospital en af sine gårde på den betingelse, at det skulle give 30 daler til en mediciner, indtil et kanonikat blev ledigt. Det kom der ikke noget ud af. I 1555 så det dog ud til at skulle lykkes. Den nye medikus fik de indtægter, Viborgs rektor hidtil havde haft. Fem år efter blev han imidlertid udnævnt til livmedikus, og hans første afløser forlod hurtigt byen. Den næste kandidat var ikke færdiguddannet og skulle først studere 3 år i udlandet, og herefter opgav han det. Til sidst løste kongen problemet på den måde, at den oprindelige medikus fik tildelt et præbende i Viborg på den betingelse, at han ville lægge sin virksomhed der, når han ikke var i kongens tjeneste. Denne ordning blev fulgt fremover, således at stillingen blev besat med kongelige medicinere indtil 1692 (Carøe 1922 bd.I,11; samt bd.V,113-114).

Reformationen tillægges således en væsentlig betydning i forbindelse med udviklingen af en almen landsdækkende offentlig lægesektor i Danmark. Hos Carøe er det imidlertid ikke Reformationen som religiøs omvæltning, men det administrative netværk, som tillægges betydning for udvikling af den offentlige lægesektor. Den katolske kirkes kanonikater lå spredt ud over landet. Dette betød, at det ikke udelukkende var de centrale dele af landet, som blev favoriseret. Også udkantsområderne blev sikret en vis – til tider dog ganske minimal – lægedækning.

Udformningen af nutidens offentlige medicinske netværk hviler derfor ifølge Carøe via Reformationen indirekte på den katolske kirkes administrative netværk, og ansatserne til de landsomfattende hierarkiske principper, som kendetegner nutidens sundhedsektor, er således meget gamle. For Carøe er visionerne om en landsdækkende offentlig sundhedssektor således ikke af nyere dato. De går tværtimod langt tilbage i tiden med kongerne i 1500-tallet som pionerer.

Geografisk og kronologisk oversigt

Kronologisk spænder Carøes gennemgang af "Provinsialmedici og Fysici" over perioden 1555 til Carøes egen tid. I oversigten over København omtales som den sidste Jens Peter Chrom, der tiltrådte 1919.

I denne lange periode ændres Danmarks grænser flere gange. Det er i overensstemmelse med disse grænseændringer, at Carøe ganske kort henviser til læger i offentlige stillinger, som tiltræder på Færøerne 1584-1916, Island 1760-1906, Vestindien 1765-1917, Skåne 1577-1655, Blekinge 1639-1652, Halland 1643. I denne oversigt medtager Carøe derimod ikke Norge før 1814, selv om læger, der har virket i Norge, omtales i de personalhistoriske oversigter.[19]

I min analyse koncentrerer jeg mig om beskrivelsen af udviklingen i Danmark, som landets grænser så ud, da *Den danske Lægestand* blev afsluttet 1922.

Carøe præsenterer de medicinske embedslæger i en geografisk rækkefølge, som starter med København. Det geografiske rum udvides herefter til Sjælland og fortsætter med Bornholm, Møn, Lolland-Falster og Fyn. Herefter følger Jylland, Færøerne, Island, Vestindien, Skåne, Blekinge, Halland. Den geografiske opstilling giver således København første position, mens Jylland danner overgang til mere fjerne eller afståede geografiske områder.

Inden for de enkelte geografisk afgrænsede afsnit præsenteres lægerne kronologisk. Vi kan derfor opridse konturer, der viser den geografiske placering af de første medicinske embedslæger.

De første medicinere i embedslignende stillinger i Danmark før 1600

1555	Jylland	Viborg
1561	Sjælland	Roskilde
1562	Fyn	Odense
1581	Jylland	Ribe
1595	Lolland-Falster	Nykøbing
o.1599	Jylland	Århus

(På grundlag af Carøe 1922 V,109 ff.)

---

[19] På indersiden af titelbladet skriver Carøe: "Tre Lægers Navne skal her mindes HARALD SELMER – VILHELM INGERSLEV – FRANTZ KIÆR det er paa disse Mænds grundlæggende Værker DEN DANSKE LÆGESTAND DANMARKS LÆGER OG LÆGEVÆSEN NORGES LÆGER at dette værk er bygget op" (Carøe 1902-22).

I andre egne af Danmark end de ovennævnte blev de første medicinske embedslæger først ansat senere. Nogen særlig ekspansion foregik der ikke. I midten af 1700-tallet var antallet steget fra 6 til 7 medicinske embedslæger.

Opstillingen anskueliggør, at Carøes geografiske opstilling ikke indirekte beror på en kronologisk opstilling. Selv om oversigten indledes med København, findes der ingen medicinske embedslæger her før 1600. I midten af 1700-tallet fik København en stadsfysikus. Udformningen af oversigten omkr. år 1750 ser derfor således ud:

Geografisk fordeling af medicinere i embedslignende stillinger omkr. 1750

Sjælland	København
Sjælland	Sorø/Næstved
Lolland-Falster	Maribo
Fyn	Odense
Jylland	Ribe
Jylland	Ålborg
Jylland	Århus

(På grundlag af Carøe 1922 bd.V,109ff.)

Udviklingen af fysikater

Udviklingen af fysikater finder overvejende sted i 1700-tallet. Allerede 1636 ansættes dog den første stadsfysikus i København, men først efter 1699 har der fast været en fysikus i hovedstaden. Stillingen ændres 1858 til stads*læge*.

Kronologisk oversigt over oprettelsen af landfysikater 1700-1840

1723, 24.3.	Fyn	Odense
1725, 19.11.	Lolland-Falster	Maribo/Nykøbing
1760, 1.11.	Møn	Stege
1762, 27.2.	Sjælland	Holbæk
1762, 27.2.	Sjælland	Næstved
1762, 2.4.	Jylland	Ålborg
1766, 11.10	Jylland	Århus
1767, 18.12.	Jylland	Viborg

(På grundlag af Carøe 1922 bd.V,109 ff)

Omkring år 1770 findes der således ifølge Carøe en embedsordning for medicinere, som oftest bærer titlen "landfysikus" eller "stadsfysikus". Netværket omfatter det meste af Danmark med undtagelse af de mindre øer, og består af 10 stillinger. I midten af 1800-tallet er antallet steget til 12 stillinger, og dette tal er uændret i begyndelsen af 1900-tallet. I vore dage knytter embedslægestillingerne sig til amterne.

En fremskridtshistorie
Udviklingen af egentlige medicinske embeder finder ifølge Carøe først sted i midten af 1700-tallet. Herefter sker etableringen af den offentlige lægevirksomhed meget jævnt og langsomt.

Carøes oversigt tegner et billede af en offentlig dansk sundhedssektor i sin vorden, der når sin foreløbige kulmination i hans egen tid, uden at han dog omtaler *Loven om Sundhedsvæsenets Centralstyrelse* 1909 og *Embedslægeloven* 1914.

Ledemotiverne i Carøes syn på den historiske udvikling i Danmark før 1840 kan opstilles i skematisk form:

Carøes ledemotiver:
- jævn geografisk spredning
- jævn og langsom udvikling
- intensiv periode i 1760erne

Stiltiende forudsætninger – fortiden i lyset af samtiden
Kristian Carøes historiske oversigt over "Provinsialmedici og Fysici" tegner en kontur af en yderst langsom og meget jævn udvikling i forbindelse med danske embedslægestillinger gennem 500 år. Dette rolige billede hviler imidlertid på nogle særlige præmisser.

Carøe forudsætter, at begrebsdannelserne, som henviser til læger og offentlige embeder, historisk set udgør så konsistente kategorier, at de kan gøres til genstand for en sammenligning over tid, således at der kan ridses nogle kontinuerlige spor op, som går fra 1500-tallet til 1900-tallet.

Disse rids er da også nogenlunde holdbare, når der er tale om nyere tid ud fra den betragtning, at visse centrale forhold er blevet mere ensartede:

- Den lægevidenskabelige grunduddannelse foregår ikke længere på forskelligartede skoler, men på universiteterne og hviler på et relativt entydigt videnskabeligt paradigme.
- De enevældige magtkoncentrationer er blevet afløst af demokratiske styreformer.
- Samfundets produktion og økonomiske strukturer er knyttet til forskellige grader af pengeydelser og kapitalisme.

I min analyse beskæftiger jeg mig imidlertid med perioden *før* etableringen af en offentlig dansk sundhedssektor og udviklingen af universitetsuddannede lægers nøgleposition. Carøe tegner konturerne af en udvikling, som starter i 1500-tallet og ikke i 1800-tallet. Carøe går således tilbage til den medicinske periode og knytter konturerne for udviklingen af den offentlige lægevirksomhed til en enkelt faggruppe, som hverken havde en offentlig nøgleposition eller var tilknyttet et landsdækkende netværk – endnu. Ud fra en essentialistisk synsvinkel er denne form for genealogisk metode en betænkelig sag rent kildekritisk. Men betyder det også noget for Carøes billeddannelser om fortiden?

Interne videnskabelige mytebilleder
I 1922 havde universitetslægerne for længst opnået en faglig enhed og en utvetydig nøgleposition inden for sundhedssektoren med København i en geografisk nøgleposition. Er det derfor København står i første position, selv om udviklingen for den landsdækkende sundhedsforvaltning ikke starter her, men netop ude i landet og uden for universitetsbyen?

Hvis udgangspunktet er 1900-tallets embedslæger og en genealogisk historieskrivning, må denne virksomhed også ses i lyset af andre offentlige lægelige erhvervsformer. I begyndelsen af 1900-tallet beskæftigede læger – og ikke mindst embedslæger – sig ikke alene med sundhedsforvaltning, men også med anliggender, der i dag henregnes til den offentlige socialsektor. Disse rødder eftersporer Carøe imidlertid ikke. Spørgsmålet er hvorfor. Er Carøes valg af rødder bestemt af hvor de fører ham hen? Søger han kun efter de rødder, der fører til de universitetsuddannede læger? Og lader han de rødder ligge, der fører ham til ansvarsområder der i fortiden knyttes til andre faggrupper? En eftersøgning af fortidens måde at organisere opgaver på, som 1900-tallets embedslæger henregner til deres kompetence, ville således ikke alene have ført Carøe ind på universitetslægernes arbejdsområde, men også på andre faggrupper, bl.a. præsterne.

Den geografisk, kronologisk opstillede oversigt over en bestemt faggruppe af læger – i min sprogbrug universitetslæger – hviler således kun tilsyneladende på betydningsfrie principper. Det viser sig, at principperne for opstillingen er særlig hensigtsmæssige, når de vedrører Carøes egen tid og hans konstruktion af en fortid præget af kontinuitet knyttet til universitetsuddannede læger. Ud fra en essentialistisk betragtning er principperne derimod mindre relevante, når det drejer sig om den medicinske periode.

Men hvis principperne er mindre relevante, når vi går tilbage til 1500-, 1600-, og 1700-tallet, må det betyde, at der knytter sig nogle interne videnskabelige mytebilleder til fremstillingen, når de alligevel anvendes af en velskolet forsker som Carøe. Påvisningen af en uklarhed kan således udgøre første led i en narrativ kulturanalyse. I det foreliggende tilfælde lægger den op til en videre indkredsning af offentlighedsbegrebet og lægebegrebet i den medicinske periode.

Indkredsning af problemer knyttet til offentlighedsbegrebet
Carøe drøfter selv flere steder problemer knyttet til bestemmelsen af lægestillinger som "offentlige". Carøe angiver ikke alene, at der ofte savnes fyldestgørende oplysninger, men også at ansættelsesforholdene kunne være så tvetydige, at han finder det svært at afgøre, om de svarer til hans offentlighedsbegreb. Som kategori i forbindelse med sygdomsbehandling er begrebet således historisk set ikke entydigt.

Administrative ordningsforsøg kendes langt tilbage i tiden, uden at de derfor nødvendigvis kan tages som udtryk for forsøg på at udforme en *sammenhængende* forvaltning på sundhedsområdet.

En del af disse ordningsforsøg har været knyttet til bestemte lidelser. Eksempelvis har spedalskhed, pest, kopper og sindssygdomme affødt offentlige behandlingsinitiativer, som førte til vidt forskellige stillingsdannelser i særlige historiske perioder. Sigtet kunne være:

- *isolation* eller *udstødning* – f.eks. i forbindelse med Sankt Jørgensgårde og helligåndshuse, hvor forstanderen ikke havde sygdomsbehandling som sit hovederhverv, men f.eks. tilhørte kirken;

- *behandling* – f.eks. i forbindelse med pest gennem udnævnelsen af pestmestre, der som bartskærere tilhørte et håndværkerlaug (jvf. kap. 7);

- *forebyggelse* – f.eks. i forbindelse med koppevacinationer, hvor myndighederne autoriserede særlige vaccinatører, der ikke havde sygdomsbehandling som deres hovederhverv, f.eks. præster.

De administrative ordningsforsøg er således betinget af, hvem der står som initiativtagere eller ansvarlige for ordningen, og hvilke typer ledere eller behandlere, det drejer sig om. Denne problematik diskuteres nærmere i kapitel 7.

Her skal jeg kun ganske kort diskutere problemernes relevans for den periode, som Carøe selv tillægger særlig vægt, det vil sige midten af 1700-tallet, hvor de enevældige forvaltningsprincipper for alvor begyndte at få gennemslagskraft.

Offentlig, kongelig, privat – et *enten/eller* eller et *både/og*?

Allerede i perioden før enevældens indførelse havde kongen og den kreds af myndighedspersoner, som varetog ledelse af kirkelige og statslige anliggender, så mange almene samfundsforpligtelser, at en "privat" ansat mediciner eller bartskærer med en vis ret ofte kan betegnes som "offentligt ansat", vel at mærke inden for et begrænset region. Carøe nævner, hvordan Lolland-Falster i adskillige år før og efter år 1600 blev styret som et ret selvstændigt len, først af Frederik IIs enke, Sophie (1557-1631), og siden af barnebarnet, Christian IVs ældste søn Kristian (1603-47) og dennes enke Magdalene Sibylle (1617-68).

Disse kongelige personer holdt, som det var almindeligt, "private" læger, men Carøe mener, at disse "livmedici har sikkert tillige været medici for hele lenet" (Carøe 1922, bd.V,111).

Den første kongelige bevilling for området stammer derfor først fra 30.5. 1656. Dette hænger sammen med, at Magdalene Sibylle indgik et nyt ægteskab med Hertug Frederik Vilhelm II af Sachsen-Altenburg og forlod Danmark. Savnet af hendes livmedikus var åbenbart så mærkbart, at det førte til oprettelsen af et mere traditionelt offentligt embede – en begivenhed, der understøtter Carøes teori.

Omkring 1700 førte oprettelsen af en stående dansk hær til store ekspansionsmuligheder for læger inden for det offentlige. Der opstod faste stillinger og udstrakte muligheder for videreuddannelse op igennem det militære hierarki. I krisetider steg behovet for sygdomsbehandlere yderligere. De offentlige militære lægestillinger blev før etableringen af kirurgiske eksaminer især besat med håndværksuddannede læger.

Etableringen af en militæretat førte også til dannelsen af sekundære virksomheder med rige ansættelsesmuligheder. 1658 blev Nils Bøje som den første bartskærer ansat ved Bremerholm, Tøjhuset og Proviantshuset i København og ved samme lejlighed blev der oprettet et såkaldt kvæsthus.

Også på fabrikker, bl.a. ved Frederiksværk og Kronborg, hvor der blev fremstillet krudt, geværer og anden militærproduktion, blev der oprettet "kongelige" stillinger for bartskærere med pligt til behandling af virksomhedens folk.

Med etableringen af *Det kirurgiske Teater* i 1736 blev udviklingen sat mere i system. Generaldirektøren Simon Crüger fik overdraget ansvaret ikke alene for undervisning og eksaminer, men også for alle kirurgiske ansættelser.

I perioder, hvor efterspørgslen på eksaminerede kirurger oversteg udbuddet, blev der lempet på eksamenskravene. Dette skete omkring 1743, hvor myndighederne havde planer om at foretage en landgang i Skåne, og igen i 1761-63, hvor krigstruslen fra Rusland var stor (Carøe 1902-22 bd.II,X). I det hele taget blev der både fra *Det kirurgiske Teater* og senere fra *Det kirurgiske Akademi* udstedt en række dispensationer og særbevillinger. Disse underordnede kirurger eller "undermestre", som de omtales af Carøe, fik ret til at praktisere, men uden mulighed for at avancere.

Eksamenstrykket i disse år afspejler, at behovet for sygdomsbehandlere var stigende inden for den offentlige sektor. Udviklingen af handelskompagnier, skibsfart og koloniherredømme øgede presset yderligere. Carøe nævner, at der i københavnske skifteretsprotokoller fra perioden 1771-91 er fundet opgørelser for omkring 70 afdøde skibskirurger (Carøe 1909-22 bd.II,III). De fleste havde været ansat i *Det asiatiske Handelskompagni*, hvis præsident var A.G. Moltke (1709-92), der ligeledes var præsident for *Det vestindiske-guineiske Handelskompagni*. Moltke var en af de enevældige myndigheders mest centrale skikkelser.

I de tilfælde, hvor medicinernes, bartskærernes og senere kirurgernes arbejdsgivere var kongelige eller ledende statsmænd, bliver det ofte problematisk at trække en grænse mellem offentligt embede og privat ansættelse. Dette skel er af nyere dato. Ofte bestred én og samme person netop begge former for erhverv samtidig. Dette var som nævnt tilfældet med C.L. Wernecke, der som provinsialmedikus samtidig var lærer ved Herlufsholm, som netop i disse år blev protegeret af den indflydelsesrige statsmand, J.L. Holstein (1694-1763).

De enkelte lægers komplicerede uddannelses- og ansættelsesforhold havde ikke alene den økonomiske årsag, at behandlingsvirksomheden i sig selv ofte udgjorde en utilstrækkelig levevej. De havde også det formål at styrke lægens status. De læger, som ville frem til de bedste stillinger, varetog derfor ofte flere forskellige opgaver. I anden halvdel af 1700-tallet er det derfor ikke nogen sjældenhed, men snarere det almindelige for de ledende medicinere og kirurger, at de besidder *flere* embeder, hverv og tillidsposter på én gang.

Disse glidende overgang mellem de forskellige former for offentlige ansættelsesforhold inden for det lægelige område bliver mere iøjnefaldende efter enevældens indførelse, hvor magtkoncentrationen formelt set betyder, at de kongelige embedsmænd også er statens embedsmænd.

Indkredsning af problemer knyttet til lægebegrebet

Ligesom begrebet *offentlig* udgør også lægebegrebet en tvetydig kategori. Som flere gange anført kan begrebet ikke knyttes til én bestemt faggruppe i den medicinske periode (jvf. bl.a. kap. 5). Nutidens embedslæger har helt andre arbejdsopgaver end en landfysikus for 200 år siden, og denne landfysikus adskiller sig igen meget kraftigt fra en medicus, der 200 år før blev sikret en vis minimumsindtægt ved hjælp af et nedlagt kanonikat. Nutidens læger har alle gennemgået én og samme universitetsuddannelse. Dette gælder ikke i slutningen af 1700-tallet, hvor der fandtes alternative lægeuddannelser, og kommer vi tilbage til 1500-tallet var tidens medicinere i udstrakt grad slet ikke skolet i praktisk lægevirksomhed (jvf. kap. 5).

I 1500-tallet, hvor Carøes oversigt starter, gav medicinere sig kun i meget ringe omfang af med offentlig lægevirksomhed. Selv om deres praksis blev udvidet i 1600-tallet, var deres virkefelt geografisk set stadig yderst begrænset. De var især knyttet til universitetsbyen København eller de betydeligste kongelige eller adelige besiddelser, f.eks. Sorø Akademi.

Oversigten afspejler slet ikke denne problematik. De medicinske embedslægestillinger før 1841 vurderes uden nærmere argumentation som forløbere for de embedslægestillinger Carøe kender fra den lægevidenskabelige periode. Offentlige stillinger knyttet til kirurger omtales derimod ikke i oversigten.

Historisk set voksede den offentlige sundhedsforvaltning imidlertid frem i en periode, hvor der fandtes flere alternative lægeuddannelser og forskellige autorisationsbestemmelser.

Som medicinhistoriker er Carøe naturligvis helt på det rene med dette alene af den årsag, at han er den videnskabsmand, som mest minutiøst har gennemarbejdet arkivalier, som vedrører læger i ældre tid. Og dog. Carøe medtager netop ikke håndværksuddannede læger, og kirurger omtales først efter 1738. Carøe udarbejder heller ingen overordnede oversigter over kirurger i offentlige stillinger.

Carøe tager således ligesom Møller-Christensen & Gjedde tavsheden i brug. Herved undgår han at forholde sig til problemstillingen om, hvorvidt rødderne for nutidens former for offentlig embedslægevirksomhed måske *ikke alene* skal søges hos medicinerne, men *også* hos andre lovligt arbejdende sygdomsbehandlere i den periode, hvor udviklingen af den offentlige sundhedsforvaltning tog fart. Betyder denne tavshed noget for billeddannelsen og ledemotiverne hos Carøe?

Carøes brudstykke af et billede

Carøes fremstilling fremtræder som billedet af en sammenhængende udvikling. Udviklingen af den offentlige lægevirksomhed fandt imidlertid sted i en periode, hvor en "læge" ikke alene er en mediciner, men også en kirurg, og en "offentlig stilling" ikke alene er et embede, men ofte også en kongelig eller privat ansættelse. Set i et perspektiv, der tager udgangspunkt i den medicinske periodes lægelige og offentlige forhold, udgør Carøes sammenhængende billede derfor kun et brudstykke. Men et brudstykke af hvilket billede?

Vil et udviklingsforløb, som også inddrager kirurger, afspejle et andet udviklingsforløb? Dette spørgsmål har jeg ikke kunnet besvare med Carøes hjælp, fordi de enkelte bind trods deres omfattende oplysninger om enkelte personer ikke opridser konturerne af en offentlig udvikling af lægeembeder knyttet til kirurger. Derfor har jeg inddraget 4. og 5. udgaven af *Den danske Lægestand* fra 1872 og 1885. Når jeg har valgt Smith & Bladt's udgaver af *Den danske Lægestand* skyldes det ikke alene, at de beskæftiger sig med perioden og medtager de oplysninger jeg efterlyser, men også at Smith & Bladt skitserer deres syn på fortiden i nogle ræsonnerende afsnit, der vedrører udviklingen af distriktslægeembeder og apoteker, som ikke findes i andre udgaver af *Den danske Lægestand*.

Kristian Carøe og F.L.E Smith & M.C.F. Bladt

I F.L.E Smith & M.C.F. Bladt's 4. og 5. udgave af *Den danske Lægestand* indgår der flere oversigter over danske medicinalforhold i 1700- og 1800-tallet. Vurderingen af udviklingen i slutningen af 1700-tallet sker her ud fra et hundredeårigt tilbageblik i et perspektiv, der bærer præg af forholdene i slutningen af 1800-tallet (1872 og 1885).

I Smith & Bladts udgaver består kapitel 10 i en oversigt over *Fysikaternes Omfang og Folkemængde*, og kapitel 11 i en *Fortegnelse over Distrikts- og Stadslægeembederne*. Kapitel 10 indeholder ingen oplysninger om, hvornår fysikaterne er oprettet. Dette findes til gengæld i Carøes oversigt i bd. V. Kapitel 11 hos Smith & Bladt indeholder en række historiske oplysninger, der vedrører oprettelsen af de civile kirurgiske embeder. Carøe omtaler slet ikke kirurgiske embeder.

Smith & Bladts tidsangivelser vedrører perioden 1746-1883. Deres oversigt behandler således en relativt kort periode sammenlignet med de oversigtsværker, jeg har studeret som primære kilder. Fremstillingerne hos Carøe og Smith & Bladt rummer selektive kilder til redegørelsen for udviklingen af den offentlige lægevirksomhed, men tilsammen rækker de ikke alene frem til 1842, hvor de to lægeuddannelser i praksis blev slået sammen, men også efter. Smith & Bladt går frem til 1884, mens Carøe når til 1919. De to værker supplerer samtidig hinanden på den måde, at deres ældste historiske oversigter vedrører henholdsvis kirurger (Smith & Bladt) og medicinere (Carøe).

Smith & Bladts offentlighedsbegreb

De glidende grænser mellem "offentlig" og "kongelig" udgjorde ikke noget klart skel i forbindelse med medicinerne hos Carøe, som førte embederne helt tilbage til tiden efter reformationen.

Smith & Bladt skelner derimod i de fleste tilfælde mellem godskirurgiater og kirurgiske stillingsprivilegier som mere *private,* i modsætning til de nye mere *offentlige* former for kirurgiater, der blev etableret fra slutningen af 1700-tallet ud over landet som led i et netværk, opbygget af den enevældige statsmagt og ikke af kirken. De private stillinger omtales i de tilfælde, hvor de blev forløbere for embeder, mens årstallet for oprettelsen af andre private stillinger ikke angives. Historisk set fortaber de sig ofte i det uvisse.

Smith & Bladts lægebegreb

I Smith & Bladts udgaver af *Den danske Lægestand* er der en "Fortegnelse over Distrikts og Stadslægeembederne" med et historisk tilbageblik, som ordret er det samme i udgaverne fra 1872 og 1885. I den sidste udgave er der dog tilføjet en oplysning om Færørerne. I denne indledning tegner Smith & Bladt hovedlinierne i *deres* billede af, hvordan etableringen af den offentlige lægesektor fandt sted:

Indtil Midten af forrige Aarhundrede (det vil sige midten af 1700-tallet, min tilføjelse) fandtes ingen af Staten lønnede Læger udenfor Provinsialmedici, en Del Stadskirurger i flere af de større Byer og de faste Læger ved de kongelige Godser eller Fabrikker i Kronborg Amt, Frederiksborg, paa Frederiksværk, Usserød, Jægerspris og Godserne i Odsherred (Smith & Bladt 1872,214 = 1885,291).

Af denne indledning fremgår det, at Smith & Bladt arbejder med et betydeligt bredere lægebegreb end Carøe. Til de "lønnede læger" henregner de således ikke alene provinsialmedici, men også stadskirurger og "faste læger" ved kongelige godser og fabrikker. Smith & Bladt trækker altså ingen grænse mellem kirurger og universitetsuddannede medicinere. I forbindelse med kirurgerne lægges der vægt på deres ansættelsesforhold. Dette betyder, at kirurger med vidt forskellige uddannelser og eksaminer medtages. Samtidig fremgår det, at læger ansat i militæret ikke er medregnet.

Smith & Bladt: Initiativtagere, initieringsperiode og mærkeår

Indledningen lægger op til en kronologisk bestemmelse af væsentlige forandringer inden for den offentlige lægesektor. Citatet fortsætter således:

Først henimod Aarhundredets Slutning begyndte man at tænke paa Midler til at afhjælpe Landbefolkningens Trang til Lægehjælp og lette den Adgangen til denne ved efterhaanden at oprette Distiktskirurgikater rundt omkring i Landet. Det første oprettedes i Jylland 1771 (Koldinghus Kirurgikat), og i de nærmest paafølgende Aar (1773-77) fik denne Provins 14 nye Distriktskirurgikater; derefter fulgte Lolland-Falster 1779 med 2 Kirurgikater (Nykøbing og Stubbekøbing), Sjælland 1788 med 14 og endelig Fyen 1791 med 5, saa at der ved Arhundredets Slutning fandtes ialt 60 Distriktslægembeder i Kongeriget (Smith & Bladt 1872,214 = 1885, 291).

Smith & Bladt fastsætter 1771 som det mærkeår, hvor det første distriktskirurgikat blev oprettet i Danmark. Samtidig angiver de konturerne af en udvikling og et spredningsmønster, som starter i Jylland og efterhånden breder sig, først til Lolland-Falster, siden til Sjælland og endelig til Fyn.

Smith & Bladt bruger også ordet "man". Ligesom ordene "naturlig" og " i almindelighed" udgør ordet "man" altid en indfaldsvinkel til betydningsmarkante sammenhænge. I dette tilfælde introduceres dette "man" på en scene sammen med "landbefolkningen". Ved at bruge ordet "man" undgår Smith & Bladt at tage stilling til, hvem initiativtagerne egentlig er. Er de primært knyttet til den enevældige statsdannelse, f.eks. kongen eller statsmænd i den kongelige kreds, er der også tale om en fagligt begrundet indsats med læger som nøglepersoner, eller er initiativet knyttet til andre netværk med et socialt eller humanitært engagement? Hvem initiativtagerne end måtte være, henviser jeg til dem som "myndighederne". Myndighederne gjorde således ifølge Smith & Bladt en indsats for at hjælpe en trængt befolkningsgruppe.

Initiativet beskrives som en humanitær udvikling og ikke som et kontrol- eller styringsforsøg. Smith & Bladt gengiver et billede, hvor landbefolkningen fremstilles som forsømte ofre med trang til lægehjælp, og initieringsfasen bestemmes til slutningen af 1700-tallet. Smith & Bladt tager det her for givet, at landbefolkningen havde et uopfyldt behov.

Dette savn kan imidlertid ikke dokumenteres i slutningen af 1700-tallet. Tværtimod klager flere af de offentligt ansatte læger over, at befolkningen undgår dem (bl.a. Carøe 1919,430). Ligeledes er der i forbindelse med Forordningen af 5.9. 1794 ønsker fremme om bødestraf til patienter, der søger til kvaksalvere (Carøe 1919,434). Oplevelsen af trang til lægehjælp kan derimod dokumenteres i anden halvdel af 1800-tallet, f.eks. som argumentation i forbindelse med ansøgninger om oprettelse af nye lægedistrikter.[20] Billedet af den trængende landbefolkning og den humanitære indsats peger således frem mod Smith & Bladts egen tid.

Kvantitet og kvalitet

Smith og Bladt har udarbejdet to tabeller, som mere samlet viser udviklingen mellem 1800-1884.

Tabel I er en "oversigt over Distriktslægeembedernes Mængde og Fordeling i Provinserne til forskellige Tidspunkter af nærværende Aarhundrede." I forbindelse med tabellen må det understreges, at de enkelte perioder ikke er lige lange, selv om flere af dem består af tiår. Tabellen bekræfter grundsynet i Smith & Bladts indledning. Hvor udviklingen stagnerer på Sjælland efter 1800, er antallet af distrikter stigende i Jylland frem til 1884, således at der er mere end dobbelt så mange embeder i Jylland i 1884 end på Sjælland (eksklusive Bornholm, Møn og Samsø), nemlig henholdsvis 52 og 23.

Oversigt over Distriktslægeembedernes Mængde og Fordeling i Provinserne til forskellige Tidspunkter af nærværende Aarhundrede

Aar	Sjælland m. Bornholm, Møen og Samsø	Lolland-Falster	Fyen	Jylland	Færøerne	Sum
1800	24	4	7	25	1	61
1825	25	6	9	27	1	68
1840	25	6	9	29	1	70
1850	26	6	10	38	1	81
1860	26	6	10	44	2	88
1870	27	6	11	49	2	95
1880	27	6	11	50	3	97
1884	27	6	11	52	4	100

Efter Smith & Bladt 1885,291.

---

[20] Disse ansøgninger er trykt i *Sundhedskollegiets Forhandlinger* incl. Supplementbind.

Tabel II viser "Distrikternes gjennemsnitlige Størrelse med hensyn til Folkemængde saavel i de enkelte Provinser, som i det samlede Kongerige."

Aar	Sjælland m. Bornholm, Møen og Samsø	Lolland-Falster	Fyen	Jylland	Færøerne	Gjennemsnitlig for hele Kongeriget
1801	1:10,877	1:13,224	1:17,338	1:15,576	–	–
1825	–	–	–	–	–	–
1840	1:14,466	1:12,058	1:19,361	1:18,920	–	–
1850	1:15,642	1:13,305	1:18,781	1:15,908	1:8,137	–
1860	1:17,268	1:14,466	1:21,724	1:15,913	1:4,461	1:16,526
1870	1:18,018	1:15,117	1:21,331	1:16,042	1:4,996	1:16,926
1880	1:19,340	1:16,168	1:22,409	1:17,369	1:3,748	1:17,994
1884	1:19,340	1:16,168	1:22,409	1:16,701	1:2,811	1:17,454

Også her underbygges indledningens grundsyn af tabellen. I hele den periode, hvor der er udregnet landsgennemsnit, er tallene for Jylland lavere end landsgennemsnittet. Også i årene før ligger det jyske gennemsnit under tallene for Fyn.

En næsten tilsvarende fordeling gælder for den gennemsnitlige folkemængde pr. apotek, som Smith & Bladt har beregnet for perioden efter 1787 (Smith & Bladt 1884,307).[21] Smith & Bladt fremlægger her en argumentation, der er væsentlig også i forbindelse med tabeller vedrørende distrikslægeembeder. I forbindelse med Lolland-Falster, hvor befolkningsmængden pr. apotek er særlig lille, skriver de i 1872:

> Af sidste Tabel ses, at Lolland-Falster altid har været bedre forsynet, end nogen af de andre Provinser, at Fyen siden 1840 har været den slettest forsynede; dette Misforhold vil nu blive hævet ved de 3 nye Apotheker, som ville bringe Forholdstallet for denne Provins ned til 1:14.665.
> (Smith & Bladt 1872,225).

Smith & Bladt lægger således ikke skjul på deres vurdering af folkemængdens betydning for serviceniveauet. Her ser de en direkte sammenhæng mellem kvantitet og kvalitet. Argumentationen følges op også i næste udgave af *Den danske Lægestand*, hvor Smith & Bladt konkluderer, at: "Lolland-Falster har herefter altid været bedre forsynet med Apoteker, end nogen af de andre Provinser (Smith & Bladt 1884,307).

---

[21] Selve tabellen er ikke medtaget her, hvor jeg sætter fokus på lægernes forhold.

Det er i overensstemmelse med denne kvantitative betagtning, at Smith & Bladt giver en positiv og optimistisk vurdering af den jyske udvikling. Ikke bare i forbindelse med en kort, isoleret periode i slutningen af 1700-tallet, men også op igennem 1800-tallet.

En fremskridtshistorie

I det billede, Smith & Bladt tegner af udviklingen af den offentlige lægesektor, udgør 1771 et vendepunkt. Centrum for innovationsprocessen er Jylland, hvor antallet af offentlige kirurgikater stiger i rask takt allerede i de første år, og derefter løbende op igennem hele 1800-tallet. Det optimistiske grundsyn sætter ligeledes sit præg på Smith & Bladts vurdering af myndighedernes hensigt med at oprette og udvikle et alment landsdækkende netværk af offentlige læger. Smith & Bladts fremstilling bærer således også i denne forbindelse præg af deres tro på, at den historiske udvikling har været et fremskridt båret af fornuft og medmenneskelighed.

Ledemotiver i Smith & Bladts billede af den offentlige lægevirksomheds udvikling i Danmark før 1840:
 – første distriktskirurgikat 1771
 – intensiv periode 1771-1800
 – Jylland centrum for den geografiske spredning
 – fremskridt for landbefolkningen
 – øget ansvarsbevidsthed hos myndighederne
(På grundlag af Smith & Bladt 1872;1885)

Indkredsning af problemer knyttet til det geografiske rum og tidens rum

Smith & Bladts tabel I viser, at der omkring 1800 findes stort set lige mange distrikter i Jylland og på Sjælland. De to geografiske områder har imidlertid ikke samme størrelse. Hertil kommer at f.eks. vejnettet i Jylland ikke var så udbygget som i andre landsdele, og at de veje der var, ofte var vanskeligt farbare bl.a. på grund af utilstrækkelig dræning (jvf. kap. 5.3). Endnu i midten af 1800-tallet kunne der være en dagsrejse for patienten til nærmeste større by, hvor distriktslægen befandt sig – med mindre også han var på rejse til patienter i en anden ende af distriktet. Derfor kan vi alene på dette grundlag konstatere, at serviceniveauet var et andet på Sjælland end i Jylland allerede i de sidste tiår af 1700-tallet. Kvantiteten udgør således ikke en målestok for kvaliteten.

Skal vi følge Smith & Bladt begynder etableringen af de sjællandske distrikter først 17 år efter, at det første jyske distrikt blev oprettet. Dette kan ligne et efterslæb i forhold til den jyske udvikling, som ellers ikke kendes i dansk kulturudvikling, hvor initiativerne gerne har København eller Øst-Danmark som centrum. Det officielle oprettelsesår for de sjællandske distrikter udgør da heller ikke nogen reel målestok for udviklingen i denne landsdel.

Ifølge Smith & Bladt fandtes der år 1800 24 sjællandske distrikter. I 1788 bliver der imidlertid kun oprettet 14. Ikke mindre end 10 distrikter må således forklares på anden måde. Studerer vi Smith & Bladts egne oversigter nærmere, viser det sig imidlertid, at der også indgår fire stads- og landfysikater, hvoraf 3 er ældre end 1788 og et stammer fra perioden 1788-1800. Det drejer sig her om

Helsingør, København, Korsør og Møn. Men dette giver stadig ikke mindre end 6 distrikter til rest – alle sjællandske embeder oprettet før 1788. Eller udtrykt på et lidt anden måde: 6 af 24, d.v.s. en fjerdedel af distrikterne er allerede etableret på Sjælland før 1788.

Smith & Bladt medtager således seks distrikter uden at fremhæve nogle årstal som vendepunkter for disse distrikter i forhold til den lægelige embedsudvikling i Danmark. Disse distrikter har jeg derfor studeret lidt nærmere for at undersøge, om de afspejler særlige problemer i forbindelse med bestemmelsen af udviklingen af offentlige embeder. De seks distrikter er:

Kirurgiske distrikter på Sjælland oprettet før 1788
- Kronborg distrikt: Esbønderup. Oprindelig kirurgikat for det kongelige gods
- Hørsholm distrikt: Usserød. Oprindelig kirurgikat for det kongelige gods, samt fabrik
- Frederiksborg distrikt: Hillerød. Oprindelig kirurgikat for det kongelige gods samt fabrik
- Frederiksværk distrikt: Frederiksværk. Oprindelig kirurgikat for det kongelige gods samt fabrik
- Jægerspris distrikt: Jægerspris. Oprindelig knyttet til det kongelige gods.
- Nykøbing distrikt: Nykøbing (Sjælland). Oprindelig kirurgikat for det kongelige gods i Odsherred.

(På grundlag af Smith & Bladt 1885, 292-294)

Skemaet over kirurgiske distrikter på Sjælland giver ikke noget fuldstændigt overblik over, hvor der fandtes kirurger. Smith & Bladt har kun dokumenteret, hvilke af de senere distrikter, der *bygger videre* på ældre former for kirurgikater.

På denne baggrund kan det kritiseres, at kirurgikatet knyttet til Sorø Akademi ikke nævnes. Dette omtales allerede i et Kgl. Reskript 31.1. 1755. De såkaldt "nyoprettede" distrikter i såvel Sorø som Holbæk blev d. 12.9. 1788 besat med medicineren og arkitekten Jens Bang (1737-1808). Men i 1788 havde han været medikus ved Sorø Akademi i mange år. Jens Bang tiltrådte denne stilling allerede 6.11. 1776. Det er således kun selve stillingsbetegnelsen, der er ny i 1788.

Provinsialkirurger
I 1762 blev der udformet en anden stilling, som mere end nogen anden kan betegnes som et vendepunkt i udviklingen af den administrative lægesektor. I den anordning, som vedrører oprettelsen af de to sjællandske fysikater, bestemmes det således d. 27.8 1762, at der også skal udnævnes en *Provincial = Chirurgus i Sjelland.* Carøe omtaler ikke provinsialkirurgen på grund af sit medicinske perspektiv, og Smith & Bladt overser ham ligeledes, da stillingen ikke kommer til at udvikle sig til et distrikt. Når stillingen ikke udvikler sig til et lægedistrikt er det imidlertid ikke, fordi den er ubetydelig, men snarere fordi den er alt for omfattende.

Den nye kirurgiske lederstilling tildeles H.P. Schwensen (ca. 1724-88), som består sine kirurgiske eksaminer på *Det kirurgiske Teater* d. 8.2. 1759, samt 23. 7. 1762. En måned efter bliver den nye anordning vedtaget, og året efter får

Schwensen sin udnævnelse. Ifølge Carøe flytter den nye provinsialkirurg for Sjælland imidlertid ikke ind i sin officielle bolig i Sorø. I september får han nemlig tilladelse til at blive boende på Tryggevældegård ved Køge, hvor han som kirurg er blevet knyttet til Bregentved. Godset Bregentved tilhører på dette tidspunkt tidens mest indflydelsesrige statsmand, den allerede omtalte A.G. Moltke. Ligesom den nyudnævnte provinsialmedikus i Sjællands søndre distrikt, C. L. Wernecke, der blev protegeret af J. L. Holstein, har den nye provinsialkirurg altså en nær tilknytning til den inderste kongelige kreds.

H.P. Schwensen dør i november 1788, men fratræder stillingen som provinsialkirurg i maj, netop i samme måned hvor de sjællandske kirurgikater bliver oprettet. Det store provinsialkirurgiske distrikt ophører herved, men først efter at have eksisteret i 25 år.

Også i andre egne af landet benyttes titlen 'provinsialkirurg'. På Langeland bliver Ole Grønlund (1744-1802) udnævnt 4.12. 1776, og i det såkaldte Hjørring distrikt får Vilh. Næsted (1746-1812) ligeledes denne titel d. 22.4. 1778.

Andre offentlige kirurgiske stillinger på Sjælland før 1788

Der foregår også andre offentlige aktiviteter på Sjælland i årene før 1770. I Esbønderup og Hillerød findes der sygehuse, i hvert fald i 1750erne. I starten hviler de på frivillige bidrag, men efter et Kgl. Reskript af 28.2. 1766 sikres de en vis indtægt, idet alle nyudnævnte riddere af Dannebrog skal erlægge en gave til "Syge- og Gjordemoderhusene i Frideriksborg= og Kronborg Amter". D. 2.10. 1770 bliver der udstedt en offentlig anordning for disse huse.

Det er imidlertid ikke så enkelt, at vi kan konstatere, at de embedslignende godskirurgikater mv. opstår tidligt på Sjælland i kølvandet på den enevældige stats udvikling af en administrativ forvaltning, og efter en kort overgangsperiode fra omkring 1760 til 1770 kommer så de egentlige embeder i Jylland. Dertil har mønsteret for mange afvigelser både på Sjælland og i Jylland.

Offentlige kirurgiske stillinger i Jylland før 1788

Også i Jylland findes der godskirurger og priviligerede kirurger længe før 1771. P. Chr. Ambders (død 1763), der er medicinsk licentiat fra Halle, men derudover har erfaringer som både apoteker og kirurg, bliver i 1749 opfordret til at nedsætte sig i Varde og 9.1. 1750 får han bevilling som "enekirurg i Varde, Skads Vester, Øster og Nørre Herreder, samt tillige at udøve medicinsk praksis og holde et Husapotek."

Ambders omkommer sammen med sin hustru ved en tragisk ulykke, som på sin egen måde fortæller noget om, hvor vanskelige og ufarbare vejene kunne være for rejsende, det være sig læger eller patienter. 5. juledag 1763 drukner ægteparret i Forum å ved Varde under en køretur i forbindelse med pludseligt indtrædende højvande (Carøe 1909-22 bd.I,4).

Medicineren P. Chr. Ambders opnår derfor ikke at blive distriktskirurg som flere af sine kolleger, der ligesom han for længst er blevet udstationeret som enekirurger eller lignende på steder, som først flere år senere bliver omfattet af de særlige distriktsordninger.

De første distriktskirurgikater på Sjælland og i Jylland 1788

Ifølge Smith & Bladt bruges ordet "distriktskirurg" første gang i et reskript vedrørende Sjælland i maj 1788 ved den sjællandske provinsialkirurgs fratræden. Stillingen i Nykøbing Sjælland oprettet d. 11.5. 1785 betegnes derimod som et "godskirurgikat". Også i Jylland bruges begrebet "distriktskirurg" for første gang i 1788 i et reskript vedrørende "Stads= og Distriktskirurgi" i Kolding-Vejle området 19.11. 1788.

Det er i denne forbindelse værd at bemærke, at det er dette distrikt, Smith & Bladt beskriver som "Danmarks ældste distriktskirurgikat". Indehaveren af stillingen i Koldinghus amt 1772-1788, J.C. Sager (1742-88), beskrives imidlertid ikke som distriktskirurg af Carøe, men som "Stadskirurg i Kolding, samt kirurg i Koldinghus amt". Sager tiltræder stillingen d. 26.11. 1772 og dør 24.2. 1788, hvorefter den egentlige stillingsændring kommer i september måned 1788.

De glidende overgange mellem forskellige former for embeder gør det således historisk set uhyre vanskeligt at fastlægge og vurdere, hvornår de intensive perioder i udviklingen egentlig finder sted i de forskellige landsdele. Hvilket mærkeår og hvilken udnævnelse, der fortjener betegnelsen "det første distriktskirurgikat", afhænger af øjnene, der ser.

Studerer vi 1700-tallets reskripter, er det dog tankevækkende, at et jysk kirurgikat oprettet 17 år før Koldinghus amt slet ikke omtales af Smith & Bladt. Allerede i 1754 udstedes et Kgl. Reskript "ang. en Chirurgi Beskikkelse for Ribeby og Endeel af Ribehuus=Amt". Hvad forklaringen end måtte være, opnår Smith & Bladt med angivelsen af 1771 som mærkeår, at tyngdepunktet for den offentlige lægeudvikling lægges i 1770erne og ikke 15-20 år tidligere. Markeringen knyttes herved til et tidsrum, der er blevet kendt som oplysningstiden – en periode, hvor landbefolkningen kommer i søgelyset.[22]

Også blandt tidens læger rettes opmærksomheden mod landbefolkningen. Her er nøglepersonen i Danmark Johann Clemens Tode. I en række udgivelser, bl.a. *Sundhedstidende* 1778-81 (Tode 1991 (1778-1781)), agiterer han for kvaliteter i landbefolkningens tilværelse som en af de vigtigste veje til et sundere liv. Selv om Todes udgivelser af sundhedstidsskrifter er noget nyt i Danmark og Norge i 1770erne, indskriver de sig i en international tradition. Medicinhistorikerne Øivind Larsen & Bengt Lindskog, der i 1991 har genudgivet Todes *Sundhedstidende*, fremhæver her specielt to franske tidsskrifter, idet de konkluderer at

> De populærmedisinske folkeopplysende tidsskriftene var et resultat av opplysningstidens ideer – en tid som fram mot 1700-tallets slutning betyr en oppblomstring for hygiene og forebyggende medisin (Larsen & Lindskog 1991,7).

Spørgsmål vedrørende hygiejne og forebyggelse optog også sindene uden for lægernes kreds. Netop i 1771 belønner myndighederne en kapellan i de jyske sogne Gerlev og Enslev for hans besvarelse af prisspørgsmålet "Om Aarsagerne,

---

[22] Fokuseringen på landbefolkningen i forbindelse med kulturvidenskabernes udvikling er omtalt i kap. 3.

som hindre Folkemængdens Tiltagelse i Bondestanden" (Westenholtz 1919 (1771)).

1770erne er således et tidsrum, hvor nye tendenser i synet på sundhed slår igennem i offentligheden. Og det er i lyset af disse nye tendenser, Smith & Bladt anskuer udviklingen på sundhedsområdet.

To billeder
Sammenholdes Carøes fremstilling med Smith & Bladts fremstilling af udviklingen inden for den offentlige lægesektor før 1840, fremkommer der to vidt forskellige billeder.

Smith & Bladt tegner konturerne af et mønster, hvor den administrative udvikling af den civile kirurgiske lægesektor i slutningen af 1700-tallet tillægges særlig vægt. Her spiller den kirkelige organisation, som Carøe tillagde betydning for udviklingen af embedslignende medicinske stillinger i 1500-tallet, ingen rolle.

De første kirurger i embedsstillinger var efter 1738 i almindelighed uddannet på *Det kirurgiske Teater* og efter 1786 fra *Kirurgisk Akademi*. Disse kirurger erstattede og udkonkurrerede de mesterlærte bartskærere. Enkelte medicinere som P. Chr. Ambders fik også kirurgiske stillinger.

Smith & Bladts oplysninger om de enkelte distrikter viser samtidig, at konturerne af et offentligt kirurgisk netværk på Sjælland udvikler sig allerede i slutningen af 1600-tallet og begyndelsen af 1700-tallet. Disse stillinger er knyttet til de enevældige myndigheders centre, det vil sige godser og fabrikker med en produktion af betydning for landets militærvæsen.

Billedet af den administrative udvikling af lægesektoren i 1700-tallet afhænger således helt af den fokusering og det perspektiv, der vælges som udgangspunkt. Knyttes det til medicinerne og udviklingen af den administrative ordning af lægesektoren, tegner der sig nogle andre konturer end i det tilfælde, hvor udgangspunktet er kirurgerne og den praktiske sygdomsbehandling:

> Hvor Carøe påviser en jævn geografisk spredning, fremhæver Smith & Bladt den jyske innovationsproces.

> Hvor Carøe påviser en jævn og langsom udvikling, fremhæver Smith & Bladt den raske udbygning.

> Hvor Carøe påviser en intensiv periode i 1760erne, rykkes denne til perioden 1771-1800 af Smith & Bladt.

Brudstykker til samme fortælling
Carøe og Smith & Bladt tegner nogle konturer af en fortid, hvor udviklingsmønstrene og rollefordelingen er vidt forskellige. Carøes udgangspunkt er de overordnede administrative embedsstillinger, som i 1915 blev besat med universitetslæger, mens Smith & Bladt går ud fra distriktslægeembederne, som i 1700-tallet var knyttet til sygdomsbehandlingen og de praktiserende læger.

Medicinhistorikernes overblik over fortiden og deres forestillinger om, hvordan deres egen nutid ser ud, og hvem historien handler om, har således givet dem forskellige forudsætninger for at konstruere en kontinuitet. Selv om fortiden historisk set er "den samme", formes den – også – af det rum, der bygges op omkring tiden og menneskene. Derfor følger den røde tråd mellem fortid og nutid ikke samme bane hos Carøe og Smith & Bladt. Selv om de begivenheder, der står til rådighed, historisk set er ens, er plottet forskelligt. Derfor bliver også de historier, der fortælles, forskellige.

Men selv om konstruktionen af en historisk sammenhæng fører til, at der opstår forskellige tendenser i Carøes og Smith & Bladts billeder, består deres historier samtidig af brudstykker til en fortælling med mange *fælles* træk. Selv om Carøe lægger større vægt på udviklingen af den mere overordnede administrative struktur, som i 1900-tallet er knyttet til amterne, mens Smith & Bladt retter søgelyset mod den mere grundlæggende distriktslægeordning, som omfatter en række sogne, er begge parter optaget af at synliggøre en udvikling, som førte til etableringen af en offentlig dansk sundhedssektor. Begge parter ser en kontinuitet i den historiske udvikling og beskriver den som et fremskridt, der fører frem til deres egen samtid.

Den fælles historie handler om:
- ansvarlige myndigheder
- en udvikling af en offentlig civil sundhedssektor kendetegnet af fornuft og medmenneskelighed
- en samfundsudvikling, der har været hensigtsmæssig
- en befolkning som savner lægers hjælp

Begge historier knytter således vurderingen af fortiden til forfatternes egen samtid.

Konturer af udviklingen af offentlige medicinske og kirurgiske lægeembeder 1700-1740

For at kunne vurdere Carøes fremstilling af fortiden, har jeg indledningsvis sammenholdt det med den fremstilling, der udformes af Smith & Bladt. Sammenligningen har anskueliggjort store forskelle i de to fremstillinger. I opfattelsen af sundhedsforvaltningens udvikling til et offentligt ansvarsområde er uenigheden påfaldende, specielt når det drejer sig om hvornår, hvor, hvem, og i hvilket tempo. Trods en række grundlæggende lighedspunkter er der således tale om så væsentlige forskelle i billedet af udviklingen, at det må være berettiget at spørge, om dette udelukkende skyldes, at der fokuseres på forskellige lægelige faggrupper?

De historiske forudsætninger for at besvare et spørgsmål som dette findes ikke. En oversigt over 1700-tallets offentlige lægeudvikling, udarbejdet af en historiker på grundlag af nuancerede og aktuelle arkivstudier i overensstemmelse med en klassisk historisk kildekritik, er aldrig blevet lavet. Og hvad mere er, jeg tror heller ikke, det er muligt at lave den. Ethvert forsøg på at udforme en oversigt, der kan bruges som sammenligningsgrundlag, vil nemlig nødvendigvis komme til at afspejle, at bestemmelsen af relevante begivenheder, f.eks. vedrørende offentlig, kongelig og privat ikke giver sig selv, når tidens rum er 1700-tallet. Afgrænsningsproblemer vil derfor føre til valg, som skaber rige muligheder for variation i billeddannelsen.

Selv om det således næppe er muligt at udforme et i essentialistisk forstand objektivt og historisk utvetydigt sammenligningsgrundlag, mener jeg ikke, spørgsmålet behøver at blive affejet helt. For at sætte Carøes billede i relief har jeg derfor valgt at foretage endnu en sammenligning. Til brug for denne sammenligning skitseres nedenfor konturerne af det billede, som fremkommer, hvis udviklingen af offentlige embeder hverken knyttes til medicinere eller kirurgerne alene, men til *begge* faggrupper.

Her har jeg valgt at konstruere det mere sammenhængende billede af udviklingen af offentlige embeder knyttet til både medicinere og kirurger ud fra trykt materiale, som Carøe historisk set har haft mulighed for at studere. Det vil sige de tidligere udgaver af *Den danske Lægestand*, Carøes egne fremstillinger, suppleret med retshistoriens oplysninger om kongelige reskripter.[23]

Kronologisk oversigt over oprettelsesår for offentlige lægestillinger i Danmark ca. 1700-1840

Årstal	Landsdel	Region	Ansvarsområde
u.a.	Sjælland	Frederiksborg	gods og distrikt
	Sjælland	Frederiksværk	gods, fabrik og distrikt
	Sjælland	Helsingør	stad og distrikt
	Sjælland	Hørsholm	gods, fabrik og distrikt
	Sjælland	Jægerspris	gods og distrikt
	Sjælland	Kronborg	gods og distrikt
1699	Sjælland	København	fysikat
1723	Fyn	Odense	fysikat
1725	Loll./Falster	Maribo/Nykøb.	fysikat
1746	Jylland	Fredericia	fysikat og distrikt
1760	Møn	Stege	fysikat og distrikt
1762	Sjælland	Næstved	fysikat
1762	Sjælland	Holbæk	fysikat
1762	Sjælland	Sorø/Køge	provisialkirurgikat
1762	Jylland	Ålborg	fysikat
1766	Jylland	Århus	fysikat
1767	Jylland	Viborg	fysikat
1771	Jylland	Kolding	stad og distrikt
1773	Jylland	Hjørring	provinsialkirurgikat og distrikt
1773	Jylland	Sæby	distrikt
1775	Jylland	Holstebro	distrikt
1775	Jylland	Lemvig	distrikt
1775	Jylland	Ribe	distrikt
1775	Jylland	Ringkøbing	distrikt
1775	Jylland	Varde	distrikt
1776	Jylland	Frisenborg	gods og distrikt
1776	Langeland	Rudkøbing	provinsialkirurgikat
1777	Jylland	Frisenborg	gods og distrikt, jvf. 1776
1777	Jylland	Grenå	distrikt

---

[23] En historisk mere gyldig oversigt forudsætter som nævnt ovenfor nye arkivstudier og indgående overvejelser blandt andet i forbindelse med problemerne med at bestemme offentlige, kongelige og private stillinger.

1777	Jylland	Horsens	distrikt
1777	Jylland	Randers	distrikt
1777	Jylland	Skanderborg	distrikt
1777	Jylland	Æbeltoft	distrikt
1777	Jylland	Århus	distrikt
1779	Loll./Falster	Nykøbing	distrikt
1779	Loll./Falster	Stubbekøbing	distrikt
1785	Sjælland	Nykøbing	gods og distrikt
1787	Jylland	Hobro	distrikt
1787	Jylland	Nibe	distrikt
1787	Jylland	Nykøbing	distrikt
1787	Jylland	Skive	distrikt
1787	Jylland	Thisted	distrikt
1787	Jylland	Viborg	distrikt
1787	Jylland	Ålborg	distrikt
1788	Sjælland	Amager	ekstrakirurgikat og distrikt
1788	Sjælland	Holbæk	distrikt
1788	Sjælland	Kalundborg	distrikt
1788	Sjælland	København	distrikt
1788	Sjælland	Køge	distrikt
1788	Sjælland	Næstved	distrikt
1788	Sjælland	Præstø	distrikt
1788	Sjælland	Ringsted	distrikt
1788	Sjælland	Roskilde	distrikt
1788	Sjælland	Skælskør	distrikt
1788	Sjælland	Slagelse	distrikt
1788	Sjælland	Sorø	distrikt
1788	Sjælland	Tryggevælde	distrikt
1788	Samsø	Tranbjerg	ekstrakirurgikat og distrikt
1788	Jylland	Kolding	distrikt, jvf. 1771
1788	Jylland	Vejle	distrikt
1788	Bornholm	Neksø	distrikt
1789	Loll./Falster	Nakskov	stad og distrikt
1789	Loll./Falster	Nysted	distrikt
1789	Sjælland	Korsør	stad og distrikt
1790	Møn	Stege	distrikt, jvf. 1760
1791	Fyn	Assens	distrikt
1791	Fyn	Fåborg	distrikt
1791	Fyn	Nyborg	distrikt
1791	Fyn	Odense	distrikt
1791	Fyn	Svendborg	distrikt
1794	Sjælland	Korsør	stad og distrikt, jvf. 1789
1794	Fyn	Middelfart	reservedistrikt og distrikt
1800	Læsø	Byrum	distrikt
1802	Fanø	Nordby	distrikt
1805	Loll./Falster	Nakskov	stadskirurgikat, jvf. 1789
1812	Loll./Falster	Fejø	distrikt
1812	Jylland	Skagen	distrikt
1812	Fyn	Bogense	distrikt
1818	Sjælland	København	deling i nordre og søndre distrikt, jvf.1788
1838	Jylland	Frederikshavn	distrikt

På grundlag af Smith & Bladt 1885; samt Carøe 1902-22. Under ansvarsområde angives bestemmelsens art, herunder indskærpelser af bestemmelsen med tilbagevisning til startår.

Koncentreres oversigten til tiår fra 1721 til 1840 fremkommer en tabel, som tydeligere afspejler et mønster:

tiår	kgl. bestemmelser vedrørende antal stillinger	
1721-30	2	
1731-40	0	
1741	1	
1751-60	1	
1761-70	6	
1771-80	19	
1781-90	29	
1791-1800	8	
1801-10	2	
1811-20	2	
1821-30	2	
1831-40	2	i alt 74

Tiårsoversigten viser, at aktiviteten i perioden 1762 til 1791 er særlig høj. På 30 år udfærdiges der administrative rammer for ikke mindre end 39 stillinger, hvor kun et fåtal udgør ændringer. Denne intensive administrative periode forløber i to bølger med en ret lang pause imellem.

Den *første* bølge går fra 1762 til 1779 og omfatter 25 bestemmelser på 18 år. Udbuddet af stillinger henvender sig i udstrakt grad til medicinere eller kirurger med medicinsk tillægseksamen.

Den *anden* bølge strækker sig fra 1787 til 1791 og omfatter 33 bestemmelser på 5 år. Udbuddet af stillinger henvender sig primært til kirurger med eksamen fra *Kirurgisk Akademi*, selv om også personer med ældre uddannelser ansættes.

De fleste bestemmelser i den første bølge vedrører Jylland, som med undtagelse af 1746 slet ikke er med i oversigten før 1766. I den anden bølge er der derimod tale om en landsdækkende fase i udviklingen, som fører frem til etableringen af et hierarki inden for lægesektoren, som er i overensstemmelse med de enevældige strukturer for magtudøvelse, samtidig med at hierarkiet kom til at udgøre et grundlag for udviklingen af 1800- og 1900-tallets demokratiske forvaltningsprincipper.

Et billede af den administrative struktur for en offentlig dansk lægesektor omkring 1790

Tegnes konturerne af udviklingen af en offentlig dansk sundhedssektor i perioden 1700-1840 med inddragelse af såvel medicinere som kirurger, falmer Carøes billede af en rolig jævn udvikling uden markante ændringer i slutningen af 1700-tallet. Konturerne tegner et billede af et fremskridt, hvor den intensive udvikling af offentlige lægestillinger foregik med kirurgerne i en hovedrolle *inden* oprettelsen af *Det danske Sundhedskollegium* 1803 og inden sammenlægningen af de akademiske lægeuddannelser 1841.

I den intensive udviklingsfase i slutningen af 1700-tallet får medicinerne således ikke tildelt nye nøglepostioner i det administrative hierarki, hverken inden for forvaltningen eller i faglige organer. Det er denne historie Carøe undgår at fortælle, når han vælger at beskrive udviklingen af embedslægestillinger som et rent medicinsk anliggende.

En variant fra 1917 af Carøes fremskridtshistorie om den offentlige sundhedsforvaltning

Også i andre arbejder i sit medicinhistoriske forfatterskab beskæftiger Carøe sig med aspekter, som vedrører udviklingen af den danske sundhedssektor og offentlige stillinger. I *Medicinalordningens Historie indtil Sundhedskollegiets Oprettelse 1803* (Carøe 1917) indleder han første afsnit således:

> Det første forsøg på at skaffe riget et ordnet medicinalvæsen med fastansatte læger og apotekere med nogen vis løn og underholdning skyldes Frederik I, men strandede på adelens modstand. På herredagen i Odense 1526 fremkom kongen gentagne gange med forslag herom (Carøe 1917,3).

Carøe gengiver herefter hele dialogen mellem kongen og rigens råd og fremhæver i den forbindelse, at rigens råd ikke lod sig bøje af kongens "kloge ord". Rigens råd støttede ganske vist kongen i hans ønske om at få ansat en doktor i Jylland og en doktor på Sjælland. Men de ville ikke gå med til at betale nogen løn til disse doktorer. Carøe lægger ikke skjul på sin mening om kongens ord, når han beskriver dem som kloge. Carøe følger samtidig argumentationen op ved at henvise til Henrick Smid:

> Det mål, som Henrik Smid i "en Liden Bog om Menniskens Vand" 1557 siger, at Christian III havde sat sig, at der i hver biskops stift skulde være en lærd og forfaren doktor i lægekunsten, nåedes først under Frederik II og endda ret langsomt (Carøe 1917,5).

Carøe gengiver herefter ganske kort de første mærkeår, som også indgår i oversigten over "Provinsialmedici og Fysici" 1922 og sammenfatter beskrivelsen således:

> Disse ansættelser af medici i de forskellige landsdele førte efterhånden, som der viste sig trang dertil, til oprettelsen af et stadigt stigende antal af først provinsial- og senere landmedikater, hvoraf til sidst udvikledes sig de 11 stifts- og landfysikater, der bestod indtil 1915 (Carøe 1917,5).

Med ganske få ord afrunder Carøe her sin fremskridtshistorie – en historie, som handler om meget lange historiske rødder præget af fornuft, med universitetslægerne i en hovedrolle i en udvikling, som fører frem til en kulmination i hans egen nutid. Oplevelsen af en kulmination kommer særlig tydeligt frem i Knud Fabers indledning til Carøes værk:

> [...] jeg tror, det vil gaa enhver, der har Interesse for dansk Medicinalvæsen og Medicinalhistorie, som det er gået mig, at han vil finde Bogen ualmindelig interessant.
> Den har i Øjeblikket en vis Aktualitet. Paa Basis af Medicinalkommissionens Arbejder er det lykkedes i de sidste Aar at gennemføre en gennemgribende Reform af Medicinalvæsenets Ordning. (Knud Faber i Carøe 1917, forord).

Her knytter Faber trådene i den lange historiske udvikling til helt aktuelle begivenheder i den offentlige forvaltning.

En kulmination i den offentlige sundhedsforvaltning 1672

Knud Faber skitserer samtidig en anden kulmination i Carøes fremstilling med et ordvalg, som mere ligner Ingerslevs tradition for historieskrivning end Carøes:

> Vi ser, hvorledes Loven af 1672 er bleven født efter længere Tids Diskussioner og grundige Overvejelser først og fremmest ved Thomas Bartholins Arbejde og Indflydelse. Bogen bliver herved en Slags Mindeskift for denne Læge, hvis 300-aarige Fødselsdag Universitetet fornylig har højtideligholdt. Det ses tillige, at først efter Statsomvæltningen i 1660 og den deraf fødte friske Luft i Centraladministrationen blev Forslagene til Lov, antagelig under Indflydelse af Peder Griffenfeld, der jo i sin Ungdom var Elev af Thomas Bartholin (Knud Faber i Carøe 1917, forord).

Ifølge Faber udgør Thomas Bartholin en nøgleskikkelse i Carøes fremstilling. Tilsyneladende udtaler Carøe sig dog ikke direkte med den entusiasme, som Knud Faber tillægger ham. I forbindelse med medicinalforordningen af 4. december 1672 skriver Carøe kun "at det forslag, som var forelagt statskollegiet, i alt væsentligt, til dels ordlydende, fulgte fakultetets ældre forslag" (Carøe 1917,28). Om dette forslag nævner Carøe samtidig, at det ikke vides, hvornår det blev affattet, men at forslaget gengives i Thomas Bartholins *Medicina Danorum Domestica* 1665. Carøe daterer herefter forslaget til ca. 1663 og tillægger samtidig Thomas Bartholin en afgørende rolle i forslagets udformning. Herefter konkluderer Carøe:

> Uforandret som indstillet af statskollegiet fik forslaget 4. Dec. 1672 stadfæstelse, og hermed var den forordning givet, på hvilket medicinalvæsenet i Danmark kom til at hvile i henved halvtredjehundrede år (Carøe 1917, 29).

Carøe tildeler således universitetsmedicinerne og ikke mindst Thomas Bartholin en afgørende rolle i forbindelse med udformningen af den medicinalforordning, som stadig var gældende på Carøes tid. Samtidig tegner Carøe endnu engang en billede præget af en rolig udvikling.

En mindre væsentlig ændring?
Carøe fremhæver eksplicit, at det forslag, som forelægges statskollegiet, "i alt væsentligt til dels ordlydende" følger fakultetets ældre forslag, og at forslaget herefter vedtages uforandret som indstillet af statskollegiet.

Carøe medtager dog samtidig en oversigt over de ganske få ændringer, som kan iagttages. I forbindelse med § 7 står der følgende: "Art. 7. Det skal udelukkes (at de ikke er pligtige i grasserende sygdomme etc.). Og så begyndes denne artikel: Medici skal på apotekerne etc." (Carøe 1917,28).

Carøe kommenterer ikke denne bemærkning nærmere. Den henregnes således til de mindre væsentlige ændringer. Med vanlig omhyggelighed gengiver Carøe dog både forslagene og den endelige lovtekst, og heraf fremgår det, at der netop på dette punkt er tale om en skelsættende ændring, hvor man i den vedtagne forordning 1672 fraviger formuleringerne i Fakultetets forslag 1663.

Den medicinske fritagelsesordning afskaffes 1672
Ændringen henviser til medicinernes pligter i forbindelse med pest og andre farsotter (jvf. kap. 7). Disse lidelser omtaler jeg under et som epidemiske eller smitsomme sygdomme. I 1663-forslaget står der:

> Under pest og andre farsotter skal lægerne, da de ikke er forpligtede til at besøge de syge, hvis man ikke kan overtale dem dertil eller gøre dem forpligtede ved betaling, for en rimelig betaling i apotekerne foreskrive kur og lægemidler, for at menigmand også uden lægens hjælp kan hjælpe sig selv (§ 13, Bartholins 1663-forslag, fra Carøe 1917,15).

I medicinalordningen af 4.12. 1672 har teksten fået en anden ordlyd:

> I grasserende pestilense og smitsomme sygdomme skal medici og apotekerne en vis curam og remedie specificere og anordne med en tilbørlig takst, så enhver dermed kan være tjent, og skal facultas medica i København i slig tilfælde sådan kur og anordning i trykken lade forfærdige, på det alle og enhver sig dermed kan betjene (§ 7, 1672, fra Carøe 1917,30).

I Medicinalforordningen af 4.12. 1672 står der således ikke længere noget om, at lægerne er fritaget for at besøge syge angrebet af pest eller andre smitsomme sygdomme. Her understreges det kun, at

1) medicinerne og apotekerne har pligt til at specificere og anordne "curam og remedie"
2) det medicinske fakultet skal sørge for trykning af vejledning om kur.

Den medicinske fritagelsesordning før 1672

Medicinalforordningen af 1672 fastlægger en reel ændring i medicinernes rettigheder og pligter, idet fritagelsesbestemmelsen indgår i den tidligere medicinallovgivning.

Selv om medicinernes speciale i 1500- og 1600-tallet var den indre medicin og der ud fra en nutidig betragtning i allerhøjeste grad også foregik en indre behandling i forbindelse med en farsot, bestod medicinernes opgave i denne periode ikke i at varetage, endsige lede den konkrete behandling i forbindelse med smitsomme lidelser. Denne praksis, som udviklede sig i 1500-tallet, vandt hævd i 1600-tallet. Bestemmelsen indgår også i den første mere almene lov på medicinalvæsenets område, nemlig Apotekervisitatsen d. 10.1. 1619. Ordningen, som gjaldt for København, blev i 1645 udstrakt til hele landet. Heri hedder det:

> Efterdi vi også haver bragt i erfaring, at medici undertiden nægter fattige trængende deres hjælp, og at mange syge frygter for at kalde medikus til sig, fordi de ikke er i stand til at fyldestgøre dem, så pålægge og befale vi medicis, at de, undtagen i pest- og blodsottid, er pligtige at besøge de syge (10.1. 1619, fra Carøe 1917,8).

Undtagelsesbestemmelsen gjaldt medicinernes patientbesøg og hele det praktiske arbejde, der var forbundet med en eventuel behandling af de syge. Medicinerne var derimod ikke fritaget for det, der var kernen i deres speciale i denne periode: den indre medicin. Medicinernes opgave bestod i at rådgive om den "indre" behandling. Derfor skulle de ordinere hvilken medicin, der skulle findes på apotekerne. Også dette blev tydeliggjort i Apotekervisitatsen 1619:

> Da medici under grasserende pest og blodsot ikke er pligtige at besøge syge, med mindre de kan bevæges dertil, skal de forordne en vis curam og remediam, som dertil tjenlige er (10.1. 1619, fra Carøe 1917,8).

Når der opstod alvorlige epidemier, fik medicinerne derfor besked på at udarbejde aktuelle vejledninger om, hvad folk selv og de særligt udnævnte behandlere kunne gøre for at lindre gener og lidelser og begrænse smittespredningen. Lovgivningen blev således også fulgt op i praksis.

Simon Paullis forslag til en medicinalordning 1669

Universitetets dekan Thomas Bartholin og det medicinske fakultet fastholdt fritagelsesbestemmelsen i deres forslag til medicinalordning 1663. Dette skete i overensstemmelse med medicinernes hævdvundne traditioner. I første omgang førte Bartholins forslag imidlertid ikke til udformningen af en ny medicinalordning, og fem år senere anmoder Frederik III i 1668 om at få et nyt forslag udarbejdet.

Selv om denne henvendelse var rettet til fakultetet, blev det ikke Thomas Bartholin, men Simon Paulli (1603-80), som kom til at forme dette forslag. Simon Paulli var professor i anatomi, kirurgi og botanik ved Københavns Universitet 1639-1648. Ved Frederik IIIs tronbestigelse forlod Paulli Universitetet, og Thomas Bartholin blev hans afløser. I 1650 blev Simon Paulli udnævnt til hof- og senere også livmedikus hos Frederik d. III. I modsætning til Thomas Bartholin, der tilhørte inderkredsen på Det medicinske Fakultet og Københavns Universitet, var Simon Paulli således knyttet til den kongelige kreds.

I Paullis forslag fra d. 14.4. 1669 optræder fritagelsesbestemmelsen i en særlig udformning. Nu er den udelukkende knyttet til hof- og livmedici med den særlige begrundelse, at det skyldes hensynet til den kongelige arbejdsgiver. Alle andre medicinere fik derimod besked på at blive i København:

> Allen andern Medicis aber ist unverboten, ja, es ist ausdrücklich dem Stadtphysico in seinem Bestallungsbrief befohlen, in solchen Fällen nicht aus der Stadt zu reisen (§ 24 Paullis forslag 1669, fra Carøe 1917,108).

Ifølge Carøe fik Paullis forslag "en meget hårdhændet, men næppe helt ufortjent" behandling af Fakultetet (Carøe 1917,18). Carøe udtrykker sig her med et engagement, som ellers forekommer meget sjældent hos denne medicinhistoriker:

> Umuligt er det vel heller ikke, at den tyske livlæges krybende underdanighed har skurret i danske øren, der endnu ikke havde vænnet sig til enevældens stil med adskillige gange på hver side at få anbragt "allerunderdanigst, allernådigste arvekonge og herre, deres kongelige majestæts arveriger, fyrstendømmer, lande og stæder, arveundersåtter o.s.v." som selv i nogle af de kapitel- og paragrafoversigter, som Paulli egenhændigt har tilføjet i marginen, optager en uforholdsmæssig plads. (Carøe 1917,19).

Ligesom Ingerslev og Møller-Christensen & Gjedde peger Carøe således på nogle nationale strømninger omkring 1670 samtidig med, at han lægger klar afstand til det, han beskriver som "krybende underdanighed".

Paullis forslag, der af Carøe også beskrives som "voluminiøst" og "vidtløftigt", henviser til et bilag i Carøes oversigt (Carøe 1917,96-137). Det, der gengives i Carøes hovedtekst under titlen "Simon Paulli's forslag 1669" er således en kort variant på 7 sider. Resultatet bliver, at Paullis angreb på medicinernes hævdvundne fritagelsesordning slet ikke refereres i Carøes hovedtekst. Om Paullis forslag skriver Carøe kun: "[...] men et synes ganske sikkert, og det er at Paulli's voluminiøse forslag helt er blevet skudt til side" (Carøe 1917,27).

Carøe konkluderer på dette grundlag, at den endeligt vedtagne Medicinalforordning "i alt væsentligt, til dels ordlydende" fulgte fakultetets ældre forslag, at Paullis forslag skydes til side, og at den endelige ordning består af "30 paragraffer, det samme antal, som fandtes i fakultetets ældste forslag fra c. 1663" (Carøe 1917,29). På dette sidste punkt har Carøe ret. Men selv om omfanget er det samme, har indholdet ændret sig.

Mellem 1663 og 1672 blev et alternativt forslag udarbejdet af Simon Paulli, hvor fritagelsesbestemmelsen blev sat under debat, mens den stadig var helt uantastet i Bartholins forslag fra 1663.

Men hvorfor diskuterer Carøe da ikke dette nærmere? Det kunne han have al mulig grund til, da han faktisk skriver, at der opstod problemer under de afsluttende forhandlinger:

> I statskollegiet kom den trykte apotekerordinans til behandling 8. Januar og 26. Februar 1672, og protokollen viser, med hvilken grundighed hver af dens 20 paragraffer blev gennemgået i møder, der afholdtes både formiddag og eftermiddag, og hvad der ved voteringen blev forandret i dem; det var dog uvæsentlige, mest formelle ændringer, der blev foretaget.
> Hvorfor der så gik over et halvt år, inden statskollegiet atter behandlede sagen, vides ikke, men først 23. September kom den atter for [...] (Carøe 1917,27-28).[24]

Kan det tænkes, at Carøe faktisk opfatter det som uvæsentligt, at medicinernes fritagelsesbestemmelse formelt set forsvinder i 1672? Eller synes 1900-tallets læge måske, at det var et fremskridt, at undtagelsesbestemmelsen forsvandt, og at der derfor ikke er grund til at gøre noget væsen af, at den overhovedet har eksisteret? Eller er forklaringen den, at Carøe har valgt at fortælle historien på sin egen måde, for at undgå at sætte medicinerne i en position, der ikke viser dem som Medicinalordningens ubetingede sejrherrer?

En kulminationshistorie om udviklingen af en offentlig dansk sundhedssektor med medicinerne i en hovedrolle
Med sin fortielse om fritagelsesordningens ophævelse 1672 opnår Carøe, at der ikke kommer noget skår i hans billede af fortiden. Carøes historie handler således om udviklingen af en offentlig dansk sundhedssektor båret af fornuft. Altid med universitetslægerne i en nøgleposition.

Til denne rolige udvikling, der har lange historiske rødder tilbage til en kirkelig hierarkisk organisationsform, hører en kulmination i Carøes egen tid.

6.4. KONKLUSIONER OG NYE SPØRGSMÅL

6.4.0. INDLEDNING

I den anden indkredsning af perioden før etableringen af en offentlig forvaltning på sundhedsområdet har jeg som empirisk materiale anvendt et selektivt udvalg af danske medicinhistoriske oversigtsværker.

Analysen af værkerne viser, at de lever op til deres status som oversigtsværker. Med historien som råstof har de analyserede værker skabt en oversigt over et stort og broget stof. Jeg har derfor kunnet trænge ind i forfatternes brug af det historiske råstof og deres konstruktion af en sammenhængende og sammenvævet fremstilling.

---

[24] Carøe afslutter kapitlet med at fortælle om, hvordan "de 10 paragraffer om lægevæsenet blev sat foran de 20 paragraffer om apotekervæsenet, i alt 30 paragraffer; det samme antal, som fandtes i fakultetets ældste forslag fra ca. 1663."

Ingerslevs mål var at udforme et anskueligt billede og en sammenhængende fremstilling. Det vil i min sprogbrug sige, at Ingerslev ønskede at skabe en stor fortælling, hvor en mere sammenhængende betydningsdannelse går som en rød tråd gennem historien. Analysen viser, at dette lykkedes, og at også Møller-Christensen & Gjeddes oversigt og Carøes fremstillinger udformer anskuelige billeder og sammenhængende fremstillinger. De tre forfatteres medicinhistoriske værker kan derfor beskrives som store fortællinger, som har det tilfælles, at de ser udviklingen i et perspektiv, hvor den historiske udvikling kendtegnes ved fornuft, kontinuitet og fremskridt knyttet til de virkelige læger. I overensstemmelse med de medicinhistoriske oversigtsværker, ikke mindst Carøe og Smith & Bladt, henregnes udviklingen af et landsdækkende netværk af offentligt ansatte læger og frem for alt oprettelsen af *Det kongelige Sundhedskollegium* 1803 til de mere skelsættende begivenheder. Følger jeg denne medicinhistoriske forskningstradition, kan jeg således fastlægge den egentlige etableringsfase for en offentlig dansk sundhedssektor til 1800 og årtierne før år 1800.

Undersøgelserne i kapitel 5 og 6 viser dog også, at der ud over en enighed knyttet til de store linier i udviklingen optræder en række varierende tolkninger af fortiden. Disse varianter kan ikke alene afdækkes i ældre og nyere medicinhistorie (kap. 6), men også inden for kulturhistoriske kredse (kap. 5.3), ligesom de kommer til udtryk inden for den nyeste faghistoriske forskning (kap. 5.1). Ud over det sammenhængende og anskuelige billede af fortiden, som spejler udviklingen i grove træk, aftegner der sig således flere, indbyrdes sammenvævede billeder, som giver sig udtryk i forskellige fortællinger.

6.4.1. DE STORE FORTÆLLINGER OM FREMSKRIDT, KAOS OG FORFALD

Samme fortid – flere historier
Den narrative analyse af de medicinhistoriske oversigtsværker viser, at den samme fortid kan fortælles på mange måder, og at der her kan påvises både ligheder og forskelle mellem de enkelte oversigtsværker. Ud fra en klassisk historisk og kildekritisk tankegang kan dette måske se ud som et problem, hvis løsning er nærliggende. Hvorfor ikke skrive en ny medicinhistorie om samme periode, i overensstemmelse med nutidens bedste kildekritiske traditioner inden for arkivforskningen, og måske med et lidt andet fokus på det lægelige netværk og den valgte periode end det, der kendetegner de traditionelle medicinhistoriske oversigtsværker?

Denne argumentation hviler på en essentialistisk tankegang. I overensstemmelse med denne tænkning skal det før eller senere være muligt at udarbejde én historie om fortiden, som har større sandhedsværdi end alle andre. Dette medicinhistoriske værk vil gengive *den virkelige historie* – være oversigtsvær*ket*, som én gang for alle kan sætte alle andre medicinhistoriske værker i relief.

Ud fra et ikke-esssentialistisk perspektiv holder argumentationen ikke. Selv om der lægges helt nye oplysninger og endnu mere nøjagtige studier frem, løser det ikke problemet med fokuseringen. I forbindelse med et historisk videnskabeligt ordensprojekt opfattes det inden for den tolkende kulturforskning ikke som en uvane, men som en nødvendighed, at forskeren vælger et fokus og lægger de forhåndenværende kilder tilrette derefter. Når jeg ser, at medicinhistorikerne har sat de virkelige læger i en nøgleposition, mener jeg ikke, dette kan eller skal tolkes som "en fejl". Det er nu en gang medicinhistorikernes udgangspunkt. Men rent principielt opfatter jeg kun deres udgangspunkt som et blandt flere mulige. Ud fra mit kendskab til de lange linier og ikke mindst nyere tid, finder jeg det også uhyre relevant, at de afprøver netop dette udgangspunkt. Men medicinhistorikernes omfattende forskningsresultater og udstrakte enighed udelukker alligevel ikke, at der kan findes andre relevante udgangspunkter, kun at disse må findes uden om de virkelige læger.

Kulturanalysen indkredser således problemet om samme virkelighed / forskellige historier ud fra en anden position end den klassiske historieforskning. Som kulturforsker henregner jeg både udformingen af en relevant problemstilling og udvælgelsen eller produktionen af et relevant empirisk materiale til den videnskabelige proces. Hvor den klassiske historieforskning søger at finde ind til virkeligheden, starter kulturanalysen der, hvor virkeligheden bliver mangfoldig ved at blive fortalt.

Brudstykker til en sammenhængende fremskridtshistorie

I de medicinhistoriske oversigtsværker fortælles historierne om etableringen af en offentlig forvaltning på sundhedsområdet i overensstemmelse med Ingerslevs grundsyn om de virkelige læger. Ud fra en genealogisk og homologisk opfattelse anskuer forfatterne fortiden som en *for*-tid til deres egen tid.

Dette gælder også bestemmelsen af, hvor langt rødderne for denne etableringsfase går tilbage i tid, i hvilken retning rødderne peger, og hvori ansatserne egentlig består. Der hersker ingen tvivl om, at oprettelsen af en medicinsk universitetsuddannelse i Danmark må tillægges afgørende betydning, når fortiden skal fortælles. I den medicinhistoriske faglitteratur ses etableringen af en offentlig forvaltning på sundhedsområdet derfor på baggrund af en ret så omfattende tidsramme, hvor 1479 er det første vigtige mærkeår. Efter 1479 skærpes forfatternes opmærksomhed for tegn som peger fremad.

Med dette tidsperspektiv forlader vi de store linier og de fælles træk. Går vi tættere på de enkelte tekster, ændrer billederne karakter. Det bliver nu tydeligere, at den fælles fortælling om fortiden er vævet sammen af forskellige fortællinger, som i en række tilfælde henviser til forskellige mærkeår, særlige kulminationer og varierende ledemotiver. Ser vi nøjere efter, er det fremskridt, som beskrives, ikke helt det samme hos Ingerslev, Carøe, Møller-Christensen & Gjedde. De enkelte fortællinger kaster lys over forskellige sider af fremskridtet, således at der hos Møller-Christensen & Gjedde og hos Carøe føjes nye betydningslag til Ingerslevs fokusering på de virkelige læger og historien om etableringen af en virkelig dansk lægestand.

Den narrative analyse af teksterne i kap. 6, hvor jeg mere dybtgående har beskæftiget mig med sammenhængende og sammenvævede billeddannelser inden for dansk medicinhistorie, viser, at der hersker forskellige opfattelser af, *hvornår* etableringsperioden starter for alvor, ligesom forfatterne er temmelig uenige om, *hvad* der skal beskrives som de første ansatser til udviklingen af et offentligt sundhedsområde. *Hvilken* position de virkelige læger skal tildeles i udviklingen af det offentlige sundhedsområde, hersker der heller ikke fuld enighed om.

Fokusændringer
I forbindelse med analysen af de enkelte medicinhistoriske oversigtsværker viser det sig, at følgende perspektiver får særlig betydning for markering af mærkeår, kulminationer og ledemotiver:

- perspektiver i det sociale rum knyttet til valg af netværk, aktører, etc.
- perspektiver i tidens rum knyttet til valg af faseinddelinger, tidsforløb, etc.
- perspektiver i tekstens rum knyttet til valg af plot og begivenheder, handlingsforløb, etc.

Det har således væsentlig betydning for udformningen af de sammenhængende billeder, hvordan den sammenhængende fortælling i det enkelte værk knyttes til plots i det sociale rum, i tidens rum og i tekstens rum. Særligt iøjnefaldende forskelle knytter sig til følgende fokuseringer:

- hvilke grupper sammenlignes de virkelige læger med?
- hvilke perioder omfatter fremstillingen?
- hvilke grundtemaer knyttes udviklingen til?

Selv om de enkelte varianter ser forskellige ud, kan de således godt være et resultat af kildekritisk forsvarlige undersøgelser. I forbindelse med mine undersøgelser af Carøes billeder af en sammenhængende udvikling viser det sig, at en analyse udelukkende knyttet til medicinere giver ét resultat, en analyse udelukkende knyttet til kirurger giver et andet resultat, og en analyse knyttet til medicinere + kirurger giver et tredje resultat. Det billede, vi tilrettelægger, er således helt afhængig af, om vi studerer medicinerne sammen med eller i modsætning til kirurger, empirikere, kvaksalvere, præster, etc. Plottet i en sammenhængende fortælling om et udviklingsforløb, der strækker sig over en længere periode, kan således formes – og omformes – ved at ændre på konstruktionen af det sociale rum. På denne måde kan fokusændringer hurtigt udvikle varianter af den "samme" udviklingshistorie. Valg af fokus vil således altid være afgørende for de bærende antagelser i en stor fortælling.

Hvilket fremskridt – hvornår?
I de oversigtsværker inden for dansk medicinhistorie, jeg har beskæftiget mig mere indgående med, spiller forfatternes udformning af fokus inden for det sociale rum, tidens rum og tekstens rum en afgørende rolle for fortællingerne om fortiden. I det foreliggende tilfælde får dette betydning for de billeddannelser der knyttes til fremskridtet.

For Ingerslev handler fremskridtet om udviklingen af en virkelig dansk lægestand. Denne historie bygger både Carøe og Møller-Christensen & Gjedde videre på. For Møller-Christensen & Gjedde er fremskridtet især knyttet til udviklingen af en naturvidenskabelig tænkning inden for lægevidenskaben i et universitetsmiljø, mens Carøe beskriver udviklingen af en offentlig dansk sundhedsforvaltning med universitetslægerne i en nøgleposition som embedslæger.

De forskellige former for fremskridt får betydning for dateringen af, hvornår fremskridtet for alvor begynder at gøre sig gældende. For Ingerslev begynder initieringsfasen til den nye tid så småt *sidst i 1700-tallet*, for Møller-Christensen & Gjedde begynder den først omkring *1830/40*, mens Carøe med sit billede af et roligt fremskridt tillægger *tiden efter 1672* særlig vægt med en vis betoning af årene *midt i 1700-tallet*.

1700-tallet som overgangsperiode

Ud over fastlæggelsen af en initieringsfase for den nye tid har de tre forfattere det til fælles, at de arbejder med et betydeligt mere omfattende tidsperspektiv knyttet til *ansatserne* for denne initieringsfase. Alle kan således iagttage tydelige tegn på udvikling, der beskrives som del af fremskridtet længe før den egentlige initieringsfase. Vigtige markører er her bestemte personer, der optræder som helte eller skurke. Helte og skurke beskrives derfor ofte i forhold til tidens rum. Skurkagtige personer står i vejen for den rigtige udvikling, mens heltene er forud for deres tid eller indleder en ny æra.

Selv om mærkeårene for den nye tid markeres lidt forskelligt, dateres ansatserne til den nye tid nogenlunde ens. Forfatterne er enige om, at 1700-tallet og de sidste tiår af 1600-tallet udgør en periode, hvor enkelte begivenheder og enkelte personer tydeligt peger frem imod den egentlige initieringsfase og den nye tid. Indkredsningen af overgangsperioden til den nye tid kædes herved sammen med den enevældige sundhedsbevægelse (kap. 5.3) og tidens bestræbelser på at etablere et sammenhængende offentligt ansvarsområde omkring sygdom og sundhed. Det, der fanger medicinhistorikernes opmærksomhed i denne periode, er dog kun det, som indvarsler den nye tid.

Den nye tid

Når medicinhistorikerne fæstner deres opmærksomhed ved bestemte ledemotiver i enevældens sundhedsbevægelse, udvælger de primært begivenheder, der vedrører udviklingen af offentlige institutioner, offentlige embeder, uddannelser med eksamen, samt udviklingsforløb, der styres af lovgivning og sammenføjes som led i hierarkier, hvor myndigheden samles øverst og centralt i de kredse, som sidder inde med den politiske og økonomiske magt. Det, der kendetegner fremskridtet i 1700-tallet, er derfor *næsten* det samme som dét, medicinhistorikerne genkender og værdsætter i deres egen tid.

I 1700-tallet ligger magtkoncentrationen imidlertid hos de enevældige myndigheder. I medicinhistorikernes egen tid har dette tyngdepunkt flyttet sig. Bevægelsen kan beskrives som en form for medikalisering (kap. 2.3 og kap. 7), som fører til en lægelig professionalisering af magten og ansvaret. I medicinhistorikernes egen tid har faglige autoriteter, organer og råd fået stigende eller afgørende indflydelse.

I slutningen af 1800-tallet knyttes magtkoncentrationen således ikke længere alene til myndighederne og politikerne, men først og fremmest til et hierarki baseret på distriktslæger med en universitetsuddannelse. Det er dette billede, Ingerslev kan anskueliggøre.

I begyndelsen af 1900-tallet er udviklingen gået i en lidt anden retning. Selv om Medicinalforordningen af 1672 stadig er gældende, opstår der i disse år nye lovgivningsinitiativer, bl.a. embedslægeloven, der tildeler de universitetsuddannede læger en stærkere nøgleposition inden for den offentlige forvaltning. Derfor kan Carøe føje et nyt plot til Ingerslevs billede.

Hverken Ingerslev eller Carøe har imidlertid forudsætninger for at skrive Møller-Christensen & Gjeddes historie. Selv om den essentialistiske tænkning og naturvidenskabernes fremmarch gennemsyrer lægevidenskaben både på Ingerslevs og Carøes tid, mangler den stadig en dimension. Denne dimension, mener jeg, har noget at gøre med succes. Det, Møller-Christensen & Gjedde beskriver som lægevidenskabens senere eksplosive udvikling, hører 1900-tallet til, specielt tiden efter 1940. Selv om Møller-Christensen & Gjedde således i udstrakt grad bygger direkte på Ingerslevs fortællinger om fortiden, føjer de et selvstændigt plot til universitetslægernes fremskridtshistorie, når de knytter den naturvidenskabelige tænkning til det lægevidenskabelige fakultet på Københavns Universitet.

I medicinhistorikernes store fortælling er det således medicinhistorikernes egen tid, der er *den nye tid*. Derfor kan vi ikke fastlægge den nye tid ved hjælp af årstal. Den nye tid udgør ikke en kronologisk bestemt periode. Den nye tid flytter *med* tiden og er under stadig udvikling. Den store fortælling om den nye tid er derfor heller ikke en afsluttet historie, men en fortælling, som stadig kan tilføjes nye plots.

Et medicinhistorisk stamtræ

I vore dage kan dansk medicinhistories beskrivelse af fortiden billedligt beskrives som et stort træ. Stamtræet står solidt plantet med tykke rødder og en stamme, der bliver stærkere og fyldigere for hver gang, fortiden fortælles og genfortælles. Dette skyldes ikke mindst (nævnt i kronologisk rækkefølge) Ingerslev, Mansa, Carøe, Gotfredsen, Møller-Christensen & Gjedde, samt en hel del andre medicinhistoriske forfattere, som hver for sig – og sammen – har bidraget til historien siden Ingerslevs tid. Sammen har de skabt en indsigtsfuld forskningshistorisk tradition, som kendetegner dem alle fra Ingerslevs tid i 1870erne til Møller-Christensens tid mere end 100 år senere.

Hovedstammen i det medicinhistoriske stamtræ har siden Ingerslevs tid været universitetsudviklingen. Derfor føjer nye værker, der skrives i samme spor, stadig nye plots til fremskridtshistorien i takt med den udvikling, forfatterne i deres egen tid opfatter som del af det fortsatte fremskridt. For at blive i billedet sætter den fortsatte udvikling nye skud i træets krone. Det er her, forandringerne og nyhederne kan ses. Den medicinhistoriske forsknings store fortælling om fremskridtet kan derfor stadig gro videre.

Så længe hovedstammen og rødderne står fast, er der stadig plads til fortællinger om nye *fremskridt – nye tider*. Betyder dette, at traditionen samtidig er med til at fastholde billedet af fortiden? At billedet af fortiden som en for-tid til den nye tid har udviklet sig til en intern videnskabelig myte? At der ikke længere er plads til fortællinger om nye fortider?

Den gamle tid

Til de klassiske fremskridtsfortællinger – og til de nye endnu ufortalte, som måtte bygge videre på medicinhistorikernes klassiske tradition – hører fortællinger om de nye tiders fortid. Enhver fremskridtshistorie må søge nogle rødder. Beskrivelsen af et fremskridt kræver altid en baggrund, som kan synliggøre den røde tråd i udviklingen. En baggrund som kan søges ved hjælp af komparative analyser bl.a. ud fra historiske, geografiske og tværkulturelle studier.[25]

Hos Ingerslev, Carøe, Møller-Christensen & Gjedde søges rødderne i fortiden, og om udvælgelsen og tolkningen af disse rødder hersker der større enighed i de medicinhistoriske oversigtsværker end om den nye tid. Når det gælder forhistorien, har medicinhistorikerne kredset om den "samme" historie. Det vil sige en bestemt tidsperiode præget af bestemte hændelser set i et perspektiv, som i udstrakt grad er det samme. De er enige om, at med oprettelsen af det medicinske fakultet på Københavns universitet bliver det allerførste startskud til den nye tid givet. Lige så enige er forfatterne om, at udviklingen lader vente på sig. Ca. 200 år. Det er denne "ventetid", jeg omtaler som *den gamle tid*, og i modsætning til *den nye tid* kan vi sætte årstal på denne periode. I overensstemmelse med medicinhistorikernes konsensus om, at tiden efter 1672 indvarsler den nye tid, henviser jeg med *den gamle tid* til perioden 1479-1672.

Medicinhistorikernes fortælling om rødderne er ikke blevet svækket af at blive fortalt – og genfortalt – mange gange. Det er således værd at lægge mærke til, at Møller-Christensen & Gjedde i 1979 i udstrakt grad bygger på Ingerslevs fremstilling fra 1873 – en fremstilling, som på dette tidspunkt er mere end 100 år gammel. Tilsyneladende har den røde tråd i historierne om fortiden ligget nogenlunde fast siden Ingerslevs tid.

I stedet for at vise mere dybtgående interesse for det, der kendetegner den gamle tid i almindelighed, vender forfatterne opmærksomheden mod dét i tiden, som ud fra en senere tids anskuelse adskiller sig fra, hænger sammen med, eller foregriber fremtiden. De fremdrager begivenheder, der sætter en senere tids lægelige sejre i relief på en dramatisk måde. Udvælger som talerør personer, der tilhører andre perioder eller specielle grupper.[26] Drager sporadiske tegn frem, som repræsenterer en innovation eller en specialitet i tiden. Netop de sporadiske tegn, som hænger sammen med fremtiden eller foregriber den, er imidlertid ude af takt med det mere almindelige i den gamle tid. Disse tegn udgør hermed en form for afvigelse. Og som afvigelse siger de mindre om den gamle tid end om den nye tid. I oversigtsværkernes beskrivelse af den gamle tid, er billedet af den gamle tid og den nye tid således vævet ind i hinanden, og dette får omfattende konsekvenser for billedet af den gamle tid.

Med den nye tid in mente fremtræder den gamle tid som temmelig rodet, sine steder kaotisk. Det virker som om, den gamle tid, som den beskrives i oversigts-

---

[25] Den første universitetsansatte medicinhistoriker Julius Petersen beskæftiger sig ligesom oversigtsværkernes forfattere med studier af udvikling og fremskridt. I modsætning til sine medicinhistoriske kolleger er det imidlertid rødder og spor i den internationale udvikling og tværkulturelle studier, som fanger hans interesse. Udviklingen i Danmark i den gamle tid negligerer han derimod fuldstændig. En faglig orientering som ikke vækker udelt begejstring i samtiden blandt Petersens fagfæller og universitetskolleger, der hellere ser, at han koncentrerer sig mere om fædrelandets historie (jvf. kap. 2 og 5).
[26] F.eks. Henrick Smid og Peder Palladius.

værkerne, savner en mening "i sig selv". Nogle udgangspunkter for en sammenhængende og anskuelig historie knyttet specielt til perioden 1479-1672, er det ikke muligt at få øje på i fremstillingerne, hverken hos Ingerslev eller Carøe, endsige hos Møller-Christensen & Gjedde. Den gamle tid fremtræder således som et tidsrum, der mangler et selvstændigt plot. Den narrative analyse af medicinhistorikernes billeddannelser viser samtidig, at den røde tråd i medicinhistorikernes billede af den gamle tid er *den nye tid*.

Resultatet bliver et forvirrende og usammenhængende billede af en kaotisk periode på ca. 200 år, hvor genealogiserende, homologiserende og kontrasterende metoder og efterrationaliseringer får rigt spillerum. Det fælles billede af den gamle tid i de medicinhistoriske oversigtsværker er blevet til *en kaosfortælling*. Men også en kaosfortælling kan tjene et formål i den store fortælling.

Kaosfortælling som for-historie

Selv om der til billedet af den nye tid også hører beskrivelser af stilstandsperioder og tilbagegang, beskrives de her som afbrydelser af kortere eller længere varighed, eller som forløb knyttet til mindre væsentlige grupper end de virkelige læger. Derfor rokker disse fortællinger ikke for alvor ved billedet af kontinuitet og fremskridt som den *naturlige* udviklingsmodel. Tilbagegangen er f.eks. knyttet til de håndværksuddannede sygdomsbehandlere, eller til de medicinere i København, som ikke er i takt med en mere fremsynet international medicin eller en avanceret forskning uden for medicinernes snævre kreds. Beskrevet som mellemspil ændrer en forfaldsfortælling ikke ved det overordnede, anskuelige billede af en naturlig og meningsfuld udvikling via kontinuitet og fremskridt.

Den narrative analyse viser, at billedet af den gamle tid som en kaosfortælling er med til at opfylde det samme formål. Som rødderne beskrives i dansk medicinhistorie, fremtræder starten kun som et forstadium eller et forspil, der sætter den nye tids mere ordnede forhold i relief. Den gamle tid er blevet reduceret til en for-historie til *den store fremskridtshistorie*. Som forhistorie tegner den et billede af en diskontinuitet – vel at mærke en midlertidig diskontinuitet – mens billedet af den nye tid kendetegnes ved en fortsat kontinuitet, som har rødder tilbage i den gamle tid.

Mine studier af danske medicinhistoriske oversigtsværker, som beskæftiger sig mere indgående med perioden før 1800, viser således, at fortællinger, som sætter fokus på medicinere i perioden lige før etableringen af den offentlige danske sundhedssektor, opfattes som mere sammenhængende og meningsfulde end fortællinger, som sætter fokus på andre lægegrupper eller tidligere perioder.

Disse fortællinger om den medicinske udvikling fremtræder samtidig som neutral historieskrivning og ikke som en normativ fortælling, der er med til at udstikke rammerne for, hvordan en rigtig medicinhistorie skal se ud.

En naturlig udvikling?

I danske medicinhistoriske værker er der med historiens hjælp foregået en *naturliggørelse* af den udvikling, som i 1800- og 1900-tallet opfattes som god og fornuftig. Med Habermas' ord fremtræder konstruktionen af en sammenhængende udvikling knyttet til universitetssporet ikke alene som rigtig og forståelig, men også som sand. Nogen undersøgelse af, om den egentlig er sand i mere klassisk historisk forstand, foreligger imidlertid ikke. Spørgsmålet om kontinuitetstænkningen overhovedet er historisk berettiget, når det gælder et så omfattende tidsrum som 1479-1800, rejses først af Gerda Bonderup i 1992 (jvf. kap. 5). Selv har medicinhistorikerne ikke fæstnet deres opmærksomhed ved denne problemstilling, fordi de stiltiende forudsætninger om den sammenhængende udvikling er blevet taget for givet.

En af konklusionerne på min analyse er derfor, at *forestillingen om kontinuitet* udgør en at de vigtigste røde tråde i de anskuelige og tilfredsstillende billeder i oversigtsværkerne inden for dansk medicinhistorie. Ud fra en kritisk argumentation og en historisk eller samfundsvidenskabelig synsvinkel kan danske medicinhistorikeres forestilling om kontinuitet på sundhedsområdet ikke alene efter, men også før 1672, således med Lars Tornstams ord beskrives som et "internt videnskabeligt mytebillede".

6.4.2. NÅR RØDE TRÅDE KRYDSER HINANDEN

At de centrale plots har gennemgribende betydning for oversigtsværkernes tilrettelæggelse af det historiske råstof og fremstillingen af anskuelige billeder viser sig også i de få situationer, hvor der hos forfatterne opstår usikkerhed om, hvordan en og samme periode skal tolkes. Dette sker, når to vigtige røde tråde krydser hinanden. Så bliver de anskuelige billeder mere end tvetydige. Jeg skal her belyse problematikken med de to eksempler, som jeg har kunnet fremdrage via den narrative kulturanalyse af oversigtsværkerne.

En fremskridtsfortælling krydser en forfaldsfortælling
De første år af 1670erne udgør en periode, hvor det anskuelige billede får nogle revner. Perioden udgør selve overgangen mellem den gamle tid og den egentlige initieringsfase for den nye tid. Tidens rum kendetegnes ved kulminationer, både inden for lovgivningsområdet og inden for universitetslægernes verden, og helten frem for alle i begge verdener er: Thomas Bartholin.

Alligevel volder begivenhederne i tidens rum medicinhistorikerne de allerstørste problemer. Ingerslev og Møller-Christensen har svært ved at bestemme sig for, om historien skal beskrives som en fremskridtsfortælling eller en forfaldsfortælling – eller begge dele. Og Carøe, som er veltrænet i en historisk kildekritisk tænkning, må strække sig langt for at få den fremskridtsfortælling til at falde på plads, som han tydeligvis lægger så stor vægt på.

For Ingerslev med hans nationale sindelag er det "skurken" Christian V, der bliver konge i 1670, som forstyrrer billedet af udviklingen af en dansk lægestand. Billedet af et forfald sætter derfor sit præg på den historie, Ingerslev fortæller om tidens rum.

Historien om den skurkagtige Christian V gentages af Møller-Christensen & Gjedde. Samtidig sætter de dog også fokus på en af medicinernes storhedstider med Bartholin som helt. Her krydser en fremskridtsfortælling og en forfaldsfortælling hinandens spor.

Inden for en historieskrivning skrevet i overensstemmelse med Ingerslevs tradition, virker den tvetydige beskrivelse af de skelsættende år omkring 1670 måske mindre iøjnefaldende hos Møller-Christensen & Gjedde, fordi hele den periode, de behandler, er skildret som tvetydig præget af mange små, dramatiske historier i den store historie.[27]

Også Carøe har problemer, selv om det kun er en mere indgående narrativ kulturanalyse, der synliggør dette. Som tiden fortælles, er den en fremskridtshistorie. Det harmoniske billede ødelægges ikke, fordi de tegn, som kunne have virket forstyrrende ind, affærdiges som uvæsentlige. Netop fordi Carøe bestandig beskriver den rolige fornuftsprægede udvikling frem mod den nye tid, fremtræder det imidlertid som en dramatisk punktering af hele forløbet, at han forbigår en ændring i medicinernes kompetence- og ansvarsområde, som går direkte imod Bartholins forslag til en ny medicinalordning.

Fremskridtshistorien har fået en revne, selv om Carøe selv forsøger at gøre den mindre tydelig.

Forestillingen om kontinuitet krydser forestillingen om de virkelige lægers nøgleposition
Den narrative analyse har, som vist ovenfor, dokumenteret, at forestillingen om kontinuitet ikke alene efter, men også før 1672 er uhyre central i de medicinhistoriske værker. Netop derfor kan det måske undre, at den ikke får større direkte betydning for beskrivelsen af den gamle tid, således at også denne periode bliver genstand for en mere sammenhængende og selvstændig beretning.

Når kontinuitetstænkningen ikke har ført til mere indgående analyser af den gamle tid for dens egen skyld, mener jeg, dette beror på en anden rød tråd i de medicinhistoriske værker, som er endnu mere dominerende. Det er dette plot, der slår igennem, når Ingerslev begejstret udbryder, at Præstø får en virkelig læge i 1792-94, men at de herefter igen må nøjes med en kirurg (jvf. Prolog). Dette plot, som hviler på en grundantagelse, der har sat sit præg på danske medicinhistoriske oversigtsværker siden Ingerslevs tid, er enigheden om at universitetslægerne må tildeles en nøgleposition i medicinhistorien, ikke alene i nyere tid, men også i fortiden (i tidens rum) og over for alle andre grupper (i det sociale rum). Tydeligvis tillægges dette plot større vægt end kontinuitetstænkningen.

Derfor henviser kontinuitetstænkning ikke blot til en sammenhængende udvikling, der kommer til udtryk som en fortsat evolution, kun afbrudt af mellemspil og stilstandsperioder.[28] I perioder, hvor de virkelige læger står svagt eller usikkert, kædes medicinhistorikernes kontinuitetstænkning sammen med en forestilling om modsætninger, ikke mindst modsætningen mellem den nye tid og den gamle tid, vel at mærke forstået som en for-tid til den nye tid.[29]

Det kan måske lyde paradoksalt, at kontrasteringer er en vigtig del af en kontuinuitetstænkning. Kontrasteringer trækker imidlertid ikke alene grænser

---

[27] Set i forhold til den videnskabelige situation i Møller-Christensen & Gjeddes egen samtid (1970-1980erne) virker historien om Christian d. V uhyre malplaceret. Når den er medtaget, tolker jeg det som et tegn på forfatternes tætte parløb med Ingerslev.
[28] Det er derimod dette billede, som kendetegner Troels-Lunds fremstilling af det 16. århundredes sundhedsbegreber (Troels-Lund 1911 (1901)).
[29] I perioder, hvor de virkelige læger slet ikke findes, falder holdepunktet helt væk. Som nævnt i kap. 4. fører dette for bl.a. Edv. Gotfredsen til, at de ældste tider omtales som primitive og kaotiske.

op. De kan også bruges til at udvikle overgange og broer mellem det, som er forskelligt, men dog ikke mere forskelligt, end at det kan sammenlignes. Og det er netop denne mulighed, medicinhistorikerne gør brug af, når de gør den gamle tid til en for-tid til den nye tid. Til medicinhistorikernes "før og nu"-tænkning hører derfor, at det er den nye tid, som sætter den gamle i relief.

Kendetegnes den nye tid ved ledemotiver som lægernes universitetsuddannelse, bliver forhistorien knyttet til universitetets start. Udgør den nye tid en ramme om udviklingen af den offentlige sundhedsforvaltning med universitetslæger i en nøgleposition, bliver forhistorien knyttet til sporadiske ansatser til netop denne udvikling, og når den naturvidenskabelig tænkning identificeres som indbegrebet af videnskabelighed, falder andre former for tænkning til jorden som uvæsentlige, med mindre de ligner nutidens former for rationalitet.

Kontinuitetstænkningens kontrasteringer medvirker således yderligere til, at den nye tid beskrives fyldigt og ud fra mange indfaldsvinkler, mens forsøgene på at danne sig et indtryk af mere sammenhængende udviklingsforløb i den gamle tid via de medicinhistoriske oversigtsværker, afslører en mængde tomrum og ubesvarede spørgsmål. Det store spørgsmål er, om dette skyldes, at medicinhistorikerne har fravalgt nogle muligheder, fordi de satte fokus på de virkelige læger, eller om disse tomrum og ubesvarede spørgsmål beror på, at andre kilder slet ikke findes.

6.4.3. KAN FORTIDEN FORTÆLLES ANDERLEDES?

Kan den gamle tid fortælles anderledes?
Når billedet af den gamle tid bliver så fragmentarisk, som det gør i de medicinhistoriske oversigtsværker, må det overvejes, om det overhovedet er rimeligt at søge forklaringen i den klassiske medicinhistories billeddannelser af fortiden.

Ser vi på ældre og nyere faghistorisk og specialhistorisk litteratur, er der måske noget, som tyder på, at forklaringen *kan* ligge i tiden selv og i de kilder, der mere eller mindre tilfældigt er bevaret. Selv om de forskellige historikere udtrykker sig temmelig forskelligt, er faghistorikeren Gerda Bonderup f.eks. inde på, at vi slet kan ikke tale om læger i vor forstand før 1750, mens kulturhistorikeren Troels-Lund fremhæver, at den gamle tid er lige så voldsom og urolig som sine sygdomme, og medicinhistorikeren Julius Petersen tavs samtykker ved helt at afholde sig fra at studere tiden før 1700, da han noget nødtvungent går i gang med den danske medicinhistorie efter sin udnævnelse til docent i medicinens historie (jvf. kap. 5.1). Selv om historikerne således ikke direkte tager stilling til spørgsmålet om, hvorvidt medicinhistorikerne har fravalgt kilder, som kunne have ført til andre billeddannelser af den gamle tid, når de retter fokus mod de virkelige lægers nøgleposition, modsiger de heller ikke, at det kan bero på kildernes fragmentariske karakter.

En kildekritisk argumentation som denne medfører ikke nødvendigvis, at de konklusioner, jeg har kunnet drage ud fra den narrative kulturanalyse af de medicinhistoriske oversigtsværker, taber deres gyldighed. Men de rejser en begrundet tvivl. Der kan ganske vist være tale om sammenfaldende omstændigheder, således at de fragmentariske kilder og de røde tråde i den store fortælling har peget i samme retning og forstærket hinanden. Dette med at fravælge kilder har måske slet ikke været noget større problem for medicinhistorikerne, fordi der var så få at vælge imellem. Hvis de tilgængelige kilder faktisk har været meget begrænsede og usammenhængende, er det ikke så underligt, at fremstillingerne hos Ingerslev, Carøe, Møller-Christensen og Gjedde også må blive det. Hvis den kildekritiske argumentation giver en tilfredsstillende forklaring, hvad er den kulturvidenskabelige afdækning af store fortællinger og plots så værd – kunne nogen sikkert finde på at tilføje.

Ligesom historiske og medicinhistoriske kolleger, der argumenterer ud fra en klassisk historisk kildekritisk tankegang, må jeg derfor som kulturforsker finde ud af, om fortiden *i praksis* kunne være blevet fortalt meget anderledes, og navnlig om dette også gælder for den gamle tid?

Nej, fortiden kunne ikke være fortalt anderledes

Når jeg først svarer nej til spørgsmålet, sker det ud den forudsætning, at fortiden fortælles ud fra samme fokus som det, de danske medicinhistorikere selv har valgt.

Her mener jeg ikke, der kan føjes mange nye perspektiver til. Selv om Ingerslevs og Carøes værker er udformet for flere generationer siden, er og bliver de hovedværker.

Ingerslev og Carøe har imidlertid i udstrakt grad skrevet deres historier i overensstemmelse med samtidens videnskabelighedskrav. Derfor kunne jeg indledningsvis påpege en række forskelle imellem det, jeg beskrev som Carøes og Ingerslevs traditioner for historieskrivning (kap. 4).

Mange af nutidens forskere, ikke mindst faghistorikere og medicinhistorikere, er skolede på den måde, at de er mere fortrolige med Carøes tradition for historieskrivning. Derfor opfattes denne tradition ofte som "den rigtige", det vil sige den mest videnskabelige. Her viser kulturanalysen, at både Carøes og Ingerslevs traditioner udgør brugbare redskaber i den medicinhistoriske formningsproces, når fortiden skal beskrives. Både Carøe selv og nyere medicinhistorisk forskning henviser i udstrakt grad til Ingerslevs værk. Den nyere forskning har således ikke gjort Ingerslevs arbejde forældet eller overflødigt.

Forskellen mellem Ingerslevs og Carøes traditioner for historieskrivning kan således ikke beskrives som en videnskabelig kvalitetsforskel. Forskellen består primært i en kronologisk forskel, hvor der med tiden er opnået øget metodesikkerhed og en stigende nøjagtighed i detaljerne. Her har en række indgående og detaljerige studier inden for nyere dansk medicinhistorie selvfølgelig yderligere kunnet bidrage til en øget viden om fortiden på flere områder.[30] Det vil således være muligt at uddybe og nuancere en lang række oplysninger i oversigtsværkerne. Men en ny medicinhistorie om fortiden, skrevet ud fra de samme præmisser som Ingerslev og Carøe, mener jeg ikke, det er er muligt at udforme.[31]

---

[30] En del af disse fremstillinger er blevet trykt i *Bibliotek for Læger* eller *Dansk Medicin Historisk Årbog*.
[31] Her er det nok mere tvivlsomt, om Møller-Christensen & Gjeddes oversigt vil blive opfattet som et centralt værk, fordi disse forfattere i så udstrakt grad bygger på Ingerslev uden at bidrage med reel ny viden om den periode, de beskæftiger sig med. Min hensigt med den narrative analyse har dog ikke været som historieforsker at undersøge, om danske medicinhistoriske oversigtsværker

303

Ja, fortiden kan godt fortælles anderledes

Den narrative kulturanalyse har vist, at fortiden kommer til at se anderledes ud, hvis forskeren vælger en anden fokusering. Derfor vil jeg rent principielt svare ja til det stillede spørgsmål. Her sker det ud fra den forudsætning, at fortiden kan fortælles ud fra andre præmisser end dem, oversigtsværkernes forfattere har valgt.

I Danmark har det i udstrakt grad været læger, der har taget medicinhistorien op og ikke få har som Mansa gjort det i deres ældre år. Men også andre faggrupper end lægerne forener en interesse for sundhedsforskning og historie. Også faghistorikere, filosoffer, retshistorikere, kultur- og samfundsforskere kan yde et bidrag til denne forskning. Jeg opfatter kort og godt medicinhistorien som et arbejdsområde, der kan belyses af fagfolk med vidt forskellige forudsætninger, som hver for sig kan være med til at belyse problemstillinger, der kan have både sundhedsvidenskabelig interesse og faglig betydning inden for f.eks. samfundsforskning, humaniora eller teologi. Efter min mening kan der skrives mange nye *medicin-historier* alene ved at inddrage nye faglige forudsætninger. Og hver for sig kan de medvirke til at øge vores viden om en fortid, hvor sundhed og sygdom kom på den offentlige dagsorden.

Spørgsmålet om, hvorvidt der kan skrives nye historier om den gamle tid, kan imidlertid ikke reduceres til et spørgsmål om, hvem der skriver medicinhistorien. Medicinhistoriske læger vil i 1995 skrive anderledes end deres kolleger for 50 og 100 år siden. Men hvad enten det er læger eller forskere uden en lægelig uddannelse, som beskæftiger sig med tiden, kan ingen af dem sætte sig ud over historien.

Skal der skrives nye historier om den gamle tid, må kilderne eksistere og være nogenlunde synlige. For at komme nærmere en løsning på spørgsmålet om, hvorvidt den gamle tid kan beskrives anderledes, end det er gjort i de medicinhistoriske oversigtsværker, er det derfor nødvendigt endnu engang at vende tilbage til tekstens rum og tidens rum for at undersøge, om der findes kilder, som kan bidrage til nye billeder af den gamle tid, selv om de ikke har haft medicinhistorikernes store interesse. Det er dette forsøg jeg vil gennemføre i min tredje og sidste indkredsning i kap. 7.

Temaer for nye medicin-historier om den gamle tid

Til en helt indledende bestemmelse af temaer for nye medicinhistoriske fortællinger kan en systematisk kontrastering altid benyttes. Da jeg ønsker at afsøge mulighederne for at fortælle andre historier om den gamle tid, tager jeg i første omgang udgangspunkt i danske medicinhistorikeres særlige prioriteringer og afgrænsninger af det sociale rum, tidens rum og tekstens rum.

Hvor medicinhistorikerne i deres beskrivelse af perioden før etableringen af en offentlig forvaltning på sundhedsområdet lægger vægten på tiden *efter* 1672, har jeg i mine eksempler flyttet perspektivet til tiden *efter* Reformationen og *før*

---

har "forvrænget" historien – underforstået at jeg ved, hvordan den rigtige historie ser ud. Jeg har heller ikke sat mig den opgave at undersøge, om forskerne har været dårlige historikere – underforstået at jeg ved, hvordan en rigtig historieskrivning skal se ud. Analysen antyder dog, at dansk medicinhistorie står på et højt historisk videnskabeligt niveau, ikke mindst i kraft af Carøes kildeanalytiske, arkivalske studier.

1672, det vil sige til *den gamle tid* i 1500- og 1600-tallet. For at give en vis spredning i eksemplerne har jeg herefter kombineret denne ændring i tidsperspektiv med andre fokusændringer i det sociale rum og tekstens rum.

Eksempler på fokusændringer vedrørende tiden efter Reformationen og før 1672, som kan danne udgangspunkt for udformningen af nye medicinhistoriske historier om den gamle tid

> Hvor medicinhistorikerne sætter fokus på medicinerne og i den forbindelse i et vist omfang også inddrager kirurgerne, fordi disse lægegrupper spiller en væsentlig rolle for udviklingen i 1700-tallet, kan fokus flyttes til andre faggrupper i den gamle tid eller til et tema, som vedrører sygdom og sundhed, som ikke direkte implicerer en bestemt faggruppe.

> Hvor medicinhistorikerne sætter fokus på den videnskabelige udvikling på universitetet og i et vist omfang også inddrager andre læreanstalter og institutioner, kan fokus flyttes til andre former for vidensudvikling i forbindelse med sygdom og sundhed.

> Hvor medicinhistorikerne sætter fokus på udviklingen af en offentlig sundhedssektor med lægerne i en nøgleposition, kan fokus flyttes til udviklingen af en offentlig forvaltning i forbindelse med sygdom og sundhed, som vedrører andre grupper.

> Hvor medicinhistorikerne sætter fokus på udviklingen af en medicinallovgivning, kan fokus flyttes til andre former for lovgivning i forbindelse med sygdom og sundhed.

> Hvor medicinhistorikerne sætter fokus på udviklingen af den civile lægeverden, kan fokus flyttes til den militære verden.

Oversigten kan give ideer til mange nye medicin-historier. I det foreliggende tilfælde, hvor jeg specielt ønsker at vurdere om medicinhistorikerne overhovedet havde mulighed for at skrive anderledes om den gamle tid, må jeg imidlertid vælge et langt mere konkret udgangspunkt. I overensstemmelse med den narrative kulturanalyses foreløbige resultater falder dette valg mig let. Det er i krydspunkterne, hvor forskellige røde tråde mødes, dér hvor medicinhistorikerne kommer i tvivl eller lader problemerne ligge, at udgangspunktet skal findes.

Bestemmelsen af et udgangspunkt for tredje og sidste indkredsning i kap. 7
I overensstemmelse med kap. 6.4.2. ved jeg, hvad det er, jeg går efter, når jeg skal finde et nyt udgangspunkt.

Først og fremmest må jeg finde ud af, om den nye tid kun har én fortid, og om det er netop denne fortid, danske medicinhistorikerne har været med til at fortælle i deres oversigtsværker. For at sætte medicinhistorikernes fortælling i den gamle tid i relief, må jeg derfor dokumentere, at der findes et materiale til nye historier, også når det drejer sig om den gamle tid. Dette materiale skal være nogenlunde tilgængeligt, hvad enten det foreligger i trykt eller utrykt form. Ellers kunne den manglende tilgængelighed være en årsag i sig selv. Derfor indgår der ingen nye eller omfattende arkivstudier i min analyse.[32] Jeg ønsker kun at anskueliggøre, at der findes alternativer, og vise – og også tolke – hvorfor disse alternativer ikke er blevet valgt af medicinhistorikerne.[33] Ud over brugen af almene medicinhistoriske oversigtsværker har jeg således kun indraget retshistoriske opslagsværker og trykte kildeudgivelser, samt alment tilgængelig faglitteratur.

Det, jeg har at gå ud fra, når jeg nærmere skal bestemme mit udgangspunkt i tidens og tekstens rum, er medicinhistorikernes store fortælling (den store fremskridtsfortælling om den nye tid, og den tilhørende kaosfortælling om den gamle tid), de to store plots (forestillingen om de virkelige lægers nøgleposition + forestillingen om kontinuitet), alle de mindre fortællinger og plots, samt frem for alt krydspunkterne mellem de røde tråde.

Ud fra disse forudsætninger ser jeg det som min opgave at undersøge, om der kan udformes en anden fortælling, der viser et udviklingsforløb, som kendetegner *den gamle tid* (punkt 1), som samtidig vedrører *sygdom og sundhed* (punkt 2).

Dette udviklingsforløb vedrørende sygdom og sundhed i den gamle tid skal endvidere kendetegnes af

- ansatser som *ikke alene* knytter an til *de virkelige læger* (punkt 3)
- ansatser til udvikling af *en offentligt forvaltning på sundhedsområdet* (punkt 4)
- ansatser til en mere sammenhængende udvikling kendetegnet ved en vis *kontinuitet* (punkt 5).

Den *anden fortælling* skal vise, om den gamle tid inden for medicinhistorien alene er en for-tid, eller om den også kan siges at have en mening i sig selv, selv om denne mening eventuelt må forstås uafhængig af udviklingen i nyere tid.

Som det første foretager jeg en fokusændring i tidens rum. I forhold til mine indkredsninger i kap. 5 og 6 går jeg i kap. 7 ind i den gamle tid som samtidens rum (jvf. punkt 1). I analysen medtager jeg således oplysninger og eksempler fra tiden mellem Reformationen og vedtagelsen af medicinalforordningen 1672.

Herefter vælger jeg at gå i Carøes fodspor, idet jeg som tema vælger det, der med tidens eget ordvalg omtales som *smitsomme sygers tid*. Til de smitsomme sygdomme henregnes i 1500- og 1600-tallet en lang række sygdomme. Ud over lidelser som blodgang og blodsot, koldfeber, kopper, kønssygdomme, mæslin-

---

[32] Selv om faghistorikere utvivlsomt vil kunne fremdrage relevante kilder fra arkiverne, som kan uddybe analysen yderligere.
[33] I den foreliggende afhandling har jeg prioriteret kulturvidenskabelige og til en vis grad også sundhedsvidenskabelige problemstillinger. Som tidligere fremhævet flere steder, har jeg derimod i denne sammenhæng ikke ønsket at gå i dybden med specialhistoriske problemstillinger. Kap. 7 udgør derfor ikke en historisk folkloristisk undersøgelse, men stadig, ligesom kap. 5 og 6, en indkredsning, hvor jeg ud fra samtidens kilder forsøger at anskueliggøre, at medicinhistorikernes kaosfortælling om den gamle tid er en billedkonstruktion, og at de har foretaget nogle valg og fravalg, som har fået afgørende betydning for deres billede af tiden.

ger, pest og skørbug, der i sig selv kunne have meget forskellig karakter, fandtes der også sygdomme, hvis kendetegn i vore dage anses for så tvivlsomme, at den moderne lægevidenskab ikke længere kan bestemme og navngive dem. Jeg går således ind på et tema, som opfylder mit ønske om, at de tekster, jeg beskæftiger mig med, vedrører sygdom og sundhed (jvf. punkt 2).

I mit valg af tema står jeg som nævnt i direkte gæld til Carøe. Med hans punktering af fremskridtshistorien om udvikingen af den offentlige sundhedsforvaltning med universitetslægerne i en nøgleposition, strejfer han et problem uden at gøre noget ved det. Jeg har derfor grund til at antage, at medicinerne ikke har så meget med denne sag at gøre før 1672, en antagelse som lovgivningen på området før 1672 kan belyse nærmere (jvf. punkt 3).

Om denne fokusændring i det sociale rum, hvor sygdom og sundhed knyttes til andre faggrupper end de virkelige læger, medfører at temaet også kan bidrage til at belyse ansatser i forbindelse med udviklingen af en offentlig forvaltning på sundhedsområdet før 1672 (punkt 4) og en kontinuitet i den gamle tid (jvf. punkt 5) vil kun den videre analyse kunne afdække.

6.4.4. EN FORELØBIG KONKLUSION OG NYE SPØRGSMÅL

Den store sammenvævede fortælling
Den narrative kulturanalyse af de medicinhistoriske værker, der beskæftiger sig med perioden før etableringen af en offentlig forvaltning på sundhedsområdet, har rejst nogle perspektiver af sundhedsvidenskabelig interesse. Her er min foreløbige konklusion den, at der fortælles flere forskellige, men indbyrdes så nært forbundne historier om denne periode, at de tilsammen bidrager til ét anskueligt billede af den historiske udvikling.

Til dette anskuelige billede hører fortællingen om det fortsatte fremskridt mod den nye tid med de virkelige læger i en nøgleposition. Den store fortælling i de medicinhistoriske værker gengiver imidlertid ikke kun én sammenhængende billeddannelse. Det, som er kendetegnende for medicinhistorikernes anskuelige billede, er netop sammenvævningen. I fremskridtshistorien er indvævet mange mindre historier. Til medicinhistorikernes store fremskridtsfortælling hører også forfaldshistorier og en omfattende kaosfortælling, som er med til at kaste lys over det store fremskridt.

Den sammenvævede historie starter i 1479 og slutter i tiårene omkring 1800. Historien behandler således begivenheder inden for et tidsrum på ca. 300-350 år. Plottets tidsperspektiv er imidlertid betydelig mere omfattende, fordi den nye tid rækker ind i forfatternes egen tid, samtidig med at det peger frem mod fremtiden. Hos Møller-Christensen & Gjedde strækkes tidens rum til mere end 500 år (1479-1979 + tiden fremover).

Medicinhistorikerne bygger på en række mere eller mindre stiltiende forudsætninger. Disse stiltiende forudsætninger, som indvæves i fortællingernes plot, betyder, at medicinhistorikerne kan finde nogle holdepunkter for deres historiske fremstilling af det, der sker i tiden før 1800. De stiltiende forudsætninger i de medicinhistoriske værker har bl.a. gjort det "naturligt" at opfatte Universitetets oprettelse 1479 som den første skelsættende begivenhed i dansk medicinhistorie. Lige så "naturligt" falder det medicinhistorikerne at sætte universitetslægerne i centrum. Ikke alene efter 1672, men også i 1500- og 1600-årene, i den gamle tid.

Som det er blevet fremhævet, går kontinuitetstænkningen som en rød tråd gennem beskrivelserne side om side med det plot, der indkredser de virkelige lægers nøgleposition. Denne kontinuitetstænkning får fortiden til at falde i forskellige faser, der alle er med til at sætte den nye tid i relief. Hvor den nye tid ligger tæt på forfatternes egen samtid, ligger den egentlige initieringsfase til den nye tid omkring 1800 og tiårene før 1800, mens den fase, hvor ansatserne for alvor bliver tydelige, ligger efter 1672 og især ind i 1700-tallet. Tiden 1479-1672, den gamle tid, kendetegnes derimod kun ved helt sporadiske tegn, som peger fremad.

Foreløbig status over den narrative analyses muligheder og begrænsninger

I min sammenfatning til anden hoveddel, hvor jeg beskæftigede mig med *Forskningsfelter i bevægelse*, rejste jeg to spørgsmål vedrørende den narrative kulturanalyse og dens muligheder for i tekstens rum at afdække sammenhængende og sammenvævede betydningsdannelser (kap. 4.4).

Med undersøgelserne i kap. 5 og 6 har jeg besvaret det første spørgsmål med et ja. Den narrative kulturanalyse *kan* bruges i studiet af tekster, der består af meddelelser om begivenheder, der er sket, til at indkredse større fortællinger og plot(s). I overensstemmelse med Ricœur kan jeg ud fra de to første indkredsninger konkludere, at story, event og plot i det foreliggende materiale har været indbyrdes så nært forbundne, at de gensidigt har været med til at bestemme hinanden. Ved studiet af betydningsdannelser i sprogliggjorte virkeligheder, der ligesom oversigtsværkerne er præget af fortællernes intentioner om at skabe oversigt og sammenhæng, kan den narrative kulturanalyse derfor bruges som et konstruktivt metodisk udgangspunkt, når et plot skal bestemmes. En narrativ kulturanalyse af begivenheder og de fortællinger disse begivenheder indgår i, kan således danne udgangspunkt for bestemmelsen af mere overgribende plots og større fortællinger. Ja, endog som det her har været tilfældet, være med til at bestemme en stor fortælling.

I kap. 6 har jeg som empirisk materiale specielt arbejdet med betydningsdannelser knyttet til meddelelser om begivenheder, der er sket, sådan som de fremtræder og lægges til rette i danske medicinhistoriske oversigtsværker. I overensstemmelse med den narrative kulturanalyse har jeg ud fra tolkninger af disse meddelelser om begivenheder kunnet indkredse i hvert fald to grundlæggende plots og en stor fortælling (jvf. kap. 6.4.1). Vel at mærke en stor sammenvævet fortælling, som rummer mange mindre fortællinger, hvor mere specifikke plots har haft afgørende indflydelse på billedkonstruktionen.

Fortællernes (mere eller mindre udtalte) ønske om at skabe et anskueligt billede har dog ikke forhindret, at den narrative kulturanalyse også har vist sig i stand til at synliggøre modsigelser, tvetydigheder og uklarheder. Særlig tydeligt viste dette sig i forbindelse med bestemmelsen af billedet af den gamle tid.

Ud fra undersøgelserne i kap. 5 og 6 har jeg således dels kunnet drage nogle konklusioner knyttet til de sundhedsvidenskabelige perspektiver, dels kunnet dokumentere nogle væsentlige sider af den narrative kulturanalyses brugbarhed.

I det foreliggende tilfælde har analysen fungeret som et hensigtsmæssigt udgangspunkt for afdækningen af såvel sammenhængende, som sammenvævede betydningsdannelser i forbindelse med det sociale rum (knyttet til de virkelige læger, andre faggrupper, etc.), tidens rum (1479-1800), samt tekstens rum (faghistorisk, kulturhistorisk, samt medicinhistorisk faglitteratur).

Det, som undersøgelserne i kap. 5 og 6 derimod ikke har kunnet vise, er om det også er muligt at komme videre. Om den narrative kulturanalyse i forbindelse med større fortællinger kan bruges til at bestemme plots og begivenheder, der kan bidrage til en videre indkredsning af nye relevante tekster, der ud fra nye vinkler kan bidrage til at belyse en periode og en udvikling. Det er dette spørgsmål fra konklusionsafsnittet til hoveddel II, som stadig er ubesvaret, som kommer til at stå sin prøve i kap. 7, hvor jeg tager udgangspunkt i de problemer, som fik medicinhistorikernes billede af den store fortælling om fremsskridtet til at slå revner.

Endnu en gang går jeg derfor som kulturforsker ind i tekstens og tidens rum. Men denne gang ud fra et samtidsperspektiv. Selv om jeg er henvist til eksterne kilder – fordi jeg af gode grunde er afskåret fra en produktion af interne kilder når det drejer sig om 1500- og 1600-tallet – kan jeg som tolkende folklorist nærme mig tidens rum ud fra et indefra-syn, når jeg vælger samtidens rum (jvf. kap. 4.4). Ansporet af Carøe og de medicinhistoriske værker vælger jeg som udgangspunkt at gå ind *i de smitsomme sygers tid*. Kan jeg med dette udgangspunkt i samtidens rum bidrage til indkredsningen af nye billeder af den gamle tid?

KAPITEL 7

I SMITSOMME SYGERS TID

Tredje indkredsning:
I etikaliseringens spor

7.0. INDLEDNING

I kap. 7 foretages den tredje og sidste indkredsning med udgangspunkt i den narrative kulturanalyse. Endnu engang er det opfattelsen af perioden før etableringen af en offentlig forvaltning på sundhedsområdet og de virkelige lægers betydning for udviklingen, som står i fokus.

I kap. 6 beskæftigede jeg mig med perioden som fortid. Via studiet af meddelelser og deres sammenkædning til meddelelser om begivenheder og forløb, kunne jeg indkredse nogle røde tråde i medicinhistorikernes store fortælling. I kap. 7 går jeg til tidens egne kilder ud fra den tese, at skal der fortælles andre historier om den gamle tid, må fokus ændres.

Min nøgle til denne del af undersøgelsen er analyserne i kap. 5 og 6. Jeg kender nu både de lange linier og medicinhistorikernes store fortælling – en fortælling om de virkelige læger og deres vej bort fra den kaotiske gamle tid hen imod fremskridtet i deres egen tid og fremtiden. I lyset af denne fortælling om fremskridt og forfald har medicinhistorikerne udviklet deres forskningtradition. Med historien som råstof har de tilrettelagt deres oversigt, så fokus blev rettet mod de virkelige læger. Derfor kan en belysning af passager, hvor fremstillingen går i hårdknude, bidrage til at kaste nyt lys over den gamle tid. Et af de mere let tilgængelige udgangspunkter er her medicinhistorikernes *fravalg* af begivenheder.

I kap. 6 forsøgte jeg at bestemme og tolke den røde tråd i forfatternes store fortælling via deres fremstillinger af begivenheder/events, der inden for rammerne af et oversigtsværk blev kædet sammen til forløb og større sammenhænge. I kap. 7 går jeg en anden vej. Jeg vil nu forsøge at bestemme og tolke en anden rød tråd.

Målet er først at afsøge, *om* der kan fortælles en anden fortælling om den gamle tid. Vejledt af medicinhistorikerne styrer jeg her mod det tidsrum, hvis kilder har voldt dem størst problemer: de smitsomme sygers tid. Her søger jeg efter spor til andre fortællinger. Spor som er blevet valgt fra af de fleste medicinhistorikere og historikere. Fordi de havde lettest ved at få øje på de læger, der blev anset for "virkelige læger", eller fordi de så tilbage på perioden som enten kaos eller fortid til fremskridtet.

Via tekster, der vedrører de smitsomme sygers tid, indkredses i første del af den narrative kulturanalyse ansatserne til et nyt plot (kap. 7.1). I kap. 7.2 og 7.3 undersøges dette plot nærmere. Hvilken relevans har det for opfattelsen af perioden før etableringen af en offentlig forvaltning på sundhedsområdet, og for bestemmelsen af de virkelige lægers position i udviklingen? Ved at bestemme konturerne af en fortælling, som udgør et alternativ til medicinhistorikernes store fortælling om fortid og fremskridt, sættes de virkelige lægers position således endnu engang i relief.

Kapitlet afsluttes med en kort sammenfatning, som leder over til afhandlingens afsluttende konklusion i kap. 8.

7.1. I EN PESTMÆRKET VERDEN

7.1.1. SOMMEREN 1625

Varberg 1625
Sommeren 1625 blev der fra *Andvorskouf* sendt et brev til borgmestre og råd i København. Det såkaldte missiv, der var underskrevet af prins Kristian V[1], havde følgende ordlyd:

> "[...] da pesten endnu kontinuerer alle vegne, at tilholde borgerskabet i København ikke at begive sig til markedet, som årlig holdes i Varberg by på st. Laurentii dag, hvis de ikke ville tiltales og straffes derfor" (29.7. 1625, Secher 1887-1918, bd. 4, nr 164).

Med brevet som udgangspunkt kan jeg skitsere et øjebliksbillede. Tidens rum er begyndelsen af 1600-tallet.

En pestramt by 1625
I sommeren 1625 har pesten raset igennem flere måneder i København. Universitet er blevet lukket, og professorerne har forladt byen. Også den kongelige familie og mange andre er rejst fra byen på flugt fra pesten. Selv befinder kongens ældste søn sig på Antvorskov Slot nær Slagelse ca. 80 km fra København. Herfra skriver han til byens styrende råd og pålægger det at sørge for, at borgerskabet i København ikke rejser til marked.

Prins Christian nævner en bestemt by, nemlig Varberg. I 1600-tallet kan en rejse til Varberg ikke have været nogen fornøjelsestur, som enhver borger kastede sig ud i. Varberg ligger i Halland mellem Halmstad og Göteborg på det, der få år senere blev Sveriges vestkyst. I luftlinie ca. 200 km fra København.

I begyndelsen af 1600-tallet var Varberg en vigtig dansk fæstningsby med omfattende militæranlæg, men som det fremgår af brevet, havde Varberg også en nøgleposition som handelscentrum. Højdepunktet var markedet på Laurentius dag, det vil sige den 10. august. Missivet har således været en hastesag, da det først er udstedt 29. juli. Bestemmelsen er kommet Københavns styre i

---

[1] Det er Secher, der omtaler Christian IV's ældste søn som prins Kristian V. Sønnen døde 1647 og opnåede derfor aldrig at blive konge under navnet Christian V. Christian IV døde 1648, året efter sønnen, og blev efterfulgt af sin næstældste søn Frederik III. Prins Christian omtalte sig selv som Kristian den femte i de bestemmelser han udstedte.

311

hænde i yderste øjeblik, og nogle af byens købmænd har sikkert forlængst givet sig ud på den besværlige rejse, inden bestemmelsen har kunnet effektueres.

Brevet illustrerer, at nøden har været stor. Det var således ofte svært at sikre forsyninger til pestramte områder, og i det tætbefolkede København har det sikkert været særlig vanskeligt.

Brevet antyder også, at synet på smitte kunne variere, og at den jævne del af befolkningen måske så anderledes på sagen end landets ledende kredse.

De epidemiske sygdommes hyppighed i 1500- og 1600-tallet

I 1600-tallet var de akutte, smitsomme sygdomme mere intensive end nogensinde. Historikeren E. Ladewig Petersen skønner, at Danmark i gennemsnit blev ramt af større eller mindre epidemier med ikke mindre end 2-2½ års mellemrum i 1500-tallet og 1½-2 års mellemrum i 1600-tallet (Ladewig Petersen 1979, 94). Thorkild Kjærgaard trækker endnu længere linier op, idet han nævner, at pesten efter sin første forekomst som den sorte død i 1349 gennemsnitligt optræder hvert niende år i de næste 350 år – "som en hyppig og grådig gæst" (Kjærgaard 1991,163). De epidemiske sygdommes omfang og udbredelse var således så omfattende, at vi i dag kan komme i tvivl om afgrænsningen af de enkelte epidemier. Hørte epidemierne egentlig op, eller fortsatte de blot et andet sted under lidt andre vilkår?

Ladewig Petersen mener, at hyppigheden har været størst 1575-1649, hvor der optræder 10 egentlige epidemier. I 1600-tallet beskrives den såkaldte "hvide død" 1601-04, samt epidemierne 1617-20, 1629-30, 1637 og 1652-56 som særligt katastrofale (Ladewig Petersen 1979,94).[2]

Epidemiske sygdomme og økonomiske krisetider

I forbindelse med sin beskrivelse af tuberkulosen som sygdomspanorama giver Thorkild Kjærgaard en mere langsigtet beskrivelse af befolkningens levevilkår i de 300 år efter 1500:

> Som tidligere vist var tiden mellem 1500 og 1800 præget af en række faktorer, som fremmer tuberkulose. En kraftig forøgelse af befolkningen og af mængden af kvæg øgede smitterisikoen. Hertil kom en mangefacetteret forringelse af levevilkårene i objektiv og i subjektiv forstand. Den objektive forringelse lader sig umiddelbart konstatere: ringere boligforhold, dårligere opvarmning, længere arbejdstid og dårligere ernæring for flertallet af befolkningen. Den subjektive forringelse af levevilkårene er det sortsyn, som det stadig hårdere slid, den faldende levestandard og den altid nærværende angst for fattigdom og social degradering må have fremkaldt, ikke mindst i den opvoksende generation (Kjærgaard 1991,168).

Også Ladewig Petersen beskriver pesten i lyset af samfundsøkonomiske perspektiver, idet han peger på, at der optræder et sammenfald mellem sygdomsperioder og dyrtidsår:

---

[2] Altså 11 større epidemier i 80-års perioden 1575-1656.

Det gælder allerede under Grevefejden 1546-48, i første halvdel af 1580erne, men værst 1624-25 på tærskelen til Trediveårskrigen og 1629-30. Årsagssammenhængene kan nok være vanskelige at konstatere, hungersnød og sultedød forekommer næppe – eller i hvert fald kun i undtagelsestilfælde – men snarere fysisk svækkelse af den jævne befolkning i byerne og dermed nedsat modstandsdygtighed over for de epidemiske sygdomme (Ladewig Petersen 1979,94).

Ladewig Petersen nævner i den forbindelse, hvordan en optegnelsesbog, der dækker perioden 1618-27 skrevet af Nakskov-præsten Anders Pedersen Perlestikker, viser, hvordan han i 1625 opfatter pest, dyrtid og stormflod som tre sideordnede plager sendt af Gud. Ladewig Petersens nutidige historiske vurdering lyder noget anderledes: Det er "sandsynligt, at konjunkturerne og specielt dyrtiden med påfølgende underernæring eller sult har øvet en væsentlig indflydelse i det lille bysamfund, hvor købekraften for hovedparten af befolkningen har været meget lidt elastisk" (Ladewig Petersen 1980,102).

Det er under pesten og den økonomiske krise i 1625, at prins Christian forsøger at forhindre, at det nødstedte borgerskab i København begiver sig til marked i Varberg. Brevet viser, at den kongelige kreds skønnede, at det var nødvendigt at kriminalisere rejsen, hvis man skulle gøre sig håb om at forhindre borgerne i at rejse. Allerede i årene omkring 1600 påtog myndighederne sig således et offentligt ansvar for det, jeg med et moderne ord vil henregne til befolkningens sundhedstilstand.

Offentlige forsøg på at skabe ordnede forhold under epidemier i 1500-tallet
Denne iagttagelse er ikke i egentlig uoverensstemmelse med Carøe, der oplyser, at "den egentlige lovgivning på medicinalvæsenets område begynder med forordninger mod pest og kvaksalveri" under Frededrik II (Carøe 1917,6). Carøe omtaler dog ikke nærmere, hvad det drejer sig om.

Nærmere oplysninger om initiativerne på Frederik II's tid kan findes hos Secher. Ifølge Secher drejer det sig om i alt fire bestemmelser (Secher 1887-1918, bd. 2, under emnet *Sundhedsvæsenet*). Ud over Åbent brev af 10.1. 1579, der indeholder "forbud mod, at kvaksalvere gøre indgreb i bartskærernes næring i Ribe", som allerede er omtalt i kap. 5, anfører Secher tre om pest:

Åbent brev af 26. 9. 1578 – med forbud mod, at nogen fra de af pestilens hjemsøgte steder må indfinde sig til Kolding Marked. (Secher 1887-1918, bd.2, nr. 135)

Missiv af 27.12. 1579 – med forbud mod, at borgerne fra Ribe, hvor man dør af Pestilens, må komme til Kolding, mens kongen er der. (Secher 1887-1918, bd. 2, nr. 190)

Missiv af 11.8. 1592 – om, at de i København, som ville følge ligene af dem, der ere døde af pestilens, ikke må gå ind i huset, hvorfra liget udføres, og at gamle klæder ikke må sælges på torvene, så længe pestilensen varer (Secher 1887-1918, bd.2, nr. 594)

Forsøgene på at sikre ordnede lovlige forhold under epidemier og på at begrænse pestens virkninger ad lovens vej var således yderst sporadiske i 1500-tallet.

De to første bestemmelser vedrører direkte kongens egne interesser. Kongen opholdt sig i denne periode ofte på Koldinghus Slot, og i den første bestemmelse er det myndighederne i Kolding, som får besked på ikke at lade personer fra pestramte steder "som Aarhus eller andre fordægtige steder" komme ind i byen, for at undgå at "sygdommen kunne udspredes der i byen og blandt vore hofsinder og tjænere, som der have lejr" (26.9. 1578, Secher 1887-1918, bd.2, nr. 135).

Året efter tages en anden metode i brug. Denne gang sendes brevet til myndighederne i Ribe, som er ramt af pest med besked om, at de skal forbyde deres borgere at komme til Kolding "for at sygdommen ikke skal spredes videre og komme til vort hoflejer" (27.12. 1579, Secher 1887-1918, bd.2, nr. 190).

De første lovgivningsbestemmelser om pesten udgør således isolerede forsøg på at begrænse spredningen af sygdommen. De er udformet til bestemte lejligheder og har en specifik geografisk adresse. Prins Christians brev fra 1625 til Københavns råd følger denne praksis.

Men netop samme år sker der et brud med traditionen, idet der udformes en almen pestforordning.

7.1.2. PESTFORORDNINGEN 1625

Fra sædvane til lov
D. 15.1. 1625 udsteder Christian IV på Københavns Slot en almen *Forordning om, hvorledes der skal forholdes under pest, blodsot og sådanne smitsomme sygers tid* (Secher 1887-1918, bd. 4, nr 137). Anvisningerne og tankegangen i denne pestforordning svarer i udstrakt grad til den praksis, som reformationstidens første superintendent, Peder Palladius, foreskrev allerede i midten af 1500-tallet (se nedenfor). Forordningen opsamler og almengør endvidere en del af de tidligere lovgivningsbestemmelser, som oprindelig blev udformet i forbindelse med specifikke begivenheder. Selv om loven har til formål at være retningsgivende for fremtiden, afspejler den derfor i udstrakt grad forestillinger og vaner, som har været gældende længe.

Pestforordningen udgør således en form for lovgivning der i sit indhold har en begrænset nyhedsværdi, fordi den i udstrakt grad bygger på tidens sædvaner. Men samtidig bryder forordningen med traditionen på sundhedsområdet derved, at den etablerer en skriftlig og geografisk set almen ramme omkring de epidemiske sygdomme som et offentligt ansvarsområde.

Pestforordningens indhold
Ud over en indledning består forordningen af to hovedafsnit med i alt 18 afsnit. Første hovedafsnit beskriver *Hvorledis forholdes skal, naar siugdommen udi egnen oc nest ved begyndis*. Hertil hører de første 7 afsnit. Andet hovedafsnit beskriver *Hvorledis forholdes, naar siugdommen i nogen bye optendis*. Hertil hører de sidste 11 afsnit.

Oversigt over indholdet i Pestforordningen af 15.1. 1625:

I. Hvorledis forholdes skal, naar siugdommen udi egnen oc nest ved begyndis.

1. Siuges forstandere
2. Nest guds paakaldelse undvere befengte steder
3.
4. Pestmester
5. Medicamenter oc raad
6. Fruct oc proviant
7. Pesthus

II. Hvorledis forholdes, naar siugdommen i nogen bye optendis

8. Guds paakaldelse oc anden formaning
9. Pesthuskappelan
10. Huse tilholdis
11.
12. Besøgning
13. Vertskab
14. Begrafvelse
15. Ligkister
16. Klæde og lagen
17. Ligbærere
18. Grafvere

(Efter Secher 1887-1918, bd. 4, nr 137.)

Som det fremgår af oversigten indeholder Pestforordningen to afdelinger. Den første afdeling vedrører en verden uden pest. I denne verden opleves pesten som en udefrakommende trussel. Bestemmelserne, der gælder for den pesttruede verden, skal forebygge, at pesten trænger ind på området.

Den anden afdeling vedrører en verden ramt af pest. Også i den pestramte verden handler reglerne om forsøg på at forhindre smittens spredning. Herudover angives der regler for, hvordan man skal forholde sig, mens sygdommen raser.

Først og sidst angiver bestemmelserne i begge afdelinger en forklaring på pestens årsag og betydningen af at formilde Gud gennem bøn og bod.

Første almene lov på sundhedsområdet

Pestforordningen udformes seks år efter den første mere omfattende medicinalforordning, Medicinalforordningen af 10.1. 1619, som ifølge Carøe markerer begyndelsen på en egentlig medicinallovgivning. Carøe skriver: "Begyndelsen sker med den i mange henseender mærkelige medicinalforordning med dertil knyttet apotekertakst, saaledes som det blev reglen for alle senere forslag til medicinalforordninger" (Carøe 1917,6).

Medicinalforordningen af 1619 er imidlertid ikke almen. I overensstemmelse med tidens ældre lovgivningstraditioner er den geografisk specifik. Forordningen af 1619 udstedes således kun for København. Først i 1645 udvides Apotekertaksten, idet en forkortet form af forordningens indledning og slutning udstedes til hele landet.[3] Carøe oplyser, at Forordningen af 1619 i sin helhed tilsyneladende slet ikke bliver almindelig kendt (Carøe 1917,6).

I modsætning til Medicinalforordningen af 1619 er Pestforordningen af 1625 almen derved, at den gælder overalt for enhver. Pestforordningen optages endvidere i Christian IVs Reces af 27.2. 1643, den såkaldte *Store Reces*, hvis formål var at samle tidens mere almene lovgivning (Secher 1887-1918, bd. 5, nr 143). Secher anfører her, at udarbejdelsen af recessen "var et led i bestræbelserne efter at tilvejebringe en procesreform, der også var det nærmeste formål for de lovgivningsarbejder, der sattes i gang af Frederik III og omsider førte til udarbejdelsen af *Danske Lov*" (Secher 1887-1918, bd.5,125). Pestforordningen af 1625 kan således beskrives som den første almene danske lov, hvis hovedformål var at udforme rammer for en offentlig forvaltning inden for sundhedsområdet.

I modsætning til de love og lovforslag Carøe henregner til 1600-tallets medicinallovgivning, sætter Pestforordningen ikke fokus på tidens sygdomsbehandlere og deres indbyrdes sammenstød. Pestforordningen adskiller sig således fra denne lovgivning, som jeg vil karakterisere som en konkurrencelovgivning, der skal kontrollere sygdomsbehandlingens faggrupper. Pestforordningen har her et mere alment styrende sigte i og med, at den både redegør for samarbejde og ansvarsfordeling – for sundhed og mod sygdom.

Selv om Pestforordningen omtaler flere faggrupper, der beskæftiger sig med sygdomsbehandling og pleje (apoteker, mediciner, pestmester (bartskærer)), inddrager den også andre grupper, lige fra præsten og ligbærerne til øvrigheden og befolkningen. Pestforordningen viser således ikke alene, at myndighederne allerede i begyndelsen af 1600-tallet påtog sig et offentligt ansvar for at skabe lov og orden på sundhedsområdet. Loven flytter også perspektivet fra sygdomsbehandlere og sygdomsbehandling til mere grundlæggende spørgsmål om betydningen af sygdom og sundhed. Jeg har derfor valgt at studere Pestforordningen nærmere for at bruge denne analyse som en nøgle i forbindelse med min videre indkredsning af betydningsdannelser vedrørende sygdom og sundhed i den gamle tid.

I smitsomme sygers tid
Set i et historisk bakspejl har de epidemiske sygdomme i årtierne omkring 1600 været så udbredte, at der – efter en nutidig betragtning – må være opstået glidende overgange mellem de forskellige epidemier. Dette gælder ikke mindst for de epidemier, som optrådte med en begrænset regional udbredelse. Men så man også sådan på det i samtiden?

Frederik II ønskede at forhindre pesten i at komme til Kolding. Men opfattede han pesten i Århus september 1578 og pesten i Ribe december 1579 som

---
[3] En indgående redegørelse for Medicinalforordningerne af 1619 og 1645 og deres betydning for apotekervæsenet findes i Kruse 1991.

den *samme* epidemi, eller som to *forskellige* epidemier med samme dybereliggende årsag?

Også i vore dage kan det ske, at spørgsmål som disse rejses f.eks. i medierne i forbindelse med influenzaepidemier. Det svar, der gives i nutiden, baseres i almindelighed på embedslægers kvantitative vurdering af befolkningens henvendelser til praktiserende læger og lægevagt inden for en bestemt periode. Er antallet af kontakter til den offentlige sektor statistisk set tilstrækkeligt intensivt og ensartet inden for en kortere periode, tolkes de mange enkelttilfælde som dele af et forløb, det vil sige som tegn på samme epidemi.

I tiden før 1670 var det ikke lægerne, der blev spurgt til råds i et anliggende som dette, men kirken. Denne nøgleposition beholdt præsterne i Pestforordningen af 1625.

Forordningen viser samtidig, at spørgsmålet blev anset for yderst vigtigt. Forordningen bruger udtrykkene *Guds vredis tid* og *smitsomme siugers tid*. Pesten beskrives således ikke alene som en sygdom, men snarere som en *periode* kendetegnet ved sygdom. Ligesom det geografiske rum og tidens rum kan man således tale om *sygdommens tidsrum* som et tidsrum, der er vredens tidsrum.

Som tidsrum ritualiseres pesten. Den tildeles en begyndelse og en slutning. Grænserne markeres offentligt, og præsterne placeres i en nøgleposition. I Pestforordningen gives følgende anvisninger:

> Naar nu siugdommen begyndis udi nogen bye, da skal først oc for al ting hos Gud den allermectigste med litanie (som visse dage skal holdis oc vare indtil taksigelsen for siugdoms ophørelse ske(r) af predickestoelen).
> (15.1. 1625, Secher 1887-1918, bd. 4, nr 137, afsnit 8).

Afgrænsningen af pesten som et afsluttet forløb med en særlig betydning udgør således ikke alene et mål for kirken. Gennem Pestforordningen bliver ritualiseringen lagt i faste samfundsmæssige rammer i overensstemmelse med tidligere tiders praksis. Denne form for afgrænsning har jeg med et kulturanalytisk begreb beskrevet som konstruktionen af en *begivenhed* (jvf. kap. 4).

Pesten som begivenhed

Med forordningen af 15.1. 1625 formes pesten som en religiøs og en offentlig begivenhed. I pestens drama går *event* og *plot* op i en højere enhed. Hverdagslivets hændelser tildeles en betydning, som peger ud over situationen og opfattes som dele af et handlingsforløb og en dybere mening. De smitsomme sygdomme beskrives således som et dramatisk forløb, hvor Gud almægtigt styrer handlingsforløbet. Dette handlingsforløb udspiller sig i et geografisk og et sociale rum, som er *den pestramte eller pesttruede verden*. I disse verdener, som er mærket af pest, optræder forskellige aktører. Deres forhold til Gud er afgørende for deres position og muligheder i den pestmærkede verden. Gudsforholdet udgør således et nøgletema i pestens begivenhedsforløb.

Pestens aktører

Pestforordningen opstiller et helt spektrum af kompetence- og ansvarsforhold, som aktualiseres i smitsomme sygers tid. Til pestens aktører hører derfor en lang række grupper, som her for oversigtens skyld er opstillet alfabetisk.

Pesten aktører – kompetence- og ansvarsområder

apoteker
lager af medicin og specialprodukter
samle, tillave og sælge medicin og andre specialprodukter for passende takst

befolkning
bøn og bod
forsøge at undgå smitte
søge helbredelse

ligbærer
sikre fattige og ukendte en hæderlig begravelse

graver
grave dybe grave
foretage begravelsen for en passende takst

mediciner
teoretisk rådgivning om medicin
skrive vejledninger og orientere om medicin, der kan bruges af apotekere, præster, bartskærere og befolkning

pesthuskapellan (gudfrygtig mand)
virke som kapellan i pesthuset

pestmester (bartskærer)
besøge de syge
brænde røgelse
give medicin og andre former for råd til de syge

præst
opbygge en religiøs ramme om pesten
fra prædikestolen markere pestens start
fra prædikestolen belære befolkningen med praktiske sygdomsråd
udlægge pestens betydning
iscenesætte befolkningens adfærd over for Gud
fra prædikestolen markere pestens slutning

syges forstander (dannemand eller rådsmedlem)
føre tilsyn med at forordningen overholdes

øvrighed
begrænse smittens udbredelse
isolere de smittede
sikre de fattige
sikre lov og orden

(Alfabetisk opstilling udarbejdet på grundlag af gældende love og sædvaner i begyndelsen af 1600-tallet, især Medicinalforordningen af 10.1. 1619 samt Pestforordningen af 5.1. 1625.)

Nogle aktører spiller en fagligt snæver, mere perifer eller kortvarig rolle i handlingsforløbet. Dette gælder især for apoteker, ligbærer, graver, mediciner, pesthuskapellan, pestmester og de syges forstandere. Andre tildeles en mere central position med ansvar for hele forløbet. Dette gælder fremfor alt præsten, men også de lokale og statslige myndigheder.

Her skal jeg ganske kort uddybe gruppernes kompetence- og ansvarsforhold, som de kunne tage sig ud under en pest.

Apotekerne
Apotekerne måtte ifølge Medicinalforordningen af 1619 (og alle senere instrukser) sørge for at have rigelige og billige medikamenter på lager i overensstemmelse med de retningsgivende vejledninger, som blev udformet af medicinerne. Dette indskærpes også i Pestforordningen, idet der lægges stor vægt på at sikre et rimeligt prisniveau (Secher 1887-1918, bdd. 4, nr 137, afsnit 5).

Befolkningen
Til pestens aktører hører også befolkningen. I forbindelse med præsternes opgaver nævnes det, at de skal opfordre folk til at yde økonomisk hjælp til de fattige, syge og efterladte (Secher 1887-1918, bd. 4, nr 137, afsnit 2 og 8). Men først og fremmest skal præsterne formane folk og opfordre dem til bøn og bod:

> [...] dernest folkit alvorligen formanis til pænitentze, forlige sig med gud oc sin neste oc betimmelig oc besindelig bruge herrens nadvere, efterdi udi disse tilfælde beste raad er allene hos gud den allermectigste at søge oc bekomme (Secher 1887-1918, bd. 4, nr 137, afsnit 2 og 8).

Selv om Forordningen utvetydigt angiver, at de bedste råd i en sag som denne alene er hos Gud, indskærpes det samtidig flere steder, at folk bør gøre, hvad de kan for at søge helbredelse eller forblive raske.

Folk bør således holde sig væk fra steder med pest, og der hvor den er brudt ud, skal gaderne holdes rene, mens vinduerne i de syges huse holdes lukket ud mod gaden. I det hele taget skal folk prøve at undgå smitte (Secher 1887-1918, bd. 4, nr 137, afsnit 1, 2, 6, 7, 8, 9, 12, 13, 14). Også her er det præsterne, der skal formidle budskabet til befolkningen:

> For det sidste skal folkit oc paamindes, at ingen kaster sig self motvilligen udi fare oc hafver unødig omgengsel med siuge, oc at de siuge sig oc beskedelige holde fra andre oc dennem ad vare om de uvidende til dennem komme (Secher 1887-1918, bd.4, nr 137, afsnit 8).

Hvert enkelt menneske tildeles således et medansvar for sin egen sundhedstilstand. Og det indskærpes at også syge mennesker, der lider af en epidemisk sygdom, har et ansvar for ikke at bringe smitten videre.

Graver
Graverne har en vigtig praktisk opgave at løse. Under en pestepidemi var antallet af dødsofre imidlertid ekstremt stort. Her forsøger Pestforordningen ad

lovens vej at indskærpe, at kvaliteten i gravernes arbejde alligevel skal være i orden. De skal "kaste grafvene vel dybe oc trei siellandske alen i det ringeste (Secher 1887-1918, bd. 4, nr 137, afsnit 18). Afsnittet beskæftiger sig herudover med de økonomiske problemer, idet det kræves, at der fastsættes en takst, dog sådan at graverne også må påtage sig at begrave de fattige, selv om de efterladte ikke kan betale lønnen.

Ligbærer
Også for ligbærernes vedkommende indskærpes kvaliteten i arbejdet. Der skal ordnes ligbårer med heste foran, som skal forsynes med sorte dækkener, således at også fattige og ukendte kan få en hæderlig begravelse (jvf. Secher 1887-1918, bd. 4, nr 137, afsnit 17).

Medicinerne[4]
I Pestforordningen omtales medicinerne kun to steder. Først nævnes det ganske kort, at medicinere – vel at mærke der hvor der er nogen – skal tages med på råd, når de syges forstandere skal udnævnes:

> [...] borgemester oc raad med sogneprestens oc medici, hvor nogen er, e(f)ter[5] den forfarenste bartskers raad anordne toe, trei eller flere af raadet eller andre dannemend, som til stede blifve ville, hvilcke skulle være de siuges forstandere (Secher 1887-1918, bd. 4, nr 137, afsnit 1).

Herudover står der i afsnittet om pestmesteren, at han skal "bruge de raad, medici foreskrifver" (Secher 1887-1918, bd. 4, nr 137, afsnit 4).

Når pestforordningen er så uhyre kortfattet, når det drejer sig om medicinerne, kan dette bero på, at de nærmere bestemmelser om medicinernes funktioner under en epidemi ligesom for apotekernes vedkommende er optaget i Medicinalforordningen af 1619, der udstedes for København, hvor de fleste af tidens medicinere opholder sig.

Af denne forordning fremgår det, at medicinernes speciale er den indvortes medicin. Dette betyder, at medicinernes primære sygdomsbehandlende opgave består i at tilrettelægge den "indre" behandling. Hertil hører at de skal rådgive om, hvilken medicin der skulle findes på apotekerne. Dette tydeliggøres således i medicinalforordningen af 1619:

> Da medici under grasserende pest og blodsot ikke er pligtige at besøge syge, med mindre de kan bevæges dertil, skal de forordne en vis curam og remediam, som dertil tjenlige er (Carøe 1917,8).

Når der opstod alvorlige epidemier, blev Universitetet lukket, mens faren stod på sit højeste. Men først fik medicinerne besked på at udarbejde skriftlige vej-

---

[4] Dette afsnit indeholder enkelte gentagelser i forhold til kap. 6.4, men er medtaget begge steder af hensyn til sammenhængen i de to kapitler.
[5] Secher angiver i en note, at der også kan stå "eller".

ledninger om, hvad folk selv og de særligt udnævnte behandlere kunne gøre for at lindre gener og lidelser og begrænse sygdommens spredning.

Informationsmaterialet kunne udarbejdes i største hast, som det skete under et alvorligt pestudbrud i 1559, hvor universitetsmedicineren Peter Capeteyn (1511-1557) og teologen Peder Palladius samarbejdede (se kap. 7.2), eller i det lidt mere rolige tempo som karakteriserer en udredning af skørbug i 1642[6].

I forbindelse med de tilbagevendende pestepidemier løste medicinerne ofte opgaven på den måde, at de i al hast sørgede for, at gamle vejledninger blev genoptrykt.

Oversigt over de første danske vejledninger om pest i 1500-tallet

Henrik Smith, En bog om Pestilentzis Aarsage/foruaring och Lægedom der imod/ tilsammen dragen aff Lærdemens Bøger/aff Henrich Smidt udi Malmø/ oc først udgaaet ved Prenten. Anno M. D. xxxv. Nu overseet/ forøget oc forbedret. Anno M.D Lvii. Prentet i Kiøbenhaffn. Anno M. D. LXXVII.[7] Christiern Morsing, En Liden bog om Pestelentzis Aarsage/ Foruaring oc Lægedom der emod. 1546, ny udgave 1552.

Peter Capteyn: En Præseruatiue oc foruaring mod Pestelentze 1553, uddrag[8] oversat fra latin til dansk af Peder Palladius (se nedenfor)
"En Præseruatiue oc foruaring mod Pestelentze screffuit aff Doctore Petro Capitanio til Københaffns indbyggere. Och der hoss for en indgong oc beslut, en Aandelig Recept oc Præseruatiue, som Doct. Petrus Palladius haffuer til hobe screffuit aff den hellige scrifft, mod Pestelentze." 1553

(Kronologisk opstilling efter Jacobsen 1911-26, bd.2,325-35.)

I oversigten er det kun Morsings og Capeteyns vejledninger som er udarbejdet af medicinere. Peder Palladius var Danmarks førende teolog efter Reformationen, mens Henrick Smid, som levede i samme periode, havde en baccalaureusgrad i teologi, men til daglig var måler og vejer i Malmø, hvor han ud over det nævnte værk om pesten skrev mange andre lægebøger (Brade 1976, jvf. kap 5. og kap. 6).

Medicinerne havde således ikke pligt til nogen form for direkte kontakt med de pestsyge før 1672. På denne baggrund fremhæver Møller-Christensen & Gjedde medicineren Ole Worm (1588-1654) som en fremragende undtagelse

---

[6] Skørbug var en lidelse som optrådte i stadig stigende omfang blandt den jævne befolkning og ofte forværrede den en epidemis forløb. Medicinerne mente, at sygdommen ikke alene var arvelig, men også smitsom, og at den skyldtes "Urene Opholdssteder, fugtige og kolde Boliger, slet Diæt af Brød af halvfordærvet Korn, af saltet, i Røg fortørret Kjød, harske Fiskespiser, Mangel paa vegetabilsk Næring, Mangel paa bevægelse o.s.v." (Mansa 1873,327). D. 3.2. 1645, fik Universitetets medicinere en anmodning fra kongen om snarest på dansk at udgive en vejledning vedrørende skørbug. Den udkom samme år under titlen "Underviisning om Skjørbug". København 1645 (Mansa 1873, 327).
[7] Ifølge Lis Jacobsen er førsteudgaven tabt; 1536 (her omtalt 1535) og første bevarede udgave 1557 (Jacobsen 1911-26, bd.2,325). Her citeres Smids bog fra udgaven 1577, efter Brade 1976.
[8] Ifølge Lis Jacobsen kendes kun dette uddrag. Den store bog som uddraget skulle være en del af "er iøvrigt aldeles ukendt; rimeligvis er den aldrig udkommet" (Jacobsen 1914-15, bd.2,326).

blandt Universitetets professorer, fordi han ikke som sine kolleger rejser fra København under pestudbrud (Møller-Christensen & Gjedde 1979,36-38). Ole Worm blev således i København både i 1637, hvor han mistede sin anden kone, Susanne Jensen Miedelfart (1613-37) og i 1650erne, hvor han formodentlig selv bukkede under for pesten d. 31.8. 1654.

Set med en senere tids øjne er Worm blevet fremtillet som en helt – nærmest som lægernes Florence Nightingale. Mens alle andre var feje og ansvarsløse, blev han hos sine patienter, selv om det kom til at koste ham dyrt! Som der står i Salmonsens Konversationsleksikon: "Han var samvittighedsfuld som faa, ogsaa under Pesteepidemierne, og faldt vistnok som Offer for sit Kald" (H.A. Kjær 1928,406-07).

Worms egne dagbøger vidner dog først og fremmest om en videnskabelig iver efter at udforske og forklare pestlidelserne. I modsætning til de fleste af tidens medicinere nærede Worm en brændende interesse for at gå tæt på virkelighedens lidelser og analysere de konkrete sygdomsforløb.

Pesthuskapellan
Pestforordningen bestemmer, at der skal indrettes et særligt hus, pesthuset, hvor de syge kan anbringes. Huset skal have en afdeling for de fattige og en anden for de rige (Secher 1887-1918, bd. 4, nr 137, afsnit 2 og 7). Til dette hus knyttes en gudfrygtig mand som pesthuskapellan (Secher 1887-1918, bd. 4, nr 137, afsnit 9). Bestemmelserne angiver ikke nogen oplysninger om petshuskapellanens daglige arbejdsopgaver under pesten. Afsnittet om pesthuskapellanen vedrører kun de økonomiske forhold. Ud over løn og fornødenheder under pesten skal pesthuskapellanen – når pesten er ovre – foretrækkes frem for andre ansøgere til næste landsbykald, hvis han har opfyldt sine forpligtelser tilfredsstillende.

Pestmester
Sygdomsbehandling og pleje af de syge blev overdraget til en særligt udnævnt pestmester: "Dernest saa skal en god oc vel forfaren pestmester eller bardsker strax antagis og have en god maaneds løn af byen, saa lenge siugdommen varer." (Secher 1887-1918, bd. 4, nr 137, afsnit 4).

I pestens tid blev der således oprettet offentligt lønnede stillinger for pestmestrene. Pestforordningen giver en indgående beskrivelse af pestmesterens omfattende arbejdsopgaver:

> [...] oc skal hand i begyndelsen sielf enoc gaa i de huse, pesten begyndis i, der lade ryge oc bruge raad, præservativer og al ting forekommen, saa vit gud den allermectigste giver self naadelig raad oc lycke, og naar pesten grasserer, da skal hand meddele enhver raad, som raad er begierendis, dennem oc, som hannem lader fordre, besøge oc ofver alt tage vare paa pesthusis siuge (Secher 1887-1918, bd. 4, nr 137, afsnit 4).

Byens øvrighed fik tildelt et særligt ansvar for de fattige. De skulle således afholde udgifterne til indkøb af medicin, forebyggende midler (præservativer) og røgelse (mod den forgiftede luft), som skulle gives til de fattige. Disse midler blev ikke udleveret direkte til folk, men til pestmesteren, så han kunne distribuere dem:

> [...] derforuden pestmesteren gifves oc betalis af byen medicamenter, som fattige fri kand hafve hos hannem oc hente, om de det behøfver oc ville. Pestmesteren skal oc flittig besøge de siuge (Secher 1887-1918, bd. 4, nr 137, afsnit 4).

Pestmesteren skulle således ikke alene råde om brugbare midler i overensstemmelse med medicinernes anvisning. Han var også den direkte kontakt til de syge.

Præst
Præsten tildeles en nøgleposition både i den pesttruede og den pestramte verden. Præsterne skal iscenesætte hele forløbet, både når de epidemiske sygdomme truer, og når de bryder ud. Når pesten nærmer sig, er det præsten som markerer, hvornår beskyttelsesforanstaltningerne skal starte:

> Naa nu siugdommen vist udi nest beliggende egen sig lader merke, da skal først oc for al ting ske bøn oc guds paakaldelse saadan guds vrede oc straf at afbede, derhos oc formaning til pænitenze oc siden skulle ingen, som fra de steder kommer, hvor siugdommen er begynt, indstedis udi de steder, som fra siugdommen endnu fri ere, medens forvisis tilbage igien (Secher 1887-1918, bd. 4, nr 137, afsnit 2).

Det fremgår af bestemmelsen, at præstens bøn og påkaldelse ikke alene har en religiøs, men også en samfundsmæssig funktion. Præstens bøn og påkaldelse udgør en markør, som angiver, at den første offentlige foranstaltning skal træde i kraft, som skal forhindre smittespredning og etablere et beredskab i det truede område. I denne fase er præsten endvidere med til at vælge de syges forstandere (se ovenfor).

Også når pesten bryder ud, er det præsten som markerer dette med litani (Secher 1887-1918, bd. 4, nr 137, afsnit 8). Herefter træder bestemmelser for den pestramte verden i kraft, som de er anført i anden afdeling af Pestforordningen. Under pesten skal præsten holde litani på bestemte dage indtil den dag, hvor præsten fra prædikestolen med sin taksigelse for sygdommens ophør markerer pestens afslutning (se ovenfor).

Som den eneste – ud over sygdomsbehandlerne – tillades det præsten at besøge de syge i deres hus. "Ellers skal al unødig besøgning i saadan tid være forbøden, dog skal presten, pestmesteren oc bardskerne villige sig lade befinde" (Secher 1887-1918, bd. 4, nr 137, afsnit 12).

Ud over en tydelig afgrænsning af de smitsomme sygers tid og en åndelig bistand til de syge, er det præstens opgave at gøre pesten forståelig for befolkningen som en straf sendt af Gud. Folket skal formanes og påmindes og opfordres til bøn og bod (Secher 1887-1918, bd. 4, nr 137, afsnit 2 og 8). I Pestforordningen indskærpes det med stor vægt, at denne opgave er særdeles vigtig. I forbindelse med en pest tildeles præsten således et offentligt ansvar, et ansvar for de syge og efterladte, samt et ansvar for befolkningen som helhed.

Syges forstander
Når der er optræk til pest, udses to eller tre mænd til de syges forstandere. Forordningen redegør for, hvem der vælger dem, og hvem der er valgbare. De syges forstandere er enten medlemmer af byens råd eller gode forstandige dannemænd. De syges forstandere er således mænd med en position, der sætter dem i stand til at påtage sig et ansvar for andre. Forstanderne skal føre tilsyn og sikre at Pestforordningen håndhæves og i særlig grad varetage de økonomiske interesser for de fattige, de syge og de efterladte (Secher 1887-1918, bd. 4, nr 137, afsnit 1, 8 og 11).

Øvrighed
Forordningen omtaler både borgmestre, rådsmedlemmer og byfogeder (Secher 1887-1918, bd. 4, nr 137, afsnit 3). Ligesom de syges forstandere pålægges de et særligt ansvar for de fattige, syge og efterladte. Men deres ansvarsområde er mere omfattende og vedrører ikke kun samfundets svagest stillede grupper.

Når pesten truer eller rammer det område, hvor øvrighedspersonerne har deres virke, indskærpes det, at de har et ansvar for at tilrettelægge alle praktiske foranstaltninger lige fra ansættelse af ligbærere, gravere og pestmester, opkøb af medicin til de fattige, kontrol af proviant, herunder forbud mod salg af fremmede frugter og sommerfrugter, vedligeholdelse af pesthus, samt et reglement, som skal forhindre smittespredning gennem byens porte eller havn (Secher 1887-1918, bd. 4, nr 137, afsnit 1, 2, 3, 5, 6, 10, 11, 15, 17 og 18). Øvrigheden skal således i bredeste forstand sikre ro og orden.

Epidemiernes betydning for sygdomsbehandlerne
Ofte har epidemier ført til, at enkelte faggrupper er gået styrkede eller svækkede ud af epidemien. I slutningen af 1700-tallet fik den jyske syfilis eller radesygen betydning for den danske kvaksalverilovgivning (Carøe 1919) og i midten af 1800-tallet blev koleraen en medvirkende årsag til udviklingen af lægernes nøglepostion (Bonderup 1992; 1994, jvf. kap. 5).

Når det drejer sig om den gamle tid har eftertiden haft svært ved at forstå, hvordan læger kunne rejse fra en pestramt befolkning. Ud fra en senere tids moral er det blevet opfattet som en flugt. I perioden før 1650 findes der en anden forklaring, nemlig den at medicinerne passede deres arbejde. Ud over den medicin, de havde ordineret, og de råd, de havde givet, havde medicinerne ingen faglig kompetence at tilbyde. De var ikke som præsterne uddannet til at varetage gudsforholdct og kunne heller ikke som bartskærerne brænde røgelse eller pleje patienter. Det medicinerne kunne tilbyde ud over rådgivning om medicin, var kun at studere sygdomsforløbet, som bl.a. Worm gjorde det.

Derfor var det acceptabelt, at medicinerne rejste væk, når deres andel af arbejdet var udført, for først at vende tilbage, når det fra prædikestolen blev annonceret, at pesten var ovre.

I første halvdel af 1600-tallet var det behandlingsmønster for smitsomme sygdomme, der var opstået mellem de tre centralt placerede faggrupper (præster, medicinere og bartskærere), således med til at fastholde og styrke præsternes nøgleposition på sundhedsområdet. Derfor mener jeg, at den første offentlige lovgivning på sundhedsområdet ikke alene skal ses i relation til de virkelige lægers verden, men også må tolkes i forhold til kirkens verden. Og det vil i tiden efter Reformationen sige kirkens og statens verden.

Guds vrede
Efter 1537 er Guds vrede i princippet ikke længere alene en sag for kirken. Nu er den på vej til at blive et samfundsmæssigt anliggende, og det er som led i det reformatoriske ordensprojekt, at de epidemiske sygdomme udvikler sig til et offentligt ansvarsområde. Gennem udformningen af nye love etableres en gråzone mellem kirke og stat i årtierne omkring 1600. De danske myndigheder begynder som overalt i protestantiske lande "at tænke i lovgivning".

Via lovgivningen introduceres den protestantiske etik på en lang række samfundsområder. Dette gælder også sundhedsområdet. Denne lovgivning, som er funderet på en protestantisk etik, opstiller almene regler og straffe, som udvikler normer på sundhedsområdet for det samfundsmæssigt rigtige.

Pestforordningen af 1625 er en af disse love. Forordningen kobler befolkningens hverdagsliv til religionens etik. I forordningen navngives pestens årsag med ordene "Guds vrede", og sygdommen med "Guds ris". I Pestforordningen opfattes pesten således som et strafferedskab, som Gud anvender, når mennesker har vakt hans vrede ved at overtræde Guds lov:

> Endog vi vel vide udi pest, blodsot oc dislige guds vredis tid, al menniskelig forsictighed (at) være idel forgefvis, dog efterdi i sig self christelig oc ret er, at enhver sig imod saadan guds ris besindelig forholder, sig derfore undser oc bruger de raad, gud den allermectigste gifver oc tillader, oc siden hans guddommelig majestet oc almectighed udgangen i hender det at lempe, andre oc formilde efter sin vise guddommelige forsiun oc vilge, da hafve vi for gaat oc raadsomt anset en oc hver til des bedre underretning nærværende ordning at lade udgaa, hvorefter enhver udi pest oc smitsom siugers tid sig hafver at rette (Secher 1887-1918, bd. 4, nr. 137).

Pestforordningen beskriver pesten som en markør, der angiver, at forholdet til Gud er bragt ud af balance. Loven etablerer en sammenhæng mellem sygdom og synd, straf og ulykke.

Selv om det er menneskers individuelle synder, der udløser Guds vrede, rammer Guds ris ikke kun den formastelige, som har sat sig op imod hans orden. De ulykker, Gud sender som straf rammer altid mange. Guds ris udgør derfor en samfundsfare, og den, der overtræder Guds lov, udsætter hele samfundet for fare.

7.1.3. MEDIKALISERING OG ETIKALISERING

To spor i udviklingen af en offentlig dansk sundhedssektor
Ud fra et kulturvidenskabeligt perspektiv har jeg indkredset betydningsdannelser, som viser, at der med Pestforordningen 1625 foregår en kobling mellem kirke og stat. Loven udformer offentligt og i nedskrevet form et syn på smitsomme sygdomme. Den hviler på en religiøs tradition om årsag og virkning, der

kendetegner den gamle tid. I tidens billedrige sprog beskrives årsagen som "Guds vrede", virkemidlerne som "Guds ris" og virkningen som "Guds ulykker" (jvf. kap. 7.3).

Disse resultater rokker ved de danske medicinhistorikeres billede af fortiden som et forspil til den nye tid. I de medicinhistoriske oversigtsværker udgjorde 1600-tallets medicinallovgivning de første egentlige milepæle i den udvikling, som kendetegner den nye tid. Pestforordningen antyder, at der findes et andet spor i udviklingen af en offentlig dansk sundhedssektor, som kendetegner den gamle tid. Dette spor vil jeg omtale som *etikaliseringens* spor.

Etikaliseringens spor

Med ordet etik henviser jeg i overensstemmelse med almen sprogbrug til sædvaner, normer og vurderinger, som tillægges mere almen gyldighed i en given kultur. Etikalisering er derimod en begrebsdannelse, jeg har konstrueret for at kunne beskrive, at etik ikke er noget fast og uforanderligt, men tværtimod noget der ændrer sig. Jeg opfatter her etik som en betydningsdannende proces knyttet til bestemte grupper og kompetenceområder. Inspireret af den Foucault'ske tænkning vedrørende medikalisering (jvf. kap. 2.3) afgrænses begrebet etikalisering således:

> Når en offentlig forvaltning knyttes til grupper med en kompetence, indflydelse og/eller magt, der hviler på en etik, som tillægges en vis almen gyldighed i samfundet, taler jeg om en *etikalisering*.

Knyttes en etikalisering til sundhedsområdet, betyder det, at den offentlige udvikling præges af grupper, som har en dominerende position på etikkens område.

Efter Reformationen tager etikaliseringens spor en ny drejning. Ifølge Max Weber kendetegnes det øgede samarbejde mellem kirke og stat, som får betydning for lovgivning og statsdannelse i protestantiske lande overalt i Europa i 1500- og 1600-tallet, af en protestantisk etik (Weber 1976 (1905)).[9] I 1500- og 1600-tallets Danmark er nøglepersonerne inden for etikaliseringens spor derfor teologerne og præsterne. Herved sætter etikaliseringens spor de danske medicinhistorikeres billeddannelser i relief.

Medikaliseringens spor

Etikaliseringens spor udgør ikke noget hovedspor for Ingerslev, Carøe, Møller-Christensen & Gjedde. Når de sætter fokus på universitetslægerne med medicinallovgivningen 1619, 1645 og 1672 som tidlige mærkeår, følger de et andet spor i udviklingen af en offentlig dansk sundhedssektor. Dette spor vil jeg i overensstemmelse med min beskrivelse af etikaliseringens spor omtale som medikaliseringens spor.

---

[9] Webers teorier og deres betydning for folkloristikken har jeg drøftet mere indgående i *Folkloristiske Horisonter* (Rørbye 1982).

Medikalisering:

Når en offentlig forvaltning knyttes til sygdomsbehandleres kompetence, indflydelse og/eller magt, taler jeg om en *medikalisering*.

Knyttes en medikalisering til sundhedsområdet, betyder det, at den offentlige udvikling præges af grupper, som har en dominerende position på sygdomsbehandlingens område.

En etikalisering afspejler således, det jeg med Habermas og Ricœur har beskrevet som en kobling mellem det rigtige og det forståelige baseret på en etisk gyldighed, mens en medikalisering kobler det rigtige til det sande baseret på en lægevidenskabelig gyldighed (jvf. kap. 4).

Medikalisering i den gamle tid

Det er medikaliseringens spor, som kendetegner den periode, jeg med danske medicinhistorikere har indkredset som "den nye tid", det vil sige tiden efter 1800 og frem til vore dage. I denne periode er det de akademisk uddannede læger, som opnår en nøgleposition.

Medikaliseringen sætter sig derimod ikke mange tydelige spor i den gamle tid. Til de første ansatser henregner jeg laugsregler for læger, etableringen af en universitetsuddannelse i medicin og ikke mindst bestemmelsen om, at universitetslæger må modtage betaling for deres sygdomsbehandling.

Inden for medikaliseringens spor udgør de offentlige bestemmelser i den gamle tid ofte bestanddele i en konkurrencelovgivning. Målet for denne konkurrencelovgivning er at skabe orden *indadtil* mellem faggrupper, som offentligt giver sig af med sygdomsbehandling, og hvor laugsregler ikke er fyldestgørende, og udadtil i forhold til grupper, som uberettiget udfører et arbejde, som andre har ret til (jvf. kap. 5).

Medikalisering i forbindelse med epidemiske sygdomme

Medikaliseringen sætter sig ikke nævneværdige spor i forbindelse med epidemiske sygdomme i den gamle tid. Det er først i 1700-tallet, at en læge offentligt tildeles et væsentligt ansvar på dette felt. For medicinerne udgør den sidste alvorlige pest 1709-11 et skelsættende begivenhedsforløb.

I juni 1711 opnår en mediciner for første gang en nøgleposition i forbindelse med behandlingen af smitsomme sygdomme. D. 12.6. 1711 bliver stadsfysikus Johan Eichel (1666-1736) udnævnt til præces for Sundhedskommisionen i København oprettet til pestens bekæmpelse (Carøe, 1912,207). På dette tidspunkt er medicinerne kommet så meget med i behandlingen, at den medicinske professor Georg de Frankenau (1669-1732)[10], der er flygtet ud på landet, får besked om snarest at vende tilbage til København. Nu har også medicinerne et

---

[10] Møller-Christensen & Gjedde skriver med henvisning til Ingerslev 1873 bd.II,152, at Frankenau "under pesten 1711 flygtede til Falster, hvor han døde" (Møller-Christensen & Gjedde 1979,52). Dette svarer hverken til Ingerslevs eller Carøes oplysninger. Ingerslev oplyser på side 153, at Frankenau "under Pesten 1711 flygtede til Falster, hvor han forblev til Vinterens Begyndelse og han fulgte heri kun de fleste af sine Forgængeres Exempel". Frankenau vendte herefter tilbage til København og fortsatte ifølge Carøe som professor til sin død 1732.

arbejde at udføre. Undtagelsesbestemmelsen er væk. Medicinerne er for alvor blevet sygdomsbehandlere, som kan påtage sig et hovedansvar for udviklingen på sundhedsområdet. Men også konkurrenterne er blevet styrket. Den tidlige medikaliseringsproces, som udgør initieringsfasen til den nye tid, kendetegnes således ved at modsætningerne mellem bartskærere/kirurger og medicinere tilspidser sig. Med udbygningen af et landsdækkende, offentligt netværk af lægeembeder, og etableringen af et lægeligt hierarki knyttet til et offentligt centrum i København (Collegium Medicum og senere Det danske Sundhedskollegium) kommer samarbejdet mellem de akademiske læger ind i en ny fase i årtierne omkring 1800. Dette samarbejde udgør en forudsætning for de sammenlagte akademiske lægeuddannelser 1841 og udviklingen af lægernes nøglepositon på sundhedsområdet midt i 1800-tallet bl.a. i forbindelse med koleraen, den naturvidenskabelige tænknings gennembrud inden for medicinen samt nye almene bevægelser for sundhed og hygiejne.

En etikalisering på sundhedsområdet?

Som en foreløbig konklusion på den narrative kulturanalyse af medicinhistoriske oversigtsværker i kapitel 6 – og ikke mindst inspireret af Carøe – valgte jeg ud fra en kulturanalytisk synsvinkel at fordybe mig i betydningsdannelser vedrørende smitsomme sygers tid.

Første del af denne undersøgelse dokumenterer, at myndighederne allerede i 1600-tallet påtager sig et *alment* ansvar for det, vi i dag vil kalde et sundhedsanliggende. Ud fra denne betragtning kan Pestforordningen af 1625 – i modsætning til den geografisk specifikke Medicinalforordning af 1619 – opfattes som den egentlige begyndelse til en almen dansk medicinallovgivning (jvf. kap. 5). Initieringen af den offentlige danske sundhedssektor er ud fra denne synsvinkel knyttet til etikaliseringens spor og ikke til medikaliseringens spor.

Men hvilken vægt har etikaliseringens spor? Udgør Pestforordningen et enkeltstående eksempel på et samarbejde mellem kirke og stat i begyndelsen af 1600-tallet, eller kommer etikaliseringen også til at spille en væsentlig rolle for udviklingen inden for den offentlige sundhedsforvaltning på lidt længere sigt? Ja, har den ligefrem sat sig så dybe spor, at den også kendetegner vore dages forvaltningsprincipper?

For at besvare dette spørgsmål nuanceret kræves omfattende (ide)historiske og samfundsvidenskabelige studier over en lang periode. Her skal jeg nøjes med at belyse spørgsmålet i forhold til den gamle tid. Først ved lidt mere indgående at indkredse kirkens forhold til sundhedsområdet, og her specielt præsternes kompetence i forbindelse med syge mennesker (kap. 7.2). I kapitlets afsluttende afsnit (kap. 7.3) undersøger jeg herefter, om Pestforordningens bærende tankegange sætter sit præg på andre felter i den offentlige verden end i forbindelse med de smitsomme sygdomme, og om dette får betydning for, hvordan sundhedsområdet i etikaliseringens spor skal bestemmes i den gamle tid.

7.2. SYGDOM OG SUNDHED I ETIKALISERINGENS SPOR

7.2.1. REFORMATIONSTIDEN

Kirkeret og statsret
I middelalderens romersk-katolske lande opfattes ikke alene synd, men også afstraffelsen af synd primært som et anliggende for Gud og dermed kirken. Den relevante lovgivning udformes derfor ikke af nationalstaten, men hører under den kanoniske ret, hvor den øverste myndighed ligger hos Paven. En væsentlig del af lovgivningen i Danmark bliver således frem til Reformationen udformet uden for Danmark.

Gennem Reformationen afsluttes den katolske epoke i Danmark. I et protestantisk land som Danmark opstår der derfor et formelt brud i lovgivningsgrundlaget efter Reformationen, som i Danmark fører til udformningen af en ny kirkeordinans 1537/39. Her løses en række påtrængende religiøse og økonomiske spørgsmål, mens andre lades åbne.

Ifølge kirkehistorikeren Jørgen Steenbæk bevares mange af den kanoniske rets sædvaner og regler imidlertid også efter Reformationen (Stenbæk 1991,455-57). Lige efter Reformationen opstår der derfor ikke noget større brud i Danmark, men snarere et tomrum præget af uklarheder og mangler. På lidt længere sigt fører dette retlige tomrum til, at staten påtager sig et (med)ansvar for at belære og styre, kontrollere, dømme og straffe. Men fortsat ofte i nært samarbejde med kirken. I stigende grad påtager staten sig således et lovgivningsmæssigt ansvar for samfundsudviklingen både på de felter, som kirken tidligere tog sig af, men også inden for nye ansvarsområder.

I takt med disse ændringer i statsdannelsen erstattes de mange specifikke afgørelser, som udformes i forbindelse med konkrete problemer og begivenheder, snart i Ribe, så på Bornholm eller i Kolding, i stigende grad af mere sammenhængende bestemmelser. Dette gælder også foranstaltningerne vedrørende sundhed og sygdom. Allerede i 1625 erstatter en samlet pestforordning de geografisk specifikke bestemmelser om smitsomme sygers tid. Herudover indgår det, der ud fra en nutidig opfattelse har med sygdom og sundhed at gøre, i en del andre bestemmelser inden for tidens religiøst prægede lovgivning; specielt peger Troels-Lund på lovgivningen om bededage (Troels-Lund 1911.

Et nyt højkirkeligt verdensbillede
Reformationens nye verdensbillede bliver ikke skabt fra den ene dag til den anden. Tværtimod indvarsler religionsskiftet en langvarig kamp præget af heftige udfald og voldsomme sammenstød mellem vidt forskellige grupper både i 1500- og 1600-tallet.

Set fra kirkens side er målet klart nok. De skal bekæmpe katolicisme og afvigende protestantiske retninger. Samtidig skærpes kirkens opmærksomhed mod enhver form for overtro.

For den nye kirke og stat bliver den jævne befolkning en modstander, der kendetegnes ved sin træghed. Et af problemerne er, at majoriteten i den danske befolkning slet ikke udgør en organiseret eller ensartet gruppe, som kan påvirkes, kontrolleres og styres. Som påpeget af Gustav Henningsen afspejler den del af befolkningens forestillingsverden, han beskriver som folketro, heller ikke noget sammenhængende verdensbillede (Henningsen 1991,241, jvf. kap. 3). Selv om mange nye trosforestillinger derfor mere eller mindre villigt føjes til den folkelige forestillingsverden efter Reformationen, betyder det ikke nødvendigvis, at andre trosforestillinger forsvinder. Nogle gør, men andre gør ikke. Folkloristikkens studier af folks forestillingsverden viser samstemmende, at indbyrdes modstridende trosforestillinger godt kan trives side om side, uden at de for den enkelte – med Habermas' ord – opleves som stridende mod det sande, rigtige, forståelige eller vederhæftige. Ofte aktualiseres de under forskellige omstændigheder eller de udgør en vifte af forklaringsmuligheder, som afprøves en for en (Alver & Selberg 1992; Henningsen 1991; Rørbye 1976a; 1976b; 1980a; 1980b; 1985; 1988). For mange mennesker udgør den lovfæstede omvæltning ved Reformationen derfor en beslutning, som ikke ændrer deres hverdagsliv afgørende, selv om nye normer og forestillinger føjes til.

Kulturhistorikeren Kai Uldall, der har beskæftiget sig med folkefesternes katolske grundlag, skelner mellem højkirke og lavkirke (Uldall 1963). Den lavkirkelige verden ligner folketroens verden, som den beskrives af Gustav Henningsen derved, at den karakteriseres ved en blanding af vidt forskellige betydningsdannelser. I den lavkirkelige verden blandes førkristne skikke, lokale sædvaner og jævne landsbypræsters, munkes og nonners hverdagsreligiøse adfærd. Efter Uldalls opfattelse er det kun de højkirkelige skikke, der lader sig afskaffe uden større vanskeligheder i forbindelse med Reformationen. Den lavkirkelige forestillingsverden kommer derimod til at sætte sit præg på den danske befolknings tilværelse og skikke helt frem til vore dage.

Noget klart modsætningsforhold mellem det nye højkirkelige protestantiske verdensbillede og de folkelige eller lavkirkelige forestillingsverdener kan imidlertid ikke dokumenteres. Det dominerende, officielle verdensbillede står ikke direkte over for et sammenhængende folkeligt alternativ. Kirkens officielle verdensbillede har en organiseret struktur. Denne struktur lader sig forme ved hjælp af lærde diskussioner, videnskabelige argumenter og offentlige bestemmelser. Men der skal andre midler til at bearbejde befolkningens hverdagsliv og hverdagstro.

I en omfangsrig fodnote i Alex Wittendorffs trykte opposition til Jens Christian Johansens disputats *Da Djævelen var ude ... Trolddom i det 17. århundredes Danmark* gives en oversigt over central litteratur vedrørende den såkaldte opbyggelseslitteratur. Wittendorff fremhæver i den forbindelse: "Desværre eksisterer der ikke megen systematisk forskning i dette eller i opbyggelseslitteraturen overhovedet". Det skal her tilføjes at Wittendorff med ordet "dette" henviser til behovet for studier af "forkyndelsens og litteraturens gennemslagskraft som mentalitetsændrende faktor over for befolkningen" (Wittendorff 1992,9). Ikke mindst i årene efter Pestforordningen af 1625 udgives der så mange værker, at dansk fromhedsliv på Kingos tid råder over en opbyggelseslitteratur, hvis omfang er bemærkelsesværdigt både kvantitativt og kvalitativt (Andersen 1931). Til den sammensatte skare af forfattere hører (når forfatternavnet ellers er oplyst) både lægfolk og præster, som på hver deres måde via det trykte ord forsøger at forkynde grundtankerne om synd og bod i det nye højkirkelige verdensbillede.

Det tætteste bindeled mellem den jævne befolkning på den ene side og kirke og stat på den anden side bliver dog de lokale præster, der kommer til at spille en central rolle i samfundsudviklingen i årene efter Reformationen.

7.2.2. PRÆSTERNES ARBEJDSOMRÅDE

I den gamle tid
Efter Reformationen bliver de lokale præster et led i et landsdækkende gejstligt hierarki. Kontrollen med den enkelte præst foretages med stor ihærdighed først under uddannelsen og senere i forbindelse med jævnlige visitatser, hvor det lutheranske verdensbillede indskærpes og omsættes til mere konkrete regler og påbud for både præst og menighed. Selv den mest isolerede landsbypræst står således aldrig helt alene, men har en temmelig effektivt organiseret institution bag sig.[11]

De gejstliges antal er samtidig så stort, at de kan gøre en reel indsats. I første halvdel af 1600-tallet tilhører godt 5 % af befolkningen den gejstlige stand.[12] Næsten halvdelen af den danske befolkning er under 19 år, og antallet af husstande er næppe større, end at præsterne kan overskue, hvad der sker inden for hver enkelt familie, der er bosat i deres sogn. Så sent som i slutningen af 1700-tallet bærer præsten J.D.W. Westenholz' prisbelønnede undersøgelse af befolkningens livsform og sundhedstilstand i hans virkeområde i Gerlev i Randers Amt på Djursland præg af et indgående og fortroligt kendskab til hvert enkelt hushold (Westenholz 1771).

Det er gennem deres daglige virksomhed, at præstefamilierne opbygger en dyb fortrolighed med de lokale forhold. For præsternes og præstekonernes vedkommende er der oven i købet tale om, at hovedparten af dem er opvokset på den egn, hvor de får deres kald, hvis vi skal følge historikeren Kaj Habekost.[13] Alt tyder således på, at præsterne reelt kunne varetage en myndighed inden for et relativt snævert lokalområde.

En religiøs ramme for hverdagskulturen
Det er gruppen af lavere gejstlige, som får tildelt den vanskelige opgave at omvende den jævne befolkning. Ganske langsomt bliver enkelte bestanddele i det lutheranske verdensbillede da også omsat til mere konkrete former for religiøst hverdagsliv.

Udviklingen sker i små ryk, og der bliver taget både blide og skrappe midler i brug. Folk bliver rost og lokket, advaret og truet, ligesom prædikenerne og de

---

[11] Peder Palladius besøger således ikke mindre end 390 kirker på 5-6 år (Jacobsen 1911-26, bd. 5).
[12] Befolkningstallet i Danmark og Hertugdømmerne er med meget stor usikkerhedsmargen beregnet til højest 350.000 i 1470 og ca. 470.000 i 1622 (Ladewig Petersen 1980,72). I 1645 udgør befolkningen med noget større sikkerhed 825.000 i Danmark med Skåne. Heraf er godt 42.000 gejstlige. Fraregnes Skåne forbliver gejstlighedens procentvise andel den samme (Ladewig Petersen 1980,47).
[13] Desværre er der tale om en meget begrænset undersøgelse fra Odense Stift o. 1600 uden titel og år, omtalt af Ladewig Petersen 1980,133-34, samt 167.

religiøse overhøringer udgør en ramme for kraftige mundtlige påvirkningsforsøg.

I løbet af 1500- og 1600-tallet bliver den kirkelige infiltrering af hverdagslivet udbygget gennem lovgivningen, som pålægger præsterne en lang række opgaver, hvor de kommer til at udgøre et bindeled: mellem kirken og befolkningen, mellem staten og befolkningen, og mellem den lokale lensherre eller godsejer og befolkningen.

Indgåelsen af ægteskaber kommer under fastere rammer. I praksis kommer ægteskabsindgåelsen efterhånden til at fungere som en slags eksamen for de trolovede, hvor de bliver overhørt i deres religiøse kundskaber, før de kan få tilladelse til den vielse, der formelt set er afgørende for, om deres børn anses for ægtefødte.

Som helhed gælder det, at de vigtige begivenheder i folks liv får både et religiøst og et retligt præg med præsterne i en nøgleposition. Dette kommer til at gælde de nyfødte i dåben, den barslende kvinde, der bliver genoptaget som kirkegangskone i menigheden efter seks ugers urenhed, de trolovede i vielsen og endelig de døde gennem begravelsen. Med konfirmationen indført i 1734 opstår også en tærskel for de unge. Konfirmationen kommer herefter til at udgøre en vigtig grænse for overgangen til voksenarbejdet: fra dreng til karl, fra pige til storpige.

De religiøst og retligt afgrænsede overgange ved dåb, kirkegang, konfirmation, trolovelse, vielse og begravelse tildeler præsterne en fast position i livets rytme. Ligesom årets religiøse højtider bliver livets mærkedage højdepunkter i hverdagskulturen, der bliver fejret som fester med præsten som nøgleperson.

Lidelsen i det religiøse hverdagsliv
Kriser og lidelse udgør også en del af hverdagslivet. Også her får præsterne tildelt vigtige ansvarsområder. Kirkeordinansen angiver særlige bestemmelser for præsternes pligter over for de fødende og nyfødte, de syge, vanføre og døende, samt de fattige og forbryderne.

Efter reformationen udgør de fattige en stigende og sammensat skare, som volder samfundet store problemer (Ladewig Petersen 1980). Ofte er de fattige syge, svækkede eller handicappede, samtidig med at de står uden familie og savner en tættere tilknytning til et bestemt lokalområde (Jørgensen 1975 (1940)). Netop dette med den manglende lokale tilknytning udgør et væsentligt savn i en tid, hvor hjælpen til de fattige formelt set kun skal gives til lokale fattige, mens fattige fra andre egne anses for ulovlige tiggere.

Selv om en betydelig del af de fattige lever under en varig fattigdom, er andre kun fattige i kortere eller længere perioder af livet. En del af de voksne tiggere, som ikke er svækkede på krop og sind, er blevet ramt af ulykker, som har ødelagt deres erhvervsmuligheder for en tid. I lovgivningen omtales bl.a. som gyldige årsager til tiggeri inden for et lokalområde i en kortere periode: Brand, misvækst, kvægdød eller skibbrud. Visse aldersgrupper er ligeledes særligt udsatte. Blandt de fattige er der således mange børn, unge enlige mødre, samt gamle mennesker. I den gamle tid er der således en meget nær sammenhæng mellem udsatte levevilkår, fattigdom og sygdom.

Ligesom livets højdepunkter bliver også livets prøvelser gjort til religiøse begivenheder i lokalsamfundet. Derfor kommer præsterne ikke alene til at varetage en privat og individuel omsorg for de enkelte medlemmer af menigheden, når de står midt i en livstruende situation. Præsterne sørger også for, at disse menneskers særlige livsforløb sættes ind i en større sammenhæng for menigheden. Selv om de alvorlige sygdomme og lidelser sjældent kunne helbredes gennem en medicinsk indsats i de første århundreder efter etableringen af den medicinske videnskab i Danmark – set ud fra en moderne lægevidenskabelig betragtning – var en sådan helbredelse, set med samtidens øjne, næppe det vigtigste. Det væsentlige var, at livets prøvelser kunne forklares. Og det blev de ud fra et teologisk paradigme.

Efter Reformationen har kirken derfor stadig helt konkrete opgaver at løse inden for sundhedsområdet. Først og fremmest varetager præsterne en række visitationsopgaver (jvf. Nørr 1980). Præsterne skal medvirke til at holde orden på de lokale tiggere, vurdere om de opfylder kravene til lovligt tiggeri, og være med til at holde ulovlige tiggere borte. Tilsvarende visitationsopgaver knytter sig til vurderinger af, om folk er så arbejdsuduelige, at de skal fritages for at betale skat. Herudover skal kirken tildele sygdomme og ulykker en religiøs mening, og gøre lidelserne forståelige for omverdenen.

Præstens embedspligter over for de syge

I årene efter Reformationen bliver det nye verdensbillede omsat til konkrete handlinger og retningsgivende normer. Derfor bliver det præsterne og ikke lægerne, der i lovgivningen får tildelt en række konkrete opgaver i forbindelse med samtidens mest livstruende omstændigheder: Fødsler, sygdom og svækkelse, smitsomme sygdomme, ulykker og fattigdom.

Allerede i Kirkeordinansen af 1539 bliver der udformet bestemmelser om præsternes særlige pligter over for samfundets lidende. Kravene bliver udbygget i både 1500- og 1600-tallet og med få ændringer stadfæstet d. 15.4. 1683 i Danske Lov, Anden Bog, VII. og VIII. Kapitel (Secher 1929)[14]. VII. Kapitel indeholder anvisninger "Om Præsters Embede med Husbesøgelse, Omsorg for de Fattige, Sygis og Misæderis Besøgelse". I 3. artikel, som stadfæster bestemmelser fra 1539 og 2.11. 1607, hedder det:

> Præsterne skulle idelige besøge de Syge og Vanføre, og flitteligen, naar Aarsag givis, paaminde Folket, at de betimeligen, naar de bliver syge, sende Bud efter dem, at de kunde siden dis ideligere komme til dem og give dem Paamindelse og gode Raad, og ej bie indtil den alleryderste Nød, med mindre nogen bliver af een brat og Uforseet Sygdom forrasket (Secher 1929, Danske Lov 1683, 2.7.3. spalte247).

Præsten skal således besøge og påminde de syge og komme med gode råd. Det indskærpes samtidig, at folk ikke bør vente til yderste øjeblik med at tilkalde ham. Når besøgene først er startet, er det derimod præstens opgave at følge omsorgsarbejdet op:

---

[14] Bestemmelserne om præsterne citeres i det følgende via Secher 1929. Jeg tillader mig her at henvise til Secher i det omfang, der ønskes yderligere oplysninger. I sine kommentarer til de enkelte bestemmelser oplyser Secher, hvornår bestemmelsen introduceres, og hvorvidt der er sket ændringer.

Hvor Præsterne ere da een gang kaldede, did skulle de siden omstunden komme igien, efter som de Syge haver behov, uden hand haver andre hos sig, som hannem med Undervisning og Trøst nok fyldistgiøre kunde. Men dersom de ikke kaldis, da ere de undskyldte, om de ikke komme (Secher 1929, Danske Lov 1683, 2. 7. 3, spalte 248).

Præsten har således pligt til at yde et omfattende omsorgsarbejde. Dette omtales som "gode råd", "påmindelser", "besøg", "trøst" og "undervisning". Ordene kan måske forvirre nutidige læsere, som forbinder gode råd, trøst og undervisning i forbindelse med sygdom med en medicinsk behandling og sygeplejemæssige opgaver. I den gamle tid foregår præstens omsorgsarbejde imidlertid inden for etikaliseringens spor og ikke i overensstemmelse med medikaliseringens spor.

Reformationstidens præster måtte være forberedt på, at der også kunne blive tale om sygebesøg ude i hjemmene hos folk, som trængte til den omsorg, de kunne give som præster. Husbesøgene indskærpes da også i samme kapitels første artikel, hvor Danske Lov stadfæster en bestemmelse fra Christian d.IVs Reces af 1643 ("Store Reces"), hvori det henstilles til præsterne:

[...] at have synderlig indseende med, end og stundum fra Huus til Huus, hvor meest fornøden er, og bekvemmeligst skee kand, at de, som ere i deris Meenigheder, nære sig redeligen, [...] (Secher 1929, Danske Lov 1683, 2.7.1, spalte 246).

Både før og efter Reformationen foretager gejstlige således besøg rundt omkring i hjemmene, herunder sygebesøg. I middelalderen foregår besøgene i hjemmet dog i konflikt med Kirken, som udsteder det ene forbud efter det andet.

Kirken og de syge før Reformationen

Den katolske kirke ønskede, at præster, munke og nonner skulle koncentrere sig om deres åndelige virksomhed og ikke give sig af med verdsligt arbejde uden for klostrene. I den katolske periode blev arbejdet med de syge derfor i udstrakt grad trukket bort fra hjemmene og ind i kirkens institutioner, og det almindelige tilflugtsted for de lidende blev klostrene. Her blev der i flere tilfælde samtidig foretaget en opdeling mellem klostrenes egne syge og de fremmede syge.

I årene før Reformationen fandtes der i Danmark omkring 100 klostre. Kun en del af disse havde plads til syge, f.eks. cistercienserklostrene i Sorø og Øm og Augustinerklostret i Æbelholt. Medicinhistorikerne Kr. Isager og Vilhelm Møller Christensen, der har foretaget undersøgelser i henholdsvis Øm og Æbelholt af mere end 1500 skeletter, har påvist, at folk ikke blot søgte religiøs trøst (Møller-Christensen 1954). Lægeurterne i klosterhaverne og fundet af en lang række kirurgiske instrumenter vidner om, at folk også søgte og fik en behandling.

Skal vi følge Møller-Christensen, var kirken i middelalderen i stand til at yde hjælp til alle, der ønskede det:

Efter al sansynlighed har kirken, som et led i sit karitative arbejde, i middelalderen sørget for hospitalsplads til alle hjemløse kronisk syge invalider, der frivilligt ønskede at leve under ordnede forhold, foruden at dens egne folk var sikret hospitalsbehandling i tilfælde af sygdom (Møller-Christensen 1961,681).

Erik Skov udtrykker sig mere forbeholdent om kirkens direkte forvaltning af behandlings- og plejeinstitutioner. Selv om han mener, hospitalerne oprindelig var kirkelige institutioner, fremhæver Skov, at bl.a. magistraten i årene før Reformationen får en vis indflydelse:

> Flere steder bevarer hospitalerne længe en nær tilknytning til kirken, navnlig i stiftstederne, hvor de almindeligvis er underlagt domkapitlet, evt. som kannikepræbende. I reglen har dog også magistraten haft en vis indflydelse på hospitalerne. (Skov 1961,682).

Meget tyder således på, at tilknytningen til den katolske kirkes centrale styrende organer uden for Danmark blev løsnet allerede før Reformationen. Selv om den gejstlige indflydelse stadig var betydelig, blev opholds- og behandlingssteder for de lidende, som havde behov for offentlig hjælp, styret lokalt.

I modsætning til klostrene blev visse institutioner stærkt specialiserede for at imødekomme akutte problemer. Dette gælder bl.a. Sankt Jørgensgårdene. Møller-Christensen omtaler ikke mindre end 36 Sankt Jørgensgårde i Danmark i middelalderen, da udbredelsen af spedalskhed var på sit højeste (Møller-Christensen 1961,679 ff). Dette arbejde blev især varetaget af Johanitter-, Cistersienser- og Antonitterordner. Da sygdommen ebbede ud i løbet af 1500-tallet, blev flere Sankt Jørgensgårde sammenlagt med Helligåndshuse og hospitaler eller nedlagt.

Kirken og de syge efter Reformationen

Reformationen får en række mere langsigtede virkninger på sundhedsområdet. Til de iøjnefaldende ændringer hører, at institutioner får mindre betydning mange år fremover – en udvikling, der først for alvor vender i 1700-tallet. Institutionernes antal bliver ikke alene mindre. De ophører også med at være behandlingssteder. Enkelte institutioner bevares eller ændres ganske vist til helligåndshuse. Men syge finder ikke behandling i helligåndshusene. De bliver kun et opholdssted for mennesker, der næppe ville have kunnet overleve nogen andre steder.

Peder Palladius har i 1543 skildret Helligåndshuset i København. Det skal her bemærkes, at selv om beskrivelsen ikke virker egentlig urealistisk, har den sikkert først og fremmest haft det formål at appellere til en ydelse af almisser. Så Peder Palladius maler sit billede af de lidende med en sort pensel:

> Men vilt du see, huem du giffuer din almøsse, da naar du kommer thill Kiøbenhaffn og haffuer der noget at giøre, gach ind i hellig geistes huss møt i byen, der skalt du finde en aaben dør for dig, gach der op ad den ene side, og nær ad den anden, og see huilche mange arme almyssehoffder, der ligger paa de senge indført aff gandske Sielandz land, der næse, øyne og mund er aff ædet aff pokker og verch och kræfft, der arme og been er affrunden, og endnu ligge og rynde aff orme og madicher, og staa iche til

at læge udi deris liffs thid (Palladius 1543, efter Jacobsen 1911-26, bd.5, 127).

Udviklingen fører til, at sygdomme og lidelser ikke længere udgør et selvstændigt arbejdsområde for den lille gruppe af kirkens folk, som inden for klostrenes mure gav sig af med at behandle eller lindre ad medicinsk og kirurgisk vej.

Ved Reformationen ophører således en "egentlig" sygdomsbehandling i kirkens regi. Dette skal forstås på den måde, at kirkens folk ikke længere – som deres katolske forgængere – forsøger at ændre på lidelsernes forløb ved hjælp af biologiske og fysiske metoder. De lutheranske præster udfører ikke operationer eller sårbehandling, og det hører heller ikke til deres virksomhed som præster at anvise medikamenter. Ved Reformationen ophører de gejstlige således med at være offentlige sygdomsbehandlere, selv om der i en overgangsperiode hersker en vis uklarhed.[15]

Den protestantiske kirke har således held med sine bestræbelser på to fronter. Det lykkes for den at fjerne de særlige institutioner, som danner rammen for et specialiseret korps af lavkirkelige, der har sygdomsbehandling som deres hovedbeskæftigelse, og samtidig forhindrer den, at der opstår tilsvarende faggrupper blandt de nye præster. Den protestantiske kirke får herved gennemført det, som den katolske kirke forgæves havde forsøgt gennem det ene påbud efter det andet. Efter Reformationen består præsternes primære opgave udelukkende i en udbredelse og vedligeholdelse af det rette verdensbillede. Den omfattende opbyggelseslitteratur, som udkommer i 1600-tallet vidner på sin egen måde om, at en del af præsterne forsøger at få flere i tale end den lokale menighed. Præsterne udgiver derimod ikke længere som Peder Palladius lægebøger uden også at have medicinske forudsætninger.[16]

Før Reformationen arbejder kirkens folk både med lidelsernes årsag og deres virkninger. Efter konfessionsskiftet ophører de med en lægelig behandling af lidelsernes virkninger og overlader med enkelte undtagelser dette til andre. De religiøse ændringer ved Reformationen medfører således et væsentligt skred inden for medikaliseringens spor, men ikke større ændringer inden for etikaliseringens spor. I katolsk tid er nøglepersonerne inden for medikaliseringens spor både læger og kirkens folk, mens de efter Reformationen alene er læger. Det vil sige medicinere, bartskærere og andre faggrupper, der giver sig af med offentlig behandling og regionalbehandling. Hertil kommer formodentlig nærmest uændret familiebehandling og folks egne tiltag.

I 1600-tallet, hvor de første medicinske konkurrencelove bliver udformet, udgør præsterne derfor ikke længere konkurrenter til medicinere, bartskærere og empirikere. Præsterne omtales da heller ikke i medicinallovgivningen. Men de gejstlige har ikke mistet deres nøgleposition i forbindelse med sygdom og sundhed, og dette tydeliggøres i den kirkelige lovgivning.

---

[15] Lige efter Reformationen herskede der stor usikkerhed om præsternes kompetence og fra denne periode kendes flere sammenstød (jvf. kap. 5.3).
[16] N. Michelsen Aalborg (1562-1645), der har studeret både medicin og teologi, bliver præst i 1590 og udgiver i 1633 *Medicin Eller Læge-Boog Deelt udi Fem smaa Bøger*.

Et dualistisk sygdomssyn
Både før og efter Reformationen er synet på sygdomme dualistisk i den forstand, at man mener, at enhver sygdom har nogle virkninger, som i heldigste fald kan afbødes gennem en sygdomsbehandling, men at sygdomme og andre lidelser alligevel altid dybest set har deres årsag i gudsforholdet. Og en forbedring af gudsforholdet kræver kirkens hjælp.

Denne sygdomsopfattelse findes udtrykt med stor tydelighed i en katolsk bestemmelse fra 1215, der omtales af Møller-Christensen:

> Da legemlig svaghed som oftest har sin oprindelse fra synden, eftersom frelseren siger til den syge: Gak og synd ikke mere, at ikke noget værre skal hænde dig, befaler vi derfor med nærværende beslutning og pålægger på det strengeste lægerne, at når de bliver kaldede til syge, da skal de først og fornemmelig påminde og tilskynde dem, at de syge skal kalde sjælelægerne til sig, at når der først er sørget for deres sjæles skrøbeligheder man desto gavnrigere kan skride til legemets lægedom; thi når årsagen er hævet, hæves og virkningen (Møller-Christensen 1954,60).

Den protestantiske stat går et skridt videre. Inden for den protestantiske verden tolkes visse begivenheder som tegn fra Gud. Selv om de enkelte menneskers livsførelse og livshistorie stadig vedrører det enkelte menneske og dets mulighed for frelse, kan dele af individets liv nu også opfattes som et vigtigt anliggende for samfundet og samfundets mulighed for en lykkelig udvikling. Derfor er det ikke præsterne og lægerne, men kirken og staten, der mødes i en fælles bestræbelse på at udvikle sundhedsområdet.

Omsorgsopgaver
Ifølge de kirkelige bestemmelser i Danske Lov af 15.4. 1683, som i udstrakt grad hviler på Kirkeordinansen 1537/39, består præsternes opgave i at gøre Gud til en synlig del af virkeligheden, både i hverdagen og ved de særlige festlige, farlige eller sørgelige begivenheder, der opstod ikke mindst i forbindelse med fødsler, sygdom, eller andre livstruende begivenheder.

Præsternes opgave i forbindelse med disse begivenheder formuleres i et særligt ordvalg. Jordemødre skal undervises, under smitsomme sygdomme skal befolkningen formanes, og dette gælder også moderen, der har et udøbt barn i hjemmet. Over for de syge skal præsterne give påmindelse, gode råd og trøst. Først og sidst skal præsterne drage omsorg.

Disse ord har siden i medikaliseringens spor fået føjet nye betydningslag til. Det må derfor understreges, at der ikke er tale om, at præsterne skal påtage sig lægelige opgaver som at anvise medicin til de syge eller undervise jordemødre i anatomi.

Undervisning af jordemødre
Præsters og lægers kompetence kan belyses i forbindelse med de to faggruppers undervisningsansvar for jordemødrene.

Offentlige tilkendegivelser af et behov for belæring af jordemødre om fysiske forhold ud fra et fagligt medicinsk udgangspunkt fremkommer ikke i de første år efter Reformationen. Først 150 år senere stadfæstes dette formelt i medicinalforordningen af 1672, og allerede i 1673 bliver de første jordemødre eksamineret af medicinere ved Københavns Universitet. Disse jordemødre får herefter besked på at udvide deres anatomiske kundskaber ved at følge medicineren Niels Steensens undervisning den følgende vinter. Meget mere kunne det heller ikke blive til. Niels Steensen (1638-1686), der var født og opvokset i Danmark, var under sine rejser i Europa gået over til katoliscismen i 1667. I 1672 vender han tilbage til København for at tiltræde en stilling som Anatomus regus (kongeligt ansat anatom). I København bliver han imidlertid draget ind i en religiøs fejde med teologen Johan Brunsmand (Brunsmand 1953 (1674),39; jvf. Møller-Christensen & Gjedde 1979,49).

For at illustrere de komplicerede religiøse forhold i den gamle tid, og ikke mindst eftertidens dom over det, man har opfattet som tidens ortodokse tænkning, skal fejden kort omtales. Brunsmand var en af tidens stærkt religiøst vakte teologer, som ihærdigt forsøgte at bekæmpe alt, hvad der kunne vække Guds vrede. Det vil ikke alene sige katolikker som Steensen, men også troldfolk. Samme år som Steensen forlader Danmark, udgiver Brunsmand bogen *Køge Huuskors*, der som udgiveren Anders Bæksted skriver "i hele sin tendens er et sørgeligt tilfælde af ortodoxiens i god tro førte forsvar mod friere humane strømninger udefra [...]" (Brunsmand 1674 cf. Bæksted 1953,12-13). Også i fejden mellem Steensen og Brunsmand er Bæksteds dom hård. Han skriver her at Steensen "[...] indledte en grundig og fra hans side meget værdig, og i bedste forstand humanistisk diskussion med Brunsmand, der svarede hidsig og ortodox og ikke uden personlige og rå angreb [...] beskyldte sin modstander for åbenbar usandfærdighed og så forøvrigt befaler ham Gud i vold. (Bæksted 1953,40-41). Fejden fører til, at Steensen forlader Danmark igen 4. juli 1674 (Carøe 1902-22; jvf. Møller-Christensen & Gjedde 1979,49).

Inden for den medicinhistoriske tradition udgør Steensens kortvarige undervisning af de københavnske jordemødre en tidlig kulmination, som peger frem mod nyere tid og den medikalisering af jordemødrenes virksomhed, der opfattes som tegn på den rigtige udvikling. I overensstemmelse med denne fagtradition skriver medicinhistorikeren J.W.S. Johnsson, i en beskrivelse af uddannelsesforholdene for jordemødre før 1700, at "En Faglig Uddannelse kendes oprindelig ikke" (Johnsson 1922,176). Johnssons formulering kan imidlertid give anledning til den fejltolkning, at jordemødrene slet ikke blev uddannet, før eksamensuddannelserne for alvor slog igennem i løbet af 1700- og 1800-tallet. Dette er forkert. Også i tidligere tid blev jordemødrene uddannet, men vel at mærke gennem en kvindelig mesterlære. Hertil kommer efter Reformationen præsternes undervisning.

I 1500- og 1600-tallet modtager jordemødrene således ud over den kvindelige mesterlære også en religiøs undervisning. Denne undervisning består ikke i en vejledning i daglig kristen livsførelse, sådan som det antydes af Johnsson, der omtaler præsternes undervisning af jordemødrene således: "Faglig uddannelse kendes oprindelig ikke. Kirkeordinansen af 1537 omtaler ganske vist Jordemødrenes Undervisning, men denne skulde finde Sted ved Præsterne og skulde kun være af moralsk art" (Johnsson 1922,176).[17] Johnssons "men" og "kun" lader ikke megen tvivl tilbage om, hvad han mener om denne sag. Johnssons udsagn er hentet fra en sammentrængt leksikonartikel fra 1920erne.

Præsternes undervisning af jordemødrene blev, ligesom det religiøse ansvar, tillagt afgørende betydning under et livstruende fødselsforløb i den gamle tid. Dette fremgår f.eks. af beskrivelsen af en menneskelig tragedie, der udspiller sig i 1573.

Luzes død

På grund af særlige omstændigheder bliver det ikke en isoleret kvindebegivenhed, da Luze Hendrichsdatter skal føde i 1576 (Danske Domme 1978-87,III). Selve fødslen starter som den plejer. Da Luze skal føde, bliver jordemoderen og hjælpekonerne tilkaldt. Ud over Karen Andresses, der omtales som jordemoder og borgerske i Store Heddinge, er der fem hjælpekoner til stede. Blandt disse fem er bartskærerens kone Karen og Smedens kone Mette. Bartskærerens kone er således ikke selvstændig jordemoder, men går til hånde, ligesom hun nok har været vant til også at gøre det for manden.

Til de lidt mere specielle omstændigheder hører, at Luze er ugift, og at hun ikke vil fortælle, hvem der er far til det barn, hun skal føde. Men det er først da fødslen bliver vanskelig, at sagen tilspidser sig, for i denne situation bruger jordemoderen sin religiøse uddannelse:

> Tha giorde hun lige som hendis sogne herre haffde beffalett hende, att huor saadanne quinder fanntz ved barnn, skulle hun forhøre thennom paa thett alder yderste huem ther skulle verre fader att same barnn (Danske Domme III, 1576, 2.5.; nr 439).

Ivcrkcn jordcmodcrcn cllcr Luzc mcncr, at hun kan undgå dødcn. I dcnnc pinc og angst presser jordemoderen på så hårdt hun kan. Hun lader den ulykkelige Luze se sig selv som en forbryder, der ligesom en troldkvinde[18] skal henrettes, fordi hun trodser Gud:

> Da sagde hun til hendre: Luze, thu est nu lige som then, der er bunden paa enn stie oc skall brendis och kand icke vndgaa dødenn. Jeg formaner thig for Guds Skyldt, att du nu siger mig, huem att ther er fader aff thett barnn (Danske Domme III, 1576, 2.5.; nr 439).

Den døende Luze udlægger da til sidst i sin kvide en mand for at opnå sin frelse og forløsning "att Gudt skulle thage saa blidelig emod hendis sieldt" (Danske Domme III, 1576, 2.5.; nr 439). Efter Luzes død, protesterer den udlagte barne-

---

[17] Muligvis ligger der her en skjult hentydning til historierne om de drikfældige og overtroiske jordemødre, jvf. kap. 6.2.
[18] I overensstemmelse med Jens Christian Johansen, der understreger, at ordet "heks" ikke anvendes i 1500- og 1600-tallets Danmark, omtaler jeg ligesom han denne periodes "hekse" som troldfolk, eventuelt som troldkvinde og troldkarl, hvis jeg ønsker at understrege deres køn. Som samlende betegnelser henvises der dog til hekseprocesser, hekseforfølgelser etc. Efter 1700 anvender jeg derimod ordet heks – igen i overenstemmelse med tidens sprogbrug (Johansen 1991,14; Henningsen 1992,148).

fader, som er en anset borger, mod beskyldningen. Samtidig vedkender en karl i byen sig faderskabet. Alligevel står Luzes ord ikke til at ændre. Et udsagn, der blev fremsat under den yderste fødselssmerte, bliver ifølge retshistorikeren Inger Dübeck ikke bare i denne, men også i andre sager tillagt afgørende beviskraft (Danske Domme III, 1576, 2.5.; nr 439, note 15).

Præster behandler mennesker og deres gudsforhold

Efter Reformationen foregår den offentlige sygdomsbehandlig blandt tidens læger. Det er dem, som giver de råd, der tillades af Gud, som det udtrykkes i Pestforordningen af 1625. Selv om kirkens folk stadig bidrager til den offentlige sygdomsbehandling og får tildelt en central position i ethvert behandlingsforløb, fordi de forstår sig på sygdommes årsag, vil jeg derfor ikke henregne præsterne til kredsen af offentlige sygdomsbehandlere. Det vil imidlertid være forkert at sige, at præsterne ikke behandlede. Det mente man i allerhøjeste grad, at de gjorde i deres egen samtid.

Men præsterne behandler ikke sygdomme og sygdomssymptomer. Præsterne behandler mennesker og deres gudsforhold. Når folk kommer i konflikt med Gud, er det gudsforholdet, som udgør målet for præsternes råd og undervisning. Og det er på denne måde, Luze behandles, så Gud kan tage så blideligt mod hendes sjæl. Både før og efter Reformationen er det de gejstliges opgave at give sygdomme og lidelser en mening. At drage sjælesorg for den enkelte er at drage omsorg både for individet og hele menigheden. For menneske og samfund.

For den enkelte præst udgør sognet det særlige ansvarsområde. Her skal han sørge for, at folks lidelser og kriser får tildelt den rette betydning. Derfor er det vigtigt både for Luze selv, men også for den kreds der omgiver hende, at den jordemoder, som har lyttet til "sin sogneherre" (præsten), påtager sig ansvaret for, at den døende kvinde bliver forsonet med sin Gud.

7.2.3. EN MODVILLIG BEFOLKNING?

De epidemiske sygdomme i kampen for Luthers lære

I et protestantisk land som Danmark får forestillingen om det syndefulde menneske og den dømmende Gud afgørende betydning for samfundsudviklingen i århundrederne efter Reformationen. Også i forbindelse med sygdom og sundhed. Selv om præsterne efter Reformationen ikke længere behandler sygdommes virkninger, skal de stadig forklare, formane og råde. Her bliver de epidemiske sygdomme og andre voldsomme begivenheder et nyttigt redskab for udviklingen af den protestantiske lære i forbindelse med den religiøse opdragelse af befolkningen.

Ligesom Johan Brunsmand i 1670erne og mange andre ildsjæle i den gamle tid forstår Peder Palladius som en af de første at udnytte forekomsten af uheldssvangre begivenheder i kampen for Luthers lære om det syndefulde menneske. Som superintendent for Sjælland og teologisk professor ved Københavns Universitet, er han en af reformationstidens mest markante nøgleskikkelser. For ham er sagen helt klar. Hvis befolkningen fortørner Gud, sender han et tegn som viser, at nu står Guds vredes tid for døren. Pesten er blot ét af disse tegn.

Guds ulykker

Efter en nutidig tankegang opfattes pest gerne som en sygdom blandt mange andre sygdomme. I Pestforordningens tid er denne kategorisering mindre relevant. Her bliver pesten henført til en gruppe af begivenheder, der bliver opfattet som markører for forsyndelser mod Guds lov. Disse begivenheder, der bestemmes som "Guds straf" foranlediget af forsyndelser mod Guds lov. Med ét af tidens egne betydningsmarkante udtryk vil jeg under et omtale disse begivenheder som Guds ulykker.

I den gamle tid opfattes årsagen til de epidemiske sygdomme som fuldstændig opklaret i den officielle verden. Med Habermas' ord kan vi sige, at den religiøse forklaring på epidemiske sygdomme blandt tidens teologer og myndigheder opfattes som både sand, rigtig, vederhæftig og forståelig.

Men dette medfører samtidig, at en sygdom som pest offentligt henregnes til en kategori af katastrofer, som ud fra en nutidig tankegang har meget lidt med hinanden at gøre. I flere af tidens lovbestemmelser omtales disse samfundstruende begivenheder og konkrete katastrofer nærmere.

Guds vredes sikre kendetegn

En af de mere systematiske udredninger indgår i Forordning om sværgen og banden 1623. Her omtales en række eksempler på "Guds vredis visse kendetegn". Først fremhæves det næsten besværgende, at Guds ulykker er mere udbredte i de lande, som grænser op til Danmark, idet der med stor metaforisk kraft føjes til, at "saadant ulycke och guds straffe ere os paa det nest som i døren".

De sikre kendetegn på Guds vrede beskrives i forordningen nøjere i en næsten remseagtig form og i alfabetisk rækkefølge:

> Eftersom den daglig forfarenhed disver nochsom os forestiller den store guds fortørnelse, som svergen, banden, guds ords misbrug og hellig dagis vanbrugelse, som til guds ords hørelse gudeligen ere forordnede blant lerd og leg, høig og laug, idelig foraarsager, uanset enhver guds vredes visse kendetegen dageligen hafver for øine, nemlig dyrtid, krig, oprør och pestilents, serdelis hos vore naaboer og angrentsende saa nær, at saadant ulycke och guds straffe ere os paa det nest som i døren, hvilke gud den allermechtigste dog naadelig fra os vil och kand afvende, da paa det formelte gud den allerhøiestis store fortørnelse maa med hans guddommelige majestets hielp och naadige bistand i nogen maade forekommis og derhos den paahængende straf och ulycke mildeligen bortvendis og formindskis, hafver vi med voris Danmarkis rigis raads raad och samtycke for got anset derom efterfølgende forordning at lade udgaa (Secher 1887-1918, bd. 4, nr 99).

Forestillingen om at folks banden og sværgen udløser Guds vrede og dermed udgør en alvorlig samfundstrussel, omtales mange andre steder i den gamle tid. Ligesom i forbindelse med de epidemiske sygers tid sætter forestillingen ikke alene sine spor i tidens opbyggelseslitteratur, men også inden for lovgivningen. I forbindelse med sværgen og banden forsøger myndighederne allerede før 1600 at gøre denne form for folkelig adfærd til et offentligt anliggende gennem udarbejdelsen af en lovgivning, der fastsætter alvorlige straffe. Som eksempel kan nævnes Skibsartikler af 8.5. 1625, hvor der i tidens ånd angives forskellige straffe for officerer og mandskab, der sværger og bander. Hvor officererne skal betale en bøde, skal mandskabet "straffes til masten eller i jern til vand og brød och høigre, om hans motvillighed och forseelse tit och ofte befindis" (Secher 1887-1918, bd. 4, 1625, 8.5; I. stk. 1. nr. 160). Denne straffebestemmelse om masten genfindes i en tidligere, betydelig mere kortfattet samling af krigsartikler af 5.4. 1582 (Secher 1887-1918, bd. 2; 5.4. 1582. stk. 3. Nr. 282).

I overensstemmelse med tidens lovpraksis bliver 1500-tallets mere specifikke bestemmelser mere almene i 1600-tallet. Forordning om sværgen og banden 1623 optages i Store Reces 1643. Også i Danske Lov findes der bestemmelser om banden og sværgen (Secher 1929, Danske Lov 6. 2., spalte 865-868), men på dette tidspunkt – hvor den nye tid i medikaliseringens spor er i anmarch – er hele argumentationen om Guds Vrede blevet mere neddæmpet, selv om der kort henvises til "saadan Guds Fortørnelse" (Secher 1929, Danske Lov 6. 2., spalte 865).

Lister over Guds ulykker

I opremsninger af Guds ulykker sammenføres pest aldrig med andre sygdomme. Som i Forordningen over svægen og banden sideordnes pest med dyrtid, krig og oprør. I årene efter Pestforordningen bliver listen endnu længere. Jens Jensen Mariager, der i 1637 udsender *Gudfrygtige enkers, fader- og moderløses børns og ellers alle gudfrygtige, sorgfulde, bedrøvede og forladte menneskers apotek og rosengaard* omtaler ud over pest, dyrtid, krig og oprør også vand og ild, orme og ukrudt og undertiden udbredelse af falsk lærdom (Mariager 1673 cf. Wittendorff 1992,4).

I lister som disse over Guds ulykker sammenkædes pesten altid med andre ulykker via en sideordning. For bedre at forstå pesten som en del af et uheldssvangert betydningsunivers, kunne jeg imidlertid tænke mig at vide, om man også kunne forestille sig "det modsatte" af Guds ulykker? Bruges der overhovedet ord, der fremtræder som modsætninger eller alternativer til dyrtid, krig, oprør og pest?

Selv ville jeg hurtigt blive tavs. Ganske vist er jeg som så mange andre i nutiden vant til at sammenkæde krig og fred som modsætninger, der hører sammen. Men skal jeg gøre det samme med ordet pest, har jeg ikke nogen ord på rede hånd. Pest og hvad?

Går jeg tilbage til 1669, finder jeg imidlertid et svar, som endnu engang flytter fokus fra pesten til pestens tid. Fra sygdom til tidsrum med Guds ulykker.

"Gesunden und Pestzeit"

I Simon Paullis tysksprogede udkast til medicinalforordning af 1669 nævnes to af Guds ulykker sammen med to andre ord, idet de fire ord sidestilles og modstilles to og to. Ud over ordparret *Frieden und Kriegen* optræder ordparret *Gesunden und Pestzeit*. Indbygget i en relavtivt lang og kompliceret sætning, som ikke skal citeres her, står der i indledningen: "[...] zu Frieden und Kriegen, bei Gesunden und Pestzeit" (Carøe 1917,19).

I konteksten anvendes ordet "Gesunden" i forbindelse med en kontrastering. Som modsætning nævnes imidlertid ikke ordet "syge" eller "sygdom", som det ofte ses i vore dage, hvor det er almindelig sprogbrug at sammenkæde sygdom og sundhed. Kontrasten til "Gesunden" er heller ikke det, vi opfatter som en bestemt sygdom, nemlig pest, men pestens tid. Det vil sige et periodebegreb ligesom i pestforordningen. I grunden ligesom fred og krig. Det virker således som om "Gesunden" i Paullis formulering også skal forstås som "en periode af sundhed"; sundhedens tidsrum. En fredens tid for mennesket, som freden er det for hele samfundet.

Med sine ordpar sidestiller Paulli sundhedens tid med fred, samtidig med at han sætter sundhedens tid og fred i modsætning til krig og pestens tid. Med sin formulering viser Paulli således, at dette at være sund ikke alene henviser til en individuel tilstand, der er af stor værdi for den enkelte og dennes nærmeste. Også i den officielle verden tillægges individets sundhed en særlig værdi – en værdi som ligger uden for individet og peger hen mod det betydningsunivers, hvor Guds vrede, Guds straf og Guds ulykker er betydningsmarkante udtryk.

Guds ulykker set i et nutidsperspektiv

Også i vore dage opfattes de kendetegn, der i årene efter Reformationen bliver opfattet som sikre tegn på Guds vrede og straf, som katastrofale ulykker. Økonomiske krisetider, krig, oprør og epidemiske sygdomme er stadig uhyre gennemgribende og skræmmende begivenheder. Eller rettere sagt: Begivenhedsforløb. For ligesom i *den gamle tid* opfattes krisetider, krig, oprør og epidemiske sygdomme som begivenhedsforløb med en vis tidsmæssig udstrækning. De har en begyndelse, en varighed og en slutning. Selv om man i lovteksterne i 1600-tallet bruger et ordvalg, hvor begivenheden som tidsrum pointeres tydeligere end i vore dage med udtryk som *Guds vredes tid, smitsomme sygers tid* og lignende, er opfattelsen af tidens rum ikke borte i nutiden, selv om det måske er mindre i øjnefaldende nu end dengang. En anden lighed mellem før og nu knytter sig til ansvarsforholdet. Ansvar og medansvar er stadig nøglebegreber i forbindelse med ulykker som disse. Også når det gælder sygdom og sundhed, appelleres der i udstrakt grad i det moderne samfund fra myndighedernes side til befolkningen om at vise (med)ansvarlighed (Rørbye 1987, jvf. kap. 8). Som et aktuelt eksempel kan nævnes tankegangen i en dansk pjece med titlen *Sundhed for dig – sundhed for alle* udgivet af Forebyggelsesrådet 1986 inspireret af WHO's målsætning *Sundhed for alle år 2000*. I pjecen understreges det, at den danske befolkning også i tiårene før 2000 "må lære eller huske at være medansvarlige for hinandens sundhed" (Forebyggelsesrådet 1986 cf. Rørbye 1987, 59). Til budskabet om sundhedssolidaritet hører således stadig, at sundhed er en privat sag af almen betydning. Men overtalelsesmetoderne er blevet anderledes end i 1600-tallet. Venligt skriver man, at "Kravene til den sunde livsstil er nu ikke så store", og føjer optimistisk til: "Man skal først og fremmest holde øje med sit alkoholforbrug, søvnbehov, kalorieindtag samt sin kost, motion og stresspåvirkning (Forebyggelsesrådet 1986,7). Det står faktisk sådan. Og vi er endda kun nået til et "først og fremmest". (jvf. Rørbye 1987,60).

Selv om der kan påvises en del lighedspunkter mellem synet på de omtalte ulykker i den gamle tid og i vore dage, er de forskelle, der gør sig gældende, nok så væsentlige. En afgørende forskel mellem dengang og nu er ikke mindst, at arvesynden ikke længere kan bruges som en fælles og grundlæggende forklaring. Efter en moderne tankegang har de ulykker, der beskrives som "Guds ulykker", vidt forskellige og langt mere komplicerede årsager end synd og/eller onde kræfter. En analyse af fortidens tankeverden ud fra en genealogisk tænkning, der tager udgangspunkt i aktuelle forestillinger vedrørende krisetider, krig, oprør og smitsomme sygdomme, ville derfor være forfejlet.

For at kunne belyse, hvordan pesten knyttes til et betydningsunivers, der i forordningerne omtales med ordene "Guds vrede", "Guds straf" og "Guds ulykke", for derved at trænge dybere ind i den gamle tids forestillingsverden, må jeg holde mig til tidens rum. Og det vil i forbindelse med en tolkende kulturanalyse af narrativitet sige et udgangspunkt i tekstens rum i den gamle tid.

Netop her giver Peter Capeteyns og Peder Palladius' fælles vejledning om pest mig mulighed for at anskueliggøre, hvordan landets førende mediciner og førende teolog griber opgaven an, da en af tidens mange angreb af pest sætter ind i 1550erne og endnu en gang indvarsler Guds vredes tid.

Samarbejde mellem læge og præst

Da universitetet bliver lukket i forbindelse med pesten 1553-54, bliver Peder Palladius i København, mens den medicinske professor Peter Capeteyn (1511-57) traditionen tro rejser bort. I dette tilfælde ledsager Capeteyn som tronfølgerens livlæge prins Frederik (Frederik II) til Halsnæs, og det er herfra, han sender en vejledning om pestens forebyggelse og behandling til Københavns borgere (Ingerslev 1873, bd.I,92, samt 109; Jacobsen 1911-26, bd.2,225-35). Palladius sørger herefter for en oversættelse, idet han samtidig forsyner den med "en åndelig recept og præservativ."

Capeteyns vejledning kendes ifølge Lis Jacobsen kun i uddrag fra dette værk: *"En Præseruatiue oc foruaring mod Pestelentze screffuit aff Doctore Petro Capitanio til Køvenhaffns indbyggere. Och der hoss for en indgong oc beslut, en Aandelig Recept oc Præseruatiue, som Doct. Petrus Palladius haffuer til hobe screffuit aff den hellige scrifft, mod Pestelentze." 1553* (efter Jacobsen 1911-26, bd. 2). Den store bog, som uddraget skulle være en del af, "er iøvrigt aldeles ukendt; rimeligvis er den aldrig udkommet" (Jacobsen 1914-15,2,326). Når jeg i det følgende omtaler Peter Capeteyn, *En Præseruatiue oc foruaring mod Pestelentze 1553*, er der således tale om dette uddrag oversat fra latin til dansk af Peder Palladius.

Ligesom i Pestforordningen har Capeteyn opdelt sine råd i to afsnit. Første afsnit indeholder råd til mennesker, som er truet af pest. Rådene i denne afdeling er derfor forebyggende og beskyttende. Ud over piller, åreladning og røgelse m.v. giver Capeteyn også mere almene kostråd:

> Til deris Mad oc føde skulle de vare dem for alt det som icke vel lucter/ och for Fruct/ Men afhold oc edruskab/ det er/ ath holde sig sparsommelige i Mad och dricke/ er den bæste Lægedom (Capeteyn 1553, efter Jacobsen 1911-26, bd.2,349-50).

I andet afsnit gælder rådene mennesker, som er ramt af pest. Også her tilrådes åreladning, dog ligesom i første afsnit med visse forbehold. Capeteyn mener således ikke, at metoden kan bruges af børn, gravide kvinder og gamle mennesker (Capeteyn 1553, efter Jacobsen 1911-26, bd.2,350). Herudover omfatter behandlingen igen piller og lægedrikke, samt plaster.

I slutningen af sin vejledning beder Capeteyn om, at hans råd oversættes til dansk og oplæses fra prædikestolen. Det er denne opgave, Peder Palladius påtager sig ansvaret for. Ud over oversættelsen af Capeteyns råd udarbejder Palladius selv en åndelig vejledning, et forord, samt en efterskrift til de to vejledninger (Palladius 1553, efter Jakcobsen 1911-26, bd.2,323-363).

Pest og synd

Palladius' værk er udarbejdet ud fra en protestantisk tankegang, der helt svarer til argumentationen i Pestforordningen, som udformes ca. 75 år senere. I udstrakt grad gælder dette også ordvalget med betydningsmarkante udtryk som "pestens tid", "Guds vrede", "Guds ulykker", "Guds ris" og "Guds straf".

I Palladius' hovedtekst *En Aandelig Præseruatiue oc foruaring mod Pestelentze* udgør synden det gennemgående ledemotiv (Palladius 1553, efter Jacobsen 1911-26, 2,341-48). I udstrakt grad omtaler han Guds vrede over menneskers synder i forbindelse med udvalgte bibelsteder. Hertil hører historien om David, der bygges op omkring den sentens, at smågrisene tit må undgælde for det, som de gamle svin har gjort. Palladius henviser her til dette, at pesten i del situationer rammer de opvoksende generationer, mens de voksne går fri:

> Dette er det aller ypperste Capitel/ at læse daglige udi Pestilentzis tid/ om Kong Davids synd/ oc om den svare tredagis Pestilentze offuer Folcket for samme Synd/ en merckelig Paamindelse/ til anger og ruelse/ oc en vidskab der hoss/ at grisene skulle tit undgelde det/ som gamle Svin bryde/ Der faar følge sig Dauid efter/ huer som ved sig skyldig oc rette oc bedre sig/ paa det ath hand icke skal findis at vere en Aarsage der til/ at det unge Folck och de uskyldige Børn skulle saa ryckis af Pestilentze (Palladius 1553, efter Jacobsen 1911-26, bd.2,343).

Peder Palladius og befolkningens onde snak

I efterskriften til Capeteyns og Palladius' fælles skrift kaster Peder Palladius sig med ildhu ud i et endnu mere direkte angreb på befolkningen. Palladius opstiller i den forbindelse en række konkrete eksempler, som han lægger folk i munden og beskriver som ond snak (Palladius 1553, efter Jacobsen 1911-26, bd.2,353).

Oversigten, som jeg gengiver nedenfor i sin helhed, har jeg forsynet med en nutidig noget bearbejdet oversættelse. Mange af eksemplerne er formet som direkte tale. Ofte har de en næsten ordsprogsagtig eller poetisk karakter, som jeg har forsøgt at bevare i oversættelsen:

> *1. Pestelenze er ekon børnedød/ Jeg døer icke i børne død.*
> Pest er kun børnedød. Jeg dør ikke børnedød.

> *2. Der er ekon glæde met børn/ at de dø hen/ de fare vel/ der fødis flere til igen/ Her Christnis oc Døbis saa mange huer Søndag i alle Sognekircker.*

345

Der er kun glæde med børn. Når de dør hen, så går det dem godt, der fødes flere til igen. Her kristnes og døbes så mange hver søndag i alle sognekirker.

3. *Der skulle io nogle dø/ Verden er fuld met folck.*
Nogle skal jo dø. Verden er fuld af folk.

4. *Lad gaa/ dør ieg i aar/ saa dør ieg icke at aare/ Der døer ingen uden de ere feye.*
Lad gå, dør jeg i år, så dør jeg ikke ad åre. Ingen dør uden de er dødsmærkede.

5. *At Gud tager børn oc fattigfolck aff Verden/ der gør hand vel udi/ Der er alt formange til aff dem.*
At Gud tager børn og fattigfolk af verden, det gør han vel i. Der er alt for mange af dem.

6. *Item Det vaar en almisse død naar mand hør en fattig vere død.*
Således er det en almissedød, når man hører en fattig er død.

7. *Item/ Naar it Barn døer/ sige de/ ieg vil giffue ith andet for siælen.*
Når et barn således dør, siger de, jeg vil give et andet for sjælen.

8. *Ja/ somme tøre bande deris børn met helsot oc Pestilentze i halss oc liff etc.*
Nogle tør forbande deres børn med eder om død og pest i hals og liv etc.

9. *Item/ Saa dristige ere mange at der graffuis aldrige en graff/ at de gaa ey til oc koge ned i huer Graff/ oc staa oc henge offouer dem/ som graffue.*
Så dristige er mange, således, at der aldrig graves en grav uden at de går hen til den og kigger ned i graven og står og hænger over den som graver.

10. *Disligest naar Mand haffuer lagt Liget ned/ da staar det alt fult met Folck oc koger ned på Liget.*
Ligeledes når man har lagt liget ned, så er der fyldt med folk, der står og kigger ned på liget.

11. *Ja, de lede oc bære deris børn ind til dem som ere befengde/ paa det/ at de kunde ocksaa faa deris deel.*
Ja, de leder og bærer deres børn ind til den som er angrebet af pest, så at børnene kan få deres del.

12. *De findis end ocsaa/ som bande alle dem/ som unddrage sig fra Pestelentze/ Oc rose der aff/ at taare bliffve til stede/ oc mene at de ville der faare dø som Christne mend/ oc fordømme der offouer alle dem som icke ere til stede/ i estelentzis tid/ ath følge effter huert lig etc.*
Der findes også dem der forbander alle dem, som unddrager sig pesten og roser sig af, at de selv tør blive til stede. De mener, de vil derfor dø som

kristne mænd og fordømmer alle dem, der ikke er til stede i pestens tid, for at følge efter hvert lig etc.

13. Mange andre løse noder oc facter i/ ord oc gerning/som er dog alt sammen sagt og giort/ under det tæcke/ som Dieffuellen holder deris øyen/ at de skulle icke kunde see/ huad Pestelentze er for en ting/ at de skulle komme til en ret alvorlig Penitentz etc. At det skulde vere it riss oc straff aff Gud offouer oss/ for vore Synder/ det kunde de icke tencke/ ellers vaare de icke saadanne huercken i ord eller Gerning/ som de ere.

Mange andre læser tegn og udtryk i ord og gerninger, selv om alt er sagt og gjort, under det slør, som djævelen holder for deres øjne, så de ikke kan forstå, hvad pest er for noget, og at de bør hengive sig til en alvorlig bod etc. At pesten skulle være et ris og en straf fra Gud over os for vore synder, det kan de ikke forestille sig, ellers var de ikke sådan hverken i ord eller gerning, som de nu er.

(Peder Palladius' eksempler på ond snak blandt befolkningen under pesten 1553 udarbejdet på grundlag af Jacobsen 1911-26, bd.2, 353-54. Min nummerering og oversættelse til nutidsdansk.)

Kommentarer til Palladius' oversigt over folkelige fordomme

Palladius' oversigt over folkelige fordomme, som bør bekæmpes og ændres af både religiøse og samfundsmæssige årsager kan opdeles i nogle hovedgrupper.

Ud fra en kildekritisk betragtning må der naturligvis tages forbehold over for Palladius' iagttagelser. Som allerede fremhævet lægger han folk ord i munden, som vi naturligvis ikke kan være sikre på, at de har sagt eller ment. Med dette forbehold in mente beskriver jeg nedenfor folks forestillinger og adfærd, underforstået – som de tager sig ud for Palladius, når han fortæller om dem. Det vi i dag kan være sikre på er, at Palladius selv har opfattet det som hensigtsmæssigt i ord at synliggøre en konflikt, hvor befolkningen tildeles rollen som de vildledte og fordomsfulde, der udgør en fare for sig selv og andre.

I nummer 1-7 beskriver Palladius folks forestillingsverden. I nummer 1 omtaler han direkte et "jeg", som tydeligvis er en voksen, der med stor sindsro kalder pesten en børnesygdom, der ikke kan true jeg'et. Hermed er tonen i de første udsagn slået an. Folk opfatter pesten som en hændelse, der ikke kræver så mange overvejelser. Nogen egentlig ligegyldighed er der ikke tale om. Men ud fra den opfattelse, at der er folk nok i samfundet, og at man altid har det bedst hos Gud, bliver de dødsfald, der kommer i pestens tid, ikke anderledes end så mange andre dødsfald. Nogen skal jo dø, som det siges, og bliver det ikke i år, bliver det et andet år. Dertil kommer, at pesten især rammer mindre vedkommende befolkningsgrupper. Specielt omtales børnene og de fattige. Med hensyn til børnene opfattes den store dødelighed som et mindre problem. Børn fødes der så mange af. At en del af dem dør, gør derfor ikke så meget, de får det godt hos Gud, og der fødes hurtigt nye børn. Denne indstilling til børn, der er blevet grundigt behandlet i Philippe Ariès' studier af *Barndommens historie*, fremhæves af Ariès som karakteristisk for tiden. Ifølge Ariés' undersøgelser, der i udstrakt grad er sket ud fra kilder fra midt- og sydeuropa, ændrer indstillingen sig først i årene omkring 1800 i takt med, at der udvikles nye ideologier om individ og familie. I det foreliggende tilfælde sættes indstillingen under debat i Danmark i 1500-tallet. Allerede i de første år efter Reformationen går en af nøgleskikkelserne til angreb på folk, der opfatter børns død i pestens tid som en hændelse; noget der nu en gang sker. For Palladius er det imidlertid ikke de manglende følelser mellem forældre og børn, der er så forkastelig. Det han bliver forfærdet over er, at folk ikke vil se dødsfald i pestens tid som "en begivenhed". En begivenhed med en årsag, der både kræver tolkning for at forstå hvad den betyder (resultat af Guds vrede), og handlinger, som kan formilde Gud.

I nummer 8-12 bringer Palladius afskrækkende eksempler på folks opførsel. Igen er den røde tråd folks manglende forståelse for, at det de gør betyder noget andet og mere, når det tolkes ud fra en protestantisk etik. I nummer 8 omtaler Palladius brugen af forbandelser, men ellers vedrører hans beskrivelser især skik og brug i forbindelse med dødsfald. Følger vi Palladius, er det nu alt andet end ligegyldighed, som kendetegner folks adfærd. En begravelse opfattes definitivt ikke som en hændelse, men som en begivenhed, der vækker stor opmærksomhed. Når folk ser et ligtog, stimler de sammen og følger med. Henne ved graven er der fyldt med mennesker, og man går helt hen til graven og kikker ned i den. I forbindelse med mine studier af 1800-tallets sundhedsforhold er jeg ofte stødt på kritiske røster i den offentlige verden rettet mod den folkelige adfærd ved begravelser, som har mange lighedspunkter med Palladius' bemærkninger. I 1800-tallet sker kritikken imidlertid ud fra andre forudsætninger end i 1500-tallet. Synet på smitte har ændret sig, og i medikaliseringens spor er det læger, der tager afstand fra de store begravelser efter folk, der er afgået ved døden efter angreb af en smitsom sygdom som f.eks. tyfus. I 1800-tallet er alle forestillinger borte om tidens rum som et smitte-tidsrum, hvor årsagen er Guds vrede. Selv om kritikken i 1500- og 1800-tallet derfor har en ydre lighed, er tolkningsgrundlaget et helt andet i nyere tid, hvor smitte vurderes ud fra en naturvidenskabelig tankegang og ikke ud fra religiøse forudsætninger.

Eksempel nr. 11 er tankevækkende, idet Palladius her angiver, at folk lader deres børn møde de syge, for at de kan få deres del. Ifølge Gotfredsen er metoden at påføre smitte i forbindelse med kopper et gammelt folkemiddel, der stammer fra Orienten, hvorfra den via Balkan og Europa er kommet til Norden (Gotfredsen 1973,278). Inden for lægevidenskaben gør ideer om variolation, vaccination og modstandskraft sig imidlertid først for alvor gældende efter 1750. Har Palladius ret i sin oplysning om børnenes besøg hos de befængte, tyder det på, at metoden også har været kendt og anvendt blandt folk i forbindelse med andre smitsomme sygdomme end kopper.[19]

Palladius' oversigt over ond snak afsluttes med et eksempel (13), der skal vise folks mangel på forståelse for pestens rette betydning. Palladius tolker her pesten som "Guds ris" og "Guds straf". Det folk skal forstå er, at den er sendt af Gud, og at den er begrundet i menneskers syndefulde liv.

---

[19] Ifølge bl.a. Thorkild Kjærgaard er pest en sygdom blandt rotter, som overføres til mennesker via lopper, mens smitte direkte fra menneske til menneske stort set ikke forekommer. Kjærgaard nævner dog samtidig en sygdomsvariant, hvor pesten går i lungerne og smitter fra menneske til menneske. Ved denne lungepest er dødeligheden praktisk taget 100%, såfremt der ikke gives antibiotika umiddelbart efter udbruddet er konstateret (Kjærgaard 1991,163).

I årene efter Refomationen forsøger både kirke og stat således med forskellige midler at lære befolkningen, at pesten ikke er en hændelse, men en begivenhed, og at denne begivenhed har vital betydning, ikke blot for den enkelte, men for hele samfundet. Pesten er ikke en tilfældig sygdom, men en lidelse, der skal tolkes som et tegn fra Gud. Et tegn der viser, at samfundet er kastet ud i Guds vredes tid. Ledemotivet i denne belæring er spørgsmålet om ansvar. Folk belæres om, at de har et ansvar for de lidelser, der henregnes til Guds ulykker og dermed et ansvar for egen og andres sundhed og velfærd.

En konflikt mellem myndigheder og befolkning?
De mange anvisninger og meget intense formuleringer, både i opbyggelseslitteraturen og i lovgivningen om, hvad folk skal, hvad de må, og hvad de ikke må, tolker jeg som et udtryk for, at folk ikke altid levede op til forventningerne, og at bl.a. Pestforordningen kan opfattes som et forsøg på at løse en konflikt mellem befolkningen versus kirke og stat.

At Peder Palladius oplevede denne konflikt på nærmeste hold, fremgår ikke mindst af hans beskrivelse af folks onde snak i forbindelse med pesten i København 1553-54. Hans mange skræmmebilleder, der optræder overalt i hans værker, ligner derimod mest – spækket som de er med bibelcitater og skrækindjagende eksempler på forfærdelige begivenheder – den omfattende opbyggelseslitteratur, som i stigende grad ser dagens lys i 1600-tallet.

En knugende syndsbevidsthed
Følger vi den danske historiker Jens Christian Johansen, der har beskrevet stemningen i sin disputats om trolddom i det 17. århundredes Danmark, fører de intense forsøg på påvirkning til udviklingen af "en knugende syndsbevidsthed":

> Der kan ikke være tvivl om, at den linie der blev lagt, og som sejrede, havde betydelige konsekvenser for befolkningen, for den medførte en knugende syndsbevidsthed og erkendelsen af en straffende, men retfærdig Gud (Johansen 1991,160).

1600-tallets trolddomslovgivning hviler på ældre bestemmelser, men de skærpes og tydeliggøres fra 12.10. 1617. I disse år tager forfølgelserne af troldfolk til, og bålene flammer stærkere end nogen sinde. Vi befinder os her i den periode, hvor også Pestforordningen og Forordningen om sværgen og banden bliver til, og ligesom disse forordninger optages Forordningen af 12.10. 1617 i Store Reces af 1643 (28. kap. afsnit 1-3).

Ligesom mange andre forskere, der i nyere tid har beskæftiget sig med hekseprocesser, mener Johansen, at folk har støttet hekseforfølgelserne med stor iver (Birkelund 1983; Johansen 1991; Henningsen 1991; Tørnsø 1986). Mange af de ulykker, man har oplevet i hverdagen er således blevet forklaret som troldfolks værk, det vil sige som en forgørelse, der har taget kraften fra dette og hint (Henningsen 1991; Rørbye 1976a,261).

Forarmelse og marginalisering

At antallet af ulykker er blevet oplevet som stigende i denne periode, og at tilværelsen i det hele taget er blevet hårdere for den jævne befolkning bekræftes af historikerne Thorkild Kjærgaard og Erling Ladewig Petersen.

Ligesom Johansen, der omtaler den knugende syndsbevidsthed, fremhæver også Kjærgaard det sortsyn, der kendetegner befolkningens daglige liv. Ud fra et samfundsøkonomisk perspektiv beskriver han den "mangefacetterede forringelse af levevilkårene i objektiv og i subjektiv forstand", idet han tilføjer:

> Den objektive forringelse lader sig umiddelbart konstatere: ringere boligforhold, dårligere opvarmning, længere arbejdstid og dårligere ernæring for flertallet af befolkningen. Den subjektive forringelse af levevilkårene er det sortsyn, som det stadig hårdere slid, den faldende levestandard og den altid nærværende angst for fattigdom og social degradering må have fremkaldt, ikke mindst i den opvoksende generation (Kjærgaard 1991, 168).[20]

Også historikeren Erling Ladewig Petersen beskriver den dystre udvikling. I *Dansk Socialhistorie* bind 3, Fra standssamfund til rangssamfund 1500-1700, fremhæver han, at perioden kendetegnes af en øget social diffentiering. Højadel, købmands- og-akademikeraristokrati, der ud fra Ladewig Petersens skønsmæssige beregning udgør 0,25% af befolkningen[21], bliver rigere på grund af højkonjunkturer, mens hovedparten af befolkningen præges af en vedvarende pauperisering, som fører til voksende marginaliserede befolkningsgrupper (Ladewig Petersen 1980,120; 246ff; 417ff):

> Umuligheden af at indpasse befolkningsvæksten i produktionssystemet og den absolut manglende forståelse for disse marginale befolkningsmæssige og sociale problemer skabte et betydeligt og varigt proletariat, som befolkede landevejene eller byernes slumkvarterer, formentlig af en størrelsesorden på ca. 5% af den samlede befolkning (Ladewig Petersen 1980, 418).

I 1600-tallet har landevejenes og slumkvarterernes beboere således udviklet sig til en gruppe, der er lige så stor som andelen af gejstlige (jvf. kap. 7.2.2). Også antallet af jordløse husmænd og landarbejdere stiger, mens en øget økonomisk usikkerhed gør sig gældene i hele bondestanden. Ladewig Petersens vurdering af perioden rummer sålcdes ingen lyspunkter, når det drejer sig om vilkårene for den jævne befolkning: "I social henseende er det et nøgleproblem, at prisrevolutionen forvandlede lønarbejdernes relative velstand i senmiddelalderen til fremadskridende armod, som først transportmidlernes udvikling i 1800-tallet standsede (Ladewig Petersen 1980,244).

---

[20] Som allerede citeret kap. 7.1.
[21] Ladewig-Petersen fremstiller forholdene således: "Reelt kan vi regne med, at adelen, som sammen med kronen behersker hele det agrare produktionsapparat, i 15- og 1600-tallet udgjorde omkring 0,25% af landets befolkning, bondebefolkningen omkring 80%, købstædernes befolkning ved 12%, gejstligheden vel 5-6%" (Ladewig Petersen 1980,120).

Hvis folk har oplevet tiden og tilværelsen som knugende, behøver dette således ikke alene at være et resultat af en teologisk belæring, som har ført til en stigende syndsbevidsthed. I følge historikernes undersøgelser har forarmningen været mærkbar og omfattende, når det gjaldt folk flest.

Kriminalisering af den hjælpende trolddom

Som noget nyt i 1617 forsøger man fra myndighedernes side ikke alene at ramme troldfolk, men også kloge folk og folk selv.

Tankegangen er dog ikke ny. Også her har Peder Palladius gjort sig til talsmand for Reformatorernes grundsyn, idet han i sin Visitatsbog fremhæver, at også signen og manen er trolddom, der ikke tillades af Gud. (Palladius 1543, efter Jacobsen 1911-26, bd.5,110ff). I lovgivningen trænger tankegangen dog først ind i 1617, og blandt hekseforskerne synes der at herske enighed om, at det er teologer, specielt Hans Poulsen Resen, der i 1615 bliver biskop på Sjælland, som – støttet af Christian IV – er de ansvarlige for den skærpede udvikling.

Johansen fremhæver i denne forbindelse, at befolkningen har befundet sig i et dilemma, fordi 1617-loven ikke alene kriminaliserer trolddom, der repræsenterer det onde (hvor troldfolk og djævelen er på spil), men også trolddom, "der vil det gode". Til denne form for trolddom henregner jeg den virksomhed, der har til formål at hjælpe mennesker og dyr ved at afbøde sygdomme, fremme høstudbytte, jagtlykke, skabe gengældt kærlighed, etc. Mange har kendt til brugen af tryllefomler, kunnet signe, mane, måle og lignende. Udøverne af den hjælpende trolddom har således ikke alene været de specialister, jeg under ét omtaler som kloge folk, men også folk inden for familiebehandlernes kreds.

Blandt både høj og lav har der været en betydelig efterspørgsel på de mere kendte specialister inden for den hjælpende trolddom. Wittendorff fremhæver i den forbindelse, at der i adelens regnskaber ikke sjældent figurerer udgifter til kloge folk, der har fået honorar for deres helbredende magi (Wittendorff 1992, 25-26). Som eksempler nævner han bl.a. Antvorskov lensregnskab for 1609, hvor Karen Christensdatter i Slagelse får 28 sk. som betaling for behandling af 7 okser og 4 køer, mens Karen Peder Ibsens fra Sørbymagle tjener ikke mindre end 2 daler 1/2 mark, fordi "hun tog lungeblodet fra 68 øxne, som var så syge, at man ikke havde troet, at de skulle have levet". Også efter 1617 optræder de kloge folk i regnskaberne. Wittendorff omtaler, hvordan Sivert Gruppe i 1618 har haft "en klog mand mand til "med nogle ord" at kurere en hest, der var halt". Selv om kriminaliseringen af de kloge derfor ikke får samme opbakning fra folk, som forfølgelserne af troldfolkene gør det, viser flere domfældelser dog, at det kunne være svært at håndhæve en klar grænse mellem kloge folk og troldfolk, og at forskellige grupper ikke altid har samme opfattelse af det, der er sket. En og samme person opfattes af nogen som en klog mand eller klog kone, mens vedkommende af andre anses for en troldkarl eller troldkvinde (Johansen 1991; Henningsen 1969; 1991c, jvf. en række eksempler fra nyere tid i Rørbye 1976a; 1977).

Befolkningens modvilje

I sin analyse af den knugende syndsbevidsthed sætter Johansen fokus på konflikten mellem befolkning og kirke:

De danske trolddomsprocessers historie er derfor også historien om konflikten mellem befolkning og kirke og om en konflikt indenfor kirken mellem en moderne og en "gammel" tankegang. Der kan ikke være tvivl om, at den linie der blev lagt, og som sejrede, havde betydelige konsekvenser for befolkningen, for den medførte en knugende syndsbevidsthed og erkendelsen af en straffende, men retfærdig Gud. Til gengæld kunne antallet af bål være blevet langt større, hvis den i 1600-tallet moderne tankegang, – uden forbindelse med fortidens besindige overvejelser – var slået afgørende igennem (Johansen 1991,160).

I det anførte citat henviser Johansen til en konflikt mellem befolkning og myndigheder, som har mange lighedspunkter med den konflikt, jeg har omtalt både i forbindelse med Pestforordningen af 1625 og Peder Palladius' "Præservativ". En konflikt, der ikke alene vedrører synet på trolddom, som Johansen beskæftiger sig med, men i bredere forstand, hvordan Guds vrede opfattes og håndteres forskelligt blandt myndigheder og befolkning.

Johansen fremhæver i den forbindelse "befolkningens modvilje mod at gribe i egen barm, når den stod over for Guds vrede og straf" (Johansen 1991,159). Ud fra sin uhyre omfattende indsigt, der vedrører samtlige bevarede danske hekseprocesser i Jylland, hentyder Johansen her til folks forsøg på at finde nogle syndebukke, som kan fritage dem for ansvaret for ulykker, andre vil give dem skylden for. Så paradoksalt det end kan lyde i moderne ører, indeholder hekseforfølgelserne således for befolkningen en utopisk gnist i modsætning til den handlingslammende knugende syndsbevidsthed. For folk flest er hekseforfølgelserne en handlingens vej i kampen mod ulykker, fordi den bekæmper det, der opfattes som ulykkernes årsag.

Befolkningen er her i overensstemmelse med det, Johansen omtaler som *den moderne tankegang*. Efter denne forklaringsmodel skyldes ulykker og Guds vrede primært de onde og det onde. Det er Djævelen og troldfolkene, som får skylden, når forgørelsen får fat og viser sig som sygdom, tab etc.

Sygdom som forgørelse
I Tabel 3 *Vidneudsagnenes indhold* bringer Johansens en oversigt over sagsindholdet i de 1714 vidneudsagn, han har undersøgt i forbindelse med 464 processer, idet han konkluderer, at der er en klar overvægt i det, der omtales som menneskers død (15,8%), menneskers sygdom (29,8%) og kvægs død 19,8%. I alt, føjer Johansen til, "tegner disse tre sig for godt 2/3 af alle vidneudsagnene" (ibid.,59) og her kan jeg lægge til, at menneskers sygdom repræsenterer næsten 1/3.

Johansen giver mere specifikke henvisninger til de enkelte processer, samtidig med at han foretager nogle nærmere bestemmelser inden for de to hovedgrupper, der vedrører menneskers død og sygdom. I forbindelse med menneskers død, der omfatter 271 referencer, er det således muligt at finde oplysninger om særlige omstændigheder knyttet til anklagepunktet, f.eks. selvmord eller ægtefællens død. I forbindelse med sygdomme, der omfatter 510 referencer, er det ofte sygdommens betegnelse, der nævnes. Disse betegnelser falder i nogle hovedgrupper. Ud over lidelser, der refererer til forskellige dele af kroppen (fødder, lår, hænder, skuldre, øjne, etc.), hvor der med tidens eget udtryk primært er tale om "udvortes sygdomme" i form af sår og smerter, benbrud og forvridninger, refereres der især til det, Johansen omtaler som "sindssygdom" og "impotens". Smitsomme sygdomme nævnes derimod overhovedet ikke i de 781 tilfælde, der er blevet registreret af Johansen under menneskers død og sygdom, der tolkes som resultat af forgørelse. Heller ikke i de andre grupper har jeg fundet spor af, at smitsomme sygdomme optræder som anklagepunkt mod troldfolk. I den lidt blandede gruppe, som kaldes "Ulykker i alm.", omtales især mord og mordforsøg, væltede vogne, øltønder, som er gået itu, det vil sige begivenheder knyttet til de mere dramatiske sider af befolkningens hverdagsliv.

Hekseforfølgelsernes popularitet blandt befolkningen i 1600-tallet vidner om, at *den gamle tankegang* – som også Peder Palladius og Pestforordningen af 1625 er fortalere for – støder på modstand blandt befolkningen. Palladius' budskab om, at alle mennesker er født syndefulde, og at mange af dem – om ikke alle – lever syndefuldt, vækker, som Johansen forsigtigt udtrykker det, befolkningens modvilje. De vil ikke vide af en syndsbevidsthed, som fortæller dem, at de selv har været ude om ulykker; at det først og fremmest er dem selv, der er årsagen til Guds berettigede vrede.

Brunsmand er en af fortalerne for det samme syn, på et tidspunkt, hvor hekseforfølgelserne stort set er ebbet ud i den officielle verden, fordi de, efter Johansens opfattelse, har måttet vige for den knugende syndsbevidsthed. Brunsmands bog om *Køge Huuskors* udsendes 1674, efter at der i Jylland ikke har været hekseprocesser i 20 år, og samtidig med at de første jordemødre netop har aflagt eksamen i anatomi på Københavns Universitet hos Niels Steensen. Den hidtidige vurdering af Brunsmand som "ortodoks", som bl.a. Anders Bæksted gør sig til talsmand for, må derfor revideres. Den ortodokse teologi ønskede i modsætning til både Brunsmand og befolkningen at tolke ulykker som tegn fra Gud og ikke som forgørelse.

Brunsmand må snarere ses som en af repræsentanterne for det, Johansen kalder "den moderne tankegang". Selv om de moderne tænkende teologer får stor betydning i første halvdel af 1600-tallet, kommer de hurtigt i modvind, og i anden halvdel af 1600-tallet er processerne næsten ophørt. I Jylland finder 60% af alle hekseprocesser mellem 1609-1687 sted mellem 1617-1625, det vil sige på mindre end 10 år (Johansen 1991,41).

7.2.4. SAMMENVÆVEDE FORESTILLINGER OM SYGDOM OG SUNDHED

Samvirkende årsager
Befolkningens ønske om hekseforfølgelser og dens beklagelser over, at forfølgelserne ikke er grundige og omfattende nok, kan tolkes som et udtryk for, at befolkningen vælger en årsagsforklaring, der fritager den for det medansvar i ulykkerne, som kirken og myndighederne hævder, de har.

I 1500- og 1600-tallet kommer befolkningen derfor i konflikt med Peder Palladius og andre repræsentanter for det, Johansen har beskrevet som "den gamle tankegang". Repræsentanterne for den gamle tankegang mener, at ulykker skal opfattes som en begivenhed: de har en mening, og denne mening skal primært forklares som et resultat af et svigt, der har vakt Guds vrede.

Repræsentanterne for den moderne tankegang og befolkningen deler forestillingen om, at visse ulykker skal opfattes som begivenheder, der har en mening. Men de foretrækker en anden forklaring, som forudsætter eksistensen af onde kræfter. For dem er mange ulykker måske nok dybest set begrundet i Guds vrede, men den mere direkte årsag mener de skyldes troldfolkene og deres forgørelse. Derfor er det også disse troldfolk, der først og fremmest må bremses. I den gamle tid vælger store dele af kirken således én forklaringsmodel, mens befolkningen støtter en anden.

I de første årtier af 1600-tallet tilspidser konflikten sig. Det er i denne periode staten skærper den lovgivning, som kriminaliserer trolddom, samtidig med at der landet over appelleres til den klapjagt på troldfolk, som allerede er i gang mange steder (Johansen 1991; Wittendorff 1992). Herved kommer staten ikke alene til at støtte den moderne tankegang, men også befolkningens ønske om flere hekseprocesser.

Nogen omtolkning af Guds ulykker fører dette dog ikke til. Staten går ikke imod de mere grundlæggende antagelser i den gamle tankegang. De ulykker, som henregnes til Guds ulykker, opfattes stadig som tegn på Guds vredes tid. Derfor støtter staten fortsat kirken i dens bestræbelser på at opdrage befolkningen til en syndbevidsthed, som blandt andet omfatter de smitsomme sygdomme. Det er denne støtte, som i 1625 fører til udformningen af Pestforordningen.

Pestforordningen indeholder slet ingen antydninger af, at smitsomme sygdomme også kan tolkes som forgørelse. Tværtimod. Den gør utvetydigt klart, at her drejer det sig om en katastrofe, der vedrører hele samfundet, idet den indvarsler Guds vredes tid. Synet på de smitsomme sygdomme adskiller sig således afgørende fra andre sygdomme. Hvor tolkningen af mange andre sygdomme kan gøres til genstand for forhandling i den gamle tid både blandt befolkningen og i den officielle verden, hersker der – når det drejer sig om smitsomme sygdomme – konsensus mellem kirke og stat om, at de skal tolkes som en Guds ulykke og som noget væsensforskelligt fra andre sygdomme.

På denne baggrund bliver det forståeligt, at Palladius må opfatte det som en stor og farlig provokation, når befolkningen i udstrakt grad slet ikke opfatter de smitsomme sygdomme som et tegn fra Gud, men f.eks. omtaler dem som børnesygdomme eller almissedød. Det vil sige sygdomme, som navnlig rammer svage og fattige grupper af befolkningen, som de mere velbjærgede synes, der er alt for mange af   en opfattelse, som senere tiders historikere har kunnet bekræfte. Proletariatet var stigende, og marginalisering og fremadskridende forarmning var tendenser i hele bondestanden.

Hvis vi skal følge Palladius, er kirkens og dermed statens største problem derfor dette, at folk slet ikke opfatter de smitsomme sygdomme som en begivenhed, og det er dette problem, staten forsøger at håndtere gennem udformningen af en almen forordning. Befolkningens afvisning af budskabet om, at smitsomme sygdomme primært skyldes en ansvarsforflygtigelse, tolker jeg således som en væsentlig årsag til udformningen af den første mere almene offentlige forordning på sundhedsområdet.

De råd Gud giver og tillader

Det er Palladius' linie som følges i den danske lovgivning om smitsomme sygdomme i slutningen af 1500-tallet og begyndelsen af 1600-tallet. Først og sidst skal folk forstå, at pesten er et tegn på Guds vrede, og at de er medskyldige, når pesten rammer det sted, hvor de bor. Hvis der forekommer overtrædelser af Guds lov, opfattes Guds vrede som en overhængende og konkret fare både for den enkelte og for samfundet. I 1500- og 1600-tallets danske lovgivning opfattes Guds vrede derfor ikke som noget abstrakt begreb, men som noget, der kræver omgående modforanstaltninger, hvis yderligere ulykker skal afværges.

Indledningen til Pestforordningen af 1625 er udformet som et diskussionsindlæg. Hvis Gud har sendt pesten som straf, bør mennesker da overhovedet forsøge at forhindre pesten? Svaret er et klart ja. Selv om det er Gud, der i sin berettigede vrede har sendt pesten, argumenteres der utvetydigt for brugen af råd. I indledningen til Pestforordningen redegøres der således ikke alene for pestens årsag. Der argumenteres også for en aktiv indsats imod dens virkninger.

I overensstemmelse med Pestforordningens indledning har befolkningen tre muligheder til sin rådighed. I indledningen beskrives de to første muligheder ganske kort som "de råd Gud giver og tillader". Forordningen giver udtryk for, at Guds egne råd altid er de bedste, men samtidig er det tydeligvis magtpåliggende for myndighederne også at understrege betydningen af de råd, Gud tillader. I den forbindelse henvises der bl.a. til medicin, røgelse mv. Forordningens afgørende argumentation hviler dog på den tredje mulighed: Ideen om forebyggelse. Folk skal gøre, hvad de kan for at forebygge smitte, præsterne skal hjælpe dem til at forstå betydningen af denne opgave, og øvrigheden skal medvirke til at sikre, at foranstaltningerne bliver fulgt og overholdt (Secher 1887-1918, bd. 4, nr 137, afsnit 8). Det understreges derfor i Pestforordningen af 1625, at det ikke skal opfattes som et ansvarssvigt, hvis "sunde" husbondfolk forlader tjenestefolk, der er blevet ramt af pest, hvis der er blevet sørget passende for dem (Secher 1887-1918, bd. 4, nr 137, afsnit 10). Sundheden er således et så vigtigt anliggende, at der omkring sundheden udvikler sig en særlig etik, når det gælder pesttider, hvor Gud vredes.

Sundhed i pestforordningen af 1625

I Pestforordningen af 1625 anvendes ordet "sundhed" tre gange. Første gang om et sundt sted, anden gang om sund føde og tredje gang om mennesker både i formen sund og sundhed.

Det foreslås, at pesthuset anbringes et sundt sted. Denne beliggenhed beskrives nærmere som "ude af byen noget af vejen" (Secher 1887-1918, bd. 4, nr 137, afsnit 7). I det andet tilfælde handler det om sund føde. Sund proviant er god og velopbevaret.

I det sidste tilfælde handler sundheden om menneskers sundhed. Der skelnes her mellem pestramte og sunde. Forordningen bestemmer, at det er lovligt, at husbondfolket forlader deres syge tjenestefolk, hvis der er sørget for deres pleje:

> Meden dersom nogen tiunde siug blifver oc husbonde eller hustrue, som sunde ere, ville strax efter, at nogen saadan siugdom formerkis i deris huse, begifve sig paa andre steder, hvor de kunde godvilligen indtages, da skulle

de icke nødis til at blifve hos de siuge, meden dennem frit fore, naar de siuge oc de som i husene blifve, med underhold, medicin oc anden nødtørft besøge efter deris leilighed sig ud at begifve, dog at de icke uden høi aarsag steder andre sig til omgengelse, før end om deris egen tilstand oc sundhed paa nogle ugers tid vist er forfarit (Secher 1887-1918, bd. 4, nr 137, afsnit 10).

Igen er Pestforordningen og Palladius helt enige. Også han gør et stort nummer ud af demonstrere, at folk ikke skal tro, det glæder Gud, hvis de sætter deres liv på spil og lader stå til. I nummer 12 udtrykker han denne tankegang således: "Der findes også dem der forbander alle dem, som unddrager sig pesten og roser sig af, at de selv tør blive tilstede. De mener, de vil derfor dø som kristne mænd, og fordømmer alle dem, der ikke er tilstede i pestens tid, de følger hvert lig etc." (min oversættelse af Palladius 1553, Jacobsen 1911-26, 2,353-54). Med sædvanlig sans for kontrasteringens og dramatiseringens kunst følger herefter Palladius' sønderlemmende kritik og omtolkning af denne for ham så onde snak, som kun kan føre til, at Guds vredes tid ikke hører op.

Guds lykke
I 1550erne bruger Palladius ikke ordet "sundhed". I Pestforordningen af 1625 optræder det derimod flere gange og i sproglige sammenhænge, som ved første øjekast næppe virker særlig bemærkelsesværdige. Vel at mærke ud fra en nutidig betragtning. Og dog.

Det, jeg særlig lægger mærke til er, at ordet "sundhed" i Pestforordningen ikke knyttes til medicinerne og deres virksomhed eller andre sygdomsbehandlere. Sunde mennesker er ikke mennesker, der er blevet sunde, fordi de har fået behandling. De sunde er mennesker som har sundhed – også i en verden og et tidsrum mærket af pest, det vil sige i Guds vredes tid. De, der er bærere af sundheden, adskiller sig herved både fra dem, der er syge af pest, og fra dem som Gud har ladet blive raske, fordi de har brugt de råd, Gud giver og tillader. Dette at være bærer af sundhed i Guds vredes tid er således noget særligt.

Med Pestforordningens egne ord vil jeg beskrive denne sundhedens gave som "en Guds lykke". I Pestforordningen af 1625 nævnes "Guds lykke" og "Guds råd" side om side: "... saa vit gud den allermectigste giver self naadelig raad oc lycke..." (Secher 1887-1918, bd. 4, nr 137, afsnit 4, jvf. kap. 7.1). Så vidt jeg kan se, henviser forordningen her til den overlevelse, der beror på, at man har fulgt hans råd (som bl.a. fører til at syge bliver raske, og at Guds vredes tid hører op) og den overlevelse, der skyldes at sundheden beholdes, fordi Gud ikke tager lykken bort. Som den gave sundheden er, forpligter denne Guds lykke sine bærere til at værne om sundheden, som Gud har givet dem, og ikke unødigt at sætte den over styr. Ligesom Guds ulykker forpligter Guds lykke folk til et liv, der glæder Gud.

Dobbelthed, splittelse eller sammenvævning?
Også med hensyn til brugen af råd, er der fuld overensstemmelse mellem Palladius og Pestforordningen. Befolkningen bør ikke alene bruge de råd, Gud giver, men også dem han tillader, og navnlig skal de forsøge at undgå smitte.

Allerede i begyndelsen af 1500-tallet argumenteres der således blandt reformatorerne for dette, at mennesker bør forsøge at overleve.

Netop dette punkt har voldt senere tiders forskere visse problemer. Af Troels-Lund kaldes det en "dobbelthed i tankegangen", mens Wittendorff omtaler det som en "modsætning" eller "splittelse".

I forbindelse med en definition af lægemidler, som "Midler, der ved deres egen Kraft, uafhængig af Bøn, skulde kunne virke"[22], fremhæver Troels-Lund, at man ikke inden for Reformatorernes kreds så med blide øjne på brugen af lægemidler. Troels-Lund mener:

> Troen paa Gud som nærmeste og eneste Kilde til al Sygdom kan have en dobbeltvirkning: Den kan lamme og slappe Foretagelsesaanden, undergrave Forsigtighed og Iver for at anvende Forebyggelsesmidler (Troels-Lund 1911,55).

Den handlingslammende passivitet omtales som "en slappende virkning". Men passiviteten kan også "udruste den syge med en Taalmodighedens og Hengivelsens Kraft" (Troels-Lund 1911,55). Denne kraft beskriver Troels-Lund som "styrkende". Den styrkende virkning finder han imidlertid ikke mange spor af i det 16. århundrede. Efter hans opfattelse er det den slappende virkning, der gør sig stærkest gældende.

Dette at folk bruger lægemidler, tolker Troels-Lund som noget, der sker i modstrid med kirken. "Enhver anden Behandlingsmaade af Sygdom (end bønner, syndbekendelse mv.)[23], selv om den holdt sig nok saa nær til det kirkelige, var derimod kun Tvivl og Synd" (Troels-Lund 1911,53). Han mener ligefrem, at der er tale om en form for "Dobbelthed i tankegang", *hvor to forskellige naturopfattelser – teologens og lægens – ubevidst brydes imod hinanden*[24] (Troels-Lund 1911,53).

Også Wittendorff kommer ind på dette spørgsmål i sin opposition til Johansens disputats (Wittendorff 1992; Johansen 1991). Han opponerer her imod Johansens grundantagelser om den knugende syndsbevidsthed, som har mange lighedspunkter med Troels-Lunds teori om den slappende virkning.[25] Som allerede nævnt opfatter Johansen den knugende syndsbevidsthed som en stadig mere omsiggribende passivitet, der bliver en medvirkende og væsentlig årsag til trolddomsprocessernes ophør.

Det, der interesserer Johansen, og dermed Wittendorff som opponent, er det opbrud, der finder sted i 1600-tallet, hvornår det sætter ind, hvad der kendetegner det, og hvordan disse kendetegn skal tolkes. Hvor Johansen mener, at der kan påvises en klar tendens i forbindelse med et udviklingsforløb, som fører til sejr for en bestemt tænkning, er Wittendorffs hovedantagelse den, at, "mentaliteter er altid processer og altid fulde af modsætninger og ubesvarede spørgsmål

---

[22] (Troels-Lund 1911,53).
[23] Parentesen er min tilføjelse.
[24] Jeg tillader mig her at foretage en sammentrængning af Troels-Lunds formulering, som fylder adskillige linier, idet jeg dog har bibeholdt hans egne nøglebegreber.
[25] Der igen er i overensstemmelse med de socialhistoriske perspektiver, der fremhæves af historikerne Th. Kjærgaard og E. Ladewig Petersen (Kjærgaard 1991; Ladewig Pedersen 1980).

(Wittendorff 1992,13). I opposition til Johansen – og dermed indirekte også til Troels-Lund – anfører Wittendorff derfor, at han ikke mener, der kan påvises nogen klare tendenser i retning af stigende passivitet, men snarere i retning af stigende mangfoldighed.

Wittendorff henviser i den forbindelse specielt til Jesper Brochmands *Herrens hånd. Det er en kristelig og gudelig undervisning af Guds ord om pest,* der udsendes 1630, fem år efter Pestforordningen. Hos Brochmand gentages det, at pesten kommer fra Gud, og han henviser til bøn og bod (pønitense). "Men ellers", skriver Wittendorff om Herrens Haand, "drejer det sig om forskellige praktiske foranstaltninger (bl.a. renlighed) og lægemidler, der kunne forebygge eller kurere sygdommen" (Wittendorff 1992,12). Som Wittendorff fremstiller det, er det således noget væsentligt og til en vis grad også noget nyt i 1600-tallet, når der med så stor vægt argumenteres for praktiske foranstaltninger som lægemidler og renlighed i forbindelse med pest. Wittendorff fortsætter herefter:

> De fleste i dag vil nok opfatte dette som udtryk for en modsætning eller splittelse inden for den daværende elites billede af verden, navnlig fordi vi ved, at denne modsætning efterhånden tog form af en splittelse imellem den religiøse virkelighedsforklaring og den nye "naturvidenskabelige" med dens nye former for rationalitet (Wittendorff 1992,12).

Brugen af lægemidler kædes således sammen med antagelser om et omfattende opbrud vendt mod den officielle og anerkendte viden, der beskrives som teoretisk-abstrakt:

> Helt bortset fra Bacon havde den ydre fysiske virkelighed forlængst belært folk om, at der kunne være flere mulige forklaringer, og at sygdomme og andre påtrængende realiteter ikke kunne klares på et teoretisk-abstrakt plan. Man gjorde erfaringer, som ikke umiddelbart lod sig forene med den officielle og anerkendte viden. Så måtte man udvide forklaringsrammerne eller ty til andre (Wittendorff 1992,13).

Wittendorff knytter således 1600-tallets opbrud og ophøret af offentlige trolddomsprocesser til udviklingen af nye eller alternative forestillinger om det, han kalder "sygdommenes natur". Disse nye forestillinger mener han ikke alene udgår fra en ny naturvidenskabelig rationalitet, men også fra folks hverdagserfaringer.

Samtidig føjer han forsigtigt til: "Det nye i 1600-tallet er ikke den slags modsætninger" (Wittendorff 1992,13). Hvilke modsætninger Wittendorff egentlig henviser til her, er jeg ikke helt sikker på. Er det mon de mere specifikke modsætninger, som nævnes i forbindelse med brugen af lægemidler i forbindelse med pest versus bøn og pønitense, knyttet til forestillingen om, at pest er forvoldt af Gud og at kun Gud giver råd? Eller de mere almene drøftelser af virkelighedsforklaringer baseret på henholdsvis naturvidenskabelige studier og hverdagserfaringer versus religiøse antagelser? Ud fra Wittendorffs grundantagelse om at mentaliteter er en proces og fulde af modsætninger, går jeg ud fra, at det rigtigste svar er, at han refererer til begge niveauer, det vil sige både til de specifikke eksempler og de almene overvejelser, idet han ønsker at understege, at tidens tænkning kendetegnes ved det, jeg har kaldt *sammenvævning af forskellige betydningsdannelser*.

I opposition til Johansen konkluderer Wittendorff i hvert fald, at det er den voksende opmærksomhed på flere mulige forklaringer, der er det nye i 1600-tallet:

> Det nye i 1600-tallet er ikke den slags modsætninger. Det nye er den voksende opmærksomhed på dem, og at der blev skrevet og trykt og læst meget mere, som direkte eller indirekte bragte dem frem i bevidstheden (Wittendorff 1992,13).

Selv om jeg helt deler Wittendorffs grundlæggende antagelser om, at mentaliteter kendetegnes ved sammenvævede betydningsdannelser, og at denne sammenvævning hele tiden tager nye udtryksformer, er jeg ikke helt enig i de konklusioner, han drager om opbruddet i 1600-tallet, som fører til hekseforfølgelsernes ophør i den officielle verden. Jeg er ikke så sikker på, at han har ret i, at 1600-tallets opmærksomhed på lægemidler og erfaringer om sygdomme skal tolkes som et udtryk for fremvæksten af nye og alternative forklaringsrammer, og jeg deler navnlig ikke hans opfattelse af, at opmærksomheden på erfaringer vokser frem uden for teologernes kreds, *på trods af* teologernes tankeverden. Min afgørende indvending er, at det ikke er noget nyt, hverken i 1630erne eller senere i 1600-tallet, når man i opbyggelseslitteraturen tilråder folk at anvende friske råvarer, fraråder dem at bruge tøj, som syge har haft, eller anbefaler dem at skaffe sig lægemidler i forebyggende eller helbredende øjemed. Allerede Palladius gør et meget stort nummer ud af de råd, Gud tillader, og allierer sig direkte med universitetslægen Peter Capeteyn, ligesom hele tankegangen i Pestforordningen går i samme retning. Det ville have været i modstrid med lovgivningens ånd, hvis opbyggelseslitteraturens forfattere efter 1625 ikke eksplicit havde fremhævet både de råd, Gud giver og tillader.

Drejer det sig således i *den gamle tid* om smitsomme syger, forholder man sig i den officielle verden både til dem som en sygdom, det vil sige en begivenhed, der vedrører lægemidler og lægers råd, men også som en Guds ulykke i Guds vredes tid, det vil sige en begivenhed, der vedrører gudsforholdet.

Det er i denne sammenvævede tankeverden, at den tidlige udvikling på sundhedsområdet foregår. I et betydningsunivers, hvor man i en og samme sætning kan skrive om "de råd Gud giver og tillader" er det, vi i dag opfatter som en tvetydighed; en sammenvævet helhed i tekstens rum. Jeg ser derfor ingen dobbelthed, modsætning eller splittelse i tankegangen, der kan opfattes som et tegn, der indvarsler en ny tid, men et både-og-forhold, som netop kendetegner den gamle tid. Helheden kan af systematiske årsager splittes op i enkelte dele, men i den gamle tid aldrig uden at noget væsentligt går tabt.

Min undersøgelser tyder således på, at man i den gamle tid havde et mere nuanceret syn på det, vi i dag under ét henregner til sygdom. Netop derfor mener jeg, at både Troels-Lund, Johansen og Wittendorff er inde på noget såre væsentligt, når de med stor vægt som historikere og kulturhistorikere dokumenterer, hvordan forskellige tolkninger af "det med sygdom" trives side om side i den gamle tid.[26]

Sygdom og sygdom

Et tilbagevendende problem i forbindelse med synet på den gamle tid blandt nyere tids forskere er, at der er foregået en forenkling af sygdomsbegrebet. Dette har ført til en sammenblanding af den gamle tids mere nuancerede tænkning. *Smitsomme sygers tid* er blevet til *sygdom,* mens den gamle tids forklaringer på det, der sker i smitsomme sygers tid, opfattes som og sammenlignes med sygdomsforklaringer. Når man først er blevet fortrolig med den form for rationalitet, der opfatter brug af *råd Gud giver og tillader* som en dobbelthed eller en modsætning, kan det være svært at forholde sig til den gamle tids sammenvævede tankeverden, hvor sygdom og sygdom ikke nødvendigvis er det samme. En forståelse for at smitsomme sygdomme er noget kvalitativt anderledes end indvortes og udvortes sygdomme, synes sjældent tilstede.

Nyere tids medicinhistorikere har haft svært ved at bestemme sig for, hvad de egentlig skulle mene om de kilder fra den gamle tid, de synes handler om sygdomme, men hvor hele argumentationen virker så uforståelig, at det, der siges, næppe opfattes som vederhæftigt (Habermas 1981; jvf. kap. 4). Edv. Gotfredsen er en af dem, der er blevet så fascineret af det tilsyneladende absurde syn på den engelske svedesyge, en dødelig influenzalignende lidelse, at han i *Medicinens historie* fortæller følgende lille historie: "I København skal på én dag være død 400 mennesker, og Peder Palladius udlagde sygdommen som en følge af Guds fortørnelse over de nye moder" (Gotfredsen 1973,184). Ud fra en nutidig lægelig betragtning fremtræder Palladius' forklaring ikke alene som ugyldig, men snarere som kuriøs. For en naturvidenskabeligt skolet forsker som Edv. Gotfredsen er det tydeligvis svært overhovedet at begribe en årsagsforklaring, hvis gyldighed forudsætter en forståelse af betydningen af Guds vrede.

Palladius' forklaring har også fanget Troels-Lunds interesse. I *Sundhedsbegreber i Norden i det 16. Aarhundrede* drøfter han mere indgående synet på moden og de perspektiver moden rejser for sundhedsområdet (Troels-Lund 1911,44-52). Først fremhæver han: "Modernes historie var da i Virkeligheden Nøglen til Sundhedstilstanden, til Sygdommenes skiftevise rækkefølge" (Troels-Lund 1911,44). På de følgende sider bringer Troels-Lund en række eksempler, drøftelser og bemærkninger, som jeg kun kan læse som en form for ironi og skrækblandet forundring over tidens absurde tankeverden, hvor de ledende revser, men samtidig selv er de første til at overtræde deres egne anvisninger. "Fulgte ikke Sjællands Bisp, Peder Palladius, selv Moden baade hvad Pibekrave og krusede Haandlinninger angik!" skriver Troels-Lund med udråbstegn og henviser til et stik, der bringes som figur 9 i bogen. Afsnittet afrundes herefter med følgende konklusion: "Sygdom er altsaa efter det 16de Aarhundredes Anskuelse Guds straf for Synden, særligt de nye Moder" (Troels-Lund 1911,52).

---

[26] Troels-Lund skelner systematisk mellem 1) Gud er årsag til sygdom, 2) Djævelen er årsag til sygdom, 3) Sygdom forårsages af stjernerne, 4) Sygdom stammer fra legemets væsker (Troels-Lund 1911).

Til både Gotfredsen og Troels-Lund er at sige, at den engelske syge, lige så lidt som mode, kan beskrives med ordet sygdom, når det drejer sig om 1500-tallets Danmark. Som en af de smitsomme sygdomme bliver den engelske syge i den gamle tid opfattet som tegn, det vil sige som en begivenhed i Guds vredes tid. I den forbindelse er det for øvrigt interessant at se, at Troels-Lund, uden selv at reflektere nærmere over det, blandt sine eksempler har flere henvisninger til kilder, hvor moden konsekvent ud fra tidens egen rationalitet kædes sammen med en anden af Guds ulykker, nemlig krig. I disse eksempler refereres der både til Syvårskrigen (Troels-Lund 1911,54-55) og til Trediveårskrigen (Troels-Lund 1911,49 og 51).

Lykke-ulykke begrebet

Gustav Henningsen er den eneste, der ud fra en folkloristisk synsvinkel har diskuteret forestillingerne om lykke-ulykke i forbindelse med den gamle tid med opmærksomheden vendt både mod den folkelige og den officielle verden (Henningsen 1991; 1992). Første gang Gustav Henningsen diskuterer begreberne, er i hans opposition til Johansens disputats, det vil sige i forbindelse med de jyske hekseprocesser 1609-87 (Henningsen 1992, Johansen 1991). Fremstillingen er imidlertid mere sammentrængt i denne opposition end i bogen *Heksejægeren på Rugaard*, som udgives 1991. Jeg foretrækker derfor at henvise til fremstillingen fra 1991, selv om der her er tale om en undersøgelse, der i princippet vedrører de første årtier af det, der for medicinhistorikerne udgør ansatserne til den nye tid, det vil sige tiden efter 1672. Selv skelner Gustav Henningsen dog lige så lidt som andre forskere, der beskæftiger sig med de danske hekseforfølgelser, mellem tiden før og efter 1672.[27]

I *Heksejægeren på Rugaard – de sidste trolddomsprocesser i Jylland 1685-87* drøftes begreberne lykke og ulykke i det indledende afsnit, som Henningsen kalder "Forhistorien" (Henningsen 1991,19-23); han mener, at de allerfleste mennesker endnu i slutningen af 1600-tallet, levede i to forestillingsverdener med hver sin opfattelse af lykke og ulykke. "Bikulturelle" kalder han dem, idet han henviser til den *officielle, kristne kultur* versus *den folkelige, magiske kultur,* en skelnen der ikke er uden lighedspunkter med Uldalls tidligere omtalte opdeling i en højkirkelig og en lavkirkelig verden (Uldall 1963).

Ifølge Henningsens teori adskiller opfattelsen af lykke og ulykke i den officielle, kristne kultur sig væsentligt fra det folkelige lykkebegreb bl.a. derved at begreberne i den officielle verden er abstrakte, mens lykke-begrebet i den magiske kultur er konkret. Som eksempler på forskellige former for lykke i den konkrete folkelige kultur omtaler Henningsen hestelykke, fårelykke, svinelykke, kornlykke, mælkende og gåselykke (Henningsen 1991,20). Om den folkelige verden fremhæver Henningsen endvidere, hvordan lykke opfattes som et begrænset gode, nogen kan have for meget af på andres bekostning, samt at lykke anses for noget man har, som andre kan tilrane sig (Henningsen 1991, 20ff).

Teorien om lykke som et begrænset gode, der oprindelig er udviklet af antropologen George Foster i forbindelse med nutidsstudier af bondesamfund

---

[27] Også i oppositionen til Johansen, der beskæftiger sig med perioden 1609-87, bygger Gustav Henningsen så vidt jeg kan bedømme på Rugaard-sagen 1685-87.

i Mexico, støttes således af Henningsen ud fra undersøgelser af den danske landbefolknings lykkeforestillinger på Christian V's tid (Foster 1965; Schiffmann 1992. Henningsen 1991,20ff). Selv mener jeg, at Fosters tese er for snævert udtænkt. Mine studier af kloge folk i 1800-tallet viser, at det ikke er ualmindeligt, at deres særlige kunnen bliver forklaret som et udtryk for, at de kan mere og har mere end andre, og at dette ikke betyder, at noget er gået fra andre. De kloge folks overskud begrundes i sagntraditionen med, at de har fået mere end andre allerede fra fødslen f.eks. fordi de er blevet født på en søndag, i sejrsskjorte eller lignende, eller fordi de senere i livet har fået en "gave". En gave som vel at mærke ikke er taget fra andre. En gave som ikke er gået ud over andre. Jeg lægger her vægt på, at det i fortællinger som disse ikke fremgår, at nogen balance er blevet forrykket, og at de kloge folks overskud ikke synes at være en del af begrænsede goder i 1800-tallets danske bondesamfund (Rørbye 1976a).

Hvorvidt teorien om de begrænsede goder er mere holdbar i bondesamfund som det danske på Christian Vs tid, kan jeg ikke udtale mig om ud fra de tekster, jeg har beskæftiget mig med fra den gamle tid, fordi disse tekster primært spejler forestillingerne i den officielle verden. Selv om jeg mener, der er behov for en mere vidtgående diskussion af Fosters (og dermed Henningsens) teori, skal jeg derfor her koncentrere mig om Henningsens teori om lykke-ulykke-begreberne i den officelle, kristne kultur. Henningsen fremhæver i den forbindelse: "Ifølge den officielle, kristne lære var lykke udtryk for Guds nåde og velsignelse, mens ulykke opfattedes som Guds straf eller prøvelse" (Henningsen 1991,20).

Henningsen opfatter her lykke og ulykke som en negation, der hænger sammen, idet begreberne gensidigt er med til at bestemme hinandens betydning inden for den officielle kristne verden. I umiddelbar forlængelse af citatet ovenfor føjer han herefter til: "Men det folkelige lykkebegreb gik langt videre. For det første var det ikke et overordnet, abstrakt begreb, men noget helt konkret" (Henningsen 1991,20).

Henningsens teori om det konkrete lykkebegreb i det magiske univers er således samtidig en teori om, at lykke-ulykke-begreberne i den officielle, kristne verden kan beskrives som abstrakte og overordnede.

Jeg mener imidlertid ikke, denne teori holder, når det drejer sig om den gamle tid. Til den officelle verdens opfattelse af Guds ulykker, som de kommer til udtryk i kilder som lovtekster, opbyggelseslitteratur, vejledninger og lignende hører en tidsopfattelse. Før vedtagelsen af medicinalordningen af 1672 bliver Guds ulykker altid primært sammenkædet med Guds vredes tid. Og inden for dette rum af tid fremtræder Guds ulykker som uhyre nærværende og konkrete begivenhedsforløb. Det er dette billede, jeg møder i kilderne fra den gamle tid, hvor pest ses i sammenhæng med dyrtid, krig og oprør. Her omtales en stormflod sammen med dyrtiden og pesten 1625 hos Nakskovpræsten Anders Pedersen Perlestikker, og hos en af opbyggelsestidens forfattere, Jens Jensen Mariager, nævnes brande, slanger, ukrudt og lignende (Mariager 1673 cf. Ladewig Petersen 1980,102).

Når Henningsen ikke tillægger sammenvævningen af Guds ulykker med Guds vredes tid større vægt, kan det skyldes, at han tager udgangspunkt i et kildemateriale fra 1680erne. På Christian d. V.s tid er etikaliseringens spor under opbrud på sundhedsområdet, og forestillingerne knyttet til tidens rum er blevet mindre tydelige.[28]

Fra den lovgivning, der allerede er blevet omtalt, kan nævnes et par eksempler på, hvordan lykke og ulykke sættes i tale i begyndelsen af 1600-tallet. I Pestforordningen af 1625 nævnes Guds lykke og Guds råd side om side: "[...] saa vit gud den allermectigste giver self naadelig raad oc lycke [...]" (Secher 1887-1918, bd. 4, nr 137, afsnit 4, jvf. kap. 7.1). Også i den officielle, kristne verden kan ordet "lykke" således henvise til noget temmelig konkret: Gud giver råd og lykke. I Forordningen om sværgen og banden af 1623 er det ulykke-begrebet, der bringes på bane. Her omtales Guds ulykker som "saadant ulycke och guds straffe" og Guds "paahængende straf og ulycke", idet der henvises til en række konkrete samfundskatastrofer, som har mange lighedspunkter med de ulykker, der i den private verden tilskrives tab af hestelykke, svinelykke, kornlykke etc.

Jeg deler således ikke Henningsens opfattelse af, at de officielle, kristne lykke-ulykke-begreber er abstrakte, mens lykke-begrebet i det magiske univers i modsætning dertil er konkret. Begge henviser efter min opfattelse til noget konkret, og begge har en varighed, som griber afgørende ind i den enkeltes liv og skaber et tidsrum af lykke eller et tidsrum af ulykke.

Lykke-Ulykke – en negation?

I forbindelse med sin diskussion af lykke-ulykke-begreber i det magiske univers omtaler Henningsen, at dette med negationer ikke altid er så enkelt – en iagttagelse, der altid vil være væsentlig inden for den tolkende folkloristik. Henningsen fremhæver i den forbindelse, at folk bruger ordet "ulykke", men så vidt han kan se ikke som en negation til deres lykkebegreb.

> Jeg er ikke sikker på, om man i det magiske univers havde noget ord for den tilstand, der helt præcist lader sig definere som negationen til alle de forskellige former for "lykke". Det vil sige den situation, man befandt sig i, når ens "hestelykke", "mælkende", "svinelykke", "kornlykke" eller "gåselykke" var forgjort (Henningsen 1991,21).

Henningsen mener, at en vending som "Gid du må få en ulykke" henviser til noget abstrakt, og at opfattelsen af ulykke herved er ude af takt med det folkelige magiske lykkebegreb, som er konkret. Som det fremgår af min argumentation ovenfor, er jeg ikke sikker på, at dette er den eneste mulige tolkning. En mulighed er, at ordene i samtiden er blevet opfattet som noget uhyre konkret, nemlig "gid du må tabe Guds lykke", dvs. blive ramt af de ulykker, som rammer mange, f.eks. dyrtid, krig, oprør, smitsomme sygdomme, stormflod, brande, misvækst, etc.

I modsætning til Henningsen mener jeg ikke, at jeg i den gamle tid finder tydelige tegn på en bikulturel kultur i forbindelse med lykke og ulykke, der skulle kendetegnes ved en konkret versus en abstrakt tænkning. Men jeg er enig

---

[28] Jvf. f.eks. omtalen af Guds ulykker i Danske Lov 6. 2., spalte 865, hvor omtalen af Guds vredes tid i modsætning til tidligere bestemmelser om banden og sværgen kun omtales som "saadan Guds Fortørnelse".

i, at der er forskel. Omfanget af ulykken er sandsynligvis det, der adskiller den officelle verdens udsagn om Guds lykke-ulykke fra det, der siges blandt befolkningen om kornlykke og lignende. Tabet af lykke i det folkelige univers er et tab, som først og fremmest rammer den enkelte eller den enkeltes hushold, mens tabet af lykke i det officielle univers er et tab af Guds lykke, som fører til omfattende samfundskatastrofer, der rammer mange.

Jeg er også enig med Henningsen i hans grundantagelse om, at begreberne Guds lykke og Guds ulykke udgør en sammenhængende betydningsdannelse. Interessant i denne forbindelse er det dog at iagttage, hvordan ordene optræder i de ovenfor omtalte tekster (Pestforordningen af 1625 og Forordning om Sværgen og Banden 1623). Her sættes ordene "lykke" og "ulykke" sammen til ordpar, hvor ensartede ord bruges side om side. "Ulykke" nævnes sammen med "straf", "lykke" sammen med "råd". Men ordene "lykke" og "ulykke" optræder lige så parvis som ordene "sundhed" og "sygdom". Det fremgår ikke af teksterne, hvorvidt Guds ulykke opfattes som en sammenvævet negation til Guds lykke. Teksterne viser kun, at ordene tilhører samme betydningsunivers. Lykke og ulykke, sundhed og sygdom kan derfor ikke forstås uafhængigt af Guds vredes tid. Enten er de en del af vredens tid, eller vredens tid udgør en slumrende mulighed, som kan blive til virkelighed, hvis der ikke passes på. Både lykke og ulykke, sygdom og sundhed kræver derfor den yderste påpasselighed.

Efter hekseprocessernes tid

Allerede i anden halvdel af 1600-tallet ebber de offentlige forfølgelser af troldfolk ud. Der er mange delte meninger om, hvorfor dette skete – også inden for den nyeste hekseforskning (Henningsen 1991; Johansen 1991; Wittendorff 1992). I Danmark mortificeres de grundlæggende bestemmelser i 1600-tallets trolddomslovgivning dog aldrig. Formelt set forsvinder trolddomsbestemmelserne først i den danske lovgivning i 1866. Straffeloven af 1866, som erstatter alle tidligere straffebestemmelser, optager således ikke nogle af de gamle trolddomsbestemmelser. Efter 1700 eksekveres der ikke dødsdomme alene for trolddom.

Selv om de offentlige forfølgelser ebber ud, ophører hekseforfølgelserne dog ikke. Også i årene efter 1700, ja helt frem til vore dage, optræder der eksempler på selvtægt, hvor folk går til angreb på mennesker, der frygtes som hekse (Henningsen 1975; Piø 1964; Rørbye 1976a; 1977). Dette gælder f.eks. Bertha Sjelle, der havde en betydelig praksis som klog kone på Præstøegnen i 1870'erne, hvor hun altid afsluttede sin behandling med at bede om et lån, som ingen turde anmode om at få tilbagebetalt (Rørbye 1977). Mange ønskede heller ikke at vidne mod hende; der blev rejst sag mod hende, angiveligt fordi man var bange for hende. Under retssagen kommer det også frem, at en gruppe mennesker, der mener, hun som hævn har forgjort en besætning, så den ikke kan give mælk, forsøger at bryde hendes trolddom via en temmelig voldsom og truende hekseforfølgelse, der får hende til at flygte over hals og hoved fra den pågældende gård, hvor folk har forsamlet sig og råbende og skrigende løber frem imod hende og kalder hende en gammel heks. I retssalen viser en af deltagerne som tegn på madan Sjelles hævn en bullen finger frem, der ikke vil læges, for at forklare dommeren, at det ikke er klogt at vidne mod hende. Befolkningens ønske om hekseforfølgelser hører således ikke op i 1600-tallet, men kommer også til udtryk i de følgende århundreder.

Hekseforfølgelserne i ældre og nyere tid dokumenterer, at befolkningen ikke opgiver en forklaringsmodel så let. Heller ikke når de udsættes for et voldsomt pres og realistiske trusler om afstraffelse både fra kirkens og myndighedernes side. Tendensen til at folk foretrækker at forklare ulykker som et resultat af årsager, der ikke involverer dem selv, gør sig således gældende både før og efter 1700.

I modsætning til Johansen tør jeg derfor ikke drage den konklusion, at teologer og myndigheder kunne overbevise befolkningen om syndens konsekvenser. Selv om kirke og stat ønskede at påføre folk en knugende syndsbevidsthed, lykkedes det tilsyneladende ikke rigtigt. Også fra historisk side er der blevet rejst tvivl om teorien. Wittendorff mener "[...] at befolkningen i det store og hele holdt fast ved sine gamle trosformer, den store kulturelle understrøm, der i århundredernes løb tålmodigt har optaget både katolske og senere lutherske elementer i sig [...]" (Wittendorff 1992,23)[29].

Teorien om synd er således nok en almindelig tankegang vidt udbredt i den offentlige verden, men enerådende i den gamle tid er den næppe.

Samvirkende sygdomstolkninger

Selv om teologernes og befolkningens tankebaner, når det drejer sig om tro, i en del tilfælde går i hver deres retning, har de dog det til fælles, at sygdom i almindelighed opfattes som en begivenhed, og at det i forbindelse med denne begivenhed er af afgørende betydning at finde ud af årsagen for at kunne tilrettelægge, hvilken behandlingsstrategi der skal vælges. Opfattes sygdommen som et tegn på Guds vredes tid vælges én strategi, opfattes sygdommen som forgørelse en anden. I slutningen af 1600-tallet får endnu en tolkningsmulighed lovkraft. Ifølge Kirkeritualen af 1685 skal der fremover ud fra erfarne medicineres vurdering også undersøges, om der er tale om sygdom med naturlig årsag i forbindelse med anfægtelser og besættelser (jvf. kap. 7.4).

Til disse tolkninger af *sygdom som begivenhed i tidens rum, sygdom som forgørelse* og *sygdom med naturlig årsag* vil jeg føje den form for betydningsdannelse, der ytrer sig som manglende refleksioner, hvor sygdom betragtes som en hændelse, der ikke fører til overvejelser om årsager, og dermed heller ikke til foranstaltninger om behandlingsstrategier. *Sygdom som hændelse* ytrer sig som tomhed og manglende erfaringsdannelse om det, der af andre opfattes som sygdom og lidelse. En tavshed om noget der sker, som ikke medfører overvejel-

---

[29] Wittendorff fortsætter sin argumentation således. Dette "betyder i vores sammenhæng, at befolkningens hovedpart blev ved med at opfatte trolddom som alene skadevoldende magi og fortsatte med at betjene sig af den helbredende og lykkebringende, tilsyneladende i usvækket omfang til langt op i 1800-tallet" (Wittendorff 1992,23). Selv om jeg er enig med Wittendorff i, at folk fortsat betjener sig af magi, der vil det gode, både i 1800-tallet, og for øvrigt også en del af 1900-tallet, er der intet i mine studier af de kloge folk fra denne periode, som tyder på, at der er grundlag for at drage så vidtgående en konklusion, at kun skadevoldende magi opfattes som trolddom. Mange optegnelser tyder på en langt mere kompliceret og sammensat tænkning hos folk, som i mange tilfælde førte til, at man både frygtede og undgik, men alligevel i krisetilfælde opsøgte kloge folk med trolddomsry (Rørbye 1976a; 1977).

ser om, hvad der skal gøres, hvorfor det sker, om det er godt eller dårligt, om det betyder noget særligt, og lignende.

Når sygdom som hændelse overhovedet kan studeres som sprogliggjort virkelighed i den gamle tid i Danmark, beror det på, at der i nogle tilfælde sker noget, som får refleksionerne til at gå i gang. En udløsende begivenhed i 1600-tallet kan være en anklage for trolddom. I lyset af sagen ændres tolkningen af sygdom som hændelse til sygdom som forgørelse. Det er dog Palladius jeg kan takke for en mere indgående beskrivelse af de manglende refleksioner, han opfatter som et særkende hos befolkningen, når de stod over for pest. Når Palladius overhovedet har beskrevet denne refleksionens tomhed, skyldes det, at han har opfattet den som en farlig provokation. Og det vil i bogstavelig forstand sige en livsfarlig og samfundsfarlig provokation. For Palladius repræsenterer de manglende refleksioner i befolkningen således ikke kun en tomhed, en primitiv eller uciviliseret uvidenhed eller handlingslammelse forårsaget af nød og elendighed, men en "ikke-tro". Og det er som "ikke-tro" Palladius opfatter den manglende folkelige reaktion som en forulempelse af Gud og en trussel mod verden.

Mellem sygdom og sundhed i etikaliseringens spor

I den gamle tid præges udviklingen på sundhedsområdet ikke af klare og entydige tendenser. Men nogle grænser bliver trukket op.

Hvor Palladius som kirkens ledende skikkelse i midten af 1500-tallet tordner imod befolkningen og forsøger at belære dem om smitsomme sygers rette betydning, hvor myndighederne i de følgende år støtter denne argumentation og i 1625 udformer en forordning, der hviler på budskabet om Guds vrede og pligten til at værne om sundhed, og hvor opbyggelseslitteraturens stigende strøm støtter disse bestræbelser, forbliver befolkningen en modvillig part i udviklingen.

Side om side med dette spor optrappes klapjagten på troldfolk. Netop i de samme år som Pestforordningens vedtages, er forfølgelserne mere intensive end nogen sinde. Men de ebber hurtigt ud, selv om de enkelte steder får et kort opsving sidst i 1600-tallet (Henningsen 1991).

Først i slutningen af århundredet begynder man for alvor at opfatte sygdom med naturlig årsag som en mere selvstændig sygdomsforklaring, der kan stå alene (jvf. kap. 7.4). Det vil sige som et anliggende, der udelukkende eller primært vedrører de virkelige læger.

Tilbage står en befolkning med et hverdagsliv, hvor hver eneste dag bringer nye hændelser. Både hændelser, der glemmes igen, og hændelser der bliver til begivenheder, fordi folk selv, eller andre, får dem til at se sådan ud. I tekstens og tidens rum formes det, der opfattes som betydningsfuldt inden for et sammensat betydningsunivers, der i den gamle tid altid direkte eller indirekte præges af etikaliseringens spor.

Fortælles der i den gamle tid om noget, vi i dag ville henregne til sundhedsområdet, viser mine undersøgelser, at det er nødvendigt at tænke mere nuanceret, end vi er vant til i vore dages Danmark, når vi siger "sygdom". Et er at bestemme om en hændelse skal tolkes som "sygdom", noget andet at bestemme sygdommens art. Til sygdom i den gamle tid hører ud over *sygdom med naturlig årsag* sygdomme, der i omverdenen ureflekteret opfattes som hændelser (*sygdom som hændelse*), sygdomme, der i omverdenen opfattes som djævelens eller troldfolks værk (*sygdom som forgørelse*) og sygdomme, der i omverdenen opfattes som begivenheder, der skal tolkes som et budskab til alle om Guds vredes tid (*sygdom som begivenhed i tidens rum*).

Selv om det kan være praktisk at foretage en systematisk opdeling som denne, der kan bidrage til at give et vist overblik over en sammensat tankeverden, skal jeg tilføje, at sygdomsopfattelserne ikke udgør fire adskilte kategorier, der kan forstås isoleret hver for sig. Det, der er noget særligt for den gamle tid, er netop, at de fire sygdomsopfattelser virker side om side.

Skema over sygdomsopfattelser i den gamle tid

sygdom som begivenhed i tidens rum
sygdom som forgørelse
sygdom med naturlig årsag
sygdom som hændelse

Når der fortælles om det, der ligger mellem sygdom og sundhed ud fra én tolkning, er de andre tolkninger altid latent til stede som muligheder, der er blevet skubbet til side eller valgt fra – eller som noget, man endnu ikke har taget stilling til. Måske kræves der nye overvejelser inden for et andet spor. Forskellige grupper og personer kan således strides om ret til at afgøre sygdommens art, og forhandlingerne kan tages op igen og igen. Det betydningsunivers, der ligger mellem sygdom og sundhed, er derfor ikke stillestående i den gamle tid. Som betydningsunivers ændrer det sig og fremtræder forskelligt i forskellige sammenhænge.

Synet på sygdom med naturlig årsag, sygdom som hændelse, sygdom som forgørelse og sygdom som begivenhed i tidens rum er heller ikke det samme i alle grupper. Selv om det er de ledende grupper inden for kirke og stat, der afgør, hvad der skal siges i den officielle verden, fortæller det, der er blevet sagt en hel del om det, der har voldt disse grupper problemer. Specielt i forbindelse med *sygdom som begivenhed i tidens rum* har de ledende grupper taget til genmæle mod de umælende. På deres egen måde vidner de mange forsøg på at informere, belære, kontrollere og straffe via vejledninger, opbyggelseslitteratur og lovgivning om, at de dominerende gruppers opfattelse ikke altid er de dominerende opfattelser blandt folk flest.

Bestemmelsen af sygdommens art

Bestemmelsen af sygdommens art forstået som naturlig årsag, forgørelse, som begivenhed i tidens rum – eller en forbigåelse af den som hændelse, der ikke kræver yderligere overvejelser – har haft afgørende betydning for, hvordan et sygdomsforløb er kommet til at se ud, og hvilke specialister man evt. har henvendt sig til.

Mere dybtgående historisk-folkloristiske studier af kilder fra den gamle tid vil her kunne belyse, hvordan forskellige tolkninger vedrørende *samme* sygdomsforløb er blevet taget i anvendelse. De omfatttende arkivaliesamlinger, der vedrører anklager for trolddom vil i særlig grad kunne bidrage med righoldige oplysninger om, hvordan sygdom som hændelse i lyset af nye begivenheder i mange tilfælde er blevet omtolket til sygdom som forgørelse. Teksterne vil ligeledes kunne give mange eksempler på, hvordan sygdom, der af lokalbefolkningen er blevet opfattet som sygdom som forgørelse, af mere højtstående myndigheder er blevet omtolket til sygdom som hændelse eller sygdom som begivenhed i tidens rum. I forbindelse med sagen om besættelsen i Thisted vil jeg redegøre nærmere for dette perspektiv i overgangsperioden mellem den gamle og den nye tid (jvf. kap. 7.4).

Et væsentligt aspekt i en analyse, der sætter fokus på spørgsmål som disse, vil derfor være at bestemme, hvem der i praksis har tiltaget sig eller fået tildelt en kompetence til at bestemme sygdommens art som "naturlig", "hændelse", "forgørelse" eller "begivenhed i tidens rum", og hvilke forhold, der har gjort sig gældende, hvis afgørelsen er blevet ændret. Opbyggelseslitteraturen er et udtryk for, at man forsøgte at få tidens læsekyndige publikum i tale, når det drejede som om at styrke etikaliseringens spor. Udgivelsen af en række sundhedsbøger i 1600-tallet vidner om, at man også så småt fra lægernes side begyndte at satse på denne gruppe, når det drejer om at markedsføre brugen af lægemidler og lægernes virksomhed og tanken om naturlige årsager (Dahl 1989). Et større omfang får udgivelserne dog først i den periode, der indvarsler den nye tid (jvf. kap 7.3).

Sundhed og sundhed

Min undersøgelse af synet på sygdom i etikaliseringens spor har tydeliggjort, at der findes flere forskellige forestillinger om sygdom i den gamle tid, og at de forskellige sygdomstolkninger implicerer forskellige specialister. Det sygdomsbegreb, der senere udvikles i medikaliseringens spor og præges af essentialisk tænkning som et naturvidenskabeligt fagbegreb, er derfor ikke et begreb, der uden videre kan overføres til den gamle tid. Vi må først spørge: Hvilken form for sygdom vil kilderne fortælle os om? Om sygdom med naturlig årsag, sygdom som hændelse, sygdom som forgørelse eller sygdom som begivenhed i tidens rum – eller lidt af hvert?

Hvis vi anskuer den gamle tid ud fra nyere tids sygdomsforståelse, får vi også problemer med sundhedsbegrebet. I forbindelse med den sygdomsforståelse, der udvikles i medikaliseringens spor, udvikler sundhedsbegrebet sig nemlig til et ord, der skal forstås side om side med nøgleordet "sygdom". Sygdom og sundhed bliver, både inden for lægevidenskabelige kredse og i daglig tale, en sammenvævet negation, som det falder let at sige i samme sætning. Men så enkelt var det ikke i i den gamle tid.

Lad mig derfor endnu en gang udforme min konklusion i form af nogle spørgsmål:

Hvad betyder det på lovgivningsområdet, at sundhed sammenkædes med en Guds ulykke som de smitsomme sygdomme?

Har myndighederne et udviklingsprojekt om sundhed i gang, med befolkningen som en mere eller mindre træg, eller direkte modvillig partner, ligesom det har været tilfældet i forbindelse med sygdom som begivenhed?

Hvilken forestilling gør man sig overhovedet om sundheden? Eller skal det, ligesom i forbindelse med sygdommene, hedde "forestillingerne om sundhed"?

Og som altid i dette kapitel:
Hvor er de virkelige læger henne i denne udvikling?

7.3. KRIMINALISERING OG INSTITUTIONALISERING PÅ SUNDHEDSOMRÅDET

Sundhed i medikaliseringens spor

For mange mennesker i vore dage kan det være svært at opfatte sundhed som et ord, der må tænkes over. Alene fordi det er så almindeligt i nutiden – som fagbegreb inden for sundhedsvidenskaber, social- og sundhedsektorer, i medierne og reklamernes verden, og ikke mindst i hverdagen som daglig tale. Fra WHOs internationale definition til Matas tilbudsavis bliver sygdom og sundhed vævet ind i hinanden. Og selv om en mængde nye begreber er kommet til, som skal angive, at sundhed er andet og mere end frihed for sygdom og svækkelse, ligger tyngdepunktet i begrebsdannelsen altid i dette at være rask og i vigør.

Så snart vi går tilbage i tiden, ændrer billedet sig imidlertid hurtigt. I lovgivningen får ordet "sundhed" først slagkraft inden for medikaliseringens spor i tiårene omkring 1800 under den enevældige sundhedsbølge, hvor bl.a. *Collegium Medicum*, oprettet 1740, bliver afløst af *Det kongelige danske Sundhedskollegium* i 1803 (Rørbye 1986a; 1986b). Det er altså i nyere tid, at den offentlige forvaltning vedrørende sygdom betegnes med sundhedsord, jvf. min omtale af begreber som *Det danske Sundhedsvæsen* og *Den offentlige danske Sundhedssektor* (kap. 5.1).

I den offentlige bevidsthed bliver ordet sundhed for alvor slået fast af Johan Clemens Tode (1736-1806) (Dahl 1989; Mellemgaard 1995;Tode 1991). Tode, der var læge (teaterkirurg samt mediciner), udgiver i slutningen af 1700-tallet en lang række sundhedsblade, bl.a. *Sundhedstidende* 1778-1781; *Nye Sundhedstidende* 1782-83; *Sundhedsblade* 1785-86, samt *Sundhedsbog* 1789-90) (Larsen & Lindskog 1991; Mellemgaard 1995).

I medikaliseringens spor opstår der således i anden halvdel af 1700-tallet en kobling mellem sundhed og sygdom, som siden da har varet ved og i vore dage er så blomstrende som nogen sinde (jvf. kap. 5.3 & kap. 8).

Går vi derimod tilbage til tiden før 1700, taber vi i første omgang ordet af sigte. Studerer vi den officielle medicinallovgivning leder vi simpelthen forgæves. Hverken i 1619, 1645 eller 1672 nævnes ordet "sundhed". Kun i Simon Paullis tysksprogede udkast til medicinalforordning af 1669 optræder ordet ganske kort i indledningen, uden at det kædes sammen med de virkelige lægers virksomhed eller på anden måde får nogen som helst betydning for loven af 1672 (jvf. kap. 6.4 og 7.2). I forbindelse med mine studier af myndighedernes initiativer i den gamle tid på områder, som af medicinhistorikerne har været henregnet til de tidlige og væsentlige initiativer inden for en offentlig sundhedsforvaltning, må jeg således konstatere, at ordet "sundhed" ikke knyttes til de virkelige lægers virksomhed i denne periode. I medikaliseringens spor i den gamle tid bruges ordet sundhed ikke.

Går jeg tilbage til tiden før 1669, forsvinder ordet "sundhed" næsten helt ud af den danske lovgivning. Jeg er således ikke stødt på ordet tidligere end i Pestforordningen af 1625. Her optræder ordet til gengæld tre gange i lidt forskellige sammenhænge, der viser, at sundhed som betydningsdannelse i den gamle tid ikke kan anskues uafhængigt af etikaliseringens spor (jvf. kap. 7.2). Dette, at ordet ikke nævnes før 1625, betyder imidlertid ikke, at sundhed slet ikke omtales i lovgivningen i den gamle tid. Men ordet "sundhed" optræder aldrig i bestemmelser, der vedrører de virkelige læger, og i et vist omfang sker det med andre ord end dem, vi kender og bruger i dag: Det eller den sunde og sundheden (se nedenfor).

Sundhed i Danske Lov 1683
Som nøgle til den ældre lovgivning har jeg brugt V.A. Sechers kommenterede udgave af *Danske Lov 1683*.

I Danske Lov nævnes ordet sundhed i forbindelse med mennesker i III bog om "Verdslig og Huus-Stand", kapitel XIX "Om Tienestefolk paa Landet og i Kiøbstæderne, Inderster og Løsgængere". Vi spores her ind på de marginaliserede og forarmede befolkningsgrupper, der af Ladewig Petersen er blevet beskrevet som en voksende befolkningsgruppe af samme størrelsesorden som gejstligheden. I Danske Lovs afsnit 16, der vedrører løsgængere, står der:

> Naar nogen Tienistefolk, som deres Tieniste opsagt haver, eller andre Løsgængere ... nogenstæds betrædis, og ikke lovligen bevise sig, saa fremt de ellers ved Sundhed været have, Tieniste at have for en billig Løn begæret paa de Stæder de behøvis, og kunne antagis, da skulle de strax paagribes og Dom over dem forhvervis, at gaa med saa mange Maaneder i Jern at arbejde, som de have entholdt sig fra at tiene [...] (Secher 1929, Danske Lov 3. 19. 16, spalte 558-59).

I denne bestemmelse sammenkædes sundhed og arbejde. Den, der er sund, men ikke arbejder, overtræder loven og straffes med tvangsarbejde. Som så mange andre bestemmelser i Danske Lov har også denne bestemmelse rødder tilbage til 1500- og 1600-tallet.[30] I den gamle tid udstedes der en lang række offentlige bestemmelser om løsgængeri. Lovenes mål er at synliggøre et skyldsspørgsmål. Kun de uforskyldt fattige, der omtales som "Guds lemmer", "Guds rette folk", "rette husarme" eller "rette fattige", fortjener med en af de tidlige bestemmelsers ord "medynk og barmhjertighed for Guds skyld" (bl.a. Secher 1887-1918, bd 2, nr 477, Reces 1587, 27.12). Guds lemmer skal hjælpes med Guds almisse, og i denne særlige næringsgren skal løsgængere ikke gøre indgreb.

---

[30] En opdeling i værdige og uværdige fattige indføres som princip i 1522.

I en note til den citerede bestemmelse fra Danske Lov henviser Secher specielt til Forordning af 15.8. 1655, afsnit 5; Forordning af 12.5. 1657, samt Reces 1643, 2.21.2. Denne rækkefølge har jeg fulgt nedenfor.

I Forordning om tjænestefolk og løsgængere af 15.8. 1655 er ordlyden stort set identisk med formuleringen i Danske Lov. Men i 1655 optræder ordet "sundhed" på en endnu mere tilbagetrukket plads end i Danske Lov:

... ville vi med dennem, hvilke deris tieneste, som forbemeldt er, opsagt hafver saa vel som med andre løsgængere her efter det saaledis forholdet hafve, at hvorsomheldst de betrædis oc icke lovligen beviser sig (saa frembdt de ellers ved sundhed været hafver) tieneste at hafve for en billig løn begiert paa de steder, de behøfdis oc kunde antagis, da skulle de strax paagribes oc ofver dennem dom forhverfves at gaa saa mange maaneder eller aar udi jern fangne at arbeide, som de hafve entholdt sig fra efter denne voris forordning at tiene... (Secher 1887-1918, bd. 6, nr 188, 1655. 15.8. Afsnit 5).

Hvor sætningen "saa frembdt de ellers ved sundhed været hafver" indgår som en selvstændig sætning i Danske Lov, anføres den samme sætning nu i parentes.

Forordning om løsgængere i Danmark og Norge af 12.5. 1657 har et andet ordvalg end Danske Lov og Forordningen af 1655. Loven indeholder ikke ordet "sundhed" og henviser heller ikke med andre ord hertil.

Heller ikke i Recessen af 1643, der i sit ordvalg har mange lighedspunkter, men også en del afvigelser i forhold til Danske Lov og Forordningen af 1655, tages ordet sundhed i brug. Her står der:

Findis nogen lediggengere, som ved helbred ere oc icke kunne bevise sig for billig løn at ville tiene, hvor de behøfvis, da skulle de strax paagribis, bøsser og gever, om de nogen hafve, dennem fratagis, dom ofver dennem forhvervis, hvor mange maaneder eller aar de ere plictige udi jern at arbeide uden de dis midler tid for anden forseelse høiere straf hafve fortient, da lide derfore som forskylt. (Secher 1887-1918, bd. 5, nr 143, 1643. 27.2. Kapitel 2.21.2).

I recessen af 1643 henviser sætningen "som ved helbred ere" til det, der har at gøre med sundhedstilstanden, men ordet "sundhed" bruges ikke eksplicit. I de store samlende forordninger forekommer ordet "sundhed" således ikke før 1655, og i den ældre lovgivning vedrørende løsgængere har jeg kun fundet ordet et enkelt sted. I en bestemmelse for København, som vedrører ansættelsesforhold for stodderfogeder, står der:

Af dennom (stodderfogderne) kunde di bevilge en passelig løn, som armisfogde (!) och en eller to noget ringere som hans svenne, hvilke di kude bruge til execution, opsøgen, udspørgen og at forfare, hvad di almisse opberger, sig ellers foretager, om di sunde eller siuge ere och deslige, som deris bestilling udkrefver (Secher 1887-1918, bd. 3, 1631 10.4. afsnit 7).

371

Som det fremgår af bestemmelsen, opfattes visitationen af de fattiges sundhedstilstand ikke i 1631 som nogen opgave, der kræver særlige lægelige kundskaber og slet ikke en mediciners kompetence. Visitationen skal ikke engang udføres af den ledende armefoged, men kun af hans hjælpere.

Stærke løsgængere og andre herreløse folk

Som allerede nævnt flere gange steder bygger Recessen af 1643 på ældre lovgivning. Ofte drejer det sig om mere specifikke bestemmelser, herunder geografisk specifikke bestemmelser, som tillægges mere almen gyldighed i midten af 1600-tallet. Dette gælder også for lovgivningen om løsgængere. Selv om der udstikkes mere almene rammer alllerede i Koldingrecessen af 13.12. 1558, udfyldes og indskærpes de via åbne breve, missiver og forordninger i de følgende årtier. For at få et vist overblik over ordvalget i de tidlige bestemmelser, har jeg set på følgende bestemmelser:

1573 19.5.
1573 28.5.
1574 14.7.
1576 28.2.
1583 7.9.
1590 17.12.
1631 10.4.
1632 7.5.
1636 5.11.
1652 7.5.

I disse tidlige bestemmelser omtales løsgængere (i alfabetisk rækkefølge) som bernhytter, herreløse folk, kierlinger, landbetlere, landløbere, landstrygere, lediggængere, løbebetlere, løsgængere, løst folk, tjenesteløse folk samt ørkesløse folk. De mest almindelige udtryk i bestemmelserne henviser imidlertid til de fattige som én gruppe, hvor der ikke skelnes mellem fattige, der søger lovlig og ulovlig almisse. Disse almissesøgende omtales som betlere, stoddere, tiggere og trøglere og fælles for dem er, at de søger at føde og opholde sig, ikke ved eget, men ved andres arbejde og sved, som det hedder i missiv 7.5. 1652.

I en strøm af bestemmelser, der udstedes i tiårene omkring 1600, ses det, at Christian IV mente, han kunne have glæde af at pågribe og tvangsudskrive løsgængere til arbejdet på sine mange bygningsanlæg, der led af mangel på både arbejdskraft og penge. Han opfordrer derfor i en række missiver lokale lensmænd til specielt at pågribe "stærke løsgængere" og overføre dem til de kongelige arbejdspladser, specielt nævnes:

Københavns Slot (22.3. 1599; 16.4. 1602; 29.1. 1607)
Befæstningen ved Korsekær i Blekinge (29.3. 1599)
Malmø befæstning (1.6. 1606)
Frederiksborg (23.3. 1613)

Et af de afgørende spørgsmål i forbindelse med løsgængerne er således deres arbejdsevne. I Koldingrecessen omtales den således: "[...] staadere och tryglere, vere sig mands- eller kvindisperson, och hvilke som for siugdom eller allerdom ere uduelige til arbeid eller ere forarmede [...]" (1558, bd.2,13.12).

Interessant er det i denne forbindelse at lægge mærke til, at Recessen ikke taler om sygdom og alderdom, men om sygdom eller alderdom. I den gamle tid opfattes alderdom således ikke nødvendigvis som noget, der falder ind under sygdomskategorien. Dette at være gammel er noget andet end det at være syg.[31] Men alderdommen kan godt i sig selv være så svækkende, at den udgør en gyldig grund til arbejdsuduelighed.

Endnu mere nuanceret udtrykkes dette i 1574, hvor der direkte tales om alderdom og skrøbelighed. I forbindelse med en omtale af værdige lovlige tiggere, anvendes følgende ordvalg:

> Ingen optegnis andre end de, som ere saa arme oc fattige, at de for alderdom og skrøbelighed skyld icke kunne fortienne deris føde oc ere verdige til at mue bede om saadanne hielp og guds almisse (14.7. 1574).

Heller ikke i disse tidligere bestemmelser bruges ordet sundhed. Ligesom i Store Reces omtales sundhedstilstanden med andre vendinger. En typisk formulering findes bl.a. fra 19.5. 1573, hvor der kort og præcist henvises til dem, som er "karske og føre och kunne taale at arbeide og fortiene deres brød". Trangsårsagerne kunne imidlertid være mangfoldige. Som gyldige årsager omtales (i alfabetisk rækkefølge) *alderdom, aldeles forarmet, hungrige, ikke kunne fortjene deres brød, nødtørftige, overfaldende ulykke, at fæ og kvæg hastigt og iligen falder og dør, skadelidte ved ildebrand, skadelidte ved skibbrud, skrøbelighed, syge, uduuelige til arbejde og vedtørftige*. Kriterierne for løsgængeri er også mangfoldige og ikke særlig præcise (i alfabetisk rækkefølge): *føre, helbredte, ikke begive sig i tjeneste, ikke bruge nogen ærlig næring, ikke have tjeneste, ikke ville arbejde, karske, kune fortjene deres brød, kunne tåle at arbejde, lediggang, stærke, sunde/have sundhed, samt ved helbred er*.

Først i bestemmelsen af 1657 samles de mange ansatser til en mere tydelig bestemmelse af løsgængeren som en person, mand eller kvinde, der 1) ikke har fast bolig, 2) ikke betaler tiende til kirke og præst samt 3) mangler bevis og skudsmål fra præsten.[32]

I lovgivningen om løsgængere anvendes ordet "sundhed" således første gang i en specifik bestemmelse i 1631 og mere alment i 1655. Men selv om ordet "sundhed" først vinder indpas et godt stykke ind i 1600-tallet, udvikles der allerede i anden halvdel af 1500-tallet en offentlig ramme om det sunde menneskes religiøse og samfundsmæssige pligter. Det er dette spor, der sætter sit præg på Pestforordningen, hvor sundhedsbegrebet introduceres i dansk lovgivning på sundhedsområdet. Her sker det i form af klare anvisninger om,

---

[31] En indgående analyse af de sammenkædede og sammenvævede begrebsdannelser, sygdom og alderdom indgår i Henning Kirks disputats *Da alderen blev en diagnose. Konstruktionen af kategorien "alderdom" i 1800-tallets lægelitteratur. En medicinsk-idehistorisk analyse* (Kirk 1995).
[32] I denne bestemmelse skal skudsmålet være på latin.

at folk skal forsøge at undgå smitte, at de ikke skal nøjes med de råd, Gud giver, men også bruge alle tilgængelige råd, som Gud tillader, og at husbondfolk må forlade tjenestefolk ramt af pest, hvis de kan få andre til at se efter dem. For selv at bevare den sundhed, som Gud har givet dem og forvalte den på bedste måde.

Ligesom forestillingen om Guds ulykker påfører befolkningen et ansvar, som de ikke uden videre kan forstå eller finde sig i, lægger forestillingen om Guds lykke således et ansvar på befolkningen. Og også her opstår der tydeligvis problemer med dele af den modvillige befolkning, som er sunde nok til at arbejde, uden dog at have nogen tjeneste.

Tugt og tugthuse – at straffe og at opdrage

Endnu i slutningen af 1500-tallet er man primært optaget af at fastsætte regler for, hvem der er Guds rette folk, og efter hvilke retningslinier de skal hjælpes. Men på lidt længere sigt fører kampen mod løsgængeri, banden og sværgen og andre former for adfærd, der i etikaliseringens spor opfattes som trusler mod samfundets mulighed for at oppebære Guds Lykke, til udviklingen af nye straffeformer.

Selv om fysiske afstraffelser ellers spiller den væsentlige rolle i tidens straffe-lovgivning, rettes opmærksomheden i stigende grad mod arbejdet og det aktive menneske som grundlag for det rigtige liv. Og dermed på tvangsarbejdet. Derfor fører den begyndende kriminalisering af folk, der er sunde, men ikke har arbejde, til udvikling af en stadig mere organiseret offentlig planlægning vedrørende den kriminelle sundhed. Det nye strafferedskab, der i årtierne omkring 1600 vælges af de danske myndigheder på sundhedsområdet, vil jeg med et af tidens egne begreber under ét omtale som *tugt*.

Ladewig Petersen oplyser, at man over Amsterdams spindehus (tugthus for kvinder) anbragte en gylden indskrift, hvorpå der stod: "Frygt ikke; jeg hævner mig ikke af ondskab, men tvinger dig til at være god. Min hånd er streng, men mit hjerte varmt" (Ladewig Petersen, 1980,137). Også i Danmark ønsker man at tugte, det vil sige ikke kun straffe, men også opdrage mennesker, som forbryder sig mod Guds lov.

Recessen af 1536 tillader lokale arbejdsgivere selv at pågribe løsgængere og forsøge at holde dem til arbejde. Med opførelsen af Bremerholm skabes imidlertid rammerne for Danmarks første tugthus, og allerede i slutningen af 1500-tallet udformes de første bestemmelser om, at løsgængere skal føres til København og sættes til tvangsarbejde. Men Christian IV anvender den gamle strategi så sent som 1613, hvor Frederiksborg mangler arbejdskraft. Det er således først i tiårene efter 1600, at tugthusstraffen for løsgængeri bliver sat mere i system som en opgave, der påhviler den offentlige verden, hvor der må udformes ensartede regler.

For at klare det stigende pres oprettes i løbet af 1600-tallet flere tugthuse. I de såkaldte børnehuse var formålet oprindelig at sikre, at en særlig aldersgruppe blandt løsgængerne kom under ordnede forhold og fik en uddannelse. Mange børn strejfede rundt uden forældre og arbejdsgivere. Denne gruppe skulle tilbydes en fremtid som aktive og arbejdende medlemmer af samfundet. I forordningen om Børnehuset i København understreges det således, at børnene skal have lov til at lege, når arbejdstiden er ovre:

Naer hvert barn sit dagsarbeide giort hafver, da skal det vere fri for ald arbeide eller lesen, skolen eller andet, medens resten af tiden hafve til leg och andet, dennom løster och sømmeligt er (Secher bd.1,1622, 22.3., afsnit 7).

Trods myndighedernes smukke intentioner om en socialisation til et liv som god samfundsborger, udvikler de danske tugthuse sig dog hurtigt til rene fængsler. I 1620erne og 1630erne lever der ofte mellem 600-700 mennesker inden for børnehusets mure med en årlig tilgang på omkring 200 (Olsen 1978). Til gengæld er dødeligheden stor, ikke mindst i forbindelse med smitsomme sygdomme. Ved pesten 1628-31 dør omkring halvdelen.

Institutionaliseringer på sundhedsområdet i etikaliseringens spor

Reformatorernes mangfoldige angreb på befolkningen og ikke mindst den livsførelse, der kendetegner jævne folk og marginaliserede grupper, kommer i den gamle tid til udtryk i en strøm af tekster lige fra opbyggelseslitteratur til retsdokumenter. Med udviklingen af lovgivning og tugthuse øges muligheden for at sætte handling bag ordene. Ud fra ønsket om at straffe og opdrage gennem tugt fastholdes og udvikles opmærksomheden mod alt og alle, der lever utugtigt. Endnu engang er Peder Palladius en af dem, som ideologisk set går i spidsen for en udvikling, der starter i 1500-tallet, selv om den får større gennemslagskraft i 1600-tallet.

Angsten for kønssygdomme er velbegrundet. Blandt andet syfilis får netop i årene omkring Reformationen en eksplosiv spredning. Sygdomsbilledet er samtidig karakteriseret ved et meget voldsomt forløb (Gotfredsen 1973,183-87).

I Danmark fører bevægelsen mod prostitutionen i etikaliseringens spor ikke alene til en nedlæggelse af de halvoffentlige glædeshuse. De fleste badstuer blev også lukket. I et sprog, som mest er i overensstemmelse med Ingerslevs tradition for historieskrivning (jvf. kap. 4) skildrer Ladewig Petersen udviklingen således:

Udviklingen forløber med andre ord – paradoksalt nok – fra middelalderens halvt officielle utugtshuse til 1600-tallets tugthuse, men først efter at man i det mellemliggende tidsrum havde skudt problemerne fra sig efter tilbørlig afstraffelse, havde spredt prostitutionen og kønssygdommene fra byerne ud over hele landet, ledsaget af et "føj for pokker" (Ladewig Petersen 1980,138).

Hvor Ladewig Petersen her ser en paradoksal sammenhæng mellem utugtens og tugtens huse før og efter Reformationen, vil jeg pege på relationen mellem klostre og tugthuse. Inden for medicinhistorien har man ofte fremhævet, hvordan klostre i den katolske tid kunne opfattes som en slags forløbere for hospitaler. Tugthuse omtales derimod aldrig som institutioner af betydning for sundhedsområdet, formodentlig fordi de kun er blevet opfattet som fængsler. I medikaliseringens spor har konklusionen været den, at institutioner på sundhedsområdet stort set forsvandt efter Reformationen.

I 1500- og 1600- årene så man anderledes på dette. Også i denne periode blev der oprettet institutioner. Muligheden for ikke blot i ord at fordømme utugt, men også ad rettens vej at dømme og straffe de formastelige, fører til institutionalisering og koncentration af afvigere. Også afvigere på sundhedsområdet. De nye institutioner er tugtens huse. Her interneres sunde mennesker, idet de tugtes til at føre det aktive og arbejdsomme liv, som kirke og myndigheder i etikaliseringens spor mener, at sundheden forpligter dem til.

I den danske lovgivning er de ældste love om sundhed således en straffelovgivning. I denne sundhedslovgivning kriminaliseres raske, ikke-arbejdende eller ulovligt arbejdende mennesker. 1600-tallets tugthusene får to vigtige sundhedsopgaver at løse. Opgaver man i tiden tillægger stor vægt. Institutionerne får et forebyggende og et problemløsende formål. Ved at straffe de mennesker, der ellers vil fortørne Gud, kan man forebygge epidemier og andre Guds ulykker. Og ved at tvinge til arbejde kan man opdrage løsgængere, der er karske og sunde, til at forvalte sundhedens lykke på en måde, som glæder Gud. Også i forbindelse med sundhedens kriminalisering og institutionalisering er det således Guds lykke og Guds ulykke, som står på spil.

Forsåvidt foregriber lovene nyere tids sociallovgivning. Her fastholdes tangegangen om tugt længe. Tankevækkende er det i den forbindelse at huske på, at det først er i 1962, at mennesker der modtager hjælp fra det offentlige, ikke længere mister den mest grundlæggende borgerlige rettighed i det demokratiske samfund: Retten til at afgive stemme ved et folketingsvalg.

7.4. DE VIRKELIGE LÆGER OG UDVIKLINGEN AF EN OFFENTLIG FORVALTNING PÅ SUNDHEDSOMRÅDET

De virkelige læger

Det er i den gamle tids verden af sammenvævede betydningsdannelser om lykke og ulykke, sygdom og sundhed, at de første medicinere befinder sig og tilbyder deres hjælp. En hjælp, der stort set ikke er nogen efterspørgsel på, ja i forbindelse med 1600-tallets kriminalisering af sundhed overhovedet ingen. I København 1631, hvor det drejer sig om en temmelig vigtig vurdering af fattiges sundhedstilstand, der udgør en forudsætning for de fattiges ret til at modtage lovlig almisse, opfattes visitationen som en opgave, ikke engang stodderfogeden selv behøver at tage sig af. Den slags kan overlades til hans hjælpere. At inddrage medicinere falder ingen ind. Og på landet er opgaven overladt til præsterne. Der er sjældent en mediciner i miles omkreds.

Når det ikke drejer sig om sundhed, men om sygdomme, har de virkelige læger mere at skulle have sagt. Deres virksomhed knyttes primært til de sygdomme med naturlig årsag, der henregnes til indvortes sygdomme. Når det drejer sig om medicinere ansat af højadel eller kongehus, udstrækkes denne virksomhed dog også til sygdom som begivenhed i tidens rum. En livlæge forlader ikke sin foresatte i smitsomme sygers tid. Herudover bidrager de virkelige læger indirekte med rådgivning til de jævnere befolkningslag blandt andet via apotekerne. Men de har sjældent haft nogen nærmere kontakt med de brede kredse, som i udstrakt grad slet ikke gør sygdom til andet end en hændelse, der kun vedrører de allernærmeste.

Opfattes sygdom som en begivenhed, udvikler den sig derimod inden for alle befolkningslag til et anliggende, som også vedrører omverdenen og i sin yderste konsekvens også den officielle verden, det vil sige både kirke og stat. Igen tildeles medicinerne kun en rådgivende funktion. Dette gælder også, når det drejer sig om forebyggelse af sygdom som begivenhed i tidens rum. Her mener man, at medicinere kan bidrage med en rådgivning, som supplerer kirkens anvisninger. Det er f.eks. den rolle, Peter Capeteyn og Christian Morsing påtager sig i forbindelse med pest.

Tolkes en sygdom som forgørelse, kræver den ligeledes modforanstaltninger. Men i den gamle tid udføres denne modtrolddom af folk selv, af trolddomskyndige kloge folk eller af trolddomskyndige præster. Her har de virkelige læger sjældent kunnet tilbyde noget med mindre sygdommen er blevet omtolket til sygdom med naturlig årsag eller sygdom som begivenhed i tidens rum.

Heller ikke når det drejer sig om sygdomme med naturlig årsag, har det været så almindeligt at tilkalde en læge. Hvis der ikke var tale om akutte lidelser, som man havde tiltro til at nogen kunne afhjælpe, har man ofte valgt at se tiden an. Dette med at inddrage en specialist uden for familiebehandlernes kreds har været en større beslutning, som krævede mange overvejelser. Hertil hører også den vanskelige vurdering, hvor vidt det drejer sig om en udvortes sygdom, der opfattes som en opgave for empirikere eller bartskærere, eller en indvortes sygdom, der kræver apotekerens eller medicinerens bistand. I stigende grad bliver det dog almindeligt inden for økonomisk velstillede kredse som kongehuset, højadlen og det københavnske højborgerskab, at også de virkelige læger tilspørges (jvf. kap. 5.3). Det vil sige den kreds, der af Ladewig Petersen vurderes til en befolkningsandel på ca. 0,25% (Ladewig Petersen 1980,120). Medicinsk sygdomsbehandlng af indvortes sygdomme med naturlig årsag er således i den gamle tid en luksus for de rige.

Kirkeritualen 1685
Med vedtagelsen af det nye kirkeritual 1685 får modsætningsforholdet mellem teologer af den gamle og den nye linie en drejning, som gør det vanskeligere at gennemføre hurtige hekseprocesser. Men også forholdet mellem teologer og virkelige læger ændres væsentligt. Kirkeritualen slår nemlig fast, at en lokal præst, der mistænker at mennesker i menigheden anfægtes af besættelser eller forgørelser, ikke alene skal tilkalde andre præster, men også nogle universitetsuddannede læger, så teologer og medicinere i fællesskab kan afgøre sygdommens art. I medikaliseringens spor er kapitel VI i Kirkeritualen af 1685 således et vigtigt dokument. Her bestemmes det at præsterne:

> Skulle allerførst i nogle Medicorum Overværelse nogle gange komme tilsammen hos den Anfægtede, og vel med hinanden overveje, om den Svaghed kand være naturlig eller ej (Kirkeritualen 1685, kap. VI, art. 3).

Kirkeritualen, der vedtages 13 år efter medicinalforordningen af 1672, fører til, at de virkelige læger nu ikke alene inddrages som rådgivere i forbindelse med behandling, men også via lovgivningen tildeles en kompetence til i samråd med præsterne at bestemme en lidelses årsag.

Loven får betydning i praksis, omend noget tyder på, at det i starten kræver en hel del tilvænning for præsterne at tage de virkelige læger med på råd i et anliggende, de hidtil har været ene om. Dette kan dokumenteres i forbindelse med den såkaldte Besættelse i Thisted 1696-1698 (Bæksted 1959-60).

De virkelige læger drages ind: Besættelsen i Thisted 1696-98
D. 18.4. 1696 indsender Thisted-præsten Ole Bjørn en redegørelse til biskoppen i Ålborg, Jens Bircherod. I Thisted mener man at nogle af menighedens medlemmer anfægtes af troldfolk, og i den anledning er der blevet foretaget nogle indledende forhør af de mistænkte.

I sin indberetning fortæller Bjørn, hvordan han i 1695 bliver spurgt til råds om tilstanden hos en af de anfægtede, en 9-årig pige Kirsten, datter til Oluf Pedersen Langgaard. Med stor omhyggelighed understreger Bjørn, at det ikke er hans fejl, at pigen ikke er blevet bragt til undersøgelse hos en mediciner, for selv har han holdt sig Kirkeritualen efterrettelig og indskærpet faren, at han bør kontakte en virkelig læge:

> "efter at jeg nogle gange havde været hos, og givet Agt på Barnets Svaghed, syntes det vel at være af nesten samme Beskaffenhed, som med ovenbemælte Pige, men derhos ikke ulig et Fang af den faldende Syge eller deslige naturlig Svaghed og Raseri, hvorfor jeg raadede Barnets Fader, at hand skulde lade hende komme ned til Aalborg, at forfarne Medici tillige med Byens Præster og Gejstlige disbedre kunne fornemme hendes Tilstand og derom skiønne. Hvilket mit Raad hand og lod sig befalde og lovede at følge, men siden, overtalt af andre, lod hende ikke komme længer end til Agersborg, hvor hun nogen kort Tid udi Sognepræsten Hr. Pales Huus, og under hans Opsyn er forbleven (Bæksted 1959-60, Bd 1,146).[33]

Kirsten bliver således aldrig bragt til Ålborg, hvor Frands Reenberg er Stadsfysikus og Provinsialmedikus fra 1692-96 (Carøe 1909-1922). Den kvinde, der omtales som "ovenbemælte pige", er Maren Christensdatter Spillemand, som Ole Bjørn også mener er offer for djævlebesættelse.

Umiddelbart efter at biskoppen har modtaget Bjørns redegørelse, tager påskelandemodet sin begyndelse. Den 22.4. 1696 samles biskoppen derfor med egnens provster, og på mødet drøfter man også Thisted-sagen. I overensstemmelse med Kirkeritualen tages det til referat, at præsterne i Ole Bjørns nabosogne skal bistå ham i arbejdet med de anfægtede. Samtidig er man klar over, at de virkelige læger bør inddrages: "Ellers blev derhos rådsomt eragtet, at bemeldte anfægtedes venner skulde efter ritualens p. 231 lade dennem med forderligste til et sted henføre, hvor een eller flere medici kunde om deres svaghed, så vidt den måske kan befindes at være naturlig, at delibrere" (Bæksted 1959-60, Bd 1,154, aktstykke 174 (1696)). Helt enkel er sagen dog ikke. Efter købet af Holmgaard ved Viborg 1696 forlader Reenberg Ålborg og vender først tilbage til byen efter 1715, hvor han tilbringer sine sidste år i byen. Ny medikus bliver Niels Grimberg, der udnævnes 30. oktober 1697. Muligvis er denne lakune 1696-1697 årsag til, at

---

[33] Ifølge Bæksted 1959-60, bd.1,145, note 11 aftrykt efter beretning 1699.

man tyr til en løsning, der ikke helt er i ritualens ånd. Af referatet fremgår det i hvert fald, at man ikke har peget på nogen medikus i Ålborg, men tværtimod en af de lokale provster: "Og lovede provsten i Hvetbo herred, hr. Jacob Ottesen, at ville efter den forfarenhed, han har in medicina, gøre herudi sin flid med dennem, om de hannem derom besøgendes vorder" (Bæksted 1959-60, Bd. 1,154, aktstykke 174 (1696)). Hvilke medicinske kundskaber Jacob Ottesen har haft, er svært at udtale sig om. Men nogen licentiatgrad eller doktorgrad i medicin har han næppe haft, for han omtales ikke som mediciner af Carøe i *Den danske Lægestand* (Carøe 1909-22).

Trods de givne opfordringer om at søge medicinsk rådgivning, sker der ikke mere i sagen, før Bircherod selv tager affære i juni, efter at hekseprocessen er rullet videre, og antallet af nye anfægtede er vokset. I Hillerslev Præstegård, et af nabosognene til Thisted, samles søndag den 21. juni en kreds af de implicerede, blandt andet de to anfægtede, som startede hele sagen, Maren og Kirsten, deres præst Ole Bjørn, amtmanden og nogle flere lokale folk. Bircherod har imidlertid også sørget for, at Jacob Ottesen er med. På sin rejse til Hillerslev har han kort og godt lavet en afstikker til Ingstrup og der overtalt Ottesen til at tage med, selv om han ifølge Bæksted prøver at undslå sig med, at han er gammel (Bæksted 1959-60, bd.1,180).

Ottesen har senere afgivet en udtalelse, der beskriver mødet. Her fremhæver han, hvordan hans tilstedeværelse virker som en provokation på Ole Bjørn, som han lægger følgende ord i munden:

"Strax sagde magister Ole Bjørn: Ja, jeg ser, I er kommen her med biskoppen, at I med Eders medicamenter skal drive Djævelen. Driver ham nu ud! Hvortil jeg svarede: Så vidt jeg endnu har set og hørt af hende, da er den djævel god at drive uden medicin og lægedom. Efter mit tykke, da kunde et godt ris være hendes bedste lægedom" (Bæksted 1959-60, bd.1, 180, udateret aktstykke 87).

Skænderiet, der ikke indeholder mange ansatser til i Kirkeritualens ånd at være et samråd mellem teolog og mediciner om tilfældets art og årsag, afbrydes herefter af Biskoppen, der indleder en samtale med Bjørn. Ifølge en senere udtalelse mener også Bircherod, at anfægtelserne kan være opdigtede, det vil sige hverken sygdom som forgørelse eller en naturlig sygdom, men tværtimod forstillelse og bedrageri.

Vel hjemme i Ålborg går Bircherod endelig til en mediciner, Niels Jespersen. Jespersen, Dr. Med i 1668, er i 1691 blevet vicestiftamtmand i Ålborg stift og amtmand i Ålborg. Sammen beslutter biskop og amtmand, at den voksne kvinde Maren skal bringes til Ålborg til undersøgelse, og allerede 24. juni sendes en mand til Thisted. Men først fem dage senere, den 29. juni, er han tilbage med hende i Ålborg efter en rejse, som fremover får ham til at være en overbevist tilhænger af forgørelsesteorien.

29. juni 1696 bliver Kirkeritualens ord således langt om længe bragt til udførelse. I Konventstuen i klostret i Ålborg præsenteres en af de anfægtede for første gang for en virkelig læge, mere end 3/4 år efter at forgørelsesteorien er opstået.

Når Wittendorff i sin opposition til Johansen derfor påpeger, "at kirkeritualen har virket i retning af, at læger og i hvert fald en del af præsterne efterhånden har været tilbøjelige til at diagnosticere flere og flere formodede besættelses- og forgørelsestilfælde som udslag af naturlig sygdom" er jeg enig i, at bestemmelsen om, at medicinerne bør inddrages, sikkert på lidt længere sigt har medvirket til at styrke en medikalisering på et felt, hvor etikaliseringen hidtil har været enerådende (Wittendorff 1992, 14; Johansen 1991). I Thisted-sagen tildeles de virkelige læger imidlertid ikke nogen selvstændig kompetence i de indledende faser, hvor sygdommens art skal bestemmes. I mere end 3/4 år udvikler sagen sig udelukkende som et anliggende mellem befolkning og teologer, fra efteråret 1694 til slutningen af juni 1695. Det er først, da biskoppen kommer i tvivl om de anfægtedes hæderlighed, og selv begynder at gøre noget ved sagen, at en medicinsk kyndig provst tages med til en visitation.

Men herefter går det hurtigt. Sammen med den indflydelsesrige Niels Jespersen, der som læge "regner med, at en sygelig tilstand hos de såkaldte besatte bærer en stor del af skylden for deres raseri", kan biskoppen d. 24.7. glæde sig over, at der på højeste sted træffes beslutning om nedsættelse af en kongelig kommission, der skal udrede hele sagen (Bæksted 1959-60, Bd. 1,238).[34]

At Jespersen ikke alene var mediciner, men også amtmand og vicestiftsamtmand med forbindelser til kongehuset, har ikke gjort hans position som virkelig læge ringere. Nogen indflydelse på det videre sagsforløb, som ruller videre og først sluttes med højesteretsdom d. 26.2. 1698, får han dog ikke, da han afgår ved døden få måneder senere, d. 11.9.1696. Men som mediciner er Niels Jespersen den første, der for alvor inddrages i vurderingens af et sygdomsforløb, der hidtil alene har været teologernes domæne. Sygdom som forgørelse er nu også blevet de virkelige lægers sag.

Virkelige læger mellem etikalisering og medikalisering.

Ud fra en analyse i medikaliseringens spor har dansk medicinhistorie samstemmende vist, at det er i tiårene omkring 1700, at de første tegn på den nye tid bliver synlige. Det vil sige synlige i forhold til de virkelige læger. Min analyse i etikaliseringens spor peger i samme retning. Også denne fokusering viser at tiårene omkring 1700 udgør en væsentlig overgangsperiode for de virkelige læger set i et længere historisk perspektiv. Men i modsætning til medicinhistorikerne mener jeg hverken, opbruddet fremkaldes af den medicinske faggruppe og universitetsmiljøet eller af fremragende personligheder som Thomas Bartholin.

Til etikaliseringens sammensatte sygdomssyn hører, at det enkelte menneske primært må forstå sine lidelser som et resultat. Et resultat af forgørelse, af medfødt synd og svigtende ansvarlighed, eller af en direkte overtrædelse af Guds love. Uanset hvilken sygdomsforklaring, der vælges, bliver der lagt større vægt på lidelsers årsag og forebyggelsen af deres opståen end på deres symptomer og

---

[34] Først efter flere kommissionsundersøgelser ender sagen med alvorlige domme. Blandt andet kagstrygning, fængsel på livstid og tab af privilegier til de såkaldt anfægtede og deres tilhængere, og afsættelse og fængsel på livstid til Ole Bjørn. Også Bircherod idømmes en bøde på et tusind rigsdaler for sin optræden under sagen mens de påståede hekse frikendes (Bæksted 1959-60, bd.2,302-306).

behandling. Etikaliseringens sammensatte sygdomssyn giver derimod ikke meget plads til dem, der beskæftiger sig med sygdom med naturlig årsag. Derfor skubbes de virkelige læger ud på et sidespor i den gamle tid.

I 1500-tallet opstår der i etikaliseringens spor også visioner på sundhedsområdet. Man begynder for alvor at overveje muligheden for at afværge Guds ulykker ved hjælp af en offentlig straffelovgivning. Heller ikke disse visioner tildeler de virkelige læger nogen væsentlig rolle. Tværtimod slår den kæmpende reformatoriske kirke og statsdannelse i forening fast, at når det drejer sig om lidelser af et vist omfang, skal de opfattes som en begivenhed. Derfor må en egnet behandling altid knyttes til overvejelser om skyld og bod. Der må findes en forklaring og et ansvar. Måske står den lidende alene med dette ansvar (synd, kors), måske kan det lægges over på djævelen eller troldfolk (onde kræfter). Men – tilfældig menes lidelsen næppe at være.

I tiårene omkring 1600 kommer dette syn på lidelse til at gennemsyre hele den officielle verden. Et af de felter, hvor sporene tydeligst kan iagttages, er i lovgivningen. Men etikaliseringens syn på sundhed og sygdom sætter også dagsordenen for de virkelige lægers virksomhed, og derfor hører det med til billedet af universitetslægernes tidlige historie 1479-1672.

Det er først i slutningen af 1600-tallet, hvor ansatserne til den nye tid bliver mærkbare, at sygdom med naturlig årsag får tildelt en mere selvstændig placering. Jeg skriver "tildelt", fordi denne ændring sker på teologernes og de enevældige myndigheders præmisser. Udviklingen fører til, at de virkelige læger får en selvstændig kompetence på vigtige områder, hvor andre tidligere var dominerende eller enerådende. Via Medicinalforordningen af 1672 inddrages medicinerne i behandlingen af de smitsomme sygdomme, og via Kirkeritualen af 1685 får de afgørende indflydelse på bestemmelsen af lidelser, som tidligere blev opfattet som forgørelse. Men sagen om besættelsen i Thisted vidner også om, at holdningsskiftet ikke fandt sted fra den ene dag til den anden. Og det er først i juni 1711 at den første mediciner, stadsfysikus Johan Eichel (1666-1736), udnævnes til præces i København for Sundhedskommisionen oprettet til pestens bekæmpelse (Carøe,1912,207). Det er ligeledes under denne pest, som indtræffer mere end 30 år efter Medicinalforordningens vedtagelse, at universitetsprofessoren G. de Frankenau får besked på, at han hellere må vende tilbage til sin arbejdsplads på Københavns universitet, selv om pesten raser i byen.

Intet tyder på, at de virkelige læger selv har haft meget indflydelse på de gennemgribende ændringer i deres kompetenceområde, som finder sted i tiårene omkring 1700. Det er ikke de virkelige læger, der kæmper for retten til at behandle smitsomme sygdomme eller retten til at udtale sig om, at besættelser er naturlige sygdomme. I Bartholins udkast til den nye medicinalforordning lægges der ikke op til ændringer af denne art. Alligevel opnår de virkelige læger en mere udstrakt og selvstændig kompetence, både til at behandle og årsagsbestemme sygdomme i 1670erne og 1680erne; en kompetenceudvidelse, som er med til at bane vejen for en ny tid for de virkelige læger. Men først i 1700-tallet viser opbruddet sig som en medikalisering, hvor lægerne mere aktivt selv er med til at forme og styre udviklingen af en offentlig sundhedssektor med satsninger på eksamensuddannelser af lægelige faggrupper, lægelige institutioner, samt et landsdækkende netværk af læger, der påtager sig rollen som sygdomsbehandlere.

En sammenhængende fortælling om den gamle tid

I slutningen af 1600-tallet mener jeg, at udviklingen på sundhedsområdet må ses i lyset af langt mere dybtgående forandringer end dem, der fremkaldes af tidens medicinere. I overensstemmelse med de historikere, der har beskæftiget sig indgående med hekseprocessernes ophør i slutningen af 1600-tallet, mener jeg, at opbruddet må ses i lyset af, at hele det sammensatte betydningsunivers, der har kendetegnet den gamle tid, kommer i opbrud. Selv om Henningsen, Johansen og Wittendorff indbyrdes er lidt uenige om, hvad der kendetegner og udløser ændringerne, hersker der ingen tvivl mellem dem om, at der kan dokumenteres et omfattende og varigt opbrud, og at netop tiårene før 1700 udgør en væsentlig overgangsperiode.

Som kulturforsker har jeg særligt beskæftiget mig med at indkredse den forestillingsverden, som vedrører sygdom og sundhed. Mine undersøgelser har vist, at tankegangen i den gamle tid på væsentlige punkter adskiller sig fra den nye tid. Indirekte har denne undersøgelse derfor bidraget til at belyse, hvorfor den gamle tid i medicinhistorikernes øjne måtte fremtræde så kaotisk. Den klassiske lægevidenskab og den klassiske historievidenskab er præget af en essentialistisk tænkning og har derfor ikke forudsætninger for at begribe et 15- og 1600-tals betydningsunivers, der er kendetegnet ved sammenvævede opfattelser og komplicerede betydningsdannelser.

Set ud fra en ikke-essentialistisk tænkning er etikaliseringens spor i den gamle tid imidlertid hverken kaotisk eller uforståeligt. Studeres udviklingen på sundhedsområdet i etikaliseringens spor, bærer det billede, der tegner sig, tværtimod præg af en omfattende og målrettet aktivitet, som fører til, at samfundet allerede i tiårene omkring år 1600 påtager sig et offentligt ansvar på sundhedsområdet. Denne virksomhed i etikaliseringens spor foregår uden om de virkelige læger.

Det, der sker i den offentlige verden vedrørende sygdom og sundhed i årtierne omkring år 1600 kan ikke forstås uafhængigt af forestillinger om Guds ulykke, Guds lykke og Guds vredes tid. Selv om jeg derfor er enig med medicinhistorikerne deri, at der kan fastlægges en overgangsperiode mellem en gammel tid og en ny tid i tiårene omkring år 1700, som vedrører de virkelige læger, mener jeg ikke, at netop denne overgangsperiode er den væsentlige, når det drejer sig om at bestemme og forstå den tidlige udvikling af ansatser til en offentlig forvaltning på sundhedsområdet. Her er initieringen allerede i gang i etikaliseringens spor 100 år tidligere. Det er i tiårene omkring år 1600, at en offentlig forvaltning på sundhedsområdet i Danmark begynder at tage form, og de vigtigste parter i denne udvikling er ikke de virkelige læger (eller andre læger) men kirke, stat og befolkning.

Guds ris – og samfundets

Efter Reformationen opstår der i 1500-tallet en gråzone mellem kirke, stat og befolkning. I stigende grad opfattes overtrædelser, som kan medføre Guds ulykker, i de dominerende kredse som et samfundsmæssigt anliggende, der ikke alene gøres til genstand for offentlig kontrol og styring, men også danner grundlag for udformningen af en offentlig straffelovgivning.

Set i relation til tidens mange realistiske erfaringer med omfattende ulykker, som af myndigheder og teologer tolkes som utvetydige resultater af Guds vrede (dyrtid, krig, oprør og pestens tid), er det forståeligt, at myndighederne af hensyn til landets sikkerhed ønsker at gøre, hvad de kan for at forhindre, at Guds vrede kommer til udbrud. Tankegangen om Guds ris kendetegner derfor ikke alene Pestforordningen, trolddomslovgivningen og Forordningen om Sværgen og Banden og anden lovgivning, som mere direkte vedrører forholdet til Gud. Den gennemsyrer også mange andre offentlige bestemmelser, som udformes i tiden efter Reformationen. Først i form af specifikke bestemmelser, siden i mere almen form. Specielt har jeg beskæftiget mig med lovgivning om løsgængere og almisser, fordi det er her, forestillinger om sundhed omsættes til strategier for sundhedens offentlige forvaltning.

Undersøgelsen viser, at dansk lovgivning vedrørende sygdom og sundhed i den gamle tid ikke alene vil kontrollere og straffe ved at kriminalisere og institutionalisere individer, som overtræder loven. Den offentlige styring bidrager også til at forklare og forebygge overtrædelser, som angår hele samfundet. Lovgivningen kobler den individuelle overtrædelse til den kollektive lidelse og den kollektive etik til det individuelle ansvar.

I etikaliseringens spor søger kirke og stat at indskærpe et forbud mod forsyndelser, fordi de opfattes som livs- og samfundsfarlige. Lovene går herefter et skridt videre og udformer en straf, der ikke er Guds straf af samfundet, men samfundets straf over individet. Ved at straffe det enkelte individ, som har vakt Guds vrede, forsøger myndighederne således i tiårene omkring 1600 at:

afstraffe individet
afbøde eller afvende Guds straf
ændre på hele befolkningens sindelag.

Derfor vil jeg beskrive den ældste danske sundhedslovgivning som en straffelovgivning, vel at mærke en straffelovgivning, der har et alment forebyggende og sundhedsfremmende formål.

"Sundhed og Sygdom kan ikke skilles"
I de følgende århundreder kommer udviklingen ind i en ny bane. Men før som nu fremtræder sundhed som en tilstand hos individet, der tillægges stor samfundsmæssig betydning. Nu siger man lige ud, at sunde borgere udgør en forudsætning for en sund samfundsøkonomi. Derfor forbliver det aktive, arbejdende menneske også i 1800- og 1900-tallet et anliggende, der sætter sit præg på den offentlige planlægning. Men nu især inden for sundhedssektoren og den socialsektor, der vokser frem i medikaliseringens spor. Og med de virkelige læger i en spidsposition.

Inden for de seneste århundreder har lægernes sundhedsfremmende virksomhed særligt rettet sig mod de fysiske levevilkår i bredeste forstand, f.eks. kroppens udvikling, motion, mad og drikke, den luft der indåndes, personlig og offentlig hygiejne, seksualitet, etc. Som det fremgår af Forebyggelsesrådets pjece *Sundhed for dig – sundhed for alle,* er man i 1986 også opmærksom på hverdagslivets "stresspåvirkning" (jvf. kap. 7.3). Også i medikaliseringens spor fokuseres der således på befolkningens daglige levevis.

I stigende grad knyttes en samfundsoptimisme til medikaliseringens spor, hvor forestillinger om sundhedsfremme kobles til *sygdoms*forebyggelse og *sygdomsbehandlingers* effektivitet. Så tæt kobles sundhed til sygdom, at begreberne sammenvæves. I nyere tid er det ikke længere muligt at forstå begreberne uafhængigt af hinanden. Ingen har udtrykt sig tydeligere om denne sammenvævning end Troels-Lund. Dette "er vor ejendommelige Art Livs Gaade", skriver han og fortsætter med kursiv: "*Sundhed og Sygdom kan ikke skilles*" (Troels-Lund 1911,211. Uddybende føjer han til: "Sygdom er Sundhedens Yderlinie, dens Grænse, dens Form, Beviset, Betingelserne for, at den er til. Sygdom drypper som Sandskornet uafbrudt gennem vores Timeglas, Udtrykket for at Livet rinder [...] At ændre denne vort Livs inderste Egenskab formaar ingen Læge." (Troels-Lund 1911,211).

7.5. KONKLUSIONER OG NYE SPØRGSMÅL

Fortællinger i medikaliseringens og etikaliseringens spor
I min undersøgelse har jeg beskæftiget mig med perioden før etableringen af en offentlig dansk forvaltning på sundhedsområdet. Undersøgelsen har vist, at tidsfæstelsen af denne etableringsproces afhænger af øjnene, der ser. Følger vi medikaliseringens spor, får vi ét svar, følger vi etikaliseringens spor, får vi et andet.

Dansk medicinhistorie fortæller medikaliseringens historie. Med udgangspunkt i medicinhistoriske oversigtsværkers beskrivelse af virkelige læger og deres betydning for udviklingen efter 1479, kunne jeg påvise, at oversigtsværkerne, trods en del variationer, alle fortalte brudstykker til den samme fremskridtshistorie med de akademiske læger i en nøgleposition.

På den måde udgør Ingerslevs historie om udviklingen af en virkelig dansk lægestand (jvf. kap. 3.2), Møller-Christensen & Gjeddes historie om udviklingen af en naturvidenskabelig lægevidenskab (jvf. kap. 3.3), og Carøes historie om udviklingen af en offentlig dansk sundhedsforvaltning (jvf. kap. 3.4) varianter af den samme historie.

I oversigtsværkerne tidsfæstes etableringen af en offentlig dansk sundhedssektor til årene omkring 1800 med en initieringsfase på godt 100 år. 1479 fastlægges som et mærkeår, der indvarsler en akademisk udvikling, 1619 opfattes som en sporadisk begyndelse på den egentlige medicinallovgivning, mens 1672 fastlægges som det afgørende mærkeår på lovgivningsområdet, der baner vejen for den ny tid.

For medicinhistorikerne peger historien fremad mod den nye tid, både som fremtid og som fremskridt. Den nye tid kunne ikke bestemmes entydigt ved hjælp af årstal, fordi fortiden blev koblet til oversigtsværkernes egen tid. Heller ikke fremskridtet kunne bestemmes entydigt. Selv om medicinhistoriske oversigtsværker er henvist til at beskæftige sig med den samme forhistorie, viste det sig, at medicinhistorikerne kunne føje stadig nye lag til belysningen af denne forhistorie ved særligt at bemærke dét i fortiden, som peger frem mod fremtiden og fremskridtet i deres egen tid. Vilhelm Møller-Christensen & Albert Gjedde kunne omkring 1980 fortælle en lidt anden fremskridtshistorie end Kristian

Carøe omkring 1920 og Vilhelm Ingerslev omkring 1870. De medicinhistoriske oversigtsværkers fremskridtshistorie er derfor en fortælling, der fortsætter med det samme udgangspunkt, men med nye fremskridt i vente.

Mindre synlig end fremskridtshistorien var de mange ansatser til fragmentariske forfaldshistorier knyttet til perioden før 1672. Oversigtsværkernes billede af den gamle tid som en kaotisk fortid til den nye tid afdækkede nogle stiltiende forudsætninger i medicinhistoriens videnskabelige mytebilleder. Uden at opfatte det som et valg har medicinhistorikerne fulgt medikaliseringens spor tilbage i tiden og sat fokus på begivenheder og kilder, som belyser dette spor. Men dette spor fortaber sig. Når medicinhistorikerne kommer tilbage før 1672, optræder der kun sporadiske tegn på medikalisering i det danske samfund. Derfor fremtræder oversigtsværkernes beretninger om den gamle tid som eksotiske og kaotiske.

HOVEDDEL IV

NARRATIV KULTURANALYSE

Mellem store fortællinger og sammenvævede billeddannelser

KAPITEL 8

FOLKLORIST I TEKSTENS RUM

8.1 NARRATIV KULTURANALYSE
– ET REDSKAB I FOLKLORISTENS HÅND?

I den foreliggende undersøgelse har jeg arbejdet ud fra den målsætning, jeg satte mig i overensstemmelse med folkloristikkens danske grundlægger: Med Axel Olrik formulerede jeg folkloristikkens hovedopgave som humanistisk kulturvidenskab som dette at forstå sproglige meddelelser, der fremstiller noget som en sket begivenhed, som en del af menneskelig kultur (kap. 3).

Lidt mindre højtideligt kunne jeg udtrykke mig således: Folklorister har særlige faglige forudsætninger for at beskæftige sig med tolkningen af en sprogliggjort virkelighed.

Det er denne analyse, jeg har gennemført i de tre empiriske kapitler, kap. 5, kap. 6 og kap. 7. I sporet på meddelelser om de virkelige læger har jeg indkredset fortællinger, som kunne bidrage til at kaste lys over menneskelig kultur.

Samtidig har jeg forsøgt at udvikle nogle rammer for *en narrativ kulturanalyse*. Ved at vælge 'det narrative' og 'narrativiteten' indskrev jeg mig i et omfattende forskningsfelt, hvor mange fag gør sig gældende. Ud fra vidt forskellige forudsætninger beskæftiger både filosoffer, pædagoger, litteraturforskere, psykologer, historikere, etc. sig med narrativ analyse. Selv om jeg vedkender mig en inspiration fra flere af disse forskningsfelter, er det dog med udgangspunkt i mine egne fagtraditioner, at jeg sporede mig ind på *den tolkende folkloristik* med det mål at udvikle en narrativ kulturanalyse. En narrativ kulturanalyse, som kunne give mig forudsætninger for at tolke en sprogliggjort virkelighed.

I sammenfatningen til anden hoveddel formulerede jeg to opgaver for at afprøve den narrative kulturanalyse og dens muligheder for i tekstens rum at afdække sammenhængende og sammenvævede betydningsdannelser (kap. 4.5):

1. at undersøge om den narrative kulturanalyse kan bruges i studiet af tekster, der består af meddelelser om begivenheder, der er sket, til at indkredse større fortællinger og deres plot(s).

2. at undersøge om den narrative kulturanalyse i forbindelse med større fortællinger kan bruges til at bestemme plots og begivenheder, der kan bidrage til en videre indkredsning af nye relevante tekster, der ud fra nye vinkler kan bidrage til at belyse en periode og en udvikling.

Kronologiens og fortidens verden – i medikaliseringens spor
Med undersøgelserne i kap. 5 og 6 har jeg besvaret det første spørgsmål med et ja. Den narrative kulturanalyse *kan* bruges i studiet af tekster, der består af meddelelser om begivenheder, der er sket, til at indkredse større fortællinger og plot(s). I overensstemmelse med Ricœur kan jeg ud fra de to første indkredsninger konkludere, at story, event og plot i det foreliggende materiale har været indbyrdes så nært forbundne, at de gensidigt har været med til at bestemme hinanden. Ved studiet af betydningsdannelser i sprogliggjorte virkeligheder, der ligesom oversigtsværkerne er præget af fortællernes intentioner om at skabe oversigt og sammenhæng, kan den narrative kulturanalyse derfor bruges som et konstruktivt metodisk udgangspunkt, når et plot skal bestemmes. En narrativ kulturanalyse af begivenheder og de fortællinger, disse begivenheder indgår i, kan således danne udgangspunkt for bestemmelsen af mere overgribende plots og større fortællinger. Ja, endog som det her har været tilfældet, være med til at bestemme *en stor fortælling i medikaliseringens spor.*

I kap. 6 har jeg som empirisk materiale specielt arbejdet med betydningsdannelser knyttet til meddelelser om begivenheder, der er sket, sådan som de fremtræder og lægges til rette i danske medicinhistoriske oversigtsværker. I overensstemmelse med den narrative kulturanalyse har jeg ud fra tolkninger af disse meddelelser om begivenheder kunnet indkredse i hvert fald to grundlæggende plots og en stor fortælling (jvf. kap. 6.4.1). Vel at mærke en stor sammenvævet fortælling, som rummer mange mindre fortællinger, hvor mere specifikke plots har haft afgørende indflydelse på billedkonstruktionen.

Fortællernes (mere eller mindre udtalte) ønske om at skabe et anskueligt billede har dog ikke forhindret, at den narrative kulturanalyse også har vist sig i stand til at synliggøre modsigelser, tvetydigheder og uklarheder. Særlig tydeligt viste dette sig i forbindelse med bestemmelsen af billedet af *den gamle tid.* Ud fra undersøgelserne i kap. 5 og 6 har jeg således kunnet:

– drage nogle konklusioner knyttet til de sundhedsvidenskabelige perspektiver
– dokumentere nogle væsentlige sider af den narrative kulturanalyses brugbarhed

I det foreliggende tilfælde har analysen fungeret som et hensigtsmæssigt udgangspunkt for afdækningen af såvel sammenhængende som sammenvævede betydningsdannelser i forbindelse med det sociale rum (knyttet til de virkelige læger og andre lægelige faggrupper), tidens rum (1479-1800), samt tekstens rum (faghistorisk, kulturhistorisk samt medicinhistorisk faglitteratur).

Det, som undersøgelserne i kap. 5 og 6 ikke kunne vise var, om det også var muligt at komme videre. Om den narrative kulturanalyse i forbindelse med større fortællinger kunne bruges til at bestemme plots og begivenheder, der kunne bidrage til en videre indkredsning af nye relevante tekstrum. Tekstrum, der anskuet ud fra nye indfaldsvinkler kunne bidrage til at belyse samme periode og samme udvikling. Det er dette andet spørgsmål fra konklusionsafsnittet til hoveddel II, som stod sin prøve i kap. 7, hvor jeg tog udgangspunkt i de problemer, som fik medicinhistorikernes billede af den store fortælling om fremskridtet til at slå revner.

Samtidens verden – i etikaliseringens spor

Via Pestforordningen af 1625 kunne jeg synliggøre de første ansatser til det, jeg har beskrevet som *etikaliseringens spor*. Dette spor blev min vejviser til nye tekstrum. Som tolkende kulturforsker kunne jeg ud fra denne nye indfaldsvinkel bidrage til analysen af den tidlige udvikling på sundhedsområdet med en ny tidsbestemmelse, som henfører initieringsfasen til en periode, hvor ingen af de lægelige faggrupper endnu indtager en nøgleposition i samfundet. I Danmark finder den tidlige udvikling af en offentlig sundhedsforvaltning sted i tiårene omkring 1600, og udviklingen er knyttet til kirke og statsmagt med præsterne som nøglepersoner. Ikke til de virkelige læger.

Analyser af nye tekstrum synliggjorde også, at opfattelsen af sygdom blev opfattet som et særdeles vigtigt anliggende i den gamle tid. Alene dette at bestemme om noget overhovedet *var* sygdom! Det har bestemt ikke været noget, alle og enhver har været enige om. Og selv om man kunne blive enige om at kalde noget "en sygdom", ventede nye problemer, når årsagen skulle fastlægges. Side om side har der eksisteret flere mulige forklaringsmuligheder. For behandlingen var det altafgørende, hvordan en sygdom blev forklaret:

- sygdom som hændelse; en hændelse, der ikke krævede yderligere foranstaltninger

- sygdom som forgørelse; et udtryk for forgørelse, der især krævede ekspertise fra f.eks. kloge folk eller en præst

- sygdom som begivenhed i tidens rum; en Guds ulykke, der især krævede ændret livsførelse, bod, bøn og lægemidler

- sygdom med naturlig årsag; en naturlig lidelse, der især krævede lægemidler og lægers behandling

Bestemmelsen af, om noget var en sygdom, og hvilken årsag den i så fald havde, har man derfor ført indtrængende forhandlinger – og genforhandlinger – om. Og det er ikke altid, at folk har ment og gjort det, kirken og statsmagten helst ville. Tværtimod tyder mine undersøgelser på et betydeligt modsætningsforhold mellem de mere dominerende kredse og den brede befolkning.

Af særlig interesse var også synliggørelsen af en diskontinuitet mellem forestillingerne om sygdom og sundhed i den gamle tid og den nye tid. Hvor sygdom i medikaliseringens spor knyttes til sygdommes virkning og forestillingen om, at sygdommes problem løses gennem behandling, som udføres af faggrupper, der består af sygdomsbehandlere, kobles sygdom i etikaliseringens spor til sygdommes årsag og en forestilling om, at sygdommes problem kræver rådgivning om det rigtige liv.

I tiden efter Reformationen knyttes forestillingerne om både sygdom og sundhed ikke mindst til *Guds vredes tid*. Med den udtalte hensigt at sikre og fremme Guds lykke og forhindre Guds ulykke bliver lovgivningen en straffelovgivning, som tugter den, der sætter sin egen og hele samfundets lykke på spil. Udtrykt i nutidens sprog har den tidlige straffelovgivning på sundhedsområdet et sundhedsfremmende og sygdomsforebyggende mål. Med forestillinger om det gode og rigtige liv og ledemotiver som aktivitet, arbejde og ansvar.

Etikaliseringens og medikaliseringens spor løber sammen

Et budskab om, at sunde, ansvarlige og lykkelige mennesker har et liv fyldt med aktivitet og arbejde, er stadig aktuelt. I dag siger man "du blir, hvad du spiser", "løb dig til et bedre liv", udskriver "motionsrecepter" og meget andet, som sætter levevilkår og livsform i relief. Folk skal ændre det, der opfattes som uhensigtsmæssige vaner og fordomme. Derfor står befolkningens hverdagskultur stadig på samfundsplanlæggernes dagsorden.

Dagligdagens adfærd og forestillinger udgør imidlertid ikke noget sammenhængende system, som uden videre lader sig ændre, hverken ved hjælp af informationer, lokkemidler eller trusler. For dem, der synes, de ved bedre, udgør befolkningen stadig en besværlig medspiller, som er svær at kontrollere eller styre.

Før som nu støttes de gode råd af myndighederne. I vore dage ofte knyttet til den økonomiske argumentation, at syge mennesker er dyre samfundsborgere. Sundhedskampagnernes budskaber er således så aktuelle som nogensinde. Også i nutiden belæres befolkningen om, at de *bør* leve sundt. Både for deres egen og for samfundets skyld. Derfor aktualiserer sundhed og sygdom igen og igen spørgsmål om det aktive, arbejdende og ansvarlige menneske.

I vore dage er etikaliseringens spor løbet sammen med medikaliseringens spor. Alene af den årsag udgør etikaliseringens spor et anliggende for dansk medicinhistorie i den gamle tid. Her ligger en forhistorie, som fortjener mere indgående analyser. I dag er det imidlertid ikke længere præster, men specialister inden for den sundhedsvidenskabelige forskning, der er hovedleverandører af budskaberne om forudsætningerne for et sundt liv. Etikaliseringens spor er således ikke nødvendigvis knyttet til en religion og dens præster, selv om den i Danmark i en bestemt historisk periode blev varetaget af netop denne gruppe.

8.2. TEKSTENS RUM

Et hus kan ses fra flere sider, indefra og udefra, tæt på og på lang afstand. Det kan ses sammen med andre bygninger, med træer, med himlen. Huset kan opleves ved at bygge det, bruge det eller rive det ned. Når mennesker arbejder med det og i det.

Også om tekster gælder det, at de kan anskues fra flere sider, indefra og udefra, tæt på og på lang afstand. De kan ses sammen med andre tekster, med jord, med huse. Teksten kan også opleves ved at skabe dens ord, bruge den eller kassere den. Når mennesker arbejder med den eller glemmer den.

Når jeg her sammenholder tekster med huse, er det ikke, fordi jeg mener, de er "det samme". Mine argumentationskæder kunne også være blevet bygget op, så de rettede fokus mod andre forhold end ligheder, f.eks. forskelle og uforeneligheder. Når jeg har valgt huse, skyldes det, at det her opfattes som forståeligt, at huse har en rumlig udbredelse. At huse er rum, men også mere end rum og noget andet end rum.

Man kan gå rundt om et hus, man kan gå ind i det og ud af det. Bevægelsen og den, der bevæger sig, knyttes til forståelsen af huset som rum. En tekst har ikke samme håndfaste udbredelse. Men alligevel mener jeg, at forståelsen af en tekst er knyttet til bevægelser, til rum.

Her, hvor jeg har beskæftiget mig med videnskabelig praksis, er en af de bevægende parter forskeren. Forskeren bevæger sig i forhold til teksten. Forskeren er med til at bygge rummet op. Denne skabende handling, hvor tekstens rum udformes, er ikke teksten iboende. Tekstens rum ligger også uden for den oprindelige forfatters eller meddelers rækkevidde. Ingerslev kan hverken gøre fra eller til, når jeg i dag læser hans værk og finder det tankevækkende, at han omtaler universitetslæger som "virkelige læger".

Det tankevækkende

Til en videnskabelig tolkning hører et udviklingsarbejde, hvor rammerne for at studere det tankevækkende lægges mere fast. For at kunne komme i gang med en hvilken som helst analyse må der fastsættes nogle rimelige og eksplicitte rammer for, hvordan tekstens rum afgrænses og studeres. Ofte vil vanetænkning og traditioner, der er knyttet til hvordan vi omgås tekster, sætte grænser for tekstens rum. Dette gælder også inden for videnskabernes verden. Her udvikler fagtraditionerne deres egen skik og brug (om bl.a. emner og metoder), deres egen takt og tone (etik i bredeste forstand).

Vanebetingede valg af emner, metoder og etik kan det være svært at gøre op med, bl.a. fordi de er svære at gennemskue. Men det er netop dette, den ikke-essentialistiske tænkning lægger op til: At sætte fagtraditioner under debat. Målet er imidlertid ikke en kritik og en dekonstruktion. Ny skik og brug, ny takt og tone er måske forfriskende. Men det, som er nyt og inspirerende, bliver ikke nødvendigvis ved med at være noget igangsættende.

Ud fra en ikke-essentialistisk tænkning er målet derfor ikke et kritisk mål, men altid dette at skærpe opmærksomheden. At udvikle forudsætninger for at kunne se, høre og mærke det, som er en del af vores omverden, hvad enten denne omverden er en del af vores egen samtid, eller det, vi med tankevækkende ord kalder vores "fortid". *Vores* siger vi, *for*tid, siger vi – og tror vi ved, hvad vi taler om.

Det gør vi også tit, fordi vi har truffet mange usagte aftaler med hinanden i den omverden, vi færdes i, som er den del af det betydningsunivers, vi henregner til det forståelige. Men det, der gør videnskab til noget særligt i denne verden af gensidig forståelighed, er, at den sætter spørgsmålstegn også ved det, vi tror at vide. Videnskab er også at stille de "dumme" spørgsmål. Ikke sjældent viser de sig netop at være nogle af de allersværeste at svare på.

Det er dette, jeg har gjort i den foreliggende undersøgelse, hvor jeg tog udgangspunkt i billedkonstruktioner af mine medicinhistoriske og kulturhistoriske kolleger. Udgangspunktet for mit arbejde har været andres arbejde udført som hårdt slid – og nok ikke mindre entusiasme – af den praktiserende Præstø-læge Vilhelm Ingerslev, skolelægen Kristan Carøe[1], den frembrusende Troels-Lund og flere andre. Igennem mange år har de været mine samtalepartnere om en fortid, hvorom det sidste ord aldrig bliver sagt. Uden deres verden – ingen omverden. Og uden omverden – ingen nye fortællinger. Heller ikke min fortælling om etikaliseringens spor!

Videnskab og kaos

Selv om denne fortælling om etikaliseringens spor kunne bidrage til at synliggøre, at den gamle tid måske ikke er helt så kaotisk, som medicin- og kulturhistorikere har ment, er kaos imidlertid ikke langt væk. Kaos findes stadig, både i den gamle tid *og* i den nye tid. Enhver forandring, ethvert fremskridt fødes af kaos og lever af kaos. Ellers var de ikke så nye endda.

Men det nye fødes sjældent fra den ene dag til den anden. Ligesom bl.a. Alex Wittendorff mener jeg, at min undersøgelse bekræfter, at det nye væves ind i det gamle. Som sådan kan det "nye/gamle" eksistere som sammenvævede betydningsdannelser i lang tid. Side om side, som en del af hinanden, og sommetider hver for sig. Både *som nyt og gammelt,* og som *hverken nyt eller gammelt.*

---

[1] Sådan omtales en af de fornemste danske medicinhistorikere faktisk af Vilhelm Møller-Christensen i hans oversigt over *Medicinens historie* (Møller-Christensen 1979,499).

LITTERATUR

Abrahams, Roger D. 1970. *Deep down in the Jungle. Negro Narrative Folklore from the Streets of Philadelphia.* Aldine, Chicago. Rev. ed. (Orig. 1964).
Academia Chirurgorum Regia. 1988. Det kongelige kirurgiske Akademi 1787-1987. Udg. af Medicinsk-historisk Museum ved Københavns Universitet. Skrifter udgivet af Universitetsbiblioteket 2, bd. 3. DNLB, Universitetsbiblioteket 2, København.
Algreen-Ussing, T. 1837-39. *Hovedregister til den Fogtmanske Reskriptsamling fra 1660-1830.* I-III. København.
Alver, Bente Gullveig 1990. *Creating the Source through Folkloristic Fieldwork. A Personal Narrative.* FF Communications 246. Helsinki.
Alver, Bente Gullveig, Bengt af Klintberg, Birgitte Rørbye & Anna-Leena Siikala 1980. *Botare. En bok om etnomedicin i Norden.* LT, Stockholm.
Alver, Bente Gullveig og Torunn Selberg 1992. *"Det er mer mellom himmel og jord." Folks forståelse av virkeligheten ut fra forestillinger om sykdom og behandling.* Vett & Viten, Norge.
Alver, Brynjulf 1962. "Historiske segner og historisk sanning." *Norveg 9.* Pp. 89-112. Universitetsforlaget, Oslo og Bergen.
Andersen, Oskar J. 1931. *Dansk Syn på Fromhed og "Gudfrygtigheds Øvelse" i ældre Luthersk Tid: en kirkehistorisk Indledning til Kingo's "Siunge Koor".* Udgivet af A.E Sibbemsen, København.
Andersen, Peter Fuur 1994. Se Jensen 1994.
Anttonen, Pertti J. & Reimund Kvideland (ed). 1993. *Nordic Frontiers. Recent Issues in the Study of Modern Traditional Culture in the Nordic Countries.* NIF Publ. No. 27, Turku, Finland.
Ariès, Philippe 1982. *Barndommens historie.* Nyt Nordisk Forlag, København.
Ankarloo, Bengt & Gustav Henningsen 1987. *Häxornas Europa 1400-1700.* Skrifter utgivna av Institutet för Rättshistorisk Forskning Grundat av Gustav och Carin Olin. Lund.
Arnstberg, Karl Olov (red.) 1983. *Korallrevet. Om Vardagens kulturmönster.* Carlsson & Jönsson Bokförlag AB. Stockholm.
Arnstberg, Karl Olov (red.) 1993. *KULTUR, kultur och KULTUR. Perspektiv på kulturmöten i Sverige.* Liber utbildning, Stockholm.
Badinter, Elisabeth 1981. *Kærlighed i tilgift: Moderkærlighedens historie.* Christian Erichsens forlag, København.
Baggesen, S., I.H. Larsen og T.M. Kristensen (red.) 1994. *Naturen som argument.* Odense Universitetsforlag, Odense.
Bahnson, Kristian 1897. "Etnografi." *Salmonsens Konversationsleksikon.*
Ben-Amos, Dan 1972. "Towards a Definition of Folklore in Context. " *Towards New Perspectives in Folklore.* Ed. by Americo and Bauman. Austin University Press, Texas.
Bentzen, H. P. C. 1860. *Den danske Lægestand.* 3. udg. C.A. Reitzels Forlag, København.
Birch, C.C. 1832. *Alphabetisk Fortegnelse over samtlige Candidater, som have underkastet sig Examen anatomico-chirurgium et medico-practicum... siden 1785.* Fr. Brummers Forlag, Kiøbenhavn.
Biographica – Nordic Folklorists of the Past. Studies in Honour of Jouko Hautala. 1971. Nordic Institute of Folk Literature, Copenhagen.
Birkelund, Merete 1983. *Troldkvinden og hendes anklagere. Danske hekseprocesser i det 16. og 17. århundrede.* Historiske Skrifter III, Århus.
Birket-Smith, Kaj (red.) 1945-46. *Lægekunsten Gennem Tiderne.* Bd. I-IV. Forlaget Arnkrone, Odense.

Birket-Smith, Kaj 1945a. "Primitiv Lægekunst." *Lægekunsten Gennem Tiderne.* Red. af Kaj Birket-Smith. Forlaget Arnkrone, Odense. Bd. I, pp. 1-100.

Birren, James E. & Vern L. Bengtsson (eds.) 1988. *Emergent Theories of Aging.* Springer, New York.

Bjørn, Claus 1989. "Dansk historieforskning ved udgangen af 80'erne – en skitse." *Fortid og Nutid* Dansk Historisk Fællesforening. Pp. 216-218.

Blomquist, Helle 1991. "For det almene Vel. Sundhed, lovgivning og forvaltningsret. Det danske sundhedsvæsen 1870-90." *Fortid og Nutid.* Dansk Historisk Fællesforening. Pp. 223-53.

Blaakilde, Anne Leonora 1991. "Interview med gamle mennesker. Overvejelser om folkloristisk feltarbejde – generelt og specifikt." *UNIFOL 1990.* Københavns Universitet og C.A. Reitzels Forlag A/S. København. Pp.53-81.

Boberg, Inger M. 1952. *Folkemindeforskningens historie i Mellem- og Nordeuropa.* Ejnar Munksgaard, København.

Bogatyrev, Piotr & Roman Jakobson 1929. *Die Folklore als eine besondere Form des Schaffens.* Donum natalicium Schrijnen. Nejmegen/Utrecht, 900-913. (dansk oversættelse ved Bengt Holbek 1981: Folkloren som en særlig form for skaben.)

Bonderup, Gerda 1992. "Lægestanden i historiografien og hvordan lægerne måske "virkelig" har været i det 19. århundredes Danmark." *Historisk Tidsskrift* 16. Rk. 1. Pp. 29-65.

Bonderup, Gerda 1994. *Cholera-Morbro'er og Danmark. Billeder til det 19. århundredes samfunds- og kulturhistorie.* Aarhus Universitetsforlag, Århus.

Borregaard, Svend 1953. "Danmarks og Norges Kirkeritual af 1685." *Theologiske Studier* nr. 13. Dansk teologisk Tidsskrift 2. afd.

Brade, Anna-Elisabeth (red.) 1976. *Henrik Smiths Lægebog I-VI.* Samlet udg. 1577. Facimile udg. Rosenkilde og Bagger, København.

Brade, Anna-Elisabeth 1988. "Universitetets medicinsk-historiske Museum 1907-1987." *Academia Chirurgurum Regia. Det kongelige kirugiske Akademi 1787-1987.* København. Pp. 201-316.

Brade, Anna-Elisabeth 1995. "Introduktion til Medicinens Historie." *Medicinhistoriske notater*, hefte 1. (1. udg.) Medicinsk-historisk Museum, København.

Bringéus, Nils-Arvid 1992. *Människan som kulturvarelse. En introduktion till etnologin.* Carlssons, Stockholm. (4. rev. udg., 2. opl. orig. 1976).

Bringéus, Nils-Arvid & Rosander Göran (red.) 1979. *Kulturel kommunikation. Föreläsninger och diskussionsinlägg vid 21:a Nordiska Etnologkongressen i Hemse.* Gotland 12-15 juni 1978. Bokförlaget Signum i Lund.

Brunsmand, Johan 1953. *Køge Huuskors.* Med indledning og noter ved Anders Bæksted. DFM 61, København.

Brøchner-Mortensen, Knud 1979. "Det lægevidenskabelige Fakultet." *Københavns Universitet, bd. VII.* Københavns Universitet v. G.E.C. Gads Forlag, København. Pp. 91-188.

Burke, Peter 1978. *Popular Culture in Early Modern Europe.* London. Harper & Row, New York.

Butler, Gary R. 1990. *Saying isn't believing. Conversation, Narrative, and the Discourse of Belief in a French Newfoundland Community.* Social and Economic Studies, 42. St. John's, Newfoundland.

Bæksted, Anders 1953. "Indledning." *Køge Huskors*. Johan Brundsmand 1953. Med indledning og noter ved Anders Bæksted. DFM 61. København Pp. 9-86.

Bæksted, Anders 1959-60. *Besættelsen i Thisted 1696-98.* I-II. København. DFM 69-70.

Bø, Olaf 1972. *Folkemedisin og lærd medisin. Norsk medisinsk kvardag på 1800-tallet.* Det Norske Samlaget, Oslo.

Capeteyn, Peter 1553. "En Præseruatiue oc foruaring mod Pestelentze screffuit aff Doctore Petro Capitanio til Københaffns indbyggere. Och der hoss for en indgong oc beslut, en Aandelig Recept oc Præseruatiue, som Doct. Petrus Palladius haffuer til hobe screffuit aff den hellige scrifft, mod Pestelentze." *Peder Palladius. Danske Skrifter.* af Lis Jacobsen (red.) 1911-1926. Udg. for Universitets-Jubilæets danske Samfund. Bind 1-5. København, bd. 2.

Cartwright, F.F. 1977. *A Social History of Medicine.* Longman, London & New York.

Carøe, Kristian 1917. *Medicinalordningens Historie indtil Sundhedskollegiets Oprettelse 1803.* Nyt Nordisk Forlag, København.

Carøe, Kristian 1919. "Jyske Benbrudslæger." *Samlinger til Jydsk Historie.* 4. Rk. III Pp. 425-503.

Carøe, Kristian 1902-22. *Den danske Lægestand 1479-1900.* Gyldendalske Boghandel, Nordisk Forlag, København og Kristiania. (I uændret reprotryk 1977 ved Dansk Historisk Håndbogsforlag).

Carøe, Kristian og J.H. Selmer under medvirken af F.L.E. Smith 1891. *Den danske Lægestand.* 6. udg. Otto B. Wroblewski's Forlag, Kjøbenhavn.

Carøe, Kristian og Gordon Norrie 1901. *Den danske Lægestand.* 7. udg. Otto B. Wroblewski's Forlag, København.

Christensen, John & Henrik Stevnsborg 1993. "Historikerfejde". *Fortid og Nutid.* Dansk Historisk Fællesforening. Pp. 235-42.

Clifford, James & George E. Marcus 1986. *Writing Culture. The Poetics and Politics of Ethnography. Experiments in Contemporary Anthropology: A School of American Research Advanced Seminar.* Univ. of California Press. Berkeley, US.

Cohler, Bertram J. 1993. "Aging, Moral, and Meaning. The Nexus of Narrative." *Voices and Visions of Aging: Towards a Critical Gerontology.* Ed. by T. Cole, A. Achenbaum, P. Jacobi & R. Kastenbaum. Springer, New York. Pp. 107-133.

Cold, D.H.O. 1958. *Lægevæsenet og Lægerne under Chr. d. IV's Regjering.* København.

Cole, Thomas, David D. Van Tassel & Robert Kastenbaum (eds.) 1992. *Handbook of the Humanities of Aging.* Springer, New York.

Cole, Thomas, W. Andrew Achenbaum, Patricia L. Jacobi & Robert Kastenbaum (eds.) 1993. *Voices and Visions of Aging: Towards a Critical Gerontology. Springer,* New York.

Corpus Constitutionum Daniæ. Forordninger, Recesser og andre kongelige breve Danmarks lovgivning vedkommende 1558-1660. 1887-1918. Bd. 1-6. Udg. af V.A. Secher. Selskabet for Udgivelse af Kilder til dansk Historie. (Se Secher 1887-1918).

Dahl, Rasmus 1989. "Pligten til sundhed. Den populære sundhedsdiskurs i Danmark 1530-1800." *Den jyske historiker 48. Sex og sundhed.* Pp. 15-33.

Dagligliv i Danmark (Se Henningsen, Piø, Rørbye, Steensberg.)

Danmarks gamle Folkeviser (red. Svend Grundtvig et al.) 1853-1976. Bd. I-XII.

Dansk Identitetshistorie. 1991. Red. af Ole Feldbæk. C.A. Reitzels Forlag, København.

Dansk kulturhistorisk opslagsværk (red. Erik Alstrup og Poul Erik Olsen) 1991. Dansk Historisk Fællesforening I-II.

Dansk Socialhistorie bd. 1-7, samt register. 1979-82. (Se også Petersen, E. Ladewig 1980.) Gyldendal, København.

Danske Domme 1375-1662 i de private domssamlinger 1978-87. Ved Erik Reitzel-Nielsen under medvirken af Ole Fenger. Det danske Sprog og Litteraturselskab. 1-8.

Danske Lov. (Se Secher.)

Den danske lægestand. (Se Selmer; Bentzen; Smith & Bladt; Carøe et al.; Johnsson & Dehlholm.)

Docherty, Thomas (ed.) 1993. *Postmodernism – a reader.* Columbia University Press.

Dundes, Alan 1969. "The Devolutionary Premise in Folklore Theory." *Journal of the Folklore Institute VI:I.* Pp. 5-19. Bloomington, Indiana University.

Dundes, Alan 1980. *Interpreting Folklore.* Indiana University Press, Bloomington.

Egardt, Brita 1962. *Hästslakt och Rackarskam. Ett etnologiskt undersökning av folkliga fördomar.* Nordiska Museets Handlingar 57. Stockholm.
Ehn, Billy & Orvar Löfgren 1982. *Kulturanalys. Ett etnologiskt perspektiv.* Gleerups, Lund.
Ehn, Billy & Barbro Klein 1994. *Från erfarenhet till text. Om kulturvetenskaplig reflexivitet.* Carlssons, Stockholm.
Ek, S.B. 1981. *(Frykman, Jonas & Orvar Löfgren. Den kultiverade människan 1979)* anmeldelse i Rig 1, Pp. 17-23.
Ek, S.B. 1981. "En replik". *Rig 2*, p. 68.
Ellekilde, Hans 1921. "Indledning". I Axel Olrik: *Nogle Grundsætninger for Sagnforskning.* Dansk Folkemindesamling, København. Pp. 1-31.
Elias, Norbert 1978-82. *The civilizing Process. The History of Manners.* Blackwell, Oxford (orig. 1939).
Elsass, Peter & Kirsten Hastrup (red.) 1986. *Sygdomsbilleder. Medicinsk antropologi og psykologi.* Gyldendal, København.
Ermarth, Elizabeth Deeds 1992. *Sequel to History. Postmodernism and the Crisis of Representational Time.* Princeton University Press, Princeton, N.J.
Erslev, Kristian 1892. *Grundsætninger for historisk Kildekritik.* København.
Erslev, Kristian 1898. "Historie". *Salmonsens store illustrerede Konversationsleksikon. En nordsk Enzyklopædie.* København. Bd. VIII. Pp. 963-72.
Erslev, Kristian 1911. *Historisk Teknik.* København. Bd. XI. Pp. 504-513.
Eskeröd (Se Nilsson, A.)
Espeland, Wigdis 1976. *Flowers from the Gutter.* Unpublished. Etno-folkloristisk Institutt, Bergen.
Fabricius, Knud 1921. *Troels-Lund.* København.
Favret-Saada, Jeanne 1980. *Deadly Words. Wichcraft in the Bocage.* Cambridge. University Press, Cambridge.
Feilberg, H.F. 1915. *Skabelsessagn og Flodsagn.* Gyldendal, København.
Feilberg, H.F. 1952. *Dansk Bondeliv, saaledes som det i Mands Minde førtes, navnlig i Vestjylland.* Gads forlag, København. (Orig. 1889)
Fink, Hans 1988. "Et hyperkomplekst begreb. Kultur, Kulturbegreb og kulturrelativisme". *Kulturbegrebets Kulturhistorie.* Red. af Hans Hauge & Henrik Horstbøll. Kulturstudier 1. Århus Universitet. Pp. 9-23.
Finnegan, Ruth 1992. *Oral Traditions and the Verbal Arts. A Guide to Research Practices.* Routledge, London.
Foster, George M. 1960-61. "Peasant Society and the Image of Limited Good." *American Anthropologist 67*: 293-315.
Foucault, Michel 1954. *Maladie mentale et psychologie.* Paris.
Foucault, Michel 1961. *Folie et déraison. Histoire de la folie à l'âge classique.* Paris.
Foucault, Michel 1969. *L'Archéologie du savoir.* Paris.
Foucault, Michel 1971. "Nietzsche, Genealogy, History. *Homage à Jean Hyppolite.* Paris – The Foucault Reader. New York 1984.
Foucault, Michel 1973. *The Birth of the Clinique.* (Orig. 1963)
Foucault, Michel 1975. *Surveiller et punir.* Paris.
Foucault, Michel 1977. *Truth and Power.*
Frazer, James 1890. *The Golden Bough.* London.
Frykman, Jonas 1977. *Horan i bondesämhället.* LiberLäromedel. Lund.
Frykman, Jonas & Orvar Löfgren 1979. *Den kultiverade människan.* LiberLäromedel. Lund.
Giersing, Ove Malling 1861. Brystbetændelsers forekomst og Behandling i Privat Praxis. *Bibliotek for Læger.* 5 Række, 2. Bind, 346-97.
Gissel, Jon A. P. 1993. "Johannes Steenstrup som folkevise- og stednavneforsker." *Fortid og Nutid.* Dansk Historisk Fællesforening. Pp. 215-234.

Gjøde-Nielsen, Henrik 1989. "Et overset arbejde af Troels-Lund." *Fortid og Nutid*. Dansk Historisk Fællesforening. Pp. 113-20.
Glassie, Henry 1983. "The Moral Lore of Folklore." *Folklore Forum*. Volume 16. Number 2. Pp. 123-151.
Grambo, Ronald 1980. Nordisk Forskerkursus i historisk antropologi. *Forskningsnytt fra Norges almenvitenskapligge Forskningsråd 25* (1980:8) 45.
Goff, Jacques Le 1974. "Mentaliteterna, en tvetydig historia." Birgitta Odén: *Att skriva historia. Nya indfallsvinklar och objekt*. Stockholm. Pp. 244-262.
Gotfredsen, Edv. 1945. "Lægekunsten i Den Gamle Orient." *Lægekunsten Gennem Tiderne*. Red. af Kaj Birket-Smith. Forlaget Arnkrone, Odense. Bd. I, pp. 101-160.
Gotfredsen, Edv. 1973. *Medicinens Historie*. Nyt Nordisk Forlag, Arnold Busck, København. 3. rev. udg. (Orig. 1950, 1964, 1969).
Gotfredsen Edv. og Hansen 1945. "Lægekunsten i den klassiske oldtid." *Lægekunsten Gennem Tiderne*. Red. af Kaj Birket-Smith. Forlaget Arnkrone, Odense. Bd. I, pp.161-227.
Gullestad, Marianne 1989. *Kultur og hverdagsliv. På sporet af det moderne Norge*. Universitetsforlaget, Oslo.
Gustafsson, Rolf Å. 1987. *Traditionernes ok. Den svenska hälso- och sjukvårdens organisering i historie-sociologiskt perspektiv*. Esselte Studium, Falköping.
Gustavsson, Anders (red.) 1994. *Tiden og historien i 1990ernes kulturforskning*. Etnolore 15: Skrifter från Etnologiska Institutionen v. Uppsala Universitet, Sverige.
Habermas, Jürgen 1981. *Teorier om samfund og sprog*. Artikler 1961-76 udvalgt og med indledninger af Jørgen Dines Johansen & Jens Glebe-Møller. Gyldendals sprogbibliotek, København.
Hamran, Torunn 1987. *Den tause kunnskapen; utviklingstendenser i sykepleiefaget i et vitenskapsteoretisk perspektiv*. Universitetsforlaget, Oslo.
Handwörterbuch des Deutchen Aberglaubens 1987. (1921-42) Berlin.
Hansen, H.P. 1959-60. *Natmandsfolk og kjæltringer I-II*. 2. udg. København.
Hansen, H.P. 1960-61. *Kloge Folk. Folkemedicin og overtro i Vestjylland I-II*. 2. udg. København.
Hansen, Wang A. 1982. *Fotografi og familie: en historisk og sociologisk undersøgelse af private familiefotografier*. BIDRAG, Odense.
Hastrup, Kirsten 1986. "Hekseri og psykiatri. Et eksempel fra Frankrig". *Sygdomsbilleder. Medicinsk antropologi og psykologi*. red. af Kirsten Hastrup og Peter Elsass. Gyldendal, København. Pp. 15-32.
Hastrup, Kirsten 1992. *Det antropologiske projekt om forbløffelse*. Red. af Inge Damm og Jan Teuber. Gyldendal Intro, København.
Hastrup, Kirsten og Kirsten Ramløv 1989. *Kulturanalyse. Fortolkningens forløb i antropologien*. Akademisk Forlag, København.
Hauge, Hans & Henrik Horstbøll (red.) 1988. *Kulturbegrebets kulturhistorie. Kulturstudier 1*. Århus Universitet.
Heidegger, Martin 1949. *Sein und Zeit*. Tübingen. (Orig. 1927).
Hedberg, Bjørn 1990. "Kometskräck. En studie i folkliga och lärda traditioner." *Etnolore 8*. Uppsala.
Heede, Dag 1992. *Det tomme menneske. Introduktion til Michel Foucault*. Museum Tusculanums Forlag, København.
Henningsen, Gustav 1969. "Trolddom og hemmelige kunster." *Dagligliv i Danmark 1620-1720*. Bd. I. Red. af Axel Steensberg. Nyt Nordisk Forlag Arnold Busck, København. Pp. 161-196.
Henningsen, Gustav 1975. "Hekseforfølgelser efter hekseprocessernes tid." *Folk og Kultur*. Foreningen Danmarks Folkeminder. Pp. 98-151.

Henningsen, Gustav 1980a. *The Witches' Advocate: Basque Witchcraft and the Spanish Inquisition.* Univ. of Nevada Press. (Forkortet udgave: *Häxornas advokat: Historiens största häxproces.* Stockholm 1987).

Henningsen, Gustav 1980b. "Historical Anthropology: Report froma Nordic Research Course. Schæffergaarden, Copenhagen. 29.8-5.9 1980." *NIF Newsletter 8.* (1980:4) Pp. 12-14.

Henningsen, Gustav 1991a. *Heksejægeren på Rugård. De sidste trolddomsprocesser i Jylland 1685-87.* Skippershoved.

Henningsen, Gustav 1991b. "Folketro." *Dansk kulturhistorisk Opslagsværk.* Red. af Erik Alstrup og Poul Erik Olsen. Dansk Historisk Fællesforening I-II. Bd. I. Pp. 241-44.

Henningsen, Gustav 1991c. "Heksetro." *Dansk kulturhistorisk Opslagsværk.* Red. af Erik Alstrup og Poul Erik Olsen. Dansk Historisk Fællesforening I-II. Bd. I. Pp. 324-25.

Henningsen, Gustav 1994. "Om folkloristisk indlevelse i historiske kilder. Forskning i tiden før folkemindesamlingen." *Tiden og historien i 1990-talets kulturforskning.* Red. af Anders Gustavsson. Etnolore 15: Skrifter från Etnologiska Institutionenv. Uppsala Universitet, Sverige. Pp. 177-196.

Historisches Wörterbuch der Philosophie 1971. Ff. Joachim Ritter (ed.). [Under udgivelse, pt. bind 1-8, A-Sc]. Basel Stuttgart.

Hodne, Bjarne 1983. "Autobiografier som folkloristisk kilde. Et forsøk på en avklaring." *Norveg* 26. Pp.5-40.

Hodne, Bjarne 1984. "Autobiografien: Folkloristisk kilde med samfunnsrelevans." *Tradisjon 14.* Pp. 49-61.

Hodne, Bjarne, Knut Kjeldstadli & Göran Rosander 1981. *Muntlige kilder. Om bruk av intervjuer i etnologi, folkeminnevitenskap og historie.* Universitetsforlaget, Oslo.

Holbek, Bengt 1962. *Æsops levned og fabler. Christiern Pedersens oversættelse af Stainhöwels Æsop.* Universitets-jubilæets danske Samfund, Skrifter 203, Nordisk Institut for Folkedigtnings Skriftserie 1. Bd. 1-2. København.

Holbek, Bengt 1971. "Olrik, Axel (1864-1917)." *Biographica – Nordic Folklorists of the Past. Studies in Honour of Jouko Hautala.* Ed. by Dag Strömbäck et al. Nordisk Institut for Folkedigtning. København. Pp. 259-296.

Holbek, Bengt 1976. "De magtesløses spil." *NIF:s andra nordiska folkloristiska ämneskonferens, Bergen 21-23.10 1976.* Red. af Gun Herranen og Lassi Saressalo. NIF publications 5, Nordic Institute of Folklore, Turku. Pp. 53-78.

Holbek, Bengt 1977. "Games of the Powerless." *Unifol Årsberetning 1976.* Institut for Folkemindevidenskab, Københavns Universitet. Pp.10-33.

Holbek, Bengt 1979. "Folkemindevidenskab." *Københavns Universitet 1479-1979. Det filosofiske Fakultet.* Bd. XI. Red. af Povl Johannes Jensen. Københavns Universitet. Københavns Universitet v. G.E.C. Gads Forlag. Pp. 49-85.

Holbek, Bengt 1980. "Stiltiende forudsætninger." *Norveg 22.* (1979). Pp.209-21. Universitetsforlaget, Oslo og Bergen.

Holbek, Bengt 1985. "The Many Abodes of Fata Morgane, or The Quest for Meaning in Fairy Tales." *Journal of Folklore Research 22.* Bloomington, Indiana University. Pp.19-28.

Holbek, Bengt 1987a. *Interpretation of Fairy Tales. Danish Folklore in a European Perspective.* FF Communication 239. Suomalainen Tiedeakatemia, Helsinki.

Holbek, Bengt 1987b. "Folklorens betydning: Oplæg baseret på et igangværende eventyrprojekt. *Folklorens betydelse. Föredrag vid NIF:s fjärde ämneskonferens på Hässelby slott 24-26.2 1984.* Red. af Bengt af Klintberg. NIF Publications 18. Nordstedt, Stockholm. Pp. 9-31.

Holbek, Bengt 1992. "Introduction." *Principles for Oral Narrative Research,* by Axel Olrik. Translated by Kirsten Wolf and Jody Jensen. Indiana Univ. Press, Bloomington, Indiana. Pp. xv-xxviii.

Holst, Erik 1877. "Medicinsk-statistiske Meddelelser om Ringkøbing Amt for Aarene 1858-77." *Bibliotek for Læger. Supplementbind 1877.* Pp. 525-582.
Honko, Lauri 1959. *Krankheitsprojektile. Untersuchung über eine urtümliche Krankheitserklärung.* FF Communications 178. Suomalainen Tiedeakatemia, Helsinki.
Honko, Lauri 1962. *Geisterglaube in Ingermannland.* Del I. FF Communications 185. Suomalainen Tiedeakatemia, Helsinki.
Honko, Lauri 1968. "Genre Analysis in Folkloristic and Comparative Religion." *Temenos* 3. Pp. 48-66.
Hultkrantz, Åke og Laurits Bødker 1960. *General Ethnological Concepts. International Dictionary of Regional European Ethnology and Folklore.* Rosenkilde and Bagger, Copenhagen.
Ilsøe, Harald & Kai Højby 1979. "Historie". *Københavns Universitet 1479-1979. Det filosofiske Fakultet.* Bd. X. Red. af Povl Johannes Jensen. Københavns Universitet v. G.E.C. Gads Forlag, København. Pp. 309-526.
Ingerslev, Vilhelm 1873. *Danmarks Læger og Lægevæsen fra de ældste tider indtil Aar 1800. En Fremstilling efter trykte kilder. I-II.* København. E. Jespersen, Kjøbenhavn.
Jacobsen, J.C. 1966. *Danske Domme i Trolddomssager i øverste Instans: Indledning og Kommentar.* København. Det Berlingske Bogtrykkeri i komm.
Jacobsen, Lis (red.) 1911-1926. *Peder Palladius. Danske Skrifter bd. I-5.* Udg. for Universitets-Jubilæets danske Samfund. Thieles Bogtrykkeri, København.
Jensen, Anders Ottar & Frans Siggaard Jensen 1976. *Medicinsk videnskabsteori.* Christian Ejlers Forlag, København.
Jensen, Uffe Juul 1986. *Sygdomsbegreber i praksis. Det kliniske arbejdes filosofi og videnskabsteori.* København. 2. udg. (orig. 1983).
Jensen, Uffe Juul 1994. "Sundhed, liv og filosofi." *Sundhedsbegreber – filosofi og praksis.* Red. af Jensen, Uffe Juul & Peter Fuur Andersen. Philosophia, Aarhus Universitet. Pp. 9-41.
Jensen, Uffe Juul & Peter Fuur Andersen (red.) 1994. *Sundhedsbegreber – filosofi og praksis.* Philosophia, Aarhus Universitet.
Johnsson, John & Karl Dehlholm 1907. *Den danske Lægestand.* 8. udg. Jacob Lunds Forlag, København.
Johannesen, Helle 1994a. "Kroppens komplekse videnskabelighed – nye perspektiver på alternativ behandling". *Tidsskriftet Antropologi: Kroppe* 29. Pp. 145-81.
Johannesen, Helle 1994b. "Ideernes dans i sundhedsvæsenet." *Komplekse liv. Kulturel mangfoldighed i Danmark.* Red. af John Liep 6 Karen Fog Olwig. Akademisk Forlag, København. Pp. 59-74.
Johansen, Jens Christian 1991. *Da Djævelen var ude... Trolddom i det 17. århundredes Danmark.* Odense Universitetsforlag, Odense.
Juul, Svend, Svend Sabroe & Ebba Holme Hansen 1984. *Det danske Sundhedsvæsen.* Socialmedicinsk Institut. Aarhus Universitet. Udg. 31 i FADL's Forlag. 4. udg. København.
Jørgensen, Harald 1975. *Studier over det offentlige Fattigvæsens historiske Udvikling i Danmark i det 19. Aarhundrede.* Selskabet for Udgivelse af Kilder til Dansk Historie, udg. v. Institut for Historie og Samfundsøkonomi.
Jørgensen, Poul Johs. 1947. *Dansk Retshistorie: Retskilderne og Forfatningsrettens Historie indtil sidste Halvdel af det 17. Aarhundrede.* København. (Orig. 1940).
Kennedy, John G. 1966. "Peasant Society and the Image of Limited Good: A Critique." *American Anthropologist* 68. Pp. 1212-25.
Kirk, Henning 1991. (Se Rørbye)
Kirk, Henning 1995. *Da alderen blev en diagnose. Konstruktionen af kategorien "alderdom" i 1800-tallets lægelitteratur. En medicinsk-idehistorisk analyse.* Munksgaard, København.

Kjeldstadli, Knut 1992. *Fortida er ikke hva den en gang var. En innføring i historiefaget.* Oslo.

Kjeldstadli, Knut 1994. "Alt har sin tid. Om historiske forklaringer." *Tiden och historien i 1990-talets kulturforskning* red. af Anders Gustavsson. Etnolore 15: Skrifter från Etnologiska Institutionen v. Uppsala Universitet, Sverige. Pp. 24-46.

Kjersgaard, Erik 1968. "Manden og værket." *Dagligt Liv i Norden i det sekstende Århundrede* af Troels Troels-Lund. Bd. 1. 4. udg. Gyldendal, København. Pp. 7-48.

Kjær, H.A. 1928. "Ole Worm." *Salmonsens Konversationsleksikon* Bd. XXV. København. Pp. 406-07.

Kjærgaard, Thorkild 1991. *Den danske Revolution 1500-1800. En øko-historisk tolkning.* Gyldendal, København.

Klemm, Gustav E. 1843-52. *Allgemeine Cultur-Geschicthe der Menscheit.* Berlin.

Klintberg, Bengt af (red.) 1973a. *Tro, sanning, sägen: tre bidrag till en folkloristisk metodik.* Pan/Nordstedts, Stockholm.

Klintberg, Bengt af 1973b. "Indledning." *Tro, sanning, sägen.* Red. af Bengt af Klintberg. Pan/Nordstedts, Stockholm.

Klintberg, Bengt af 1981. "Skall vi behålla våra genresystem?" *Folkloristikkens aktuella paradigm.* Red. af Gun Herranen. NIF Publications 10. Åbo. Pp. 75-94.

Klintberg, Bengt af (red.) 1987a. *Folklorens betydelse.* NIF Publications 18. Stockholm.

Klintberg, Bengt af 1987b. "Förord." *Folklorens betydelse* Red. af Bengt af Klintberg. NIF Publications 18. Stockholm. Pp. 7-8.

Klintberg, Bengt af 1987c. *Råttan i Pizzan. Folksägnar i vår tid.* Nordstedts, Stockholm.

Klintberg, Bengt af 1990: "Do the Legends of Today and Yesterday Belong to the Same Genre?" I: Röhrig, Lutz & Sabine Wienker-Piepho (eds.): *Storytelling in Contemporary Societies.* Tübingen, Günter Narr Verlag. Pp. 113-123.

Kofod, Else Marie 1989. *De vilde svaner og andre folkeeventyr: sidestykker til syv af H.C. Andersens eventyr.* Udg. og redigeret af Else Marie Kofod, Foreningen Danmarks Folkeminder, København.

Kristensen, Evald Tang 1898. "Visesangere og Eventyrfortællere i Jylland." *Illustreret Tidende* årg. 40, nr. 3. Pp. 50-51.

Kristensen, Evald Tang 1922. *Gamle Raad for Sygdomme Hos Mennesket Uddragne af Ældre Manuskripter.* Viborg.

Kristensen, Evald Tang 1927. *Gamle Kildevæld. Nogle Billeder af visesangere og æventyrfortællere.* Samlede af Evald Tang Kristensen. Eget Forlag.

Kristensen, Evald Tang & Peter Olsen 1981. *Gamle kildevæld. Portrætter af danske eventyrfortællere og visesangere fra århundredeskiftet.* Red. af Erik Høvring Petersen. Nyt Nordisk Forlag, København.

Kroeber, A.L. & Clyde Kluckhohn 1963. *Culture. A Critical Review of Concepts and Definitions.* Vintage Books, New York. (Orig. 1952).

Kroppe. Tidsskriftet Antropologi 1994.

Kruse, Poul Reinhardt 1991. *Lægemiddelpriserne i Danmark indtil 1645. En undersøgelse af lovgivningen for fastsættelse af forbrugsprisen på lægemidler.* Disputats, Lægeforeningens Forlag, København.

Kuhn, Thomas S. 1973. *Videnskabens revolutioner.* På dansk v. Knud Haakonsson. Fremad, København.

Kulturhistorisk leksikon for nordisk middelalder fra vikingetid til reformationstid. 1956-1978. Rosenkilde og Bagger, København.

Kvale, Steinar (red.) 1989. *Issues of validity in Qualitative Research.* Studentlitteratur, Lund.

Kvalitative metoder i dansk samfundsforskning. 1979. Red. af Tom Broch, Karl Krarup, Per K. Larsen & Olaf Rieper. Nyt fra Samfundsvidenskaberne 50. København.

Kvideland, Reimund 1981. "Folkloristikkens nye paradigme: performans." *Folkloristikkens aktuella paradigm.* Red. af Gun Herranen. NIF publications 10. Åbo. Pp. 55-68.

Kvideland, Reimund 1987. "Tradisjonelt forteljestof i språkläreböker." *Folklore og Litteratur i Norden. Studier i samspelet mellan folktradition och kunstdiktning.* Red. af Ebbe Schön. NIF publications 17. Stockholm. Pp. 214-37.

Kvindfolk: en Danmarkshistorie fra 1600 til 1980. 1984. Red. af Anne Margrethe Berg, Lis Frost og Anne Olsen. Billedred. Karin Lützen. Gyldendal, København.

Københavns Universitet 1479-1979 bd. I-XIV. 1979. Københavns Universitet v. G.E.C. Gads Forlag, København.

Ladewig Petersen, E. 1980. "Fra standssamfund til rangssamfund 1500-1700." *Dansk Socialhistorie bd. 3.* Gyldendal, København.

Larsen, Øivind & Bengt I. Lindskog (red.) 1991. *Johan Clemens Tode. Sundhedstidende 1778-1781.* Sektion for medisinsk historie, Universitetet i Oslo.

Le Goff, Jacques & Pierre Nora 1978. *Att skriva historia: Nya infallsvinkler och objekt. Urval och inledning av Birgitta Odén.* Pan/Nordstedt, Stokcholm.

Lehman, J. 1889. *Reformbevægelsen paa vor civile Medicinalforfatnings Omraade.* J.H. Schultz, København.

Liep, John & Karen Fog Olwig (red.) 1994a. *Komplekse liv. Kulturel mangfoldighed i Danmark.* Akademisk Forlag, København.

Liep, John & Karen Fog Olwig 1994a. "Kulturel kompleksitet." *Komplekse liv. Kulturel mangfoldighed i Danmark.* Akademisk Forlag, København.

Lützen, Karin 1991. *Begreber, bevidsthed, adfærd.* Ph.D. afhandling. Institut for Folkloristik. Københavns Universitet.

Mansa, F.V. 1873. *Bidrag til Folkesygdommenes og Sundhedspleiens Historie i Danmark fra de ældste Tider til Begyndelsen af det attende Aarhundrede.* Forlaget den Gyldendalske Boghandel, Kjøbenhavn.

Mellemgaard, Signe 1992. *Distriktslægen og læsøboerne. En medicinsk topografi fra 1859 og dens forudsætninger.* Landbohistorisk selskab, Odense.

Mellemgaard, Signe 1994. "At naturalisere Uorden og Udyd." *Naturen som argument.* Red. af S. Baggesen, L.H. Larsen & T. M. Kristensen. Odense Universitetsforlag, Odense. Pp. 63-72.

Mellemgaard, Signe 1995. "Den daglige fare. Sundhed og sygdom, alvor og underholdning, almue og overklasse i J.C. Todes sundhedsoplysende tidsskrifter. *Folk og Kultur.* Foreningen Danmarks Folkeminder, København. Pp. 5-21.

Moody, Harry R. 1988. "Toward a Critical Gerontology: The Contribution of the Humanities to Theories of Aging." *Emergent Theories of Aging,* ed. by James E. Birren & Vern L. Bengtson. Springer, New York.

Møller, J.S. 1929-33. *Fester og Højtider i gamle dage. Skildringer fra Nordvestsjælland med forsøg paa Tydninger. I-II.* Holbæk.

Møller, J.S. 1939-40. *Moder og Barn i dansk Folkeoverlevering. Fra Svangerskab til Daab og Kirkegang.* Ejnar Munksgaard, København.

Møller-Christensen 1944. *Middelalderens lægekunst i Danmark.* Ejnar Munksgaard, København.

Møller-Christensen, Vilhelm 1979. "Medicinens historie." *Københavns Universitet 1479-1979, Det lægevidenskabelige Fakultet. Bd. VII.* Københavns Universitet v. G.E.C. Gads Forlag, København. Pp. 499-502.

Møller-Christensen, Vilhelm og Albert Gjedde 1979. "Det medicinske Fakultet." *Københavns Universitet 1479-1979, Det lægevidenskabelige Fakultet. Bd. VII.* Københavns Universitet v. G.E.C. Gads Forlag, København. Pp. 1-89.

Nicolaisen, Johannes 1965. "Kulturvidenskab." *Berlingske Leksikon Bibliotek.* København.

Nilsson, A. (Eskeröd) 1936. "Interessedominanz und Volksüberlieferung." *Acta Ethnologica*. København 1936.
Nyrop, C. 1977. *Danmarks Gilde- og Lavsskraaer fra Middelalderen*. Udgivet ved C. Nyrop af Selskabet for udgivelsen af Kilder til Danmarks Historie. København. (Orig. 1895-1904)
Nørr, Erik 1980. *Præst og Administrator.Sognepræstens funktioner i lokalforvaltningen på landet fra 1800-1841*. Administrationshistoriske Studier. Rigsarkivet.
Ohrt, Fr. 1922. *Da signed Krist – Tolkning af det religiøse Indhold i Danmarks Signelser og Besværgelser*. Gyldendal, København.
Olsen, Poul Erik 1991. "Lovgivning." *Dansk Kulturhistorisk Opslagsværk bd. I*. Red. af Erik Alstrup og Poul Erik Olsen. Dansk Historisk Fællesforening, København. Pp. 584-587.
Olsen, Olaf 1978. *Christian IV.s tugt- og børnehus*. 2. udg. Wormianium, Højbjerg. (Orig. 1952)
Olrik, Axel 1895. "Koncept" DFS 1929/145.27.03. (Utrykt, Dansk Folkemindesamling).
Olrik, Axel 1897. "Folkeminder." *Salmonsens store illustrerede Konversationsleksikon. En nordisk Enzyklopædie bd. VI*. København. Pp. 792-99.
Olrik, Axel 1908. "Episke Love i Folkedigtningen." *Danske Studier*. Pp- 69-89.
Olrik, Axel 1919. "Folkeminder". (Med enkelte sproglige rettelser af Hans Ellekilde.) *Salmonsens Konversationsleksikon bd. VIII*. København. Pp. 367-76.
Olrik, Axel 1921. *Nogle Grundsætninger for Sagnforskning*. Efter forfatterens død udgivet af Dansk Folkemindesamling ved Hans Ellekilde. Danmarks Folkeminder 23. Det Schønbergske Forlag, København.
Oring, Elliott 1986. *Folk Groups and Folklore Genres. An Introduction*. University Press, Logan, Utah, US.
Ordbog over det Danske Sprog. 1866 (1918-56). Det Danske Sprog- og Litteraturselskab. 2. udg. Fotografisk genoptryk, bd. 1-28.
Pahuus, Mogens 1989. *Mennesket og dets udtryksformer. Fra bevidsthedsparadigme til kommunikationsparadigme*. En antologi ved Mogens Pahuus. Forlaget Philosophia, Århus.
Peder Palladius. Danske Skrifter. Red. af Lis Jacobsen og udg. for Universitets-Jubilæets danske Samfund. Bind 1-5. København.
Pasternak, Jakob & Niels Skyum-Nielsen 1973. *Fundamental kildekritik*. Gad, København.
Petersen, Julius J. 1876. *Hovedmomenter i den medicinske Lægekunsts historiske Udvikling. Forelæsninger holdte ved Kjøbenhavns Universitet i 1874*. Andr. Fred. Høst & Søn, København.
Petersen, Julius J. 1889. *Hovedmomenter i den medicinske Kliniks ældre Historie. Forelæsninger ved Københavns Universitet*. Gyldendalske Boghandels Forlag, København.
Petersen, Julius J. 1893. *Den danske Lægevidenskab 1700-1750. Med Udsigter over de indvirkende Hovedstrømninger i Udlandets samtidige Lægevidenskab*. Gyldendalske Boghandels Forlag, København.
Petersen, E. Ladewig (Se Ladewig Petersen)
Piø, Iørn 1960. *Produktionen af danske skillingsviser mellem 1770 og 1821 og samtidens syn på genren*. Magister-konferensafhandling. Københavns Universitet.
Piø, Iørn 1963. "Folketro." *Dagligliv i Danmark i det nittende og tyvende århundrede bd. 1*. Red. af Axel Steensberg. Pp. 171-208. Nyt Nordisk Forlag Arnold Busck, København.
Piø, Iørn 1966. *Folkeminder og traditionsforskning*. Dansk Historisk Fællesforening. København.
Piø, Iørn 1971. *Folkeminder og traditionsforskning* 2. udg. Dansk Historisk Fællesforening. København.

Propp, Vladimir 1968. *Morphology of the Folktale*. Publ. of the American Folklore Society, Austin, London. (Orig. 1928).
Politikens Filosofileksikon. 1983. Red. af Poul Lübcke.
Polanyi, Livia 1989. *Telling the American Story. A Structural and Cultural Analysis of Conversational Storytelling*. The MIT Press, Cambridge, Massachusetts. London, England. 1989 Massachusetts Institute of Technology.
Poulsen, Porskær Poul 1988. "Den kulturhistoriske tradition i Danmark: Troels-Lund, Hugo Mathiessen og 80'ernes kulturhistorie." *Historien i kulturhistorien*. Red. af Vagn Wåhlin. Aarhus Universitetsforlag, Århus. Pp. 27-43.
Ramhøj, Pia (red.) 1993. *Overvejelser og metoder i Sundhedsforskningen*. Akademisk Forlag, København.
Reichborn-Kjennerud, I. 1928-47. *Vår gamle Trolldomsmedisin I-V*. Oslo.
Revel, Jaques & Jean-Pierre Peter 1974. "Kroppen. Den sjuka människan och hennes historia." *Att skriva historia. Nya infallsvinklar och objekt*. Af Jacques Le Goff & Pierre Nora, red. af Birgitta Odén. Studentlitteratur, Stockholm. Pp. 263-86.
Ricœur, Paul 1988. *Från Text till handling. En antologi om hermeneutik*. Red. af Peter Kemp og Bengt Kristensson. Bruno Östlings Bokförlag, Symposion AB, Stockholm.
Ricœur, Paul 1991. *A Ricœur Reader: reflection and imagination*. Ed. by Mario Valdés. Harvester Wheatsheaf, New York.
Ritzer, George 1977. *Fundamentale perspektiver i sociologien*. På dansk ved Anne Diemer og Erik Lyng. Fremads Samfundsvidenskabelige Serie, København.
Rosenbeck, Bente. *Kvindekøn. Den moderne kvindeligheds historie 1880-1980*. Gyldendal, København.
Rosenbeck, Bente 1992. *Kroppens Politik. Om køn, kultur og videnskab*. Museum Tusculanums Forlag, København.
Rum. Tidsskriftet Antropologi 30. 1994.
Rørbye, Birgitte 1970. *Mediaforskning og traditionsforskning Et studium af ugebladsnoveller med kærlighedstema*. Magisterkonferensafhandling ved Institut for Folkemindevidenskab, Københavns Universitet.
Rørbye, Birgitte 1976a. *Kloge folk og skidtfolk*. Politikens forlag, København.
Rørbye, Birgitte 1976b."Den illegale sygdomsbehandling som folkloristisk problem. Bidrag til en socio-kulturel oversigt for Danmark. *Fataburen* Pp. 203-220.
Rørbye, Birgitte 1977. "En jurist blandt almuesfolk omkring 1875." *Folk og Kultur*. Foreningen Danmarks Folkeminder. Pp. 62-77.
Rørbye, Birgitte 1978. "Folketroen som begreb og forskningsfelt." *Norveg*. Pp.305-17.
Rørbye, Birgitte 1980a. "Almen etnomedicinsk översikt." *Botare. En bok om etnomedicin i Norden*. Red. af Alver et alia. LT, Stockholm Pp. 53-85.
Rørbye, Birgitte 1980b. "Peder Kragsig." *Botare. En bok om etnomedicin i Norden*. Red af Bente G. Alver, Bengt af Klintberg, Birgitte Rørbye & Anna-Leena Siikala. LT, Stockholm. Pp. 83-118.
Rørbye, Birgitte 1982. *Folkloristiske horisonter. På vej til en kritisk teori om de folkelige erfaringsverdener. UNIFOL 1981*. Institut for Folkemindevidenskab ved Københavns Universitet og Reitzels Forlag, København.
Rørbye, Birgitte 1985. "Alternativt sundhedsarbejde." *Politica*. Pp. 241-57.
Rørbye, Birgitte 1986a. "Sundhedsformidlingens historiske baggrund." *Bibliotek for Læger*. Pp. 124-36.
Rørbye, Birgitte 1986b. "Gesundheit für Alle. Ein Mythos zwischen Vergangenheit und Zukunft." *Hessische Blätter für Volks und Kulturforschung*. Internationale Forschungsansatze zur Volksmedizin. Pp. 63-76.
Rørbye, Birgitte 1987. "Et spørgsmål om kultur." *Sundhed, samfund, selvudvikling*. København. Pp. 55-64.

Rørbye, Birgitte 1988. "Helsebølgen." *Dagligliv i Danmark i vor tid.* Red. af George Nellemann & Iørn Piø. Nyt Nordisk Forlag Arnold Busck, København. Pp. 499-512.
Rørbye, Birgitte 1990a. "Asymmetri som folkloristisk grundbegreb." *Nordnytt 42, glimt af dansk folkloristik.* Red. af Bjørg Kjær. Pp. 1-9.
Rørbye, Birgitte 1990b. "Fra kulturempirisme til empirisk kulturteori". *Etnologiska och folkloristiska forskningsriktningar i Norden under 1980-talet.* Red. Anders Gustavsson. Uppsala Universitet, s. 139-59.
Rørbye, Birgitte 1991a. "Interview under tvang. Retsmateriale i folkloristisk belysning." *Tradisjon 21.* Pp.45-58.
Rørbye, Birgitte 1991b. "Ældrebilledet i sundhedsvæsenet: Projektets fokuseringsområder." *Brikker til Ældrebilledet – holdninger til alderdommen.* Af Anne Leonora Blaakilde et alia. Institut for Folkloristik ved Københavns Universitet og Gerontologisk Institut. Pp. 11-31.
Rørbye, Birgitte 1991c. "Ældrebilledet – fordomme, myter og hyperkomplekse billeddannelser." *Brikker til Ældrebilledet – holdninger til alderdommen.* Af Anne Leonora Blaakilde et al. Institut for Folkloristik ved Københavns universitet og Gerontologisk Institut. Pp. 109-46.
Rørbye, Birgitte 1991d. "Kulturgerontologi eller oldlore? Om de gamle og det gamle i folkloristikken." *UNIFOL 1990: Gammelt træ giver god ild – om alderdom i folkloristisk perspektiv.* Red. af Anne Leonora Blaakilde et al. Institut for Folkloristik, Københavns Universitet og Reitzels forlag. Pp.110-135.
Rørbye, Birgitte 1991e. "Folkemedicin." *Dansk Kulturhistorisk Opslagsværk.* Red. af Erik Alstrup og Poul Erik Olsen. Dansk Historisk Fællesforening I-II. Pp. 223-27.
Rørbye, Birgitte 1992. "From folkmedicine to medical folkloristics." *Folklore Processed. Festskrift til Lauri Honko.* Red. af Reimund Kvideland et al. Studia Fennica Folkloristica 1/NIF Publ. 24. Helsinki. Pp. 190-99.
Rørbye, Birgitte 1993a. "Mundtlig dynamit? Om vittigheder, fordomme og alderdom." *Nordnytt 49: Livscyklus.* Red. Anne Leonora Blaakilde og Bjørg Kjær. Pp. 109-114.
Rørbye, Birgitte 1993b. "Aldring. Den postmoderne tidserfaring og studiet af livets cyklus med særligt henblik på alderdommen." *Nordnytt 49: Livscyklus.* Red. Anne Leonora Blaakilde og Bjørg Kjær. Pp. 5-16.
Rørbye, Birgitte 1993c. "Telling Reality. An analysis of a multilevelled narrative." *Telling Reality. Folklore Studies in Memory of Bengt Holbek.* Copenhagen Folklore Studies 1, NIF Publications 26. Copenhagen and Turku. Pp.19-34.
Rørbye, Birgitte 1994. "Når fortiden skal fortælles – om narrativ kulturanalyse af faglitteratur." *Tiden og historien i 1990ernes kulturforskning.* Red. af Anders Gustavsson. Etnolore 15: Skrifter från Etnologiska Institutionen v. Uppsala Universitet, Sverige. Pp. 197-119.
Rørbye, Birgitte 1995a. "Eventyrkrigen om H.C. Andersen." *Livets Gleder. Om forskeren, folkediktningen og maten. En vennebok til Reimund Kvideland.* Vett & Viten, Norge. Pp.35-58.
Rørbye, Birgitte 1995b. "Medieskabte fordomme? Forestillinger om det medieskabte ældrebillede i folkloristisk belysning." *Nostalgi og sensasjoner. Folkloristisk perspektiv på mediekulturen.* Red. af Torunn Selberg. NIF Publications 29, Åbo.
Rørbye, Birgitte & Henning Kirk 1991. *Alderdom – fordom.* Munksgaard, København.
Salmonsens store illustrerede Konversationsleksikon. En nordisk Enzyklopædie. 1893-1911. Red. af J. Salmonsen. Bd. 1-19. København.
Salmonsens Konversationsleksikon. 1915-30. Red. af J.H. Schultz. Bd. 1-26. 2. udg. København.
Sagregister til Sokkelunds Herreds Tingbøger. 1987, Udgivet af Landbohistorisk Selskab ved Ole Fenger et al. Ældre Danske Tingbøger. København.

Schmidt, Lars-Henrik & Jens-Erik Kristensen 1986. *Lys luft og renlighed. Den moderne socialhygiejnes fødsel.* Akademisk Forlag, København.

Schiffmann, Aldona 1992. "Drömtro och ödestro." *Drömmar och kultur. Drömböcker och drömtolkning.* Red. af Annikki Kaivola-Bregenhøj & Ulf Palmenfelt. NIF Publications 23. Stockholm. Pp. 98-113.

Secher, V.A. (red.) 1887-1918. *Corpus Constitutionum Daniæ. Forordninger, Recesser og andre kongelige breve Danmarks lovgivning vedkommende 1558-1660. Bd. 1-6.* Selskabet for Udgivelse af Kilder til dansk Historie. G.E.C. Gad, København.

Secher, V.A. 1929. *Kong Christian den femtes Danske Lov.* G.E.C. Gads Forlag, København.

Selmer, H. 1850. *Den danske Lægestand.* 1. udg. C.A. Reitzel, København.

Selmer, H. 1852. *Den danske Lægestand.* 2. udg. C.A. Reitzel, København.

Sievers, Kai Detlev & Harm-Peer Zimmermann 1994. *Das disziplinierte Elend: zur Geschichte der sozialen Fürsorge in schleswig-holsteinischen Städten 1542-1914.* Wachholtz, Neumünster.

Smith, F.L.E. & M.C.F. Curtius Bladt 1872. *Den danske Lægestand.* 4. udg. E. Jespersens Forlag, Kjøbenhavn.

Smith, F.L.E. & M.C.F. Curtius Bladt 1885. *Den danske Lægestand.* 5. udg. Otto B. Wroblewski's Forlag, Kjøbenhavn.

Snorrason, Egil 1938. "Medicinens Historie som Universitetsfag." *Hospitalstidende.* Årg. 81. nr. 5. Pp.142-143.

Sokkelund Herreds Tingbøger 1957-80. Udg. af Udvalget for Udgivelse af Kilder til Landbefolkningens Historie. Ved Ole Karup Pedersen under tilsyn af Carl Rise Hansen. bd. 1-7.

Stahl, Sandra 1977a. "The Personal Narrative as Folklore." *Journal of the Folklore Institute 14.* Bloomington, Indiana University. Pp. 9-30.

Stahl, Sandra 1977b. "The Oral Personal Narrative in its Generic Context." *Fabula, Journal of Folktale Studies 18.* Pp. 18-39.

Stahl, Sandra 1985. "A Literary Folklorist Methodology for the Study of Meaning in Personal Narrative." *Journal of Folklore Research 22.* Pp. 45-69.

Starr, Paul 1982. *The Social Transformation of American Medicine.* Basic Books, Inc., Publishers. New York.

Steensberg, Axel 1969. "Omgangsskikke." *Dagligliv i Danmark 1620-1720.* Red. af Axel Steensberg. Nyt Nordisk Forlag Arnold Busck, København. Pp. 13-58.

Steenbæk, Jørgen 1991. "Kirkeret." *Dansk kulturhistorisk Opslagsværk.* Red. af Erik Alstrup og Poul Erik Olsen. Dansk Historisk Fællesforening. Bd. I. København. Pp. 455-57.

Steensby, H.P. 1918. "Etnografi." *Salmonsens Konversationsleksikon bd. VII.* København. Pp. 522-24.

Stoklund, Bjarne 1979. "Europæisk Etnologi." *Københavns Universitet 1479-1979. Det filosofiske Fakultet.* Bd. XI. Red. af Povl Johannes Jensen. Københavns Universitet. Københavns Universitet v. G.E.C. Gads Forlag. Pp. 87-160.

Stoklund, Bjarne 1981. "Historisk antropologi på Schæffergaarden: Omkring et tværfagligt forskerkursus." *Information.* Institut for europæisk folkelivsforskning 18. Pp. 2-11.

Stoklund, Bjarne 1988. "Lokal- og kulturhistorien i faghistorisk perspektiv." *Fortid og Nutid.* Dansk Historisk Fællesforening. Pp. 81-85

von Sydow, C.W. 1926. "Det ovanligas betydelse i tro och sed." *Folk-minnen och folktankar 13.* Pp. 55 ff. (= 1928. "Associationens betydelse i folklig tro och sed." *Folkminnen och folktankar 15.* Pp. 67 ff.)

von Sydow, C.W 1939. "Die Begriffe des Ersten und Letzten in der Volksüberlieferung mit besonderer Berücksichtigung der Erntebraüche. *Folk-Liv 3.* P. 243.

Tillhagen, Carl-Herman 1958. *Folklig Läkekonst.* Stockholm.
Tillhagen, Carl-Herman. 1962. (red.) *Papers on Folkmedicine* (= ARV 18/19 (1962-63) pp. 154-362.)
Tode, Johan Clemens 1991. *Sundhedstidende 1778-1781.* Red. af Øivind Larsen & Bengt I. Lindskog. Sektion for medisinsk historie, Universitetet i Oslo.
Tonkin, Elizabeth 1992. *Narrating our pasts: The social construction of oral history.* Cambridge Studies in Oral And Literate Culture, Cambridge University Press, Cambridge.
Tornstam, Lars 1993. "En kritisk tillbakablick och nya perspektiv i gerontologisk forskning." *Att åldras i Sverige.* Red. af Birgitta Odén, Alver Svanborg, Lars Tornstam. Forlaget Natur och Kultur, Sverige.
Troels-Lund, Troels F. 1900. *Sundhedsbegreber i Norden i det 16. Aarhundrede.* Det Schubotheske Forlag. København. (Se også Troels-Lund 1911.)
Troels-Lund, Troels F. 1901. "Kulturhistorie." *Salmonsens store illustrerede Konversationsleksikon. En nordisk Enzyklopædie.* bd. XI. København. Pp. 64-67.
Troels-Lund, Troels F. 1911. *Sundhedsbegreber i Norden i det 16. Aarhundrede. Historiske Fortællinger. Tider og Tanker.* II. bd, III. bog. København. Pp. 3-216. (Med få ændringer af udgave 1900, herunder incl. noter.) Gyldendalske Boghandel Nordisk Forlag.
Troels-Lund, Troels F. 1914 "Om Kulturhistorie." *Dagligt Liv i Norden i det sekstende Aarhundrede Bd I.* Gyldendalske Boghandel, Nordisk forlag, København og Kristiania. 4 udg. (orig. 1894.)
Troels-Lund, Troels F. 1968. *Dagligt Liv I Norden i det sekstende Aarhundrede. Bd. 1-7.* 6. udg. København. (1. udg. udkom 1879-1901.)
Troels-Lund, Troels F. og Knud Fabricius 1923. "Kulturhistorie." *Salmonsens Konversationsleksikon bd. XIV.* København. Pp. 883-87.
Tylor, Edward 1871. *Primitive Culture: Researches into the development of mythology, philosophy, religion, art, and custom.* vol. 1-2. London.
Tørnsø, Kim 1986. *Djævletro og folkemagi. Trolddomsforfølgelse i 1500- og 1600-tallets Vestjylland.* Aarhus Universitetsforlag, Århus.
Uldall, F.A. 1835. *Haandbog i den gjeldende civile Medicinal-Lovgivning for Danmark.* København.
Vagn-Hansen, Per 1995. *Bibliografi over offentlig sundhedspleje.* Medicinhistoriske notater, hefte 4. 1. udg. Medicinsk-historisk Museum. København.
Valdés, Mario (ed.) 1991. *A Ricœur Reader. Reflection and Imagination.* Harvester Wheatsheaf, New York.
Vallgårda, Signild 1985. *Sjukhus och fattigpolitik. Ett bidrag til de danska sjukhusens historia 1750-1880.* Institut for Socialmedicin. Publikation 17. FADL's Forlag. København, Århus, Odense.
Vallgårda, Signild 1988. "Læger, sundhedsvæsen og befolkning i det 19. århundrede." *Ugeskrift for Læger,* særnummer maj 1988. Pp. 16-22.
Vallgårda, Signild 1991. "Læger." *Dansk kulturhistorisk Opslagsværk* Bd. I. Red. af Erik Alstrup og Poul Erik Olsen. Dansk Historisk Fællesforening. København. Pp. 588-91.
Vor tids filosofi I-II. 1982. Red. af Poul Lübcke. Politikens forlag, København.
Weber, Max 1976. *Den protestantiske etik og kapitalismens ånd.* Fremads samfundsvidenskabelige serie. Fremad, København. (Orig. 1904-05).
Westenholz, J.D.W. 1919. *Prisskrift om Folkemængden i Bondestanden.* Med indledning og oplysninger af Alexander Rasmussen. M.P.Madsens Boghandel, Rectwig & Tryde, København. (orig. 1771).
Wittendorff, Alex 1992. "Trolddomsprocessernes ophør i Danmark." *Historisk Tidsskrift.* 16. Rk. 1. Udg. af Den danske historiske Forening. Pp. 1-28.

Wolf-Knuts, Ulrika 1995. "Behöver vi en folkloristisk profil?" *Livets gleder. Om forskeren, folkediktningen og maten. En vennebok til Reimund Kvideland*. Red. af Bente Alver et alia. Vett & Viten as, Norge. Pp. 19-25.

Wuthnow, R. et alia 1987. *Cultural analysis. The work of Peter L. Berger, Mary Douglas, Michel Foucault and Jürgen Habermas*. Routledge & Kegan Paul, London.

Wåhlin, Vagn (red.) 1988a. *Historien i kulturhistorien*. Aarhus Universitetsforlag, Århus.

Wåhlin, Vagn 1988b. "Fra statshistorie til kulturhistorie – noget om kulturvidenskabernes og forfatterens vej fra statshistorie over atomisering til samfundshistorie, holisme og kulturhistorie." *Historien i kulturhistorien*. Aarhus Universitetsforlag, Århus. Pp. 55-85.

Ødegaard, Vibe 1994 "Mellem sagnhistorie, videnskab og nationalpolitik. Om arkæologen J.J.A. Worsaae og hans faglige diskussioner 1840-1850." *Fortid og Nutid*. Marts 1994, hefte 1, s. 3-23.

Åström, Anna-Maria 1980. "Historiallisen antropologian pohjoismaninen tutkijakkurssi Kööpenhaminassa 29.8-6.9. 1980. *Suomen Antropologi – Antropologi i Finland 3*. Pp. 171-72.

Åström, Anna-Maria & Ivar Nordlund (red.) 1991. *Kring Tiden: Etnologiska och folkloristiska uppsatser: Vänskrift till Bo Lönqvist 29.9.1991*. Svenska Litteratursällskapet i Finland, Helsingfors.